Arthur König

Die physiologische Optik

gesammelte Abhandlungen

Verlag
der
Wissenschaften

Arthur König

Die physiologische Optik

gesammelte Abhandlungen

ISBN/EAN: 9783957008565

Auflage: 1

Erscheinungsjahr: 2016

Erscheinungsort: Norderstedt, Deutschland

Hergestellt in Europa, USA, Kanada, Australien, Japan
Verlag der Wissenschaften in Hansebooks GmbH, Norderstedt

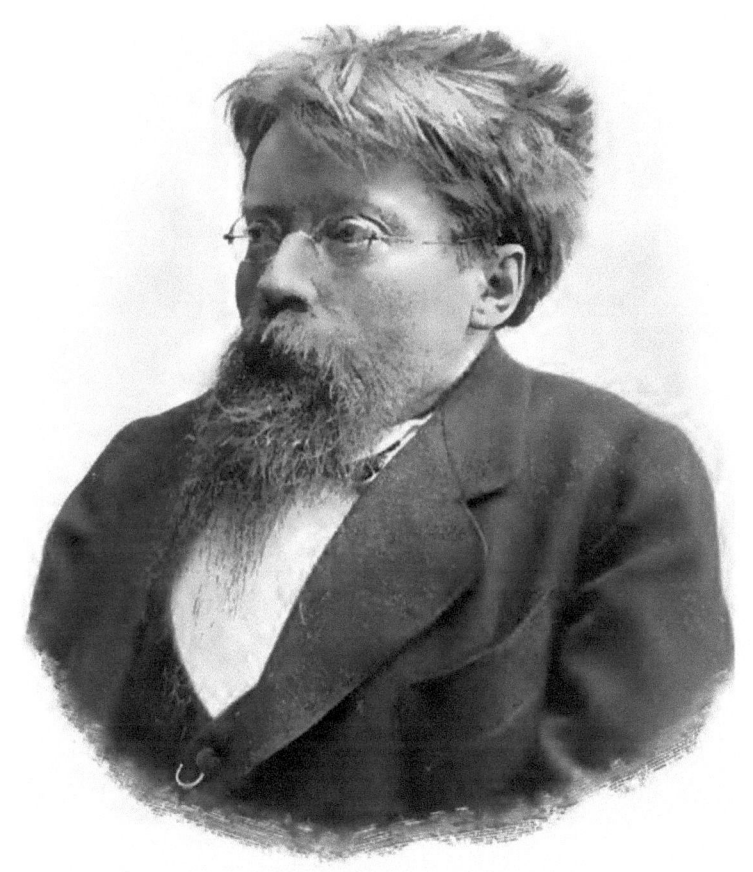

Arthur König

Gesammelte Abhandlungen

zur

Physiologischen Optik

von

Arthur König,

weil. Professor an der Universität Berlin.

———————

Mit einem Vorwort

von

Th. W. Engelmann.

Mit dem Bildnifs des Verfassers und 40 Abbildungen im Text
nebst 2 Tafeln.

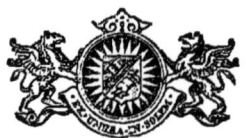

Leipzig.
Verlag von Johann Ambrosius Barth.
1903.

Inhaltsverzeichnifs.

                                                     Seite

I. Ueber den Ort der Schnittpunkte der Intensitätscurven für die drei Grundempfindungen im normalen Auge 1

II. Ueber GOETHE's Bezeichnung der von ihm beobachteten Fälle von Farbenblindheit als Akyanoblepsie 4

III. Ueber die bisher gemachten Bestimmungen der Wellenlängen einfacher complementärer Farben. 6

IV. Eine bisher noch nicht bekannte subjective Gesichtserscheinung 9

V. Zur Kenntnifs dichromatischer Farbensysteme 11

VI. Ueber die Empfindlichkeit des normalen Auges für Wellenlängenunterschiede des Lichtes. 23

VII. Ueber ein vereinfachtes Leukoskop 34

VIII. Zur Kritik einer Abhandlung von Herrn E. HERING: Ueber individuelle Verschiedenheiten des Farbensinnes. 37

IX. Ueber den Gesichtssinn der Zulukaffern 44

X. Ueber einen Fall pathologisch entstandener Violettblindheit . 46

XI. Ueber die Beziehung zwischen der Sehschärfe und der Beleuchtungsintensität 50

XII. Ueber die Abhängigkeit der Sehschärfe von der Lichtintensität bei spectraler Beleuchtung 54

XIII. Ueber eine auf die empirische Grundlage unserer Raumanschauung bezügliche Beobachtung. 58

XIV. Die Grundempfindungen und ihre Intensitätsvertheilung im Spectrum 60

XV. Ueber die neuere Entwickelung von THOMAS YOUNG's Farbentheorie 88

XVI. Ueber NEWTON's Gesetz der Farbenmischung und darauf bezügliche Versuche des Herrn EUGEN BRODHUN 108

XVII. Experimentelle Untersuchungen über die psychophysische Fundamentalformel in Bezug auf den Gesichtssinn 116

XVIII. Experimentelle Untersuchungen über die psychophysische Fundamentalformel in Bezug auf den Gesichtssinn. 2. Mitth. 135

XIX. Ueber den Einflufs von santoninsaurem Natron auf ein normales trichromatisches Farbensystem 140

XX. Ueber den Helligkeitswerth der Spectralfarben bei verschiedener absoluter Intensität 144

Seite

XXI. Die Grundempfindungen in normalen und anomalen Farbensystemen und ihre Intensitätsvertheilung im Spectrum . . 214

XXII. Eine bisher noch nicht beobachtete Form angeborener Farbenblindheit (Pseudo-Monochromasie) 322

XXIII. Ueber die lichtempfindliche Schicht in der Netzhaut des
menschlichen Auges 333

XXIV. Ueber den menschlichen Sehpurpur und seine Bedeutung für
das Sehen 338

XXV. Ein kurzes Wort zur Entgegnung und Berichtigung. . . . 364

XXVI. Ueber die Anzahl der unterscheidbaren Spectralfarben und
Helligkeitsstufen 367

XXVII. Quantitative Bestimmungen an complementären Spectralfarben 373

XXVIII. Die Abhängigkeit der Sehschärfe von der Beleuchtungsintensität 378

XXIX. Ueber Blaublindheit 396

XXX. Die Abhängigkeit der Farben- und Helligkeitsgleichungen
von der absoluten Intensität 416

XXXI. Bemerkungen über angeborene totale Farbenblindheit . . . 430

XXXII. Referat über: H. Blümner: Die Farbenbezeichnungen bei
den römischen Dichtern . . . . : 440

Anhang: Titelverzeichnifs der Abhandlungen rein physikalischen Inhaltes 442

Die in [eckige Klammern] eingeschlossenen Bemerkungen und Noten
sind beim vorliegenden Abdruck hinzugefügt und stützen sich, wo sie sach-
licher Natur sind, auf handschriftlich vorliegende Notizen des Verfassers.

Vorwort

von

TH. W. ENGELMANN.

ARTHUR KÖNIG hatte vor seinem Hinscheiden den Wunsch geäußert, es möchten seine Abhandlungen physiologisch-optischen Inhalts einmal gesammelt herausgegeben werden. Die Erfüllung dieses Wunsches wurde der Pietät der Wittwe durch das freundliche Entgegenkommen des Besitzers der Verlagsbuchhandlung JOHANN AMBROSIUS BARTH, Herrn ARTHUR MEINER, ermöglicht. Und so erscheinen denn auf den folgenden Blättern die bisher an zerstreuten Orten veröffentlichten Beiträge KÖNIG's zur physiologischen Optik in einheitlichem Gewande. Zur Vervollständigung des Bildes seiner wissenschaftlichen Arbeit sind im Anhang die Titel der übrigen Publikationen KÖNIG's zusammengestellt. Diese sind mit wenigen Ausnahmen rein physikalischen Inhalts und stammen aus früherer Zeit, da KÖNIG noch HELMHOLTZ's Assistent am physikalischen Institut der Berliner Universität war. Durch HELMHOLTZ wurde er auch der physiologischen Optik zugeführt, der er sich nach seiner 1889 erfolgten Uebersiedelung an das physiologische Institut fast ausschließlich bis an sein Lebensende gewidmet hat.

Erst verhältnißmäßig spät, im 22. Lebensjahre, hatte KÖNIG wissenschaftliche Studien an der Universität beginnen können. Geboren zu Crefeld am 13. September 1856 als Sohn eines Volksschullehrers war er von Geburt an durch körperliches Mißgeschick aufs Schwerste verfolgt. Eine schnell zunehmende Kyphose hemmte die normale Entfaltung des zarten Körpers, wurde die Quelle jahrelanger Leiden und legte schließlich den Grund zu seinem frühen Ende. Trotz der zärtlichsten Fürsorge und Pflege, welche ihm der Vater, und, nach dem früh (1858) erfolgten Tode der Mutter, eine Schwester des Vaters widmeten, trotz beständiger ärztlicher Ueberwachung gedieh der Knabe körperlich nur sehr langsam. Um so glücklicher und rascher entwickelten sich seine geistigen Anlagen. Er war ein außergewöhnlich begabtes Kind: voll lebhaftesten Interesses für Alles was ihn umgab, stark und fein fühlend, schnell fassend, von vorzüglichem Gedächtniß und unermüdlichem Lerndrange. Zunächst mit gröfster Schonung, unter fortwährenden körperlichen Hemmnissen, vom Vater im Hause unterrichtet, konnte er schon im Herbst 1868 in die Quarta der Realschule I. Ordnung seiner Vaterstadt aufgenommen werden. Hier entfalteten sich seine Gaben in erfreulichster Weise. Als er am 14. August 1874 die Schule mit dem Zeugnifs der Reife verliefs, rühmten seine Lehrer, neben dem ehrenhaften Sinn für alles Gute, der treuen Pflichterfüllung und der musterhaften sittlichen Führung, eine „freie und freudige Hingabe an die Wissenschaften, bei einem ruhigen ernsten Streben nach Gründlichkeit und selbständigem Urtheil". Seine ganz besondere Begabung und Vorliebe für Mathematik und Physik und „sein umfangreiches und tiefes Wissen" in diesen Fächern wurden nachdrücklichst hervorgehoben.

Das mathematische Talent hatte sich bei ihm, der allgemeinen Erfahrung entsprechend, schon in sehr früher Kindheit auffällig hervorgethan und seine Umgebung in Staunen versetzt. Doch machte sich früh auch schon ein lebhaftes biologisches Interesse bemerklich. Er beobachtete, sammelte, bestimmte mit Eifer Insekten und Pflanzen, vertiefte sich leidenschaftlich in Bücher wie BREHMS' Thierleben und suchte überhaupt wo er konnte seine Kenntnifs der lebendigen Natur zu bereichern. Dazu kam ein unwiderstehliches Verlangen durch eigene Anschauung Länder und Menschen kennen zu lernen. Geweckt durch Erzählungen des Vaters und das Lesen von Reisebeschreibungen fand dies Verlangen früh Nahrung durch Ausflüge mit dem Vater in die nähere und fernere Umgebung seiner Heimat, an die sich später, als sein Körper etwas mehr gekräftigt war, gröfsere Streifzüge in verschiedene Theile des Vaterlandes — Rheingau, Pfalz, Thüringen, Harz, sächsische Schweiz, Rügen — wie auch Reisen ins Ausland — Dänemark, Holland, England, Italien — anschlossen. Leidenschaftlich empfand auch schon der Knabe für die Geschicke des Vaterlandes. Die Schilderungen des Vaters aus den Befreiungskriegen hatten ihn mit Begeisterung erfüllt und unauslöschlich waren die Eindrücke, welche die kriegerischen Ereignisse von 1866 und 1870 und die Gründung des deutschen Reiches in ihm zurückliefsen.

Leider ward es KÖNIG nicht vergönnt, beim Verlassen der Realschule sich alsbald, seinem inneren Drange folgend, Universitätsstudien hinzugeben. Mit schwerem Herzen willigte er ein, zunächst in einem kaufmännischen Geschäft thätig zu sein.

Nach drei Jahren brach er die Fesseln und ward Student. Er bezog im Mai 1878 die Universität Bonn, im nächsten Frühjahr Heidelberg, im Herbst 1879 Berlin. Während der Universitätsjahre widmete er sich hauptsächlich dem Studium der höheren Mathematik (bei Lipschitz, Kortum, Wangerin) und der theoretischen und experimentellen Physik (bei Clausius, Quincke, v. Helmholtz und Kirchhoff). Daneben trieb er fleifsig Chemie (bei Kekulé und Bernthsen), hörte aber auch anatomische Vorlesungen (bei de la Valette St. George und R. Hartmann), Anthropologie (bei E. du Bois-Reymond), Psychologie (bei Knoodt und Lotze), Aesthetik (bei Lazarus), Philosophie und ihre Geschichte (bei J. B. Meyer, Witte, K. Fischer) und Nationalökonomie (bei Held). Ueber viele dieser Vorlesungen liegen noch ausgearbeitete Collegienhefte von seiner Hand vor.

Im Februar 1882 promovirte er mit einer durch Helmholtz veranlafsten Arbeit über die Beziehungen zwischen der galvanischen Polarisation und der Oberflächenspannung des Quecksilbers zum doctor philosophiae. Im selben Jahre trat er als Assistent bei Helmholtz ein. 1884 folgte seine Habilitation, im Juli 1889 seine Ernennung zum aufserordentlichen Professor in der philosophischen Fakultät zu Berlin. Als im gleichen Jahre der verdiente Vorsteher der physikalischen Abtheilung des physiologischen Instituts, Prof. Arthur Christiani starb, wurde König auf E. du Bois-Reymond's Vorschlag zu dessen Nachfolger ernannt, mit dem speciellen Lehrauftrag für physiologische Optik.

Eine beträchtliche Erweiterung fand dann sein Wirkungskreis bei der Neugestaltung des physiologischen Instituts im Jahre 1897. Der Bedeutung und Ausdehnung, zu welcher sich die Sinnesphysiologie inzwischen entwickelt hatte, konnte dadurch Rechnung getragen werden, dafs der Abtheilung, die bisher nur auf zwei Zimmer angewiesen war, eine grofse Zahl von Arbeitsräumen mit den entsprechenden Hülfsmitteln zur Verfügung gestellt wurde. Gleichzeitig übernahm König den die specielle Sinnesphysiologie behandelnden Theil des grofsen Collegs über Physiologie für Mediciner.

In allen diesen Stellungen und Thätigkeiten hat König dieselben vortrefflichen Charakter- und Geiseseigenschaften bewährt, die schon in seinem Reifezeugnifs gerühmt wurden. Sein reiches, gründliches Wissen, sein scharfer Verstand, sein sicherer Blick auf Menschen und menschliche Verhältnisse, sein unermüdlicher, den höchsten Zielen zugerichteter Schaffensdrang erwarben und sicherten ihm die Hochachtung, sein reiner Charakter, seine warme und thätige Theilnahme am Wohl und Wehe Anderer die Liebe derer, die ihn kannten.

In den letzten Jahren hatte er, im Besitz einer fürsorgenden, an seinen Bestrebungen verständnifsvoll theilnehmenden Gattin und eines glücklich sich entwickelnden Knaben die Befriedigung gefunden, welche eigene Häuslichkeit gewähren kann. Mit vortrefflichen Männern war er durch Freundschaft verbunden. Mit besonderem Stolze erfüllten ihn die Zuneigung und das Vertrauen, mit denen HELMHOLTZ ihn dauernd auszeichnete. Bei der Bearbeitung der zweiten Auflage der physiologischen Optik war er HELMHOLTZ behülflich und besorgte nach dessen Tode die Vollendung und Herausgabe des Werkes wie auch die schwierige Redaktion und Drucklegung der „Vorlesungen über theoretische Physik".

Seit einigen Jahren verschlimmerte sich sein Befinden mehr und mehr. Nur unter äufserster Anspannung war es ihm im Sommer 1901 noch möglich, seinen Berufspflichten zu genügen. Die Folgen einer wachsenden Aorteninsufficienz traten immer stärker hervor und rafften ihn nach längerem Krankenlager am 26. Oktober 1901 dahin.

Ueber den wissenschaftlichen Werth der nachstehend abgedruckten Sammlung physiologisch-optischer Arbeiten bedarf es an dieser Stelle keiner Erörterung. Niemand kann bestreiten, dafs sie ARTHUR KÖNIG einen Ehrenplatz unter den Förderern der wichtigsten und schwierigsten Probleme der Physiologie des Sehens sichern. Die Aufsätze sind in chronologischer Folge abgedruckt, wodurch die Einsicht in den Entwickelungsgang von König's Untersuchungen und Anschauungen erleichtert wird. Die Herren BRODHUN, DIETERICI, UHTHOFF haben die Güte gehabt, die unter ihrer Mitwirkung zu Stande gekommenen Arbeiten vor dem Abdruck einer sorgfältigen Textrevision zu unterziehen. Auch die Herren Dr. ABELSDORFF, Prof. W. A. NAGEL und Dr. R. SIMON verpflichteten durch freundliche Mithilfe bei der Durchsicht der Abhandlungen. Herrn ERNST MAASS (LEOPOLD VOSS) in Hamburg sei noch im Besonderen gedankt, dafs er gestattet hat, aus der in seinem Verlag erschienenen, von A. KÖNIG zu H. VON HELMHOLTZ' 70. Geburtstage veranstalteten Festschrift „Beiträge zur Psychologie und Physiologie der Sinnesorgane" die wichtige und umfangreiche Arbeit „über den Helligkeitswerth der Spectralfarben bei verschiedener absoluter Intensität" wieder abzudrucken.

I.

Ueber den Ort der Schnittpunkte der Intensitätscurven für die drei Grundempfindungen im normalen Auge.

Aus den Verhandlungen der Physikal. Gesellschaft in Berlin. Jahrg. 1883.
Nr. 4. S. 24—26.

Bei der Wiederaufnahme der YOUNG'schen Farbentheorie hat Hr. v. HELMHOLTZ [1] die Form der drei Grundempfindungscurven zuerst in schematischer Weise construirt. Später suchte MAXWELL [2] ihre Gestalt auf Grund experimenteller Untersuchungen zu bestimmen und gelangte zu Formen, welche mit den HELMHOLTZ'schen ziemlich übereinstimmen. Mit Hülfe von Schlüssen, die auf den Sättigungsgraden von Spectralfarben und ihrer Mischungen basirten, erhielt Hr. J. J. MÜLLER [3] Formen, die von den beiden vorigen Angaben beträchtlicher abweichen. Die ausgezeichneten Punkte derselben (Schnittpunkte, Gipfelpunkte u. s. w.) hat aufserdem Hr. W. PREYER [4] durch theoretische Erörterungen und experimentelle Untersuchungen zu bestimmen versucht.

Ich erlaube mir hier eine Bestimmung zweier Schnittpunkte derselben, nämlich der Rothcurve mit der Grüncurve einerseits und der letzteren mit der Violettcurve andererseits zu versuchen und zwar auf Grund der bisher vorliegenden Messungen der Wellenlängen von complementären Spectralfarben.

Bezeichnen wir die Intensität der Rothempfindung an zwei complementären Stellen des Spectrums mit $R(\lambda_1)$ und $R(\lambda_2)$ und die der Grün- und Violettempfindung analog mit $G(\lambda_1)$, $G(\lambda_2)$,

---

[1] H. HELMHOLTZ. Phys. Optik. 1867. § 20.

[2] CL. MAXWELL. Phil. Trans. 150, p. 57. 1860.

[3] J. J. MÜLLER. Gräfe's Archiv 15 (2), S. 208.

[4] W. PREYER. Pflüger's Archiv 1, S. 299.

$V(\lambda_1)$ und $V(\lambda_2)$, so muſs, wenn wir mit c einen nur von λ_1 und λ_2 abhängigen Factor bezeichnen, die Doppelgleichung

$$R(\lambda_1) + c R(\lambda_2) = G(\lambda_1) + c G(\lambda_2) = V(\lambda_1) + c V(\lambda_2)$$

erfüllt sein. Ist nun

$$(1) \qquad R(\lambda_1) > G(\lambda_1) > V(\lambda_1)$$

so muſs, da alle vorkommenden Gröſsen positiv

$$(2) \qquad R(\lambda_2) < G(\lambda_2) < V(\lambda_2).$$

Ist

$$(3) \qquad G(\lambda_1) > R(\lambda_1) > V(\lambda_1)$$

so muſs

$$(4) \qquad G(\lambda_2) < R(\lambda_2) < V(\lambda_2)$$

und wenn

$$(5) \qquad G(\lambda_1) > V(\lambda_1) > R(\lambda_1)$$

so muſs

$$(6) \qquad G(\lambda_2) < V(\lambda_2) < R(\lambda_2).$$

Da die Werthe λ_1 und λ_2 mit einander vertauscht werden können, so haben wir in diesen 6 Beziehungen alle möglichen Gröſsenverhältnisse gegeben, welche zwischen den Functionen R, G und V möglich sind. Die Beziehungen (3) und (5) entsprechen grünen Farbentönen, welche complementär sind den durch (4) und (6) gegebenen purpurnen Farbentönen. Da letztere nun nicht in dem Spectrum vorkommen, so haben wir (3), (4), (5) und (6) hier nicht weiter zu beachten. Es bleiben also nur noch diejenigen Theile des Spectrums, welche den durch (1) und (2) ausgedrückten Beziehungen entsprechen und das sind die von den beiden oben erwähnten Schnittpunkten nach den Enden des Spectrums hin gelegenen. Alle diejenigen Spectralfarben, welche also Complementärfarben im Spectrum haben, müssen demnach in diesen beiden Theilen liegen und die nach der Mitte des Spectrums gelegenen Grenzen dieser Theile entsprechen den beiden erwähnten Schnittpunkten. Aus den Bestimmungen des Hrn. v. Helmholtz über Complementärfarben [1] geht nun hervor, daſs der an dem rothen Ende des Spectrums gelegene Theil bis zu der Wellenlänge $\lambda = 563{,}5$ reicht, der an dem blauen Ende befindliche Theil bis zu $\lambda = 492{,}1$, womit also die Wellenlängen für die beiden Schnittpunkte gegeben sind. Ich bemerke

---

[1] H. Helmholtz. *Pogg. Ann.* **94**, S. 1.

noch, daſs aus den MAXWELL'schen Messungen die betreffenden Wellenlängen sich zu 566 und 489 ergeben. Aus den neueren Intensitätsbestimmungen im Spectrum[1] läſst sich ferner auf Grund hier nicht weiter zu erörternder Annahmen folgern, daſs für den einen Schnittpunkt sich die Wellenlänge $\lambda =$ ca. 563 berechnen läſst.

Ich behalte mir vor, eine ausführlichere Darlegung dieses Gegenstandes, unterstützt durch weitere experimentelle Prüfungen, an anderem Orte zu geben.[2]

---

[1] MACÉ DE LÉPINAY u. W. NICATI. *Journ. de chim. et de phys.* (5), 24. p. 289. LANGLEY. *Journ. de chim. et de phys.* (5) 25. p. 211.

[2 Siehe Nr. XXI der vorliegenden Sammlung.]

4

II.

Ueber Goethe's Bezeichnung der von ihm beobachteten Fälle von Farbenblindheit als „Akyanoblepsie".

Aus den Verhandl. d. Physikal. Ges. in Berlin, Jahrg. 1883. Nr. 15. S. 72—73.

In der Discussion, welche sich an meinen letzten Vortrag über Farbenblindheit [1] anschlofs, wies Hr. DU BOIS-REYMOND auf den Umstand hin, dafs GOETHE [2] die zu seiner Kenntnifs gekommenen Fälle von Farbenblindheit beide als Akyanoblepsie diagnosticirte, was einigermaafsen in Widerspruch stehe zu der von mir hervorgehobenen grofsen Seltenheit der in den letzten Jahrzehnten beobachteten Fälle von Blaublindheit nach YOUNG-HELMHOLTZ'scher oder Blau-Gelbblindheit nach HERING'scher Theorie.

Eine genaue Durchsicht der erwähnten GOETHE'schen Mittheilungen hat mich nun zu der Ueberzeugung gebracht, dafs jene von GOETHE untersuchten Farbenblinden keineswegs als Blaublinde zu bezeichnen, sondern unbedingt der grofsen Classe der Roth-Grünverwechsler (welche Bezeichnung ich sowohl für „Rothblinde" als auch für „Grünblinde" wähle, um, frei von jeder theoretischen Annahme, auf dem Boden der reinen Empirie zu bleiben) zuzuzählen sind.

GOETHE's Farbenblinde erklärten, dafs die ihnen vorgelegten rothen Pigmentfarben, Carmin (aber nur in dünnen Schichten) und Rosenblätter, die Farbe des Himmels besäfsen. Diese Pigmente lassen aber neben den rothen auch blaue Strahlen in beträchtlicher Menge durch resp. reflectiren die-

---

[1] S. *Verh. d. Physik. Ges. in Berlin*, 1883, Nr. 14. S. 63—65.

[2] GOETHE, Zur Farbenlehre. Didaktischer Theil, §§ 104—113, *Tag- und Jahreshefte* 1798.

selben und können daher bei geschwächter Empfindung für
Licht gröfserer Wellenlänge blau erscheinen (Carmin in dicken
Schichten, wo bekanntlich auch die blauen Strahlen von ihm
völlig absorbirt werden, wurde von ihnen als roth bezeichnet).
GOETHE's Schlufsfolgerung, dafs jenen Farbenblinden Roth unverändert, hingegen Blau als Roth erschiene, läfst sich daher, ohne
mit den beobachteten Thatsachen in Widerspruch zu kommen,
dahin umändern, dafs ihnen Blau unverändert, jene rothen Pigmente aber blau erschienen, so dafs jene Farbenblinde also der
Classe der Roth-Grünverwechsler angehören würden. Für diese
meine Ansicht spricht ferner der Umstand, dafs jene Individuen
die für Roth-Grünverwechsler charakteristische Verwechselung
von Grün und Dunkelorange begingen (§ 108), was bei „Blaublinden" durchaus unmöglich ist, da diese beiden Farben bei
ihnen im Spectrum zu verschiedenen Seiten des neutralen Punktes
liegen.

III.

Ueber die bisher gemachten Bestimmungen der Wellenlängen einfacher complementärer Farben.

Aus den Verhandl. der Physik. Ges. in Berlin, Jahrg. 1884. Nr. 9. S. 37—39.

Aufser den Messungen, welche sich auf die Wellenlängen eines oder einiger weniger Paare einfacher complementärer Farben beschränken, liegen, soweit ich die einschlägige physiologisch - optische Literatur kenne, vier vollständige Reihen solcher Bestimmungen vor. Es sind dieselben ausgeführt von den Hrn. v. HELMHOLTZ[1], v. FREY und v. KRIES[2] und SCHELSKE[3]. Die erste dieser Versuchsreihen enthält 7 Farbenpaare, die zweite, von Hrn. v. FREY und v. KRIES gemeinsam ausgeführt, für jeden von ihnen 13, und die letzte 23 Farbenpaare. Bei der grofsen Zahl von complementären Farbenpaaren, welche Hr. SCHELSKE angiebt, ist es sehr zu bedauern, dafs seine Resultate so ungenaue und einander widersprechende Werthe für die Wellenlängen ergeben, dafs ein Vergleich mit den drei anderen Versuchsreihen nicht möglich ist. Um einen solchen Vergleich zwischen den übrigen Messungsreihen anzustellen, habe ich die Angaben auf ein einheitliches Maafs reducirt und zwar wie bei allen meinen bisher selbst ausgeführten Wellenlängenbestimmungen des Lichtes auf Milliontel Millimeter ($= \mu\mu$). Die Zahlen des Hrn. v. HELMHOLTZ waren dazu nur mit einem constanten Factor zu

---

[1] H. HELMHOLTZ. *Pogg. Ann.* 94, 1. 1855. (Abgedr. in Wissensch. Abh. II, 45. Leipzig 1883.) Physiol. Optik, S. 277. Leipzig 1867. An allen diesen Stellen ist ein Druckfehler stehen geblieben, da es statt „Milliontheile eines pariser Zolles" heifsen mufs „Hundertmilliontel eines pariser Zolles".

[2] M. v. FREY und J. v. KRIES. *Archiv f. Anat. u. Physiol.*, physiolog. Abtheilung, Jahrgang 1881, S. 336.

[3] R. SCHELSKE. *Wied. Ann.* 16, 349. 1882.

multipliciren, hingegen erforderten die Angaben der Hrn. v. FREY und v. KRIES eine Interpolationsrechnung, da sie sich auf die betreffenden Theile einer Scala beziehen, auf der vorher die Lage der hervorragenderen FRAUNHOFER'schen Linien bestimmt wurde. Ich benutzte hierbei eine Formel von der Gestalt

$$\lambda = \sqrt{\frac{B}{s-A}},$$

wo λ die Wellenlänge, s den Scalentheil und A und B zwei Constanten bezeichnen, welche für das zwischen den nächsten beiden FRAUNHOFER'schen Linien gelegene Intervall mit Hülfe der für diese gemachten Angaben zu berechnen sind. Eine Interpolation dieser Art ist hinreichend genau, da sie, selbst über ein gröfseres Intervall ausgedehnt, die Lage der zwischenliegenden Linien in ziemlicher Uebereinstimmung mit der Beobachtung ergiebt. Für kleinere Intervalle dürfen wir sie daher umsomehr als anwendbar erachten.

Die in solcher Weise erhaltenen Resultate sind nun folgende:

1. Farbensystem des Hrn. v. HELMHOLTZ:

656,2 $\mu\mu$ complementär zu 492,1 $\mu\mu$
607,5 „ „ „ 489,7 „
585,3 „ „ „ 485,4 „
573,9 „ „ „ 482,1 „
567,1 „ „ „ 464,5 „
564,4 „ „ „ 461,8 „
563,6 „ „ „ 433,– „

2. Farbensystem des Hrn. v. FREY [1]:

656,2 $\mu\mu$ complementär zu 485,2 $\mu\mu$
626,– „ „ „ 484,6 „
612,3 „ „ „ 483,6 „
599,5 „ „ „ 481,8 „
587,6 „ „ „ 478,9 „
586,7 „ „ „ 478,7 „
577,7 „ „ „ 473,9 „
572,8 „ „ „ 469,3 „
570,7 „ „ „ 464,8 „

---

[1] Hier habe ich ebenso wie bei dem Farbensystem des Hrn. v. KRIES nur die auf weifses Wolkenlicht bezüglichen Messungen angegeben. Die mit Benutzung von blauem Himmelslicht erhaltenen Werthe weichen um ein Geringes ab.

569,– $\mu\mu$ complementär zu 460,4 $\mu\mu$
568,1 „   „   „ 452,1 „
566,3 „   „   „ 440,4 „
566,4 „   „   „ 429,5 „

3. Farbensystem des Hrn. v. KRIES:

656,2 $\mu\mu$ complementär zu 492,4 $\mu\mu$ [1]
626,– „   „   „ 492,2 „
612,3 „   „   „ 489,6 „
599,5 „   „   „ 487,8 „
587,6 „   „   „ 484,7 „
579,7 „   „   „ 478,7 „
577,– „   „   „ 473,9 „
575,5 „   „   „ 469,3 „
572,9 „   „   „ 464,8 „
571,1 „   „   „ 460,4 „
571,– „   „   „ 452,1 „
570,4 „   „   „ 440,4 „
570,1 „   „   „ 429,5 „

Eine in der bekannten Weise ausgeführte graphische Aufzeichnung dieser Zahlen zeigt,

1. dafs für jeden der drei Beobachter die Punkte mit ziemlicher Genauigkeit auf einer glatten Curve liegen; am besten ist dieses bei Hrn. v. FREY der Fall, und

2. dafs die Abweichungen zwischen den Resultaten dieser drei Beobachter wohl sämmtlich auf der Verschiedenheit ihrer Farbensysteme beruhen, da die Bestimmungen des Hrn. v. HELMHOLTZ, die nach einer anderen Methode gemacht sind, weniger von jeder der beiden anderen Versuchsreihen abweichen, als diese, welche nach derselben Methode ausgeführt sind, unter sich.

---

[1] Hier ist ein in der Angabe des Scalentheiles unzweifelhaft vorhandener Druckfehler corrigirt (15,05 habe ich ersetzt durch 10,05).

IV.

Eine bisher noch nicht bekannte subjective Gesichtserscheinung.

Aus: GRÄFE's Arch. f. Ophthalm. Bd. 30 (3), S. 329—330. 1884.
Auch in: Verhandl. d. Physik. Ges. Jahrg. 1884. Nr. 10. S. 40—41.

Hierzu Tafel I, Fig. 1.

Wenn ich morgens in einem halbdunklen Zimmer aufwache, so bemerke ich manchmal vor dem ersten Oeffnen der Augenlider das Gesichtsfeld mit regelmäfsigen, durch breite schwarze Linien von einander abgegrenzten Sechsecken ausgefüllt. Sowohl die horizontal liegenden, wie die von rechts oben nach links unten gehenden dieser schwarzen Linien haben nach unten einen ziemlich breiten gelben Saum. Innerhalb jedes Sechseckes befindet sich ein schwarzer Punkt, der aber im Gegensatze zu der äufserst regelmäfsigen Gestalt der Felder nur in einzelnen Fällen in der Mitte des Feldes, sonst aber ziemlich excentrisch liegt. Der Untergrund dieser Zeichnung ist graublau; doch ich vermag nicht sicher zu entscheiden, ob der blaue Ton nicht vielleicht nur Contrast zu den erwähnten gelben Streifen ist. Es ist aber auch möglich, dafs die letzteren in Wirklichkeit weifs sind und allein durch Contrast zu den graublauen Feldern gelb erscheinen. Nach dem Rande des Gesichtsfeldes hin wird die Zeichnung undeutlich und geht in etwa 30° Abstand von dem Fixationspunkt in ein gleichmäfsiges Grau über, in dem ich keinerlei Abgrenzungen mehr unterscheiden kann. Die Abnahme der Deutlichkeit ist nach allen Richtungen gleichmäfsig.

Auf Tafel I Fig. 1 habe ich den mittleren, also den deutlichsten Theil der Erscheinung abgebildet und dabei sowohl die gelben als auch die graublauen Theile in der Nuance angegeben, wie sie mir subjectiv erscheinen.

Da das Ganze verschwindet, sobald ich die Augenlider öffne, so ist es unmöglich, einen äufseren Anhaltspunkt für die Gröfse des Durchmessers der Sechsecke zu gewinnen. Ich schätze den Durchmesser jedoch auf 1°. Da einem solchen Gesichtswinkel eine lineare Ausdehnung von ca. 0,25 mm auf der Retina entspricht, so ist der sich leicht aufdrängende Gedanke, dafs die ganze Erscheinung eine entoptische Wahrnehmung der Zellen des Pigmentepithels der Retina sein könnte, unbedingt zurückzuweisen. Denn wäre diese Vermuthung richtig, so müfste der Durchmesser etwa 5 Minuten betragen, was ich trotz der Unsicherheit meiner Schätzung als jedenfalls nicht zutreffend bezeichnen mufs.

Einigemale habe ich auch eine Erscheinung beobachtet, welche man als das negative Nachbild der oben geschilderten betrachten konnte; aber es gelang mir nicht, sie durch völliges Bedecken meiner Augen mit den Händen zu jener umzukehren.

Leider ist es mir bisher unmöglich geblieben, eine Erklärung für meine Beobachtung zu finden, und es wäre wünschenswerth zu erfahren, ob von anderen Personen dieselbe Erscheinung schon wahrgenommen ist.[1]

Berlin, Physikalisches Institut der Universität, Juli 1884.

[1 Der Verfasser hat hierzu bemerkt, dafs er die Erscheinung noch oft gesehen, aber keine Erklärung dafür gefunden habe.]

V.

Zur Kenntniss dichromatischer Farbensysteme.[1]

Aus Wiedem. Ann. d. Physik u. Chemie 22, S. 567—578. 1884.

In gleicher Fassung in Gräfe's Archiv Bd. 30 (2), S. 1—16. 1884.

Hierzu Tafel I, Fig. 2.

§ 1. Einleitung.

Nach der Young-Helmholtz'schen Farbentheorie entsteht in Augen mit normaler Farbenempfindung die Empfindung „Weils", d. h. diejenige Empfindung, welche das Sonnenlicht nach dem Durchgang durch die Atmosphäre hervorruft, dadurch, dafs jede der drei Grundempfindungen (Roth, Grün und Violett, resp. Blau) in nahezu gleicher Stärke erregt wird. Die Annahme einer immer völlig gleichen Erregung der drei Grundempfindungen ist unmöglich in Rücksicht auf die bekannte und von den Malern zur Erzielung gewisser Effecte oftmals verwerthete Thatsache, dafs das grelle Sonnenlicht einen gelblichen, das durch dicke Wolkenschichten gedämpfte Sonnenlicht aber einen bläulichen Farbenton besitzt. Letzteres ist sogar der Fall bei dem in seiner objectiven Zusammensetzung noch etwas mehr rothe Strahlen als das Sonnenlicht enthaltenden Mondlicht.[1]

[1 Zwei vorläufige Mittheilungen über den Gegenstand dieser Arbeit sind: „Ueber den neutralen Punkt im Spectrum der Farbenblinden." *Verhandl. der Physik. Ges.* Jahrg. 1883, Nr. 4, S. 21—24 und unter dem gleichen Titel: *daselbst* Jahrg. 1883, Nr. 14, S. 63—65.]

[1] Mit dem Helmholtz'schen Leukoskope habe ich seit meiner letzten Publication über Photometrie (*Wied. Ann.* 17, S. 990. 1882.) auch das Mondlicht untersucht und bin zu dem obigen Resultate gelangt. Nach der in jener Abhandlung benutzten Bezeichnung ist:

für Petroleumlicht	$\beta = 71,1°$		für Magnesiumlicht .	. $\beta = 86,3°$
„ Gaslicht .	71,2		„ Mondlicht .	87,1
„ Kalklicht	76,7		„ Sonnenlicht	90,5
„ elektr. Kohlenbogenlicht	79,0			

Diese Abweichungen von völlig neutralem, d. h. solchem Weifs, in dem keine der Grundempfindungen vorherrscht, sind aber nur unbedeutend, und die Vertheilung der Stärke der Grundempfindungen über das Spectrum ist eine derartige, dafs keinerlei homogenes Licht auch nur annähernd (abgesehen von ganz hohen Intensitäten) die Empfindung Weifs erzeugt. Es würde dieses an derjenigen Stelle im Spectrum der Fall sein, wo bei einer graphischen Darstellung der Stärke der Grundempfindungen die Ordinaten der drei Curven gleiche oder nahezu gleiche Höhe hätten.

Anders liegen die Verhältnisse aber in Farbensystemen mit nur zwei Grundempfindungen, auf welche sich meine nachfolgenden Untersuchungen beziehen, und welche ich im Unterschiede von den normalen, trichromatischen Farbensystemen als dichromatische bezeichnen will.

Sehen wir ab von der sehr selten vorkommenden sogenannten „Violettblindheit" (nach v. HELMHOLTZ) oder „Blaugelbblindheit" (nach HERING [1]), so können wir als charakteristische Eigenthümlichkeit der Besitzer dichromatischer Farbensysteme die mangelnde Fähigkeit Roth von Grün zu unterscheiden ansehen. Um frei von jeder theoretischen Voraussetzung zu bleiben und den Boden der reinen Empirie nicht zu verlassen, werde ich im Folgenden für „Rothblinde" und „Grünblinde" (nach v. HELMHOLTZ) oder „Rothgrünblinde" (nach HERING) mich der Bezeichnung „Rothgrünverwechsler" bedienen und möchte dieselbe auch zur allgemeinen Benutzung empfehlen, so lange nicht Thatsachen für die Richtigkeit der einen oder der anderen Theorie entschieden haben.

Die Beobachtungen der Herren A. v. HIPPEL [2] und F. HOLMGREN [3] an einem einseitigen Rothgrünverwechsler haben den Nachweis gebracht, dafs das betreffende dichromatische Farbensystem sich nicht in der Weise zusammensetzt, dafs eine der drei Grundempfindungen des normalen, trichromatischen Systems fortgefallen war, sondern es war vielmehr an Stelle von Roth und Grün die Grundempfindung Gelb getreten. Dadurch erklärt

---

[1] Hr. JOY JEFFRIES in Boston hat unter 802 von ihm untersuchten „Farbenblinden" nur drei „Violettblinde" gefunden. Vgl. J. JEFFRIES, Colorblindness, its dangers and its detection. Boston 1883.

[2] A. v. HIPPEL, *Graefe's Archiv* 26 (2), S. 176. 1880 und 27 (3), S. 47. 1881.

[3] F. HOLMGREN, *Centralblatt f. d. medicin. Wissensch.* 1880, Nr. 49 u. 50.

es sich, daſs bei jenem Farbenverwechsler die Empfindung Weiſs dieselbe war wie bei Personen mit trichromatischem Farbensystem.

Wenn wir nun demnach auch nicht mehr berechtigt sind, mit den Bezeichnungen „rothblind" und „grünblind" die Anschauung zu verbinden, welche bei der Einführung dieser Namen zu Grunde lag [1], so haben doch andererseits alle Untersuchungen an Rothgrünverwechslern eine Trennung derselben in zwei Classen unvermeidlich gemacht. Die einen, die sogenannten „Rothblinden", verwechseln ein helles Roth mit einem dunklen Grün, und die anderen, die sogenannten „Grünblinden", ein dunkles Roth mit einem hellen Grün. [2]

Da bei einem dichromatischen Farbensystem in dem einen Theile des Spectrums die Grundempfindung Gelb und in dem anderen Blau vorherrscht, so muſs zwischen diesen beiden Theilen eine Stelle vorhanden sein, wo beide sich zu der Empfindung „Weiſs" zusammensetzen, d. h. wo die oben erwähnten Curven für die Grundempfindungen sich schneiden. Diesen Punkt nennt man den „neutralen Punkt" im Spectrum der Rothgrünverwechsler, und man hat mehrfach die Wellenlänge desselben zu bestimmen gesucht. Nachdem nun aber Hr. W. PREYER [3] experimentell nachgewiesen, daſs die Lage desselben von der Intensität des Spectrums abhängig sei, lieſsen sich nur solche Bestimmungen miteinander vergleichen, welche unter genau denselben Umständen ausgeführt worden waren.

Ich unternahm es daher, die Wellenlänge des neutralen Punktes einer sorgfältigen Messung an einer Anzahl von Rothgrünverwechslern zu unterziehen und dabei besonders zu beachten:

1. wie groſs bei mehrmaliger Ausführung derselben Messung die Genauigkeit der Bestimmung war;

2. ob bei gleicher Intensität die Trennung der Rothgrün-

---

[1] H. v. HELMHOLTZ, *Verhandl. d. naturhist.-med. Vereins zu Heidelberg* 2, S. 1. 1859, oder *Wissenschaftl. Abhandl.* II, S. 346. Leipz. 1883.

[2] Beobachtungen mit dem bereits oben erwähnten Leukoskope haben diese Trennung ebenfalls als eine scharfe ergeben. Die Einzelheiten dieser Untersuchung werde ich baldigst publiciren. [Siehe Nr. XXI der vorliegenden Sammlung.]

[3] W. PREYER, *Pflüger's Arch.* 25, S. 31. 1881. Auch separat erschienen unter dem Titel: Ueber den Farben- und Temperatursinn mit besonderer Rücksicht auf Farbenblindheit. Bonn 1881.

verwechsler in zwei scharf gesonderte Classen auch in der
Wellenlänge des neutralen Punktes hervortrat;

3. in welcher Weise die letztere bei demselben Individuum
von der Intensität des Spectrums abhängig war.

§ 2. Die Bestimmung der Wellenlänge des neutralen Punktes bei gleicher Intensität.

Die Bestimmung der Wellenlänge des neutralen Punktes
wurde, soweit ich die darauf bezügliche Literatur bisher kennen
gelernt habe, in der Weise ausgeführt, daſs in der Brennebene
des Oculars eines Spectralapparates sich ein Diaphragma mit
einem schmalen Spalte befand, und nun der untersuchte „Farbenblinde" angewiesen wurde, durch das Ocular zu blicken und den
Ocular- oder den Collimatorspalt so lange zu verschieben, bis
der im Ocularspalte sichtbare Theil des Spectrums den Eindruck
von Weiſs, resp. Grau machte. Es wurde dann aus der Lage
des Ocular- oder Collimatorspaltes die mittlere Wellenlänge jenes
Spectrumstreifens bestimmt. Diese Methode besitzt, abgesehen
von der oftmals vorhandenen Ungenauigkeit in der Bestimmung
der Wellenlänge [1] zwei Fehlerquellen. Erstlich hat der Farbenverwechsler nicht zu gleicher Zeit weiſses Licht vor Augen, um
es mit dem neutralen Streifen vergleichen zu können, sondern
er muſs sich die Empfindung „Weiſs" aus der Erinnerung ver-
gegenwärtigen, und zweitens hat der aus dem Spectrum
herausgeschnittene Theil in seiner ganzen Breite nicht dieselbe
Farbe. Letzterem Mangel kann zwar dadurch einigermaſsen abgeholfen werden, daſs man den Streifen sehr schmal macht,
aber damit wird auch die genaue Beurtheilung seiner Farbe
schwieriger, so daſs dem Vorgehen in dieser Richtung bald eine
Grenze gesetzt ist.

Die Umgehung aller dieser Fehlerquellen geschah, indem
ich ein von MAXWELL zuerst ausgeführtes und von Herrn
v. HELMHOLTZ bei der Construction seines Apparates zur subjectiven Mischung zweier Spectralfarben [2] befolgtes Princip
meiner Untersuchungsmethode zu Grunde legte.

----

[1] Die auf solche Weise in dem Laboratorium des Hrn. DONDERS ausgeführten Messungen sind zwar von der genannten Ungenauigkeit frei, leiden
aber auch an den beiden anderen nachstehend gerügten Uebelständen.

[2] Siehe den Bericht über die wissenschaftlichen Instrumente auf der
Berliner Gewerbeausstellung im Jahre 1879. Berlin 1880. S. 520.

Ein gleichseitiges Prisma war so auf dem Tische eines Spectralapparates fest aufgestellt, dafs eine der Kanten gerade in der Mitte vor dem Objectiv des Fernrohres stand. Das Ocular dieses Fernrohres war entfernt und an seiner Stelle ein Spalt angebracht, der genau parallel dem des Collimators gerichtet war. Bei geeigneter Einstellung wurde ein Spectrum in der Ebene des Ocularspaltes entworfen und aus ihm durch den letzteren ein kleiner Streifen herausgeschnitten. Ein unmittelbar vor dem Ocularspalt befindliches und durch ihn schauendes Auge erblickte dann diejenige Fläche des Prismas, aus der die Strahlen heraustraten, in gleichmäfsiger Färbung, und bei der geringen Breite des Spaltes, welche etwa $^1/_{40}$ der gesammten Länge des sichtbaren Spectrums betrug, ist der in das Auge gelangende Theil des Spectrums ein so geringer, dafs wir nach einem bekannten Gesetze der Farbenmischung seinen subjectiven Gesammteindruck gleich demjenigen seiner mittleren Wellenlänge setzen dürfen. Die theoretische Erklärung für dieses Gesetz ist darin zu suchen, dafs wir auf einem so kleinen Abschnitte des Spectrums den Verlauf der Curven für die Stärke der drei Grundempfindungen als geradlinig annehmen können.

Das Collimatorrohr war durch eine Mikrometerschraube verschiebbar, und seine Stellung konnte immer durch einen an ihm angebrachten kleinen Spiegel vermittelst Scala und Fernrohr genau bestimmt werden.

Wenn man den Collimatorspalt mit Sonnenlicht beleuchtete und mit einer starken Lupe den Ocularspalt betrachtete, so sah man in ihm bei Drehung jener Mikrometerschraube die hervorragenderen FRAUNHOFER'schen Linien vorbeipassiren, und indem man die Scalentheile ablas, bei welchen sie mit den Rändern des Ocularspaltes zusammenfielen, liefs sich genau die Stellung bestimmen, wo sie in der Mitte des Spaltes sich befanden, wo also dem unmittelbar durch den Spalt blickenden Auge die eine Prismenfläche in der dieser Linie entsprechenden Farbe erschien.

Nachdem ich die den FRAUNHOFER'schen Linien b_1 und F zugehörigen Scalentheile aufgesucht hatte, war ich im Stande, mit Hülfe der beiden ersten Glieder der CAUCHY'schen Formel:

$$n = a + \frac{\beta}{\lambda^2} + \frac{\gamma}{\lambda^4} + \cdots,$$

wo n den Brechungscoëfficienten, λ die zugehörige Wellenlänge und a, β, γ u. s. w. dem brechenden Medium eigenthümliche

Constanten bezeichnen, die mittlere Wellenlänge des durch den Ocularspalt gehenden Lichtes für jede zwischen den Linien b_1 und F gelegene Stellung des Collimatorrohres durch Interpolation zu berechnen.

Wegen der Kleinheit dieses Intervalles war es nicht nöthig, mehr als zwei Glieder der Formel in Rechnung zu ziehen. Ihre Berücksichtigung wäre erst erforderlich gewesen bei einer zwei- bis dreifach genaueren Bestimmung der Wellenlänge, als ich sie ausgeführt habe, und wegen der immerhin mit einiger, wenn auch sehr geringen Unsicherheit der Einstellung der Linie b_1 und F auf die Spaltränder auch nur ausführen konnte.

Die zweite Fläche des Prismas, welche dem durch den Ocularspalt blickenden Auge zum Theil sichtbar war, wurde mit einem weißen Pigmente bedeckt. Nach mannigfachen vergeb- lichen Versuchen, ein immer wieder in genau demselben Tone reproducirbares weißes Pigment herauszufinden, nahm ich nach einem Vorschlage meines Collegen Hrn. Dr. E. Hagen Papier, welches wenige Secunden lang über die Flamme eines brennenden Magnesiumdrahtes gehalten worden und sich dadurch mit einer feinen Schicht von Magnesiumoxyd belegt hatte. Dieses so be- handelte Papier besitzt eine ungemein zarte und schöne weiße Färbung, läßt sich sehr leicht und immer wieder in genau der- selben Farbennuance herstellen, so daß ich es als „Normalweiß" für alle physiologisch-optischen Versuche vorschlagen möchte. Man hat bei seiner Benutzung nur darauf zu achten, daß es von weißem Wolkenlichte und nicht etwa von bläulichem Himmels- lichte oder dem Lichte der übrigen Umgebung erleuchtet wird. Ich erzielte dieses in einfacher Weise durch einen Hohlspiegel, vermittelst dessen ich ein Bild der Wolken unmittelbar auf der Papierfläche entwarf. Alles übrige Licht war abgeblendet. Aenderungen in der Intensität dieser Beleuchtung wurden durch theilweise Bedeckung des Hohlspiegels mit mattschwarzem Papier oder durch Anwendung von Hohlspiegeln mit anderer Brenn- weite hervorgebracht.

Die Erleuchtung des Collimatorspaltes geschah bei den Be- obachtungen, von welchen zunächst die Rede sein wird, durch eine immer auf derselben Höhe gehaltene Leuchtgasflamme eines Argandbrenners, der immer genau auf derselben Stelle stand. Der Collimatorspalt war so schmal, daß bei einfallendem Sonnen- lichte die D- und b-Gruppe sich deutlich in zwei, resp. drei

Linien auflösten. Er blieb ebenso wie der Ocularspalt während der ganzen Untersuchung unverändert, so dafs also die Hellig-keit der (fast) monochromatisch leuchtenden Prismenfläche immer dieselbe war.

Der Gang einer Bestimmung war nun folgender:

Der Apparat wurde so eingestellt, dafs ungefähr die Wellen-länge 495 $\mu\mu$[1] einstand. Der durch den Ocularspalt blickende Rothgrünverwechsler liefs dann nach seiner Angabe durch eine zweite Person die Intensität des mit dem weifsen Pigmente be-legten Feldes so lange ändern, bis ihm dieses mit dem monochro-matischen Felde gleich hell erschien. Sodann suchte er durch Drehen der Mikrometerschraube, also durch Aenderung der (mittleren) Wellenlänge des letzteren, die Nuancen beider Felder gleich zu machen, wobei manchmal noch eine kleine Aenderung der Beleuchtung des weifsen Pigmentes nachträglich erforderlich wurde. Während dieser Einstellung blickte ich durch das zur Scalenablesung, d. h. zur Bestimmung der (mittleren) Wellen-länge benutzte Fernrohr und erfuhr dadurch in jedem Momente, welche Wellenlängen durch den Ocularspalt gingen, also von dem Farbenverwechsler mit dem weifsen Pigmente verglichen wurden. Es gewährte einen sehr interessanten Anblick, wie der-selbe mit seiner Einstellung anfänglich in gröfseren, dann aber bald sehr klein werdenden Amplituden um den schliefslich als den richtigen bezeichneten Scalentheil hin- und herschwankte. Eine solche Einstellung dauerte nur wenige Minuten. Dieser Scalen-theil wurde dann zur Berechnung der Wellenlänge notirt, darauf der Hohlspiegel weggenommen, das Collimatorrohr etwas ver-stellt und nun dieselbe Beobachtung von neuem begonnen.

Von sämmtlichen mir zur Verfügung stehenden dreizehn Rothgrünverwechslern liefs ich je acht solcher Einstellungen machen, und zwar mit jedem Auge vier. (Nur einer [Hr. Schw.] mufste sämmtliche acht Einstellungen mit dem rechten Auge machen, da sein linkes Auge eine zu geringe Sehschärfe besafs.) Die für jedes der beiden Augen getrennt berechneten Werthe für die Wellenlänge λ_n des neutralen Punktes wichen nur sehr wenig von einander ab, in den meisten Fällen um weniger als die Summe der für jede Gruppe sich ergebenden wahrschein-

---

[1] $\mu\mu$ = Milliontelmillimeter. Siehe H. KAYSER, Lehrbuch der Spectral-analyse. Berlin 1883. S. 11.

lichen Fehler des Resultates. Ich habe daher hier die Abweichungen zwischen den beiden Augen des Individuums nicht
berücksichtigt und alle acht Einstellungen zu einer Beobachtungsreihe zusammengezogen.

Die dann erhaltenen Resultate waren folgende:

λ_n		λ_n
1) Hr. Dr. W. $= 491{,}70 \pm 0{,}09$		8) Hr. Le. $= 496{,}08 \pm 0{,}40$
2) „ Dr. K. $= 492{,}04 \pm 0{,}09$	9) „ Schw.	$\begin{cases} = 497{,}37 \pm 0{,}48 \\ = 497{,}68 \pm 0{,}34\,[1] \end{cases}$
3) „ Dr. B. $= 492{,}25 \pm 0{,}19$		
4) „ Dr. S. $= 493{,}08 \pm 0{,}13$	10) „ R. H. $= 497{,}66 \pm 0{,}14$
5) „ Dr. C. $= 493{,}80 \pm 0{,}36$	11) „ E. W. $= 499{,}44 \pm 0{,}20$
6) „ Lu. . $= 495{,}92 \pm 0{,}36$	12) „ W. H. $= 499{,}71 \pm 0{,}16$
7) „ Dr. F. $= 496{,}01 \pm 0{,}23$	13) „ J. P. $= 504{,}75 \pm 0{,}15$

Bedenkt man, dafs der Abstand der beiden D-Linien gleich
0,60 $\mu\mu$ ist, so wird man die Zuverlässigkeit der gewonnenen
Werthe für λ_n als eine sehr hohe bezeichnen dürfen. Jedenfalls
zeigt sich aus diesen Resultaten, dafs die Lage des neutralen
Punktes bei den verschiedenen Individuen continuirlich in
einander übergeht, und die Werthe von λ_n sich nicht etwa in
zwei gesonderte Gruppen trennen lassen.

Ich habe oben die Rothgrünverwechsler nach zunehmender
Wellenlänge ihres neutralen Punktes geordnet und erwähne nun,
dafs die Individuen 1), 3), 4), 5), 9) und 10) „Rothblinde", die
übrigen „Grünblinde" waren. Es geht daraus hervor, dafs bei
den „Rothblinden" nicht überall kleinere Werthe für λ_n gefunden
wurden, als bei den „Grünblinden". Eine scharfe Trennung
dieser beiden Classen ist also aus meinen Untersuchungen nicht zu folgern, vielmehr das Gegentheil.

Wegen der von mir und zum Theil auch der von Hrn.
DONDERS[2] erhaltenen Werthe für λ_n kann ich nicht der aus den

---

[1] Mehrere Tage später als die erste Messung ausgeführt.

[2] A. J. v. D. WEYDE, Methodisch onderzoek der Kleurstelsels van Kleurblinden. Inaug.-Dissert. Utrecht 1883. Abgedruckt in den *Onderzoekingen,
gedaan in het physiol. laboratorium der Utrechtsche Hoogschool* 7, 3. reeks,
p. 16. 1882.

Anschauungen der Herren E. Hering [1] und W. Preyer [2] zu ziehenden Schlußfolgerung beipflichten, daß die neutralen Punkte der Rothgrünverwechsler im „Urgrün" liegen, d. h. an derjenigen Stelle im Spectrum, welche besonders bei grofser Intensität im normalen Auge den reinsten Eindruck von Grün mache. Ich glaube, daß kein Besitzer eines trichromatischen Systemes Licht von der Wellenlänge 491 bis 500 $\mu\mu$ für „reingrün" erklären wird. Bei der der Wellenlänge 504 $\mu\mu$ (λ_n für Hrn. J. P.) kann man allerdings zweifelhaft sein.

Mit der vorstehenden Bemerkung beabsichtige ich keineswegs, die Unvereinbarkeit meiner Ergebnisse mit der von Hrn. E. Hering aufgestellten Theorie der Gegenfarben auszusprechen; ich muß vielmehr zugeben, daß die bei der Lage des neutralen Punktes nach meinen Messungen fehlende Sonderung der Rothgrünverwechsler in zwei Classen in gewisser Beziehung als eine Stütze seiner Anschauungen aufgefaßt werden kann.

§ 3. **Die Abhängigkeit der Wellenlänge des neutralen Punktes von der Intensität.**

Bereits in der Einleitung habe ich darauf hingewiesen, daß Hr. W. Preyer eine Abhängigkeit der Lage des neutralen Punktes von der Intensität aufgefunden hat. Setzen wir die Helligkeit des Spectrums bei kleinsten von ihm benutzten Spaltbreiten = 1, so erhielt er:

Intensität	1,0	1,1	1,2	1,3	1,4	1,6
λ_n	512,8	511,5	510,3	509,9	507,8	506,6

Hieraus ergiebt sich eine lineare functionelle Beziehung zwischen der Intensität und λ_n. Es erschien mir einer genaueren Untersuchung werth, ob bei einer gröfseren Aenderung der Intensität diese Abhängigkeit dieselbe bleiben und ferner, ob bei verschiedenen Individuen sich dieselbe Beziehung ergeben würde.

Die Verbreiterung des Spaltes konnte nicht von vornherein als ein zulässiges Mittel zur Erzielung gröfserer Intensitäten er-

---

[1] E. Hering, *Wien. Ber.* vom 15. Mai 1874 und: Zur Erklärung der Farbenblindheit aus der Theorie der Gegenfarben. Prag 1880.

[2] W. Preyer, *Centralbl. für die medicin. Wissenschaften* 1881, Nr. 1 und *Pflüger's Archiv* 25, S. 31. 1881. Letztere Abhandlung ist separat erschienen unter dem Titel: Ueber den Farben- und Temperatursinn mit besonderer Rücksicht auf Farbenblindheit. Bonn 1881.

achtet werden. Es wurde dadurch nämlich das Spectrum unrein, und es bedurfte des experimentellen Nachweises, daß die Gesammtheit des dann durch den Ocularspalt gehenden Lichtes noch denselben Farbeneindruck machte, wie das Licht mittlerer Wellenlänge. Zu diesem Zwecke benutzte ich ein zweites an meinem Apparate angebrachtes Collimatorrohr, welches, von dem Ocularrohre aus betrachtet, eine zu dem früher erwähnten Collimatorrohre symmetrische Stellung hatte. Die durch den Spalt dieses zweiten Collimatorrohres gehenden Strahlen entwarfen nach der Entfernung des weiß-pigmentirten Papieres ebenfalls in der Ebene des Ocularspaltes ein Spectrum, und ein durch den letzteren blickendes Auge sah die früher weiße Fläche nunmehr farbig erleuchtet. Die Bestimmung der Wellenlänge geschah in derselben Weise, wie an dem anderen Rohre. Zunächst wurden die Constanten α und β für das Intervall b_1—F vermittelst Sonnenlicht bestimmt und dann der Collimatorspalt bei einfallendem Lichte einer Natronflamme nach beiden Seiten genau gleich viel erweitert, so daß das von ihm entworfene Bild ebenso breit wie der Ocularspalt war. Die Intensität des auf den Collimatorspalt fallenden Lichtes konnte durch zwei gegen einander drehbare Nicol'sche Prismen in beliebiger Weise geändert werden. Es zeigte sich nun, daß bei einer bestimmten Intensität dem durch den Ocularspalt blickenden (sowohl dichromatischen wie trichromatischen) Auge die beiden farbigen Prismenfelder genau denselben Eindruck machten, wenn beide Collimatorrohre auf dieselbe Wellenlänge eingestellt waren. Somit war der Nachweis geliefert, daß die hier vorhandene Unreinheit des Spectrums von keinem meßbaren Einfluß auf die Genauigkeit der Bestimmung war. Bezeichne ich die für eine solche Gleichheit erforderliche Intensität mit 1, bei der also sämmtliche oben angegebenen Bestimmungen von λ_n gemacht worden, so konnte ich durch Drehen des einen der beiden Nicol'schen Prismen die Intensität bis auf 5 steigern. Durch Ersetzen des Argandbrenners durch ein Knallgaslicht war eine Erhöhung der Intensität bis auf 80 möglich. Die Prüfung der relativen Lichtstärke des Argandbrenners und des Kalklichtes geschah in der sorgfältigsten Weise durch ein Bunsen'sches Photometer unter Anwendung der von Hrn. Rüdorff vorgeschlagenen Spiegelvorrichtung, welche es ermöglicht, beide Seiten des theilweise geölten Papieres zugleich zu überblicken.

Bei dreien der bereits oben erwähnten Rothgrünverwechslern, nämlich den Personen 4), 9) und 13), habe ich nun Bestimmungen von λ_n bei verschiedenen Intensitäten vorgenommen und erhielt folgende Resultate:

Herr Dr. S.

Intensität	1	5	15	80
λ_n	$493,08 \pm 0,13$	$488,59 \pm 0,28$	$487,52 \pm 0,17$	$487,46 \pm 0,24.$

Herr Schw.

Intensität	0,5	1	2	3	5
λ_n	$499,90 \pm 0,50$	$497,37 \pm 0,48$	$494,36 \pm 0,13$	$493,41 \pm 0,30$	$492,44 \pm 0,30.$

Herr J. P.

Intensität	1	5
λ_n	$504,75 \pm 0,15$	$498,59 \pm 0,18.$

Die Untersuchung geschah in genau derselben Weise, wie ich sie oben in § 2 geschildert habe. Wegen der Benutzung des anderen Collimatorrohres war hier die früher monochromatisch leuchtende Prismenfläche mit dem weifsen Pigmente bedeckt. Zur Beleuchtung des letzteren mufsten bei den hohen Intensitäten Hohlspiegel von grofser Apertur genommen werden, um gleiche Intensität mit der anderen Prismenfläche herzustellen, und auch selbst dann gelang es mir nur bei besonders hell erleuchtetem Wolkenhimmel, wodurch es sich erklärt, dafs nur bei einem der Rothgrünverwechsler die Bestimmung von λ_n bei den Intensitäten 15 und 80 vorgenommen wurde.

In der Fig. 2 auf Taf. I habe ich sämmtliche erhaltenen Resultate graphisch dargestellt. Als Abscissenaxe ist das normale Spectrum von der Wellenlänge 505 bis 485 $\mu\mu$ aufgetragen und als Ordinaten sind die Intensitäten benutzt. Die durch die Punkte horizontal hindurch gelegten kleinen Linien bezeichnen ihrer Gröfse nach den für den betreffenden Werth von λ_n aus den gemachten acht Beobachtungen sich ergebenden wahrscheinlichen Fehler des Resultates. Da bei der Intensität Eins mehrere dieser Linien bei genau richtiger Aufzeichnung in einander übergreifen würden, so habe ich hier der Deutlichkeit halber einige der Punkte etwas höher, andere etwas niedriger eingetragen.

Diese graphische Aufzeichnung lehrt neben der mangelnden Scheidung der Rothgrünverwechsler in zwei Gruppen, dafs die

Form der Curven, welche bei demselben Individuum die Abhängigkeit zwischen der Wellenlänge des neutralen Punktes und der Intensität darstellt, bei allen drei beobachteten Personen dieselbe ist. Bei geringen Intensitäten geschieht das Vorrücken nach dem blauen Ende des Spectrums ziemlich schnell, bei den gröfsten benutzten Intensitäten tritt aber fast völliger Stillstand ein.

Berlin, Physikal. Inst. der Univ. November 1883.

VI.

Ueber die Empfindlichkeit des normalen Auges für Wellenlängenunterschiede des Lichtes.[1]

(In Gemeinschaft mit CONRAD DIETERICI.)

Aus WIEDEM. Ann. d. Physik und Chemie 22, S. 579—589. 1884. Auch enthalten in GRÄFE's Archiv 30 (2), S. 158. 1884.

Hierzu Tafel II.

Untersuchungen, die einer von uns[1] über den neutralen Punkt im Spectrum der Rothgrünverwechsler durchgeführt hatte, ergaben eine aufserordentliche Empfindlichkeit des dichromatischen Auges für Verschiedenheiten der Wellenlänge des Lichtes in diesem Punkte. Bei den dreizehn untersuchten Personen lag der aus acht Einzelbeobachtungen berechnete wahrscheinliche Fehler der Wellenlängenbestimmung ihres neutralen Punktes zwischen $\pm$ 0,09 und $\pm$ 0,5 Milliontel - Millimeter. Dieses auffallende Ergebnifs veranlafste uns, auch die Empfindlichkeit des normalen Auges für Verschiedenheiten der Wellenlängen des Lichtes im Verlaufe des ganzen Spectrums zu untersuchen. Allerdings war dieselbe schon Gegenstand mehrerer Untersuchungen gewesen. Hr. MANDELSTAMM[2] hat ein Spectrum durch die Platten des Ophthalmometers ohne Benutzung des Oculars betrachtet und durch Neigung derselben gegen einander eine

---

[1 Zwei den Gegenstand dieser Abhandlung betreffende vorläufige Mittheilungen sind: Die Empfindlichkeit des Auges für Wellenlängenunterschiede des Lichtes. *Verhandl. der Physik. Ges.*, Jahrg. 1884, Nr. 3, S. 7—10 und unter dem gleichen Titel ebendort, Jahrg. 1884, Nr. 4, S. 15—16.]

[1] A. KÖNIG, *Verhandlungen d. phys. Gesellschaft in Berlin*, 1883, Nr. 4, S. 21—24 und Nr. 14, S. 63—65. Ausführlicher in *Wiedemann's Ann.* 22, S. 567—578 [S. Nr. V der vorliegenden Sammlung].

[2] MANDELSTAMM, *Graefe's Arch.* 13 (2), S. 399. 1867.

derartige relative Verschiebung der oberen und unteren Hälfte bewirkt, daſs zwischen den an einander grenzenden Theilen ein eben merklicher Farbenunterschied vorhanden war. Aus der hierzu erforderlichen Neigung lieſs sich dann der zugehörige Wellenlängenunterschied berechnen. Dieselbe Methode hat Hr. Dobrowolsky [1] mit geringen Abänderungen zu demselben Zwecke angewendet. In beiden Arbeiten war die Empfindlichkeit des Auges an denselben acht Stellen im Spectrum geprüft, aber nicht so groſs gefunden, wie sie sich bei den oben erwähnten Farbenblinden ergeben hat. Das letztere gilt auch von einer in neuester Zeit erschienenen Arbeit des Hrn. Peirce [2] über denselben Gegenstand, in welcher zwar eine andere Methode in Anwendung kommt, das Princip jedoch festgehalten wird, die Empfindlichkeit des Auges zu ermitteln aus einer noch eben wahrnehmbaren Farbenverschiedenheit zweier Streifen des Spectrums. Die in dieser Arbeit gegebene Empfindlichkeitscurve ist das Mittel aus den Beobachtungen an einer gröſseren Anzahl von Personen; und da man von vornherein nicht annehmen darf, daſs die Vertheilung der Empfindlichkeit im Spectrum bei den verschiedenen Personen dieselbe ist, so können die in dieser Arbeit veröffentlichten Resultate nicht als eine abschlieſsende Beantwortung der vorliegenden Frage betrachtet werden. Wir nahmen daher den Gegenstand wieder auf mit der Absicht, die Empfindlichkeit des Auges für Wellenlängenverschiedenheiten an möglichst vielen Stellen im Spectrum bei verschiedenen Intensitäten für uns beide zu ermitteln. Dabei erschien es uns vortheilhaft, das bisherige Princip, die Empfindlichkeit zu folgern aus einem eben noch wahrnehmbaren Farbenunterschied zweier neben einander liegender einfarbiger Felder, fallen zu lassen, vielmehr als Maaſs der Empfindlichkeit den aus vielen Einstellungen auf Gleichheit berechneten mittleren Fehler einer Beobachtung zu nehmen, da er angiebt, mit welcher Genauigkeit man an dieser Stelle des Spectrums aus der Farbenempfindung Gleichheit der Wellenlängen des Lichtes beurtheilt.

Der Apparat, dessen wir uns bei der vorliegenden Untersuchung bedienten, war ein Spectralapparat, auf dessen Tischchen T ein gleichseitiges, auf allen drei Seiten geschliffenes

---

[1] Dobrowolsky, *Graefe's Arch.* 18 (1), S. 66. 1872.
[2] B. O. Peirce, *Sill. Journ.* 26, S. 299. 1883.

Prisma *P* unverrückbar fest stand (vgl. untenstehende Fig.). Zwei Collimatorröhren C_1 und C_2 konnten mittels Mikrometerschrauben um die Axe des Apparates gedreht werden; sie trugen an einem Ende Spalte, die in der Brennebene ihrer Objectivlinsen lagen, und deren Breite beliebig geändert werden konnte. Das Beobachtungsfernrohr *B*, auf einem mit dem Fuſse des Apparates fest verbundenen Arme ruhend, war gegen eine Kante des Prismas gerichtet, so daſs diese den verticalen Durchmesser der Objectivfassung bildete. In der Brennebene desselben befand sich ein Diaphragma *d*, welches einen verticalen durch Schrauben von auſsen regulirbaren Spalt enthielt; dieser war den Spalten der Collimatorröhren parallel. Das Ocular *o* war

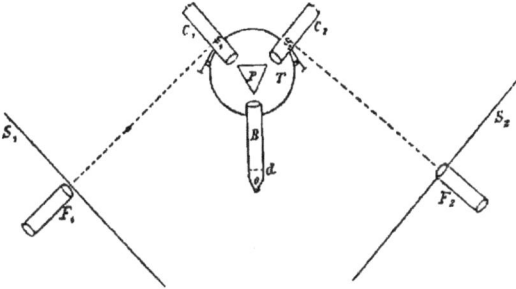

mit einer kurzen Hülse nur übergeschoben und konnte leicht abgenommen werden. Erleuchtet man bei passender Stellung einen der Collimatorspalte, so entsteht in der Ebene des Diaphragmas *d* ein Spectrum, und es wird nur der auf den Spalt desselben auffallende Theil hindurchgelassen. Mit dem Ocular betrachtet, sieht man dann den Diaphragmaspalt in der Farbe des durchgelassenen Lichtes; nimmt man aber das Ocular ab und bringt das Auge an das Diaphragma, so sieht man die eine Prismenfläche erleuchtet mit derselben Farbe. Wegen der geringen Breite des Diaphragmaspaltes, welche in unserer Anordnung $1/50$ der Länge des sichtbaren Spectrums betrug, ist dieses Licht fast homogen, und sein physiologischer Eindruck kann nach einem bekannten Gesetze der Farbenmischung gleich gesetzt werden dem der Wellenlänge des mittleren Strahles. Durch Aenderung der Stellung der Collimatorröhre wird das in der Diaphragmaebene entworfene Spectrum verschoben, dadurch ein anderer Theil desselben von dem Diaphragmaspalt ausgeschnitten und dementsprechend ändert sich die Farbe der

Prismenfläche. Erleuchtet man den zweiten Collimatorspalt, so tritt dieselbe Erscheinung ein, nur ist, durch das Diaphragma direct betrachtet, die zweite Prismenfläche einfarbig erleuchtet. Durch geeignete Einstellung der Collimatorröhren kann die Farbe beider Prismenflächen gleich gemacht werden.

Auf die beiden Collimatorröhren hatten wir zwei kleine Spiegel s_1 und s_2 fest aufgekittet, welche das Bild zweier in etwa 2 m Entfernung aufgestellten Scalen S_1 und S_2 in zwei mit Fadenkreuz versehene Fernrohre F_1 und F_2 zurückwarfen. Um bei einer gegebenen Stellung des einen Collimators C_1 die mittlere Wellenlänge des aus dem Diaphragma austretenden Lichtes, in dessen Farbe, wie oben erwähnt, die eine Prismenfläche erschien, berechnen zu können, erleuchteten wir den Collimatorspalt mit Licht einer bekannten Wellenlänge, also etwa Na-Licht. Während dann der eine von uns durch Drehen der zugehörigen Mikrometerschraube dem Collimator C_1 eine solche Stellung gab, dafs die Ränder des mit Na-Licht gefärbten Bildes des Collimatorspaltes mit den Rändern des Diaphragmaspaltes, welcher mit dem aufgesetzten Ocular betrachtet wurde, zusammenfielen, las der andere den bei jeder Einstellung mit dem Fadenkreuz im Fernrohre F_1 zusammenfallenden Scalentheil der Scala S_1 ab. Aus diesen Randeinstellungen wurde der mittlere Scalentheil berechnet, der derjenigen Stellung der Collimatorröhre C_1 entsprach, bei welcher das Spaltbild gerade in der Mitte des Diaphragmaspaltes lag. Dies Verfahren wurde für Licht der Li_α-, Na-, Tl-, Sr_δ und K_β-Linie für beide Collimatorröhren wiederholt. Setzt man in der CAUCHY'schen Dispersionsformel:

$$n = \alpha + \frac{\beta}{\lambda^2},$$

für λ die bekannte Wellenlänge einer Lichtart, für n den dazugehörigen Scalentheil ein, was gestattet ist, weil die Aenderung der Scalentheile sehr nahe proportional der der Brechungsexponenten ist, so kann man aus zwei benachbarten Werthen von n und λ die für dies Intervall geltenden Constanten α und β bestimmen und mit diesen die zu einem jeden Scalentheile gehörige Wellenlänge berechnen.

Wir beobachteten stets ohne Benutzung des Oculars direct durch das Diaphragma des Beobachtungsrohres B und suchten zu einer durch Ablesung im Fernrohr F_1 bestimmten Stellung des Collimators C_1 diejenige Stellung des Collimators C_2, bei der die beiden Prismenflächen gleichfarbig erschienen. Ein jeder von uns machte an jeder Stelle des Spectrums 50 solcher Einstellungen auf Gleichheit der Farbe, die der andere am Fernrohr F_2 ablas, und zwar mit beiden Augen abwechselnd und mit mehrmaliger Unterbrechung. Letzteres geschah, weil sonst die Empfindlichkeit durch Ermüdung und namentlich im Gelben und Grünen durch die complementären Nachbilder verringert wurde. Auf diese Weise haben wir von der Wellenlänge 640 $\mu\mu$ — hier wie im Folgenden ist die zu Grunde gelegte Einheit Milliontelmillimeter, wofür wir uns des Zeichens $\mu\mu$[1] bedienen werden — also in der Nähe von C beginnend von 10 zu 10 $\mu\mu$ fortschreitend, bis zur Wellenlänge 430 $\mu\mu$, also der Linie G entsprechend, an jeder Stelle 50 Einstellungen auf Gleichheit der Farbe gemacht. Aus diesen ist der mittlere Fehler einer Beobachtung berechnet.

Bei dieser Berechnung leitete uns folgende Ueberlegung: Angenommen, es sei das Collimatorrohr C_1 so eingestellt, dafs im Fernrohr F_1 der der Wellenlänge λ_m entsprechende Scalentheil mit dem Fadenkreuz zusammenfalle, und es seien im Fernrohr F_2 die Scalentheile s_1, s_2 ... s_{50} beobachtet, denen nach der CAUCHY'schen Formel die Wellenlängen λ_1, λ_2 ... λ_{50} zukommen, so wäre bei absoluter Richtigkeit unserer Bestimmung der Wellenlängen der mittlere Fehler einer Beobachtung:

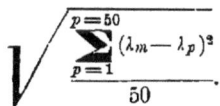

$$\sqrt{\frac{\sum_{p=1}^{p=50}(\lambda_m - \lambda_p)^2}{50}}.$$

Die Bestimmung der Wellenlängen beruht auf der Bestimmung der Constanten α und β der CAUCHY'schen Formel; nun wird aber wegen der unvermeidlichen Beobachtungsfehler, das für die Scala S_1 berechnete Werthepaar dieser Constanten fehlerhaft sein, und zwar in anderem Maafse als das für die Scala S_2 bestimmte. In Folge dessen wird auch λ_m, welches berechnet ist unter Anwendung des einen Werthepaares, in anderem Maafse fehlerhaft sein, als jede der Gröfsen λ_p, die mit dem anderen Werthepaare der Constanten berechnet sind. Daraus

---

[1] Nach dem Vorschlage von H. KAYSER, Lehrbuch der Spectralanalyse, S. 11. Berlin 1883.

folgt, dafs der Mittelwerth von λ_p nicht mit λ_m zusammenfällt, und dadurch:

$$\sum_{p=1}^{p=50} (\lambda_m - \lambda_p)^2$$

stets zu grofs erhalten wird. Dieser Fehler ist bei der Kleinheit der gefundenen Fehler von derselben Gröfsenordnung, er verschwindet aber, wenn bei der Berechnung nur auf ein Collimatorrohr Bezug genommen und λ_m durch den Mittelwerth λ_0 von λ_p ersetzt wird, weil dann λ_0 und $\lambda_1 \ldots \lambda_{50}$ mit denselben Constanten berechnet sind. Diese Ersetzung sind wir berechtigt vorzunehmen, weil wir annehmen können, dafs der Mittelwerth von 50 Einstellungen auf Gleichheit nicht mehr mit einem in Betracht kommenden Fehler behaftet ist. Der dann nur einmal bei der Bestimmung der Constanten α und β begangene Fehler beeinflufst nun nicht mehr die Gröfse des mittleren Fehlers, sondern nur seine Lage, d. h. der für eine gewisse Wellenlänge λ_m gefundene mittlere Fehler gilt für die Wellenlänge $\lambda_m \pm \varepsilon$, wo ε eine Gröfse ist, die in fast allen Fällen 1 $\mu\mu$ nicht übersteigt.

Unsere Beobachtungen sind bei zwei verschiedenen Intensitäten der Beleuchtung angestellt. Die hohe Intensität wurde in dem lichtstärkeren Theile des Spectrums, also von 640 $\mu\mu$, etwa der Linie C entsprechend, durch zwei gleiche Gaslampen mit Argandbrennern, die mit ihrer höchsten Intensität brannten, hergestellt und von 520 $\mu\mu$ ersetzt durch das intensive Licht einer Knallgaslampe. Diese stand auf einem besonderen Tisch, dem Beobachtungsfernrohr gegenüber. Zwei Linsen entwarfen von der glühenden Stelle des Kalkcylinders zwei Strahlenbündel, welche nahezu senkrecht zu den Collimatorröhren waren, und an deren Spaltenden gerade vorbeigingen. Hier standen zwei total reflectirende Prismen, welche die Strahlenbündel in die Spalte hineinlenkten. Bei passender Stellung der eingeschalteten Linsen wurde das Strahlenbündel auf der reflectirenden Prismenfläche concentrirt und dadurch die Spalte intensiv erleuchtet. Für die niedrige Intensität wendeten wir dieselben Gas-Argandbrenner an, die jedoch passend gedämpft waren; diese Intensität, die etwa $^1/_2$ der ersteren war, genügte bis 470 $\mu\mu$. Von hier wurde dieselbe Knallgaslampe angewendet, den eingeschalteten Linsen aber eine solche Stellung gegeben, dafs ein weniger concentrirtes Strahlenbündel auf jedes der Prismen fiel. Im Folgenden geben wir zunächst eine Tabelle der von uns erhaltenen Resultate. Die erste Spalte giebt die Wellenlängen in Milliontelmillimeter ($\mu\mu$), die zweite und dritte für jeden von uns die zugehörigen mittleren Fehler, ausgedrückt in derselben Einheit. Bis zur Wellenlänge 520 $\mu\mu$ haben wir beide die mittleren Fehler bei hoher und niedriger Intensität gleich gefunden. Die vorkommenden Abweichungen waren so gering, dafs sie füglich als Beobachtungsfehler zu betrachten waren.

Wellen-länge	Mittlerer Fehler einer Einstellung für beide Intensitäten		Wellen-länge	Mittlerer Fehler einer Einstellung für beide Intensitäten	
	K.	D.		K.	D.
$\mu\mu$	$\mu\mu$	$\mu\mu$	$\mu\mu$	$\mu\mu$	$\mu\mu$
640	1,28	1,82	570	0,29	0,31
630	1,05	1,47	560	0,40	0,32
620	0,68	1,00	550	0,65	0,51
610	0,56	0,78	540	0,68	0,64
600	0,36	0,48	530	0,65	0,62
590	0,26	0,40	520	0,59	0,51
580	0,27	0,36			

Wellen-länge	Mittlerer Fehler einer Einstellung			
	für hohe Intensität		für geringe Intensität	
	K.	D.	K.	D.
$\mu\mu$	$\mu\mu$	$\mu\mu$	$\mu\mu$	$\mu\mu$
510	0,51	0,38	0,40	0,38
500	0,41	0,29	0,23	0,28
490	0,36	0,25	0,16	0,23
480	0,33	0,23	0,28	0,26
470	0,43	0,38	0,46	0,41
460	0,54	0,53	0,54	0,57
450	0,82	0,57	0,44	0,40
440	0,62	0,50	0,68	0,45
430	0,69	0,56	1,06	0,56

Die gefundenen Resultate bestätigen im Allgemeinen die von den früheren Beobachtern gefundene Vertheilung der Empfindlichkeit im Spectrum. Bei keinem von uns war ein Unterschied zwischen dem rechten und linken Auge wahrzunehmen.

Unsere Bestimmung der Empfindlichkeit beginnt mit der Wellenlänge 640 $\mu\mu$, also nicht ganz bei der Linie *C*. Der Grund, weshalb wir dieselbe nicht über die Linie *C* ausgedehnt haben, ist der, dafs die Unterschiede der Farbenempfindung, die das Spectrum jenseits dieser Linie hervorruft, nicht durch die Verschiedenheiten der Wellenlängen, sondern lediglich durch Intensitätsdifferenzen bedingt sind. Hr. PEIRCE[1], der seine Curve weiter geführt hat, findet manche Personen bei $\text{Li}_\alpha = 670 \ \mu\mu$ empfindlicher als bei *C*, ebenso ergab sich bei Hrn. DOBROWOLSKY[2], dafs sein Auge bei *B* empfindlicher war, als bei *C*; er bemerkt aber zugleich, dafs die Erklärung dieser Erscheinung möglicherweise in dem schnellen Abfall der Intensität jenseits *B* zu suchen sei. Wir haben uns durch besondere Versuche davon überzeugt, dafs in der That in diesem Theile des Spectrums nur die vorhandenen Intensitätsunterschiede die Verschiedenheiten der Farbenempfindung hervorbringen. Zu dem Zwecke stellten wir die eine Collimatorröhre ein auf den der Wellenlänge 650 $\mu\mu$ entsprechenden Scalentheil und erleuchteten ihren Spalt mit einer Gaslampe; auf den Spalt der anderen Collimatorröhre concentrirten wir sodann das intensive Licht der Knallgaslampe und stellten nun auf Gleichheit ein. Bei mehrfachen Versuchen dieser Art ergab sich, dafs bei diesem Verhältnifs der Intensitäten Licht von gröfserer Wellenlänge als 710 $\mu\mu$ dieselbe Farbenempfindnng hervorrief wie jenes Licht der Wellenlänge 650 $\mu\mu$. Die Grenze des Gebietes der blofsen Intensitätsunterschiede im Spectrum fanden wir bei uns an etwas verschiedenen Stellen zwischen den Wellenlängen 650 und 640 $\mu\mu$. Eine Ausdehnung unserer Untersuchung auf diesen Theil des Spectrums hätte also lediglich die Empfindlichkeit des Auges für Intensitätsunterschiede betroffen.

Es könnte indessen sein, dafs die Vertheilung der Intensität im Spectrum auch an anderen Stellen die von uns gefundenen Resultate beeinflufst, also die an einer Stelle gefundene Empfindlichkeit des Auges nicht lediglich von den Wellenlängenverschiedenheiten, sondern auch von den an dieser Stelle vorhandenen Intensitätsdifferenzen bedingt ist. Wenn dies der Fall wäre, so müfste bei gleichmäfsiger Intensitätsvertheilung über

---

[1] B. O. PEIRCE, *Sill. Journ.* 26, S. 299. 1883.

[2] DOBROWOLSKY, *Graefe's Archiv* 1877, S. 66.

das ganze Spectrum der mittlere Fehler einer Beobachtung an den verschiedenen Stellen wesentlich andere Werthe annehmen. Eine gleichmäfsige Intensitätsvertheilung ist aber nicht zu erreichen, wohl aber kann man die Intensitätsvertheilung erheblich ändern durch Einschalten passend gewählter farbiger Platten, die an den Stellen des Spectrums Absorptionsstreifen haben, wo die Intensität in einem kleinen Intervall stark variirt. Indem wir dies Verfahren einschlugen, ergaben sich nur so unbedeutende Abweichungen von den früher erhaltenen Resultaten, dafs wir zu dem Schlusse berechtigt sind, dafs die von uns gefundenen Werthe der mittleren Fehler einer Beobachtung lediglich von den Verschiedenheiten der Wellenlängen abhängen und nicht oder nur unmerklich beeinflufst sind durch die Intensitätsunter. schiede.

Zur Veranschaulichung unserer Resultate haben wir auf Taf. II die in der Tabelle gegebenen Werthe in ein Coordinatensystem eingetragen, dessen Abscissenaxe die Wellenlängen in Milliontelmillimeter giebt, während die Ordinatenaxe die zugehörigen mittleren Fehler einer Beobachtung darstellt. Welchem von uns beiden die verschiedenen Curven angehören, und welcher Intensität sie entsprechen, ist in der Figur selbst eingetragen.

Unsere Curven fallen von 640 $\mu\mu$ beginnend in stetiger Neigung bis in die Nähe der Linie D. Hier tritt ein erstes Minimum ein; während es jedoch für den einen von uns (K.) bei 590 $\mu\mu$ liegt, erreicht der andere (D.) sein erstes Minimum erst bei 570 $\mu\mu$. Unsere Curven ergeben dann im Grünen eine geringere Empfindlichkeit; in der Nähe der Linie E trennen sich die Empfindlichkeitscurven für die verschiedenen Intensitäten. Die Curven geringer Intensität erreichen beide ein zweites Minimum bei 490 $\mu\mu$, also nahe bei F. Dies ist nach unseren Messungen die Stelle der gröfsten Empfindlichkeit für Wellenlängenverschiedenheiten im ganzen Spectrum; auch Hr. Dobrowolsky findet dieses zweite Minimum tiefer liegend als das erste ($\frac{1}{740}$ $\lambda_F = 0,65$ $\mu\mu$), während in der Curve des Hrn. Peirce dieses Minimum höher liegt (1,7 $\mu\mu$). Der Grund dieser Abweichung ist wohl der, dafs die Curve des Hrn. Peirce die aus vielen einzelnen für verschiedene Personen ermittelten Curven resultirende ist. Da nun, wie sich das auch bei unserem ersten Minimum bei D. gezeigt hatte, nicht für alle Personen die

Minima auf einander fallen, so werden Minima und Nichtminima superponirt, woraus eine Erhöhung des absoluten Werthes folgen muſs. In der Nähe dieses Minimums liegt nach den bereits erwähnten Messungen des einen von uns der neutrale Punkt im Spectrum der Farbenblinden. Es zeigt sich, daſs auch ein mit einem trichromatischen Farbensystem begabtes Auge an dieser Stelle des Spectrums eine annähernd gleiche Empfindlichkeit zeigt, wie das dichromatische. Unsere Curven geringer Insensität steigen dann und erreichen ein drittes Minimum bei 450 $\mu\mu$, der Stelle, wo das Indigoblau in Violett übergeht. Sodann steigen die Curven wieder und enden bei 430 $\mu\mu$, also bei der Linie G. Weiter zu gehen verhinderte der starke Abfall der Intensität jenseits dieser Linie.

Die Curven hoher Intensität zeigen von dem Punkte, wo sie sich von denen niedriger Intensität trennen, ein im Allgemeinen ähnliches Verhalten; bei beiden treten ebenso, wie bei den ersteren, zwei Minima hervor, indessen sind diese gegen die Minima bei geringer Intensität für uns beide in demselben Sinne verschoben. Eine ähnliche Erscheinung zeigt sich bei den Rothgrünverwechslern, bei denen der neutrale Punkt mit steigender Intensität nach dem blauen Ende des Spectrums fortrückt.[1] Wir unterlassen es, die aus dieser Erscheinung, sowie aus dem Vorhandensein des bei uns beiden beobachteten dritten Maximums der Empfindlichkeit im Violetten sich ergebenden Folgerungen auszusprechen, bevor nicht bereits geplante weitere Versuche auch von anderer Seite eine Stütze für dieselben geliefert haben.

Ob im Violetten jenseits der Linie G der Unterschied der Farbenempfindung, ebenso wie im Rothen jenseits der Linie C lediglich auf Intensitätsdifferenzen im Spectrum beruht, wollen wir durch weitere Versuche mit Hülfe des Sonnen- oder elektrischen Lichtes einer Prüfung unterwerfen.

Die Resultate der vorstehenden Untersuchung lassen sich in Folgendem zusammenfassen:

1. Die Unterschiede der Farbenempfindung im rothen Ende des Spectrums bis etwas über die Linie C hinaus sind lediglich durch die vorhandenen Intensitätsunterschiede bedingt.

---

[1] Vgl. W. Preyer, *Pflüger's Arch.* 25, S. 31. 1881. und A. König, *Verhandl. d. phys. Ges. in Berlin* 1883, Nr. 14 und A. König, *Wiedem. Ann.* 22, S. 567—578, § 3. [S. Nr. V d. vorliegenden Sammlung].

2. Das Maximum der Empfindlichkeit für Wellenlängenver-schiedenheiten im Gelben liegt für beide Beobachter an ver-schiedenen Stellen des Spectrums.

3. Die beiden anderen Maxima (im Blaugrünen und am Uebergang von Indigo in Violett) liegen bei derselben Intensität für beide Beobachter an denselben Stellen.

4. Sie wandern aber, ebenso wie der in der Gegend des ersteren dieser beiden Maxima liegende neutrale Punkt im Spec-trum der Rothgrünverwechsler, mit steigender Intensität nach dem violetten Ende des Spectrums hin.

Berlin, phys. Inst. d. Univ., im Februar 1884.

VII.

Ueber ein vereinfachtes Leukoskop.
(Ophthalmo-Leukoskop.)

Aus den Verhandl. d. Physik. Ges. in Berlin, Jahrg. 1884, Nr. 11, S. 41—43. In anderer Fassung in: Centralblatt für praktische Augenheilkunde 8, S. 375—377. 1884.

Die Beobachtungen, welche ich bisher mit dem von Hrn. von Helmholtz construirten Leukoskope [1] an sog. „Rothblinden" und „Grünblinden" gemacht habe und deren Hauptergebnifs theilweise bereits veröffentlicht ist [2], lassen das Leukoskop als ein zur Diagnose der „Farbenblindheit" geeignetes Instrument erscheinen. Zu einer Einführung in die Kreise der praktischen Ophthalmologen stand aber der theure Preis des Apparates hindernd im Wege. Mehrfachen Aufforderungen nachkommend, habe ich, daher einen Apparat construiren lassen, der im Princip sich vollständig an das Helmholtz'sche Leukoskop anschliefst, aber nur die für den genannten Zweck unbedingt nothwendigen Bestandtheile enthält. [3]

Es hat sich ergeben, dafs „Farbenblinde" für jede beliebige 2 mm übersteigende Quarzdicke durch passende Einstellung des Ocularnicols Gleichheit der beiden Felder erzielen können, wenn der Objectivnicol auf 45° steht. Es ist demnach der letztere hier

---

[1] Vgl. *Verhandl. d. Phys. Ges.* vom 3. Febr. 1882, Nr. 2, S. 1—5 und A. König, *Wied. Ann.* 17, S. 990. 1882.

[2] In *Verhandl. d. Phys. Ges.* vom 2. März 1883, Nr. 4, S. 24 (Anmerkung) und A. König, *Wied. Ann.* 22, S. 569 (Anmerkung 2) 1884 und *Graefe's Archiv f. Ophthalm.* 30 (2), S. 158 (Anm. 1) 1884. [S. Nr. V der vorliegenden Sammlung.]

[3] Der in der Sitzung vorgezeigte Apparat dieser Art ist in der Werkstatt von Fr. Schmidt u. Hänsch in Berlin (S. Stallschreiberstr. 4) angefertigt und von dort zum Preise von 85 Mk. zu beziehen.

überflüssig und ebenso auch der vor dem Spalt liegende eine der beiden Doppelspathe, weil man leicht eine gleichmäfsige Erleuchtung der beiden Felder erzielen kann, sobald man die Objectivlinse entfernt. (Ich habe dieses bereits früher bei meinen Beobachtungen über das Licht der Glühlampen immer gethan.)

Die Construction des Ophthalmo-Leukoskopes ist aus nebenstehender Skizze leicht ersichtlich.

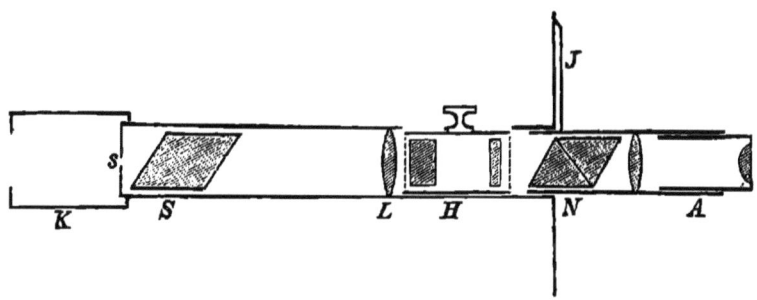

K ist eine grofse Hülse, welche dazu dient, seitlich auffallendes Licht von

s dem Spalte abzuhalten.

S = Doppelspath.

L = Linse, deren Brennpunkt in s liegt.

H = einschiebbare Hülse, in welche je eine Quarzplatte von 5 mm oder 10 mm oder beide zugleich eingesetzt werden können. Man ist dadurch im Stande, zwischen drei Quarzdicken beliebig wechseln zu können, um sich vor absichtlich falschen Angaben der zu prüfenden Personen zu sichern. Die übrigen Theile

N = Ocularnicol,

J = Index,

A = astronom. Fernrohr

sind genau den entsprechenden Theilen des HELMHOLTZ'schen Leukoskopes gleich.

Ein „Farbenblinder" kann sowohl bei einfallendem Gaslicht als auch bei Sonnenlicht (am besten ist das diffuse Licht des bedeckten Himmels zu benutzen) durch passende Einstellung des Ocularnicols Gleichheit beider Felder bei Einschaltung der drei hier möglichen Quarzdicken erzielen; ein Besitzer eines normalen Farbensystems niemals.

Es wäre wünschenswerth, dafs in weiten Kreisen Beob-

achtungen mit dem Ophthalmo-Leukoskop an „Farbenblinden"
vorgenommen, und die durch Ablesung an dem Index J erhaltenen Angaben veröffentlicht würden, damit man einen endgültigen Entscheid darüber gewänne, ob die von mir bisher an
etwa 50 Individuen gefundene scharfe Trennung zwischen „Rothblinden" und „Grünblinden" sich überall bestätigte oder ob Uebergänge zwischen beiden Classen, wenn auch in sehr geringer Anzahl, vorhanden sind.

VIII.

Zur Kritik einer Abhandlung von Herrn E. Hering: Ueber individuelle Verschiedenheiten des Farbensinnes.

Aus: Centralblatt für praktische Augenheilk. 9, S. 260—265. 1885.

Vor Kurzem hat Hr. E. HERING unter dem oben genannten Titel eine Abhandlung [1] veröffentlicht, die in hohem Grade die Aufmerksamkeit aller derjenigen verdient, welche sich mit dem Studium normaler und anormaler Farbenempfindungen beschäftigen. Die Ergebnisse umfangreicher experimenteller Untersuchungen über die Absorption. der Lichtstrahlen verschiedener Wellenlänge in der Macula lutea und der Linse des menschlichen Auges lassen Hrn. HERING zu dem Schlusse kommen, dafs individuelle Verschiedenheiten dieser Art, also gröfsere oder geringere Absorption, die Beschaffenheit sonst normaler Farbensysteme in höherem Grade beeinflussen, als man bisher glaubte. Sogar die beträchtlichen Verschiedenheiten trichromatischer Farbensysteme, welche von Lord RAYLEIGH [2] und Hrn. DONDERS [3] beobachtet worden sind, werden auf diese Ursache zurückgeführt. Natürlich sind solche Unterschiede auch bei den Besitzern dichromatischer Farbensysteme vorhanden, und Hr. HERING läfst die Möglichkeit offen, dafs „der von manchen angenommenen strengen Theilung der Rothgrünblinden in ‚Roth‘- und ‚Grün-

---

[1] E. HERING, „Lotos“, Neue Folge, 6. 1885. Auch separat erschienen unter dem obigen Titel. Prag 1885.

[2] RAYLEIGH, Nature 25, S. 64. 1881. (Gelesen vor der Sect. A der British Association, 2. Sept. 1881.)

[3] F. C. DONDERS, Onderzoek. ged. in het Physiol. Labor. der Utrechtsche Hoogeschool, III Reeks, VIII, bl. 170 und du Bois-Reymond's Archiv für Physiol., Jahrg. 1884, S. 518.

blinde' eine gewisse Berechtigung insofern zukommt, als die
höheren Grade von Blausichtigkeit oder Gelbsichtigkeit (d. h. sehr
geringe oder sehr starke Färbung der Macula und der Linse)[1]
häufiger vorkommen, als die Mittelgrade". Wir können es nur
mit grofser Freude begrüfsen, wenn der Autor der Lehre von
den Gegenfarben, die bisher eine Trennung der Rothgrünverwechsler in zwei Klassen unbedingt auszuschliefsen schien, nunmehr eine solche wenigstens für discutirbar erachtet. Ob Hrn.
Hering's Versuch zur Erklärung der individuellen Verschiedenheiten des Farbensinnes nun aber den Thatsachen völlig entspricht, müssen erst weitere Beobachtungen lehren. Ich persön-
lich stehe nicht an, mich dahin auszusprechen, dafs er in Bezug
auf trichromatische Farbensysteme in hohem Grade unsere Beachtung verdient, dafs aber nach meiner Ansicht die Verschiedenheit zwischen „Rothblindheit" und „Grünblindheit" im Sinne der
Young-Helmholtz'schen Theorie zu deuten ist. Unterschiede in
der Absorption können wohl wieder innerhalb jeder dieser beiden
Gruppen individuelle Verschiedenheiten erzeugen und dadurch
eine Klassificirung manchmal etwas erschweren, sie aber niemals verhindern. Den Nachweis für die Berechtigung meiner
Anschauung hoffe ich in Kürze an einem anderen Orte ausführ-
lichst zu bringen, und zwar auf Grund eines ausgedehnten Beobachtungsmaterials, welches unter Anderem auch zeigen wird, wie
die annähernd gleiche Wellenlänge des neutralen Punktes[2] im
Spectrum der „Roth"- und „Grünblinden" mit der sonst bestehenden scharfen Trennung dieser beiden Klassen von Farbenverwechslern zu vereinigen ist.

Wenn ich jetzt schon in eine Kritik der Abhandlung des
Hrn. Hering eintrete, so geschieht es hauptsächlich, um zwei
Punkte einer näheren Besprechung zu unterziehen.

1. Hr. Hering hat die Liebenswürdigkeit gehabt, meiner an
die Physiologen und Ophthalmologen gerichteten Bitte um eingehende Prüfungen mit dem von mir vorgeschlagenen Ophthalmo-
Leukoskop nachzukommen.[3] Er ist dabei zu Resultaten gelangt,

---

[1] Diese Parenthese ist von mir der gröfseren Deutlichkeit halber hinzugefügt.

[2] Vgl. A. König, *Graefe's Archiv* 30 (2), S. 155 und *Wiedem. Ann.* 22,
S. 567. [S. Nr. V der vorliegenden Sammlung.]

[3] A. König, *Centralbl. f. prakt. Augenheilkunde*, December 1884 und *Verhandl. der Physikal. Gesellschaft*, 24. Oct. 1884, Nr. 11. [S. Nr. VII der vorliegenden Sammlung.]

welche von den meinigen einigermaafsen abweichen, wenn auch
nicht so sehr, dafs sie den diagnostischen Werth des genannten
Instrumentes in Frage stellen.

Das Ergebnifs meiner Erfahrung bei etwa 50 „Farbenblinden" (d. h. Rothgrünverwechslern) konnte ich dahin zusammenfassen, dafs sowohl bei einfallendem Gaslicht als auch
bei Sonnenlicht durch passende Einstellung des Ocularnicols
Gleichheit beider Felder bei Einschaltung einer jeden der drei
zur Disposition stehenden Quarzdicken zu erzielen ist, dafs hingegen der Besitzer eines normalen (trichromatischen) Farbensystems niemals Gleichheit herstellen kann. Hr. HERING hat, wie
schon erwähnt, meine Versuche von Farbenblinden wiederholen
lassen und dabei gefunden, dafs wohl Farbengleichheit, aber
keine Intensitätsgleichheit von ihnen herzustellen ist. Ich
will hier sofort bemerken, dafs auch bei mir einige intelligente
und zum Theil in physikalischen Beobachtungen geschulte
„Farbenblinde" einen geringen Unterschied in der Helligkeit bemerkt haben, der jedoch nach ihrer Angabe nur sehr unbedeutend gewesen ist. Ich habe bisher diesen Unterschied nicht
erwähnt, weil das Ophthalmo-Leukoskop ja für diagnostische
Zwecke bestimmt ist, und man es hier in der weitaus gröfsten
Mehrzahl der Fälle mit Individuen zu thun hat, denen jener geringe Unterschied ohnehin entgeht, wenn man nicht besonders
auf ihn aufmerksam macht. Da jene geringe Intensitätsdifferenz
sowohl bei grofser als auch bei geringer Helligkeit des einfallenden Lichtes auftrat, so trifft Hrn. HERING's Versuch, meine von
den seinigen abweichenden Ergebnisse aus der Benutzung zu
grellen Lichtes zu erklären, in seinem ganzen Umfang nicht zu.
Allerdings ist zuzugeben, dafs geringe Unterschiede in der Intensität mit steigender absoluter Helligkeit mehr und mehr verschwinden. Für Hrn. HERING's Resultate mufs daher neben der
hier möglicherweise vorhandenen individuellen Verschiedenheit
des Farbensinnes seiner „Farbenblinden" von demjenigen der
meinigen nach einer anderen Ursache gesucht werden. Ich
glaube, sie ist nicht schwer zu finden. Als Lichtquelle benutzte
Hr. HERING das von weifsem Papier (Barytweifs) reflectirte
Himmelslicht. Im Allgemeinen wird dieses Licht polarisirt sein,
und dann ist es erklärlich, dafs jetzt auch für „Farbenblinde"
die beiden Felder in dem Ophthalmo-Leukoskope beträchtlich
verschiedene Helligkeit zeigen. Meine Behauptung geht eben

dahin, dafs bei einfallendem unpolarisirtem Lichte Gleichheit zu erzielen ist, wenigstens bis zu einem solchen Grade,
dafs das Ophthalmo-Leukoskop für diagnostische Zwecke brauch-
bar, vielleicht sogar wegen der Schnelligkeit seiner Handhabung
werthvoll ist.

Das Ziel, welches mir bei der Umgestaltung des HELMHOLTZ-
schen Leukoskopes zu einem für die Praxis der Ophthalmologen
geeigneten Instrumente vor Augen schwebte, war, einen Apparat
zu finden, den das zu untersuchende Individuum nur einzustellen
braucht, um sofort einen bestimmten Anhaltspunkt über die
Grundeigenschaft seines Farbensystems (ob tri- oder dichromatisch) zu liefern. — Dafs Rothblinde eine andere Einstellung
machen als Grünblinde, ist für die Praxis eine im Vergleich
hierzu nebensächliche Frage, wenn sie auch für die Farbentheorie
von hoher Bedeutung ist. — Dieses Ziel ist allerdings noch nicht
erreicht, da bei der jetzigen Construction des Ophthalmo-Leukoskopes der Unterschied zwischen „Farbenblinden" und Normalsichtigen darin besteht, dafs die ersteren eine Einstellung auf
(sehr angenäherte) Gleichheit machen können, die letzteren hingegen immer eine grofse Farbendifferenz behalten. Vollkommen
wird der Apparat erst dann sein, wenn es gelingt, ihn so umzu-
gestalten, dafs für jedes Individuum die geforderte Einstellung des Ocularnicols möglich ist und die Normalsichtigen
sich von den Farbenblinden nur durch die Art der Einstellung
unterscheiden. Bisher sind meine Versuche, eine solche Abänderung des Leukoskopes zu finden, leider erfolglos gewesen,
jedoch habe ich die Hoffnung auf ein endliches Gelingen noch
nicht aufgegeben. Es sollte mich sehr freuen, wenn Hr. HERING,
gestützt auf seine so ausgedehnten Erfahrungen in den hier in
Betracht kommenden physikalischen, physiologischen und ophthalmologischen Fragen, noch vor mir zum Ziele kommen und dadurch ein wirklich dringendes Bedürfnifs der praktischen Ophthalmologie befriedigen würde.

Hrn. E. ROSE's „Farbenmesser" ist mir schon seit mehreren·
Jahren bekannt. Ich habe ihn in meinen bisherigen Veröffentlichungen über das Ophthalmo-Leukoskop nicht erwähnt, weil
ich in diesen vorläufigen Mittheilungen mich möglichster Kürze
zu befleifsigen strebte. Bei denjenigen, welche sich mit der
Farbenlehre eingehender beschäftigt haben, war die Kenntnifs

dieses Apparates wohl allgemein verbreitet, und ein besonderer Hinweis auf den praktisch und vor Allem theoretisch wichtigen Punkt, daſs o h n e Objectivnicol und bei v e r s c h i e d e n e n Quarz-dicken von „Farbenblinden" (wenigstens sehr annähernd) Gleich-heit der Felder zu erzielen ist, war unnöthig. Für alle Uebrigen aber hätte eine Klarlegung dieser Verhältnisse zu weit geführt, und ich glaubte sie daher auf eine eingehendere Darstellung, in der noch manches Andere zu berücksichtigen sein wird, ver-schieben zu können. Habe ich hierin unrecht gehandelt, so bin ich gern bereit, meinen Fehler einzugestehen.

Am Schlusse dieses Abschnittes meiner Kritik will ich noch erwähnen, daſs es mir gänzlich unverständlich ist, wenn Hr. Hering sagt, daſs die von mir in Bezug auf „Farbenblinde" be-hauptete Möglichkeit einer Herstellung von Gleichheit der beiden Felder in dem Ophthalmo-Leukoskope „die ganze Lehre von der Farbenblindheit auf eine andere Grundlage stellen würde". Auſser mir wird ihm gewiſs noch mancher Andere für einen strengen Nachweis der Richtigkeit dieses Ausspruches dankbar sein.

2. Ich komme nunmehr zu dem zweiten Punkte, in dem Hrn. Hering's Beobachtungsresultate nicht mit den meinigen über-einstimmen. Er betrifft die von Hrn. W. Preyer[1] und mir[2] ge-fundene Abhängigkeit der Lage des neutralen Punktes im Spec-trum der Farbenblinden von der Intensität. Hr. Hering hat diese Beobachtungen wiederholt und zwar in der von mir vor-geschlagenen Weise und unter genauer Berücksichtigung even-tueller Fehlerquellen. Er findet eine constante Lage des neu-tralen Punktes, wenigstens eine Unabhängigkeit derselben von der Intensität. Meine Beobachtungen beziehen sich auf drei Personen, diejenigen des Hrn. Preyer nur auf eine Person. Letzterer kommt zu einer viel gröſseren Abhängigkeit des neu-tralen Punktes von der Intensität, als ich sie bei den von mir untersuchten Individuen gefunden habe. Sollten hier sehr groſse individuelle Verschiedenheiten vorhanden sein, so groſse, daſs man bei einzelnen Farbenverwechslern sogar von einer constanten Lage des neutralen Punktes reden könnte? Ich gestehe, daſs

---

[1] W. Preyer, *Pflüger's Archiv* 25, S. 31. 1881. Auch separat erschienen unter dem Titel: „Ueber den Farben- und Temperatursinn mit besonderer Rücksicht auf Farbenblindheit." Bonn 1881.

[2] A. König, *Graefe's Archiv* 30 (2), S. 155. 1884 und *Wiedem. Ann.* 22, S. 567. 1884. [S. Nr. V der vorliegenden Sammlung.]

ich trotz der Beobachtung des Hrn. W. Preyer sehr erstaunt
war, als ich die Veränderlichkeit des neutralen Punktes zum
ersten Male selbst experimentell constatirte. So sehr war ich bis
dahin von der unbedingten Gültigkeit des Newton'schen Farbenmischgesetzes überzeugt. Aber die für mich unzweifelhafte
Richtigkeit meiner Beobachtungen liefs die vorgefafste Meinung
den Thatsachen gegenüber in den Hintergrund treten. Ich denke
bald in der Lage zu sein, weitere Untersuchungen auf diesem
Gebiete vorzunehmen, und hoffe, dafs inzwischen auch andere
Beobachter ein Gleiches thun. Nur eine grofse Menge unter allen
denkbaren Vorsichtsmaafsregeln gewonnener experimenteller Thatsachen kann hier Klarheit verschaffen.

Wenn ich nun also auch Hrn. Hering's hier gewonnene Beobachtungsresultate als richtig anerkennen will, so kann ich doch
andererseits einige bei dieser Gelegenheit von ihm gethane
Aeufserungen nicht ohne Widerspruch vorübergehen lassen. Er
sagt: „Bringe ich einem ‚Rothblinden‘ in die eine Hälfte des
Gesichtsfeldes meines Apparates dasjenige spectrale Grün, welches
ihm weder gelblich noch bläulich und also reingrau erscheint,
und beleuchte sodann die andere Hälfte des Gesichtsfeldes mit
dem Lichte, welches eine weifse Wolke aussendet, so sieht er
dieses Licht blau.“ — „Machte ich denselben Versuch am ‚Grünblinden‘, so zeigte sich, dafs ihm das Licht weifser Wolken im
Vergleich zu dem für ihn farblosen homogenen Grün zwar meist
auch etwas bläulich, bisweilen aber sogar diesem Grün nahezu
gleich erschien.“

Diesen Ausspruchen gegenüber mufs ich behaupten, dafs
die Entscheidung, ob irgend ein Theil des Gesichsfeldes reingrau
erscheint, nur dann mit Sicherheit getroffen werden kann, wenn
man eine von Sonnenlicht in gleicher Intensität beleuchtete
Fläche unmittelbar daneben bringt. Sind beide Felder dann von
derselben Farbe, so ist das erste Feld reingrau, sonst aber n i c h t.
Grau resp. Weifs sind keine a priori vorhandene, sondern durch
die Erfahrung aus der Beschaffenheit des Sonnenlichtes und der
Art seiner Einwirkung gewonnene Vorstellungen. Wenn in den
von Hrn. Hering angegebenen Fällen das Wolkenlicht blau oder
bläulich erscheint, so geschieht dieses nur durch simultanen
Contrast, weil das im anderen Theil des Gesichtsfeldes vorhandene homogene Licht für den „Farbenblinden“ nicht wirk-

lich reingrau, sondern etwas gelblich ist. Wird hier Licht etwas kürzerer Wellenlänge genommen, so wird der bläuliche Ton des Wolkenlichtes verschwinden und Alles als Grau resp. Weifs erscheinen. Verdunkelt man dann den vom Sonnenlicht getroffenen Theil des Gesichtsfeldes, so wird der homogen erleuchtete Theil doch noch reingrau erscheinen, obschon vorher Licht einer anderen Wellenlänge für erforderlich erachtet wurde, um diesen Eindruck zu erzielen.

Ich weifs sehr wohl, dafs der hier zwischen Hrn. HERING und mir hervortretende Widerspruch viel zu tiefgehender und principieller Natur ist, als dafs er an dieser Stelle seine Erledigung finden könnte. Ich wollte nur auf ihn hingewiesen haben, um es gerechtfertigt erscheinen zu lassen, wenn ich auf Hrn. HERING's abfällige Beurtheilung meiner Methode zur Bestimmung des neutralen Punktes nicht näher eingehe. — Ausdrücklich will ich jedoch nochmals bemerken, dafs Hr. HERING die oben erwähnten Versuche über die Constanz resp. Veränderlichkeit der Lage des neutralen Punktes, welche ein von dem meinigen abweichendes Resultat ergeben haben, nach meiner Methode angestellt hat.

Berlin, Physikal. Institut, 8 Sept. 1885.

IX.

Ueber den Gesichtssinn der Zulu-Kaffern.

Aus den Verhandl. der Physik. Ges. in Berlin, Jahrg. 1885, Nr. 3, S. 15—17.

Die augenblickliche Anwesenheit einer Zulutruppe in Berlin hat mich veranlaſst, die bereits mehrfach einer Untersuchung unterzogene Frage nach der Beschaffenheit des Farben- und Raumunterscheidungsvermögens wilder Völkerstämme einem nochmaligen Beantwortungsversuch zu unterziehen. Mit liebenswürdigster Bereitwilligkeit diente mir Hr. Commandant A. SCHIEL als Dolmetscher bei diesen Prüfungen.

Bei Anwendung der SNELLEN'schen Sehproben für Analphabeten ergab sich bei den drei Zulumännern die Sehschärfe 4. Die Zulufrau war nicht zur Vornahme einer solchen Prüfung zu bewegen. Sie behauptete auf den Tafeln nichts sehen zu können. Eine focale Beleuchtung ihres linken Auges ergab nun auch thatsächlich das Vorhandensein eines Residuums der Pupillarmembran, welches in ihrem Gesichtsfelde entoptisch wahrnehmbar sein muſste. Sie zeichnete auch ganz bestimmt und sicher einen schwarzen Fleck hin, der in seinen Umrissen überraschend genau mit der ihr ja sonst unbekannten äuſseren Gestalt jenes Residuums übereinstimmte. Ihr rechtes Auge war anscheinend ganz normal.

Der 9jährige Knabe besaſs nur die Sehschärfe 1,5. Dieser Umstand legt die Vermuthung nahe, daſs jene auffallend groſse Sehschärfe bei den erwachsenen männlichen Zulus verursacht ist durch eine in Folge groſser Uebung (bei der Jagd u. s. w.) erworbene Gewandtheit im Umherführen des Blickes, und nicht durch eine (übrigens ja auch mit allen sonstigen anatomischen Ergebnissen im Widerspruch stehende) geringe Gröſse der Perceptionselemente für die Lichtempfindung. Bei dem Kinde ist zu einer solchen Uebung noch keine Gelegenheit gewesen und daher der Blick noch nicht geschärft.

In Bezug auf den Farbensinn nahm ich zunächst eine Prüfung vermittels des von Hrn. v. HELMHOLTZ construirten Leukoskopes vor, und es ergab sich, dafs das gesammte Farbensystem der Zulus **g e n a u** **m i t** **d e m** **t r i c h r o m a t i s c h e n Farbensystem der Europäer übereinstimmte.**

Farbenbezeichnungen, welche nicht auf der Vergleichung mit allgemein bekannten Gegenständen beruhen, haben sie für Schwarz (gleichbedeutend mit Dunkel), Weifs (gleichbedeutend mit Hell), Roth, Gelb und Blau. Diese Bezeichnung für Roth bezieht sich aber nur auf eine ganz bestimmte Nüance von Roth, welche etwa unserem reinen Spectralroth (Wellenlänge 660 bis 730 $\mu\mu$) entspricht. Weicht das Roth etwas nach Purpur oder Orange ab, so benutzen sie sofort bei ihnen allgemein bekannte Blumen zur Bezeichnung der Farbe. Ihre Worte für Gelb und Blau haben keine so beschränkte Verwendung, sondern werden für alle Nüancen dieser Farben benutzt. Grün wird bezeichnet durch „grasfarbig". Die Bezeichnung für Violett wird einem im Zululande sehr verbreiteten Steine entlehnt, über den ich nicht näheres zu erfahren vermochte.

Die weifslichen, ungesättigten Nüancen aller Farben bezeichnen sie durch Anhängung der Silbe „ngās" an das Wort für die gesättigte Farbe. Diese Silbe wird auch sonst vielfach von ihnen benutzt und hat die Bedeutung „jung, hübsch". (So erhält z. B. durch Anhängung dieser Silbe das Wort, durch welches sie in ihrer Sprache eine alte Frau bezeichnen, die Bedeutung: eine Frau in den mittleren Lebensjahren. Fügen sie es dem Worte „Frau" hinzu, so heifst dieses nunmehr: „Mädchen, Jungfrau". „Kuh" wird dadurch in „Kalb" verwandelt, u. s. w.)

Aus alle diesem geht hervor, dafs sie die Farben immerhin mit grofser Aufmerksamkeit betrachten.

Weitere Einzelheiten dieser Untersuchung werde ich nach der Anstellung von ähnlichen Prüfungen an anderen Völkerstämmen später publiciren.

46

X.

Ueber einen Fall pathologisch entstandener Violettblindheit.

Aus den Verhandl. d. Physik. Ges. in Berlin, Jahrg. 1885, Nr. 14, S. 65—69.

———

Bei den bisher aufgefundenen wenigen Individuen, deren Farbensystem man durch Annahme eines Fehlens der Violettempfindung (nach Young-Helmholtz) oder der Blau-Gelbempfindung (nach Hering) erklären zu können glaubte, sind meines Wissens keinerlei genaue spectroskopische Bestimmungen gemacht worden. Man hat sich mit der Angabe von einigen Verwechslungsfarben und mit einer Beschreibung des Eindruckes, den die verschiedenen Theile des Spectrums in solchen Augen hervorrufen, genügen lassen.

Vor etwa einem Jahre war ich durch die liebenswürdige Gefälligkeit des Hrn. W. Uhthoff in der Lage, selbst Beobachtungen an einem jungen Manne anstellen zu können, der ebenso wie jene als violettblind, resp. blaugelbblind bezeichneten Individuen angab, in der uns gelb und gelbgrün erscheinenden Gegend des Spectrums ein breites graues Band zu erblicken, an welches sich nach dem langwelligen Ende hin eine rothe und nach der anderen Seite hin eine grüne oder grünlich-blaue Region anschliefsen sollte, welche sich beide annähernd bis zu den für normale Farbensysteme gegebenen Grenzen des Spectrums hin erstreckten. Eine damals sofort angestellte und seitdem mit verbesserter Methode wiederholte systematische Prüfung dieses Farbensystemes ergab nun aber, dafs hier kein dichromatisches System vorhanden war, sondern ein trichromatisches. Festzustellen, worin die Abweichungen dieses trichromatischen Systems von den die grofse Mehrzahl bildenden normalen trichromatischen Farbensystemen bestehen, ist leider in Folge der Unsicherheit der gemachten Einstellungen trotz wiederholten Versuches unmöglich geblieben. Es liegt somit grofse Wahrscheinlichkeit, wenn nicht sogar Gewifsheit vor, dafs die bisher als violettblind (resp. blaugelbblind) bezeichneten Individuen ein zwar abnormales aber trichromatisches Farbensystem besessen haben.

Vor einigen Monaten wurde mir nun, ebenfalls wieder durch Hrn. W. Uhthoff, ein Patient der hiesigen Schöler'schen Augenklinik zugeführt, der auf dem rechten Auge in dem centralen Theile des Gesichtsfeldes eine abnormale Farbenempfindung besafs, und bei welchem eine diesem Scotom genau entsprechende Retinitis vorhanden war. Die ophthalmoskopische Prüfung hatte eine leichte Trübung der Papille ergeben. Gleichzeitig bestand eine grau-weifsliche Trübung der Retina in der Gegend der Macula lutea, welche sich nach oben und unten weiter ausbreitete als nach den Seiten. Eine Untersuchung am Perimeter ergab, dafs das Farbenscotom ungefähr elliptische Gestalt hatte; die Enden der grofsen Axe dieser Ellipse lagen von dem Fixationspunkt 15^0 nach oben, 30^0 nach unten; die Enden der kleinen Axe 5^0 medianwärts und 15^0 lateralwärts.

Die Aussagen des Patienten liefsen Violettblindheit in diesem Scotom vermuthen. Innerhalb des Scotoms erschienen weifse Gegenstände gelblich. Blaugrüne, blaue und violette Pigmentfarben wurden innerhalb des Scotoms fast immer verwechselt und erschienen grün. Meine Vermuthung, dafs hier die Violettempfindung zerstört sei, wurde nun durch eine spectroskopische Prüfung vollkommen bestätigt. Zunächst ergab sich das Vorhandensein eines neutralen Punktes. Die Bestimmung der Wellenlänge desselben geschah in derselben Weise, wie ich sie bei Roth-Grünverwechslern angewendet habe.[1] Es ergab sich als Wellenlänge des neutralen Punktes 560,4 $\mu\mu$ mit einem wahrscheinlichen Fehler von $\pm$ 1,4 $\mu\mu$ für die Einzelbestimmung. (Von einem breiten grauen Streifen im Spectrum, wie er bei den bisher als violettblind diagnosticirten Individuen erwähnt wird, konnte also keine Rede sein, was auch mit der Beschreibung des Spectrums seitens des Patienten übereinstimmte.) Dieser

---

[1] A. König, *Graefe's Archiv* 30 (2), S. 155. 1884 und *Wied. Ann.* 22, S. 567. 1884. [S. Nr. V der vorliegenden Sammlung.]

neutrale Punkt muſs dem Schnittpunkte der beiden Intensitätscurven für die Rothempfindung und Grünempfindung (nach
Young-Helmholtz'scher Theorie) entsprechen. Früher habe ich,
die von Hrn. v. Helmholtz ausgeführten Bestimmungen[1] der
Complementärfarben benutzend, die Wellenlänge dieses Punktes
zu ungefähr 563 $\mu\mu$ berechnet.[2]

Da monochromatisches Licht von der Wellenlänge 560 $\mu\mu$
innerhalb und auſserhalb des Scotoms denselben Eindruck
machte, so haben wir unter der Bezeichnung „gelblich", wie sie
von dem Patienten für den Eindruck von weiſsen Gegenständen
innerhalb des Farbenscotoms benutzt wurde, sicher ein grünliches
Gelb zu verstehen.

Wurde das weiſse Papier nicht mit Sonnenlicht, sondern
mit dem Lichte eines Argand-Gasbrenners beleuchtet, so zeigte
sich, daſs seiner Farbe monochromatisches Licht von der Wellenlänge 590 $\mu\mu$ entsprach. Der wahrscheinliche Fehler einer
Einzeleinstellung betrug hier $\pm$ 2 $\mu\mu$. Inwiefern diese Beobachtung mit meiner theoretisch gemachten Bestimmung zusammenfällt, werde ich in einiger Zeit gemeinsam mit Hrn.
C. Dieterici nachweisen.

Zwischen zwei monochromatisch erleuchteten Feldern von
der Wellenlänge 515 $\mu\mu$ und 477 $\mu\mu$ bestand kein beträchtlicher
Farbenunterschied. Das Intensitätsverhältniſs war bei Benutzung
des Argand-Gaslichtes ungefähr 17:1.

Das langwellige Ende des Spectrums war unverkürzt, das
kurzwellige endete hingegen im Indigo.

Zur Erklärung dieser abnormalen Farbenempfindung könnten
vielleicht folgende drei Annahmen in Betracht kommen:

1. Die Störung des Farbensystems besteht in einer Absorption des violetten Endes des Spectrums durch die inneren
Schichten der Retina. Das ist aber unvereinbar sowohl mit der
ausdrücklich constatirten völligen Gleichheit von weiſsem Licht
und einem bestimmten monochromatischen Licht, wie auch mit
der Thatsache, daſs von dem neutralen Punkte an in dem kurz-
wellingen Theile des Spectrums die Farben sich nur durch mehr
oder minder groſse Beimischung von Weiſs unterschieden. Bei

---

[1] H. Helmholtz, *Pogg. Ann.* 94, S. 1. 1855 u. Wissensch. Abhdl. II, S. 45.
Leipzig 1883.

[2] A. König, *Verhandl. d. Physik. Ges. zu Berlin* vom 2. März 1883, Nr. 4.

einer blofsen Absorption gewisser Theile des Spectrums hätte der Farbenton der nicht absorbirten der normale sein müssen.

2. Unter Voraussetzung der Richtigkeit der HERING'schen Farbentheorie mangelt die Blau-Gelbempfindung. Dann hätte aber monochromatisches Licht von der Wellenlänge des neutralen Punktes (560 $\mu\mu$) und weifses Sonnenlicht weifs und nicht gelb-lich erscheinen müssen.

3. Es mangelt die Violettempfindung (nach YOUNG-HELM-HOLTZ). Hiermit sind alle Beobachtungen und Aussagen des Patienten im Einklang.

Ich stehe daher nicht an, in dem vorstehend Berichteten eine unantastbare Stütze für die Richtigkeit der YOUNG-HELM-HOLTZ'schen Farbentheorie zu erblicken.

XI.

Ueber die Beziehung zwischen der Sehschärfe und der Beleuchtungsintensität.

(Im Anschluſs an Versuche von Hrn. W. UHTHOFF.)

Aus den Verhandl. der Physikal. Ges. in Berlin, Jahrg. 1885, Nr. 16, S. 79—83.

Aus dem Vortrage, der eine historische Darstellung der bisher benutzten Methoden zur Bestimmung der Intensitätsvertheilung im Spectrum enthielt und auf manche psycho-physiche Fragen, insbesondere hinsichtlich der Berechtigung ihrer Aufstellung näher einging, sei hier nur kurz dasjenige erwähnt, was mit den genannten Versuchen in näherem Zusammenhange steht.

Die Hrn. MACÉ DE LÉPINAY und W. NICATI[1] haben die Sehschärfe bei spectraler Beleuchtung als Maaſs für die Intensität des benutzten Lichtes aufgestellt: solange die Wellenlänge 507 $\mu\mu$ übersteigt. Um die Berechtigung hierzu zu erbringen, muſsten sie natürlich zuerst den Nachweis geben, daſs bei veränderter Intensität des gesammten Spectrums sich die auf Grund ihrer Methode gewonnene relative Intensität der verschiedenen Theile des Spectrums nicht ändert. Es ist dieser Nachweis von den genannten Herren nun bis zu einem gewissen Grade erbracht worden. Aber um ihre Methode als eine völlig einwurfsfreie hinzustellen, hätten sie die Intensität in demselben Grade variiren müssen, wie sich nachher das Verhältniſs der Intensitäten zwischen den hellsten und den dunkelsten Theilen des untersuchten Spectrums ergiebt. Dann, aber auch nur dann wäre ihr Verfahren ein in sich gestütztes gewesen. Es ist dieses jedoch nicht geschehen. Sie haben die Intensität der zur Prüfung ihrer Methode benutzten

---

[1] J. MACÉ DE LÉPINAY und W. NICATI, *Annales de Chimie et de Physique* (5), 24, S. 289. 1881.

Spectren nur in dem Verhältnifs 1 : 16 (entsprechend einer Aenderung der Sehschärfe von 1 : 2,1) variirt; hingegen ist das von ihnen bestimmte Intensitätsverhältnifs zwischen der dunkelsten und hellsten Region des hier in Betracht kommenden Intervalles des Spectrums (681 $\mu\mu$ bis 507 $\mu\mu$) wie 1 : 67. Zur Ausfüllung dieser Lücke in der Untersuchung der Hrn. J. MACÉ DE LÉPINAY und W. NICATI habe ich Hrn. W. UHTHOFF veranlafst die Abhängigkeit der Sehschärfe von der Intensität der Beleuchtung innerhalb viel gröfserer Intervalle zu bestimmen. Da diese Frage auch abgesehen von ihrer speciellen Veranlassung grofses Interesse besitzt, so wurde in der Variation der Intensität so weit gegangen, als es die experimentellen Einrichtungen überhaupt erlaubten, und neben farbigem Lichte auch weifses benutzt. Die Beobachtungsmethode ist schon früher bei einer kurzen vorläufigen Mittheilung über einen Theil dieser Untersuchung von Hrn. W. UHTHOFF selbst angegeben worden.[1] Die Bestimmung der Sehschärfe bei farbigem Lichte geschah, abweichend von dem dort angegebenen Verfahren nicht durch Versetzen von farbigen Absorptionsmitteln vor die weifse Lichtquelle, sondern indem schwarze, sorgfältig berufste SNELLEN'sche Hakenproben auf farbigem Untergrund angebracht waren. Es wurden hierzu die vorzüglichen von Hrn. L. WOLFFBERG[2] vorgeschlagenen rothen, gelben, grünen und blauen Tuche aus der Fabrik von J. MARX (in Lambrecht in der Pfalz) benutzt. Die Untersuchung wurde auf fünf Personen ausgedehnt, von denen die eine (Hr. B.) grünblind war; die vier übrigen Personen besafsen normale trichromatische Farbensysteme. Die Refractionsanomalien der Beobachter wurden sorgfältig corrigirt.

Als Einheit der Beleuchtungsintensität ist diejenige einer in 6 m Entfernung stehenden Normalkerze angenommen. Die Sehschärfe ist in SNELLEN'schem Maafse gerechnet.

Hr. B.

Intensität	Sehschärfe				
	weifs	gelb	roth	grün	blau
3600	1,54	1,24	1,03	0,41	0,34
1175	1,22	1,03	0,92	0,30	0,31

---

[1] W. UHTHOFF, *Verhandlungen der physiologischen Gesellschaft zu Berlin,* Sitzung vom 13. Februar 1885.

[2] L. WOLFFBERG, *Sitzungsbericht der physikalisch-medicinischen Gesellschaft*

4*

Intensität	Sehschärfe				
	weifs	gelb	roth	grün	blau
400	0,97	0,96	0,89	0,17	0,19
144	0,76	0,80	0,74	0,11	0,11
36	0,52	0,61	0,45	0,083	0,061
15	0,40	0,50	0,40	0,073	0,058
6	0,34	0,40	0,29	0,066	0,052
1,5	0,24	0,23	0,063	0,052	0,042
0,6	0,15	0,14	0,007	0,041	0,029
0,1	0,083	0,07	—	0,015	—
0,01	0,042	0,02	—	—	—

Hr. D.

	weifs	gelb	roth	grün	blau
3600	1,90	2,00	1,90	0,71	0,41
1175	1,87	1,80	1,69	0,64	0,35
400	1,50	1,69	1,23	0,40	0,22
144	1,24	1,54	1,08	0,24	0,11
36	0,89	1,33	0,57	0,12	0,066
15	0,70	0,62	0,33	0,088	0,048
6	0,56	0,47	0,27	0,067	0,036
1,5	0,30	0,23	0,095	0,046	0,032
0,6	0,12	0,10	0,015	0,030	0,024
0,1	0,061	0,042	—	0,004	0,002
0,01	0,009	0,012	—	—	—

Hr. K.

	weifs	gelb	roth	grün	blau
3600	1,77	1,45	1,15	0,38	0,25
1175	1,77	1,35	1,07	0,29	0,25
400	1,32	1,28	0,97	0,20	0,16
144	0,57	0,87	0,80	0,12	0,11
36	0,36	0,70	0,49	0,10	0,073
15	0,22	0,42	0,32	0,087	0,065
6	0,17	0,40	0,19	0,077	0,061
1,5	0,10	0,21	0,050	0,055	0,058
0,6	0,080	0,15	·0,007	0,040	0,030
0,1	0,063	0,077	—	0,015	—
0,01	0,017	0,024	—	—	—

zu Erlangen vom 12. Mai 1884 und *Graefe's Archiv für Ophthalmologie* **31** (1). 1885.

Hr. R.

Intensität	Sehschärfe				
	weils	gelb	roth	grün	blau
3600	2,03	2,00	1,82	0,63	0,45
1175	1,70	1,85	1,44	0,61	0,39
400	1,52	1,69	1,33	0,37	0,28
144	1,34	1,54	1,08	0,20	0,17
36	1,05	1,13	0,58	0,12	0,087
15	0,85	0,77	0,43	0,080	0,067
6	0,68	0,61	0,26	0,075	0,057
1,5	0,33	0,28	0,063	0,069	0,046
0,6	0,15	0,18	0,006	0,038	0,033
0,1	0,070	0,049	—	0,004	0,002
0,01	0,043	0,018	—	—	—

Hr. U.

3600	2,00	2,15	2,00	0,66	0,37
1175	2,00	2,15	1,74	0,56	0,32
400	1,80	2,10	1,53	0,35	0,25
144	1,59	1,68	1,12	0,16	0,14
36	1,14	0,92	0,61	0,092	0,077
15	0,93	0,74	0,43	0,077	0,066
6	0,74	0,53	0,26	0,069	0,056
1,5	0,34	0,26	0,058	0,058	0,046
0,6	0,21	0,16	0,007	0,044	0,033
0,1	0,074	0,038	—	0,004	0,002
0,01	0,024	0,015	—	—	—

Eine ausführliche Interpretation dieser Beobachtungsresultate, welche baldigst an einem anderen Orte gegeben werden soll, zeigt, dafs sie mit den Ansichten der Hrn. J. MACÉ DE LÉPINAY und W. NICATI im Allgemeinen ziemlich übereinstimmen, solange man nur verhältnifsmäfsig geringe Intensitätsvariationen in Rücksicht zieht. Bei grofsen Intensitätsänderungen tritt jedoch eine erhebliche Abweichung hervor.

XII.

Ueber die Abhängigkeit der Sehschärfe von der Lichtintensität bei spectraler Beleuchtung.

(Im Anschlufs der Versuche von Hrn. W. Uhthoff.)

Aus den Verhandl. d. Physikal. Ges. in Berlin, Jahrg. 8, Nr. 2, S. 9—12. 1889.

Frühere Versuchsreihen desselben Beobachters, über welche an diesem [1] und an anderem [2] Orte schon berichtet worden ist, bezogen sich bereits auf die Abhängigkeit der Sehschärfe von der Lichtintensität. Damals wurden aber die Bestimmungen der Sehschärfe entweder bei weifsem, d. h. alle Wellenlängen des sichtbaren Spectrums enthaltendem Lichte oder solchem Lichte, welches von farbigen Pigmenten reflectirt war, ausgeführt. Die wesentlichen Mängel dieser letzten Versuchsreihen bestanden darin, dafs auch bei den besten farbigen Pigmenten niemals von spectraler Reinheit die Rede sein kann und dafs vor Allem bei Grün und Blau nur geringe Intensität zu erzielen ist.

Es wurde bei den jetzigen Versuchen vermittels eines Hohlprimas von ungefähr 10 cm Durchmesser, welches mit zimmtsaurem Aethyläther gefüllt war, und einer entsprechenden achromatischen Linse ein Spectrum von ungefähr 20 cm Ausdehnung entworfen. In der Ebene des Spectrums, die etwa $2^1/_2$ m von der Linse entfernt war, befand sich ein Schirm, der eine kreisrunde Oeffnung von 2 mm Durchmesser enthielt. Blickte man nun durch diese Oeffnung gegen die Linse hin, so sah man diese als eine runde Fläche von ungefähr 2^0 scheinbarem Durchmesser, erleuchtet in derjenigen Spectralfarbe, welche durch die kleine Oeffnung hindurch in das Auge gelangte. Indem man den Schirm

---

[1] A. König. *Verhandlungen der Physikal. Gesellschaft zu Berlin.* 1885. Sitzung vom 4. December. [S. Nr. XI der vorliegenden Sammlung.]

[2] W. Uhthoff. *Gräfe's Archiv für Ophthalmologie* 32 (1), S. 171. 1886.

verschob, konnte jeder Theil des Spectrums eingestellt werden. Diese Oeffnung und die genannte Linse waren durch eine Gleitbahn verbunden, auf der die in Stanniol ausgeschlagenen und zwischen zwei Glasplatten festgeklemmten Sehzeichen hin- und her geschoben werden konnten. Als Lichtquelle diente meistens ein Triplex-Gasbrenner. Die Aenderung der Intensität geschah durch Aenderung der Breite des dicht vor dieser Lampe stehenden Spaltes. — Die Beschreibung der verschiedenen Vorversuche, welche zur Auffindung der Fehlerquellen dienten, sowie die zur Beseitigung der letzteren getroffenen Einrichtungen, bleibt einer späteren ausführlicheren Darstellung vorbehalten.

Die Versuche und die durch sie erhaltenen Ergebnisse lassen sich in zwei Hauptgruppen sondern.

1. An sechs verschiedenen Stellen im Spectrum und zwar bei den Wellenlängen 670 $\mu\mu$, 605 $\mu\mu$, 575 $\mu\mu$, 505 $\mu\mu$, 470 $\mu\mu$ und 430 $\mu\mu$ wurde von der kleinsten noch sicher mefsbaren bis zu der gröfsten in Bezug auf die Reinheit des Spectrallichtes noch zulässigen Spaltbreite die Intensität variirt und die Sehschärfe bestimmt.

Die Sehschärfe stieg bei zunehmender Intensität anfänglich sehr schnell, dann langsamer, bis sie sich endlich asymptotisch einem constanten Werthe näherte, der aber (bei Benutzung des Gasbrenners) kaum in den hellsten Theilen des Spectrums erreicht wurde. Dieser Verlauf stimmte völlig überein mit dem früher bei Weifs und bei rothem und gelbem Lichte erhaltenen. Von den jetzt gefundenen Resultaten seien hier nur die auf Licht von der Wellenlänge 605 $\mu\mu$ bezüglichen angegeben. Die Sehschärfe ist in der bekannten und allgemein benutzten SNELLEN-schen Einheit gemessen.

Intensität	Sehschärfe	Intensität	Sehschärfe
0,5	0,40	10	2,10
1	1,24	40	2,25
2	1,65	60	2,32
4	1,83	80	2,35
6	1,98	100	2,37
8	1,99		

Die für die Sehschärfe angegebenen Werthe sind stets die Mittel aus mehreren Einzelbeobachtungen.

2. Aufserdem wurde noch bei constanter Spaltbreite an einer
gröfseren Anzahl von Stellen im Spectrum die Sehschärfe bestimmt. Indem man nun die Wellenlängen als Abscissen und
die erhaltenen Sehschärfen als Ordinaten aufzeichnet, erhält man
eine Curve, die man wohl als Intensitätscurve des benutzten Spectrums bezeichnen könnte, falls die relative Höhe der Ordinaten,
d. h. die Gestalt der Curve unabhängig von der benutzten Spaltbreite wäre. Dieses ist aber, wie schon aus den unter 1. angeführten Versuchsergebnissen und der Thatsache, dafs die Gröfse,
welcher sich die Sehschärfe bei steigender Intensität asymptotisch
nähert für alle Wellenlängen mit sehr grofser Annäherung die
gleiche ist (was durch Benutzung von Knallgaslicht gefunden
wurde), vorauszusehen ist, nicht der Fall; denn verringert man
die Intensität des gesammten Spectrums, so sinkt der bei normalen Farbensystemen im Gelben liegende Gipfel der Curve
relativ weniger, als die übrigen Theile der Curve, dadurch wird
diese immer spitzer und es zeigt sich nun, dafs ihre Gestalt
stets ähnlicher wird derjenigen Curve, welche vor Kurzem Hr.
E. Brodhun[1] durch Vergleichung der Helligkeit nach ihrem
rein subjectiven Eindruck gewonnen hat. Es ist zu erwarten,
dafs sie bei noch geringeren Intensitäten, als sie hier aus äufseren
Gründen benutzt werden konnten, völlig damit zusammenfällt.
Hr. E. Brodhun hat fernerhin gefunden, dafs die Helligkeits-
curve des Spectrums bei sogenannten Grünblinden fast zusammenfällt mit derjenigen, welche den Besitzern normaler trichromatischer Farbensysteme zukommt, dafs hingegen sogenannte Rothblinde eine wesentlich anders gestaltete Curve erhalten. Hr. W.
Uhthoff hat nun eine Reihe von Sehschärfenbestimmungen sowohl bei einem „Grünblinden" wié auch bei einem „Rothblinden"
(Hrn. Budde) vorgenommen und auch hier gefunden, dafs die
Curve der Sehschärfe in der erwähnten Weise mit derjenigen
der Helligkeitsschätzung im Zusammenhang steht.

Die folgende Tabelle giebt für Hrn. W. Uhthoff selbst (normales trichromatisches Farbensystem) und Hrn. Budde (dichromatisches Farbensystem (zweite Gruppe) rothblind) die erhaltenen
Resultate an. Es sind darin die Intensitäten $J_I > J_{II} > J_{III} > J_{IV}$.

---

[1] E. Brodhun. Beiträge zur Farbenlehre. Inaugural-Diss. Berlin 1887.

Sehschärfe

Wellenlänge	Uhthoff				Budde
	J_I	J_{II}	J_{III}	J_{IV}	J_{IV}
670 $\mu\mu$	1,92	1,03	0,28	—	—
645 „	2,09	1,41	0,77	0,28	0,16
620 „	2,12	1,66	0,96	0,45	0,33
605 „	2,16	1,71	1,04	0,47	0,39
590 „	2,17	1,74	1,02	0,43	0,40
575 „	2,17	1,73	0,98	0,37	0,41
560 „	2,13	1,65	0,89	0,33	—
545 „	2,09	1,54	0,74	0,28	0,35
525 „	2,02	1,40	0,48	0,20	0,23
505 „	1,88	1,11	0,34	—	0,17
490 „	1,66	0,87	0,20	—	—
470 „	1,38	0,53	—	—	—
450 „	1,17	0,32	—	—	—
430 „	0,89	—	—	—	—

Eine ausführliche alle Einzelheiten der Methode und der Resultate enthaltende Darstellung wird Hr. W. Uhthoff an anderem Orte geben. [1]

[1 Weiteres über diesen Gegenstand findet sich in: W. Uhthoff. Ueber das Abhängigkeitsverhältnifs der Sehschärfe von der Beleuchtungsintensität. *Gräfe's Arch. f. Ophthalm.* 32 (1), S. 171—204 und: W. Uhthoff. Weitere Untersuchungen über die Abhängigkeit der Sehschärfe von der Intensität sowie von der Wellenlänge im Spectrum. *Gräfe's Arch. für Ophthalm.* 36, S. 33—61.]

XIII.

Ueber eine auf die empirische Grundlage unserer Raumanschauung bezügliche Beobachtung.

Aus Wiedem. Ann. 28, S. 367—368. 1886. Auch enthalten in: Verhandl. der physikal. Gesellschaft in Berlin, Jahrg. 1886, Nr. 5, S. 41—42.

Wenn man nicht durch die Mitte, sondern durch die excentrisch gelegenen Theile einer Linse blickt, so erscheinen die betrachteten Gegenstände nach der optischen Axe hin verschoben oder von derselben entfernt, je nachdem man eine Concav- oder Convexlinse benutzt. Die Verschiebung wächst mit der Abnahme der Brennweite und ist bei derselben Linse um so gröfser, je weiter der benutzte Randtheil von der optischen Axe der Linse entfernt liegt.

In einem Auge, dem zur Correction der Myopie ein starkes Concavglas vorgesetzt ist, und das in der Richtung der optischen Axe der Linse blickt, fallen daher die Retinabilder peripher gelegener Gegenstände näher der Fovea centralis, als dieses ohne Brille der Fall sein würde. Aendert sich bei einer Wendung des Kopfes die Blickrichtung, so ist die Verschiebung der peripher erzeugten Bilder auf der Retina demgemäfs eine andere, als im unbewaffneten Auge. Bei längerem Tragen derselben Brille gewöhnt man sich nun aber sehr bald an diese mit der Bewegung des Kopfes ständig verbundene relative Lagenänderung der Gegenstände in den Sehfeldern und hält wirklich ruhende Gegenstände für ruhend. Auf Grundlage der Erfahrung ist eine neue Art der Raumanschauung eingetreten. Wie fest dieselbe gewurzelt ist, zeigt sich darin, dafs in der ersten Zeit nach Abnahme der Brille peripher gelegene ruhende Gegenstände bei einer Wendung des Kopfes sich zu bewegen s c h e i n e n. Die mit einer Kopfbewegung verbundene normale (d. h. im unbewaffneten Auge vorhandene) Aenderung in der Ausfüllung der Sehfelder ist eben unbekannt geworden, und bei einer Rückkehr zu ihr tritt anfänglich eine Scheinbewegung der Gegenstände ein.

Alle, welche eine mittlere oder höhere Kurzsichtigkeit besitzen und dieselbe durch beständiges Tragen einer Brille ganz oder theilweise corrigiren, werden sich von der Erscheinung überzeugen können und zugleich constatiren, daß auch die Richtung der Scheinbewegung mit der durch die Theorie geforderten übereinstimmt.

Bei Convexbrillen ist die geschilderte Beobachtung wohl nicht zu machen, da selten Gläser von so kurzer Brennweite getragen werden, als daß die eintretende Verschiebung eine hinreichende Größe besäße. Auch für Kurzsichtige ist die Beobachtung nur dann möglich, wenn biconcav geschliffene Gläser benutzt werden. Brillen, bei welchen die eine Seite schwach convex, die andere stark concav geschliffen ist, zeigen, was auch durch die Rechnung zu erweisen ist, eine viel geringere Verschiebung und lassen die genannte Erscheinung vermissen. Es mag hier noch erwähnt werden, daß von vielen Personen, welche beginnen, eine Concavbrille zu tragen, convex-concave Gläser den biconcaven vorgezogen werden, wahrscheinlich wegen der viel geringeren Verschiebung peripher gesehener Gegenstände, die im Anfange fast immer störend bemerkt wird.

Physik. Inst. d. Univ. B e r l i n, März 1886.

XIV.

Die Grundempfindungen und ihre Intensitäts-Vertheilung im Spectrum.

(In Gemeinschaft mit Conrad Dieterici.)

Aus den Sitzungsberichten der Akademie der Wissenschaften in Berlin, 29. Juli 1886, S. 805—829.

(Vorgelegt von Hrn. von Helmholtz am 22. Juli.)

I.

Die Einsicht in die Function der den Lichtreiz percipirenden Elemente des Gesichtssinnes mufs angebahnt werden durch Re-duction der unendlichen Menge von Farbenempfindungen auf eine möglichst kleine Anzahl von „Elementarempfindungen", deren alleinige oder gleichzeitige Auslösung in wechselnder In-tensität und wechselndem Verhältnifs die übrigen Farben-empfindungen entstehen läfst. Es ist dieses eine Aufgabe der rein experimentellen Forschung, deren Lösung von jeder theore-tischen Annahme freigehalten werden kann und im Folgenden auch freigehalten ist. Aus diesem Grunde ist auch die Be-zeichnung „Elementarempfindung" im Unterschiede von Hrn. Donders' Zerlegung der Farbensysteme in „Fundamentalfarben" gewählt worden. Hr. Donders nämlich definirt [1] eine fundamentale Farbe als eine solche, welche einen einfachen Procefs in der Peripherie repräsentirt und identificirt dieselbe dann mit dem, was wir als Elementarempfindung bezeichnen. Darin liegt jedoch ein Ueberschreiten der Erfahrung, welches hier um so strenger vermieden werden soll, als sich im Verlaufe unserer Untersuchung ein Unterschied zwischen „Elementarempfindung" und „Fundamentalfarbe" ergeben wird.

---

[1] F. C. Donders, *Gräfe's Archiv* 27 (1), S. 176. 1881.

Die erste wesentliche Vereinfachung unserer Aufgabe ergiebt sich für alle Farbensysteme dadurch, dafs sämmtliche Empfindungen erzeugt werden können durch Spectralfarben und deren Mischungen, so dafs also mit der Reduction der Spectralfarben auf Elementarempfindungen bereits das vorgesteckte Ziel erreicht ist.[1] Die Curven, welche entstehen, wenn wir, das Interferenzspectrum als Abscissenaxe benutzend, die Stärke der Elementarempfindungen als Ordinaten auftragen, wollen wir immer als „Elementar-Empfindungscurven" bezeichnen.

a. Monochromatische Farbensysteme.

Weil hier die Annahme einer Elementarempfindung genügt, ist es nur erforderlich, die Intensitätsvertheilung in dem Spectrum zu bestimmen, um die Abhängigkeit der Reizung von der Art des Reizes kennen zu lernen.

Die Messungen wurden gemacht[2] an einem Dispersionsspectrum einer gleichmäfsig brennenden, besonders geeigneten Gaslampe. Es fand dann zuerst eine Umrechnung auf das Interferenzspectrum und weiter auf Sonnenlicht statt.[3] Die Berechtigung zu dieser Umrechnung wurde durch besondere Versuche in der Art nachgewiesen, dafs in dem Dispersions-

---

[1] Sämmtliche im Folgenden erwähnten Farbengleichungen wurden mit einem zu quantitativen Versuchen etwas umgestalteten HELMHOLTZ'schen Farbenmisch-Apparat (vgl. Bericht über die wissenschaftlichen Instrumente auf der Berliner Gewerbeausstellung im Jahre 1879. Berlin 1880, S. 520, und R. SCHELSKE in *Wied. Ann.* 16, S. 349. 1882) ausgeführt. Die experimentellen Einzelheiten bei der Herstellung dieser Farbengleichungen erfordern zu ihrer Darlegung so viel Raum, dafs auf dieselben hier nicht eingegangen werden kann.

[2] Der Besitzer des untersuchten monochromatischen Farbensystems ist Hr. Gewerbeschul-Director a. D. Dr. A. BEYSSELL, dessen Gesichtssinn alle mit einer solchen Anomalie ständig verbundenen Eigenschaften zeigt. Vgl. F. C. DONDERS, *Gräfe's Archiv* 30 (1), S. 80. 1884.

[3] Die Reductionscoefficienten für die Umrechnung auf das Interferenzspectrum wurden aus den Brechungsindices des benutzten Prismas berechnet, hingegen die Coefficienten für die Umrechnung auf das Sonnenlicht durch eine besondere photometrische Messung gewonnen. (Vgl. A. KÖNIG, *Verhandl. d. Physikal. Gesellsch. in Berlin* vom 22. Mai 1885 und 29. März 1886.) Unter Sonnenlicht ist hier immer dasjenige Licht verstanden, welches eine mit Magnesium-Oxyd überzogene Fläche, die bei unbewölktem Himmel von directen Sonnenstrahlen getroffen wird, diffus reflectirt. Vgl. A. KÖNIG, *Gräfe's Archiv* 30 (2), S. 162. 1884 und *Wied. Ann.* 22, S. 572. 1884. [S. Nr. V d. vorl. Sammlg.]

spectrum des Gaslichtes das Intensitätsverhältnifs zwischen
einer Anzahl von Paaren weit in dem Spectrum auseinander gelegener Stellen bei geänderten Spaltbreiten mehrfach bestimmt
und bei demselben Paar stets gleich erhalten wurde. Es war
damit nachgewiesen, dafs die Relation zwischen der Stärke der
Empfindung und der Intensität des Lichtes sich nicht mit der
Wellenlänge ändert.

In der folgenden Tabelle, welche die Helligkeitsverhältnisse
d. h. die Stärke der Elementarempfindung H in dem Interferenz-
spectrum des Sonnenlichtes enthält, ist ebenso wie in allen
folgenden Tabellen, die Maafseinheit für die Elementarempfindung so gewählt, dafs

$$\int H \cdot d\lambda = 1000$$

ist, wobei wir H als Function der Wellenlänge λ und 1 $\mu\mu$
($\mu\mu$ = Milliontel Millimeter) als Einheit der Integrationsvariablen
festgesetzt haben.

λ	H	λ	H	λ	H	λ	H
655	0,006	580	2,376	520	13,772	464	2,312
631	0,045	570	3,989	510	12,801	454	1,097
619	0,133	560	5,684	500	10,765	448	0,446
610	0,392	550	8,025	490	6,737	437	0,115
600	0,836	540	10,093	480	5,290	426	0,070
590	1,345	530	12,016	474	3,239		

In Fig. 1 (S. 69) ist der Verlauf der Curve H eingetragen.
Bisher ist nur von Hrn. Donders [1] bei einem einzigen
anderen monochromatischen Farbensystem eine gleiche Bestimmung gemacht, deren Ergebnifs, soweit sich aus den veröffentlichten Daten schliefsen läfst, völlig mit den obigen
Resultaten übereinstimmt, so dafs wenigstens einigermaafsen
Berechtigung vorhanden ist, den beobachteten Fall als typisch
zu betrachten.

b. Dichromatische Farbensysteme.

Bei dichromatischen Farbensystemen lassen sich die Spectralfarben sämmtlich durch Mischen des Lichtes beider Enden des

---

[1] F. C. Donders. New researches on the systems of coloursense. *Onderzoek. gedaan in het Physiolog. Laboratorium der Utrecht'sche Hoogeschool,*
3de Reeks D. VII, Bl. 95. 1882 und *Gräfe's Archiv* 30 (1), S. 15. 1884.

Spectrums herstellen. Die Annahme der von letzteren erzeugten Empfindungen als Elementarempfindungen genügt demnach zur völligen Analyse eines Systems.

Die Erfahrung hat gelehrt, dafs diese Elementarempfindungen, welche wir nach Hrn. Donders' Vorgang als warm und kalt bezeichnen wollen, nicht nur von den äufsersten Spectrumenden ausgelöst werden, sondern dafs an jedem Ende eine Region besteht, in der nur die Intensität der Farbe sich ändert. Diese beiden Theile des Spectrums wollen wir als die „Endstrecken" und den von ihnen eingeschlossenen Theil als die „Mittelstrecke" bezeichnen.

Der einfachste Weg zur Bestimmung der Elementar-Empfindungscurven ist hier der folgende.[1]

Bezeichnen wir mit L die gleich breiten Ausschnitten des Spectrums zukommenden Lichtmengen, ferner mit W und K die beiden darin enthaltenen Elementarempfindungen und beziehen die Indices 1 und 3 auf zwei in den beiden Endstrecken, den Index 2 auf eine in der Mittelstrecke gelegene Stelle des Spectrums, so läfst sich eine Farbengleichung darstellen durch die Relation

$$L_2 = a L_1 + b L_3,$$

worin a und b zwei experimentell zu bestimmende Coefficienten bedeuten.

Diese und alle folgenden Farbengleichungen wurden, wenn möglich, bei derselben Intensität so oft aufs Neue hergestellt, dafs der wahrscheinliche Fehler für die Coefficienten a und b nicht mehr als 1 Procent ihres Werthes betrug.

Die Unabhängigkeit solcher Farbengleichungen von der absoluten Intensität wurde stets einer sorgfältigen Prüfung unterworfen und bei den weiter unten angegebenen vier dichromatischen Farbensystemen bestätigt gefunden.[2]

---

[1] Es ist dieses dem Princip nach dieselbe Methode, welche Hr. van der Weyde auf Hrn. Donders' Vorschlag bei dichromatischen Systemen angewandt hat. — Vgl. F. C. Donders, *Proces-verbal der K. Akad. von Wetenschappen, Amsterdam*, Afd. Naturkunde, Zitting van 26. Febr. 1881. — F. C. Donders, *Gräfe's Archiv* 27 (1), S. 155. 1881. — J. A. van der Weyde, Methodisch onderzoek der Kleurstelsels van Kleurblinden. *Onderzoekingen gedaan in het Physiol. Labor. der Utrecht'sche Hoogeschool*, 3de Reeks, D. VII, Bl. 1. 1881. J. A. van der Weyde, *Gräfe's Archiv* 28 (1), S. 1. 1882.

[2] Nur wenn die Farbengleichungen solches Spectrallicht enthielten, welches stark von dem Pigment der Macula lutea absorbirt wird, zeigte

Weil nun in zwei gleich aussehenden Farben jede Elementarempfindung in gleicher Stärke enthalten sein mufs, so können
wir in der Farbengleichung L sowohl durch W wie durch K
ersetzen.

Da aber

$$W_3 = K_1 = o$$

so ergiebt sich

$$W_2 = a \cdot W_1$$
$$\text{und } K_2 = b \cdot K_3.$$

Die Lage des Ausschnittes 2 ist eine ganz beliebige. Man
kann daher für jede gewünschte Stelle in der Mittelstrecke die
Werthe von W und K bestimmen, wobei die Maafseinheit für
jede Curve zunächst willkürlich festzusetzen ist. In jeder der
beiden Endstrecken ist der Verlauf der Elementarempfindungscurven dann (ebenso wie bei einem monochromatischen System)
durch Intensitätsvergleichung zu ermitteln.

Dieses Verfahren leidet praktisch an dem Uebelstande, dafs
in Folge des weiten Abstandes der beiden mit den Indices 1
und 3 belegten Stellen im Spectrum die numerischen Werthe
der Coefficienten a und b nicht mit der wünschenswerthen
Sicherheit zu finden sind.

Daher wurde bei drei der untersuchten dichromatischen
Systemen folgende theoretisch verwickeltere, praktisch aber ergiebigere Methode eingeschlagen. L, W und K haben dieselbe
Bedeutung wie oben; die Indices 1 und 7 beziehen sich jetzt
auf die Endstrecken, 2 bis 6 auf die Mittelstrecke. Es wurden
dann gebildet die Farbengleichungen

$$L_3 = a_2 L_1 + b_2 L_5 \qquad\qquad 1)$$
$$L_3 = a_3 L_1 + b_3 L_5 \qquad\qquad 2)$$
$$L_4 = a_4 L_1 + b_4 L_5 \qquad\qquad 3)$$

---

sich eine bisher noch nicht näher bestimmte Abhängigkeit. Es wurde ihr
Einflufs möglichst dadurch beseitigt, dafs man in diesem Theile des
Spectrums die Intensität des in verschiedenen Mischungen benutzten
Lichtes thunlichst gleich wählte. — Es darf hier ferner nicht unerwähnt
bleiben, dafs bei einem fünften dichromatischen Systeme auch in anderen
Theilen des Spectrums eine solche Unabhängigkeit von der Intensität nicht
ganz sicher vorhanden zu sein schien. Es ist dieses System hier nicht
weiter berücksichtigt worden, weil seine Durcharbeitung von dem Besitzer
selbst, einem jungen Physiker, beabsichtigt wird, derselbe jedoch bisher
die dazu erforderliche Mufse nicht gefunden hat.

$$L_4 = a'_4 L_3 + b'_4 L_7 \qquad 4)$$
$$L_5 = a_5 L_3 + b_5 L_7 \qquad 5)$$
$$L_6 = a_6 L_3 + b_6 L_7 \qquad 6)$$

Aus den Gleichungen 4), 5) und 6) ergiebt sich, wenn L durch W ersetzt wird und man berücksichtigt, dafs $W_7 = 0$ ist,

$$W_4 = a'_4 W_3 \qquad 7)$$
$$W_5 = a_5 W_3 \qquad 8)$$
$$W_6 = a_6 W_3 \qquad 9)$$

Ersetzt man in den Gleichungen 2) und 3) L durch W und benutzt die Gleichungen 7) und 8), so kann man drei verschiedene Ausdrücke für W_1 ableiten, nämlich

$$W_1 = \frac{a'_4 - b_4\, a_5}{a_4} \cdot W_3$$

$$W_1 = \frac{1 - b_3\, a_5}{a_3} \cdot W_3$$

$$W_1 = \frac{b_4 - a'_4\, b_3}{a_3\, b_4 - a_4\, b_3} \cdot W_3,$$

welche bei vollkommen genauer Bestimmung der Coefficienten a und b numerisch gleiche Werthe ergeben müfsten, was jedoch in Folge der Beobachtungsfehler nicht mit voller Strenge der Fall sein wird.

Dafs die Abweichungen trotz der gleichzeitigen Benutzung von Farbenmischungen, welche oftmals Licht derselben Wellenlänge in sehr verschiedenen Intensitäten enthielten, nur gering waren, ist der beste Beweis für die allgemeine Unabhängigkeit der Farbengleichungen von der absoluten Intensität. Unter Benutzung des aus den drei niemals sehr differirenden Einzelwerthen gewonnenen Mittelwerthes von W_1 wurde dann aus Gleichung 1) der Werth von W_2 berechnet. In der Endstrecke, welche die mit dem Index 1 bezeichnete Stelle enthält, wurde der Verlauf der (zunächst noch in der Maafseinheit des beliebig anzunehmenden Werthes W_3 dargestellten) Elementar-Empfindungscurve W wie bei der ersterwähnten Methode durch Intensitätsvergleichungen erhalten.

Die Bestimmung der zweiten Elementar-Empfindungscurve K geschah in völlig analoger Weise.

In der praktischen Ausführung wurden, um den genaueren Verlauf der Curven kennen zu lernen, mehr als fünf Stellen in der Mittelstrecke bei den Farbengleichungen berücksichtigt, wodurch man oftmals in der Lage war, aus dem sich zeigenden unglatten Verlaufe auf das Vorhandensein von Fehlerquellen zu schliefsen und deren Beseitigung zu bewirken.

Die beiden so erhaltenen Elementar-Empfindungscurven bezogen sich auf das Dispersionsspectrum der Leuchtgasflamme und wurden dann in derselben Weise und mit derselben Berechtigung wie bei dem monochromatischen Farbensystem auf das Interferenzspectrum des Sonnenlichtes umgerechnet. Der bisher noch willkürliche Maafsstab der Ordinaten wurde dann ebenfalls in der Art geändert, dafs unter den oben festgesetzten Annahmen für die Längeneinheit die von jeder Curve und der Abscissenaxe umschlossene Fläche den Inhalt 1000 erhielt.

Es ist wohl zu beachten, dafs die Gleichsetzung der beiden Flächen, d. h. der Auslösungsstärke der beiden Elementarempfindungen durch das Sonnenlicht nur eine rein rechnerische Operation ist, da von einer numerisch angebbaren quantitativen Relation der beiden qualitativ verschiedenen Elementarempfindungen nicht die Rede sein kann. Eine solche Festsetzung der Maafseinheiten kann mit demselben Recht für jedes andere Licht, z. B. für das Licht einer Gaslampe, geschehen.

Wenn eine solche Umrechnung für Licht irgend einer Lichtquelle durchgeführt ist, giebt die Abscisse des Schnittpunktes der beiden Elementar-Empfindungscurven die Wellenlänge λ_n desjenigen Spectrallichtes an, welches für die mit dem betreffenden dichromatischen Farbensystem begabte Person denselben Eindruck macht wie das unzerlegte Licht und für welches also die Gleichung

$$\frac{W_{\lambda_n}}{\int W \cdot d\lambda} = \frac{K_{\lambda_n}}{\int K \cdot d\lambda}$$

besteht.

Bei den untersuchten dichromatischen Systemen ist die annähernde Uebereinstimmung[1] der Wellenlänge dieses durch

---

[1] Eine genaue Uebereinstimmung kann nicht erwartet werden, weil sowohl bei Gas- wie auch bei Sonnenlicht diese aus directer Beobachtung gefundene Stelle (der „neutrale Punkt") mit steigender Intensität nach dem blauen Ende des Spectrums sich verschiebt. Der Austrag der Controverse, die sich über die von der Intensität abhängige Lage des neutralen Punktes zwischen Hrn. E. HERING und einem von uns (K.) entsponnen hat, mufs einem anderen Orte vorbehalten bleiben.

Rechnung und Zeichnung gewonnenen Schnittpunktes sowohl für Gas- wie auch für Sonnenlicht mit der Wellenlänge des aus directer Beobachtung (Vergleichung des unzerlegten Lichtes mit monochromatischem) gefundenen als Bestätigung für die Richtigkeit der erhaltenen Elementar - Empfindungscurven angesehen worden.

In den folgenden Tabellen sind die Werthe von W und K für das Sonnen - Interferenz - Spectrum bei vier dichromatischen Farbensystemen enthalten.[1]

Hinsichtlich dieser Tabellen ist noch zu bemerken, dafs die in Klammern eingeschlossenen Werthe, welche sich ausnahmslos auf die äufsersten, dunklen Theile der Endstrecken beziehen und daher wegen ihrer Kleinheit keinen merklichen Einflufs auf den Gesammtverlauf und den Maafsstab der Curven haben, durch ein nicht ganz exactes Verfahren gewonnen worden sind, dessen Beschreibung und Rechtfertigung einer ausführlicheren Darstellung vorbehalten bleibt.

Hr. W. W.			Hr. E. B.		
λ	W_1	K	λ	W_1	K
720	(0,029)	—	720	0,031	—
700	(0,099)	—	700	0,100	—
685	(0,204)	—	685	0,208	—
670	0,471	—	670	0,480	—
650	1,610	—	660	0,799	—
642,5	2,398	—	640	2,407	—
630	4,045	—	620	5,122	0,005
620	5,600	0,001	605	6,891	0,030
605	7,234	0,029	590	8,385	0,057
590	8,244	0,038	575	8,716	0,068
570	8,567	0,110	560	8,594	0,104
550	7,852	0,212	545	7,932	0,178
530	6,090	0,615	535	6,971	—
510	4,784	1,475	530	—	0,409
500	2,392	2,552	515	4,608	1,228
487	0,996	4,707	500	2,562	2,809
475	0,596	10,348	487	1,319	5,988
465	0,348	12,903	475	0,656	10,920
455	0,157	14,768	465	0,250	13,775
440	0,000	14,142	450	—	15,886
400	—	(2,343)	438	—	12,605
			400	—	(2,048)

[1] Die mit diesen Farbensystemen begabten Personen sind Hr. Geh.

	Hr. L. K.			Hr. H. S.	
λ	W_2	K	λ	W_2	K
720	(0,002)	—	720	0,004	—
700	(0,006)	—	700	0,013	—
685	(0,012)	—	685	0,029	—
670	0,027	—	670	0,065	—
660	0,051	—	650	0,345	—
645	0,192	—	630	1,026	—
632	0,414	—	610	2,735	—
620	0,919	—	600	3,854	—
610	2,367	—	590	5,708	0,003
600	3,703	—	580	7,639	0,012
590	5,418	—	570	10,016	0,020
580	7,043	—	556	10,817	0,091
570	8,784	—	540	10,423	0,259
560	9,798	—	525	8,914	0,622
550	10,225	—	510	6,867	1,436
535	9,901	—	500	4,163	2,321
521	8,806	6,616	487	2,074	4,290
503	6,555	1,912	475	1,251	8,324
487	4,226	5,216	465	0,736	12,892
479	1,643	9,054	455	0,347	15,004
467	0,451	14,205	445	—	12,262
455	—	18,007	439	—	15,600
440	—	13,980	400	—	(2,585)
436	—	13,056			
430	—	10,826			
420	—	4,906			
400	—	(2,425)			

Bei einer graphischen Aufzeichnung der acht Elementar-Empfindungscurven zeigt sich sofort, dafs die vier Curven K bis auf geringe individuelle und von Beobachtungsfehlern herrührende Abweichungen identisch sind, während bei den Curven W zwei Formen heraustreten; der ersten Form, die ihr Maximum bei 570 $\mu\mu$ hat, gehören die W-Curven der HH. W. W. und E. B. an, der zweiten Form mit einem Maximum bei 555 bis 550 $\mu\mu$ die Curven der HH. L. K. und H. S. Weniger genau durchgeführte Messungen an mehreren anderen dichromatischen Farbensystemen ergaben immer eine Zugehörigkeit zu einer

Rath Prof. W. Waldeyer, Hr. Cand. phil. E. Brodhun, Hr. Assessor L. Kranke und Hr. Dr. med. H. Sakaky.

dieser beiden Formen, so daſs man dieselben als typisch ansehen muſs, umsomehr, als auch bei anderen Untersuchungsmethoden eine Scheidung sämmtlicher dichromatischen Systeme in zwei Gruppen vorgenommen werden muſs, welche mit der hier sich zeigenden Trennung zusammenfällt.

Die beiden Typen der Curven *W* wollen wir von jetzt an (was in den Ueberschriften der Tabellen schon geschehen ist) durch die zugefügten Indices 1 und 2 unterscheiden.

Die untenstehende Fig. 1 enthält auſser der oben (auf S. 62) bereits erwähnten Curve *H* die Mittelwerthe der Curven W_1, W_2 und *K*. Die individuellen Verschiedenheiten sind zum Theil so gering, daſs sie bei dem Maaſsstabe dieser Zeichnung gar nicht hervortreten würden.

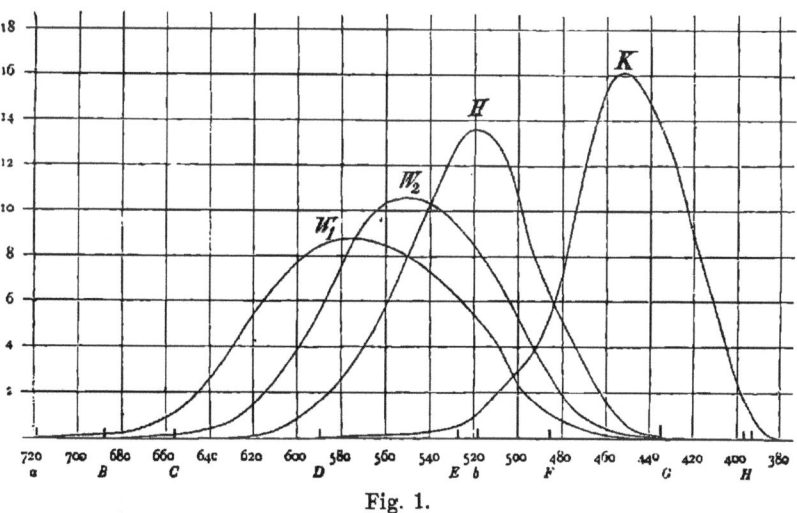

Fig. 1.

Daſs die Lage des neutralen Punktes nicht unter die sicheren Unterscheidungsmerkmale der beiden Typen aufgenommen werden kann[1], ist eine Folge des durch die Absorption in der Macula verursachten Ueberwiegens der individuellen Verschiedenheiten der Curven *W* über die typischen Verschiedenheiten gerade an der hier in Betracht kommenden Stelle des Spectrums.

Hr. DONDERS identificirt, ohne direct mit der Erfahrung in Widerspruch zu kommen, bei den dichromatischen Farben-

---

[1] A. KÖNIG, *Wied. Ann.* 22, S. 567. 1884 und *Gräfe's Archiv* 30 (2), S. 155. 1884. [S. Nr. V der vorliegenden Sammlung.]

systemen das, was hier Elementarempfindung genannt ist, mit seinen Fundamentalfarben; und die in den oben citirten Arbeiten des Hrn. van der Weyde angegebenen Intensitätscurven der Fundamentalfarben in dichromatischen Systemen zeigen ein völliges Zusammenfallen der Curven für die „kalte Fundamentalfarbe" mit unseren Curven K. Hingegen weichen die beiden Curven der „warmen Fundamentalfarben" von unseren Curven W_1 und W_2 in der Weise ab, dafs ihre Maxima nach dem kurzwelligen Ende des Spectrums verschoben sind. Die Unterschiede sind jedoch der Art, dafs sie zum kleineren Theile durch Beobachtungsfehler, zum gröfseren Theile aber wohl durch eine Verschiedenheit in der Zusammensetzung des Sonnenlichtes zu erklären sind.[1] Bei den schlank sich erhebenden Curven K wird der letztere Umstand fast gar keinen Einflufs haben.

Aufser den hier besprochenen beiden Typen dichromatischer Systeme ist noch eine andere Form sogenannter Farbenblindheit, die „Violett-" bez. „Blau-Gelbblindheit" beobachtet worden. Hierüber liegen aber bisher keine genaueren Messungen vor.[2]

c. Trichromatische Farbensysteme.

Die Analyse trichromatischer Systeme erfordert die Annahme von drei Elementarempfindungen und ist besonders schwierig, weil nur zwei derselben in voller Sättigung im Spectrum vertreten sind, während die dritte niemals rein, sondern nur in geringer Sättigung empfunden werden kann.

Ebenso wie bei den dichromatischen Farbensystemen zeigt sich hier, dafs an den Enden des Spectrums die Farbe sich in einem ziemlich ausgedehnten Bereiche nur der Intensität nach ändert. Diese beiden Theile des Spectrums wollen wir wieder als „Endstrecken" bezeichnen und die durch sie ausgelösten Empfindungen, also spectrales Roth und Violett, als zwei der erforderlichen drei Elementarempfindungen wählen. Dieselben seien mit R und V bezeichnet.

---

[1] Hr. van der Weyde benutzte als Lichtquelle eine in den Fensterrahmen eingesetzte matte Glasscheibe, welche wahrscheinlich unter den von ihm angegebenen Verhältnissen Licht von bläulicherem Farbenton ausstrahlte, als das bei uns von directem Sonnenlicht beleuchtete Magnesiumoxyd.

[2] Es bezieht sich diese Bemerkung nur auf congenitale „Farbenblindheit". Andere Formen sind unter den pathologisch entstandenen Anomalien vorhanden.

An die beiden Endstrecken schliefst sich dann nach der Mitte des Spectrums hin je eine Region an, in der jeder Farbenton durch Mischung der an der inneren Grenze gelegenen Spectralfarbe mit Licht der anstofsenden Endstrecke erzeugt werden kann. Es sind dieses gewissermaafsen dichromatische Bezirke, die wir „Zwischenstrecken" nennen wollen. Zu der in der anstofsenden Endstrecke vorhandenen reinen Elementarempfindung ist hier die dritte Elementarempfindung, welche wir mit G bezeichnen wollen, hinzugetreten, so dafs also in der ersten Zwischenstrecke die Elementarempfindungen R und G, in der zweiten G und V vorhanden sind. In dem von beiden Zwischenstrecken umschlossenen Theil des Spectrums, den wir „Mittelstrecke" nennen wollen, werden alle drei Elementarempfindungen ausgelöst.

Dafs die in einer Zwischenstrecke zu der Elementarempfindung der anstofsenden Endstrecke hinzutretende Elementarempfindung nicht diejenige der anderen Endstrecke sein kann, geht aus der Erfahrungsthatsache hervor, dafs man k e i n e Nuance der Zwischenstrecken aus Licht der beiden Endstrecken mischen kann. Es mufs also eine von d i e s e n b e i d e n v e r s c h i e d e n e Elementarempfindung sein und zwar in beiden Zwischenstrecken d i e s e l b e, weil wir sonst im Ganzen vier Elementarempfindungen hätten, deren Vorhandensein einem Farbensystem von vierfacher Mannigfaltigkeit entsprechen, also aufser der Bestimmung einer Farbe nach Intensität, Nüance und Sättigung noch eine vierte Charakterisirung möglich machen würde, was mit der Erfahrung im Widerspruch steht.

Die Grenzen dieser Strecken ergeben sich aus unseren Beobachtungen mit sehr geringen individuellen Unterschieden als die folgenden:[1]

Erste Endstrecke . .   Aeufsertes Roth — 655 $\mu\mu$

„ Zwischenstrecke   . 655 $\mu\mu$ — 630 „

Mittelstrecke . . . .   . 630 „   — 475 „

Zweite Zwischenstrecke .   . 475 „   — 430 „

Endstrecke   . 430 „   — Aeufserstes Violett,

wobei hervorgehoben werden soll, dafs die Grenze zwischen der ersten Zwischenstrecke und der Mittelstrecke (630 $\mu\mu$) und die

---

[1] Die von J. J. Müller (*Gräfe's Archiv* 15 (2), S. 208. 1869) hierüber gemachten Angaben stehen mit unseren Erfahrungen und denjenigen s ä m m t l i c h e r übrigen Beobachter im Widerspruch.

Grenze zwischen der zweiten Zwischenstrecke und der zweiten Endstrecke (430 $\mu\mu$) nur ungenau zu bestimmen sind, erstere in Folge der Unempfindlichkeit des Auges für kleine Sättigungs-unterschiede in dieser Gegend des Spectrums, letztere wegen der geringen Intensität am kurzwelligen Ende des benutzten Lampen-Dispersions-Spectrums.

Der erstere dieser beiden Umstände war uns insofern noch sehr hinderlich, als wir dadurch genöthigt waren die Bestimmung der Elementarcurve V nach einer ganz abweichenden Methode vorzunehmen.

Durch Lord Rayleigh[1] und durch Hrn. Donders[2] ist nach-gewiesen worden, daſs die trichromatischen Farbensysteme unter-einander beträchtlich verschieden sind und mindestens in zwei bisher durch keine nachweisbaren Uebergänge verbundene Gruppen zu scheiden sind. Die erste Gruppe ist die weitaus zahlreichste, während die zweite bisher sicher constatirte Gruppe nicht häufiger vertreten zu sein scheint als die dichromatischen Systeme.[3]

1. Normale trichromatische Farbensysteme.

Der Verlauf der Elementar-Empfindungscurven wurde in den beiden Farbensystemen der Verfasser dieser Abhandlung be-stimmt.

Die Auffindung geeigneter Farbenmischungen war sehr schwierig und gelang erst nach mannigfachen fehlgeschlagenen Versuchen. Es dürfen nur solche Farbenmischungen hergestellt werden, bei welchen die Gleichheit der erhaltenen Farben nach Ton und Sättigung empfindlich beurtheilt werden kann und bei deren Combination zugleich die Beobachtungsfehler keinen groſsen Einfluſs auf die Ergebnisse der numerischen Rechnung gewinnen. Mit Rücksicht auf den ersten Umstand müssen weiſs-liche Farben vermieden, also im Allgemeinen nur einander ziem-lich nahe gelegene Theile des Spectrums mit einander gemischt werden, während die Sicherheit der Berechnung es wünschens-

---

[1] Rayleigh, *Nature* 25, S. 64. 1881. (Gelesen vor der Section A der British Association, 2. Sept. 1881.)

[2] F. C. Donders, *Onderzoek. u. s. w.*, 3de Reeks, D. VIII, Bl. 170 und *du Bois-Reymond's Archiv für Physiol.*, Jahrgang 1884, S. 518.

[3] Unter 70 untersuchten trichromatischen Systemen haben wir nur 3 gefunden, welche dieser Gruppe angehörten.

werth macht, daſs die Componenten einer Mischung im Spectrum möglichst weit auseinander liegen. Nur durch sorgfältiges Abwägen dieser beiden Umstände für jede einzelne Mischung konnte die erfreuliche Sicherheit der nachfolgend angegebenen Resultate erzielt werden.

Die genauere Angabe über die einzelnen Mischungen und ihre rechnerische Benutzung muſs einer eingehenderen Darstellung vorbehalten bleiben. Hier sei nur Folgendes erwähnt. Die Curven der Elementarempfindungen R und G wurden im Principe nach der zweiten der bei den dichromatischen Systemen angegebenen Methoden gefunden. In der ersten Zwischenstrecke wurde zunächst der Verlauf der hier aufsteigenden Curve G bestimmt und dann durch ein ganz analoges Verfahren, wie wir dort den Werth der Ordinate W_1 fanden, eine in der Mittelstrecke gelegene Ordinate von G berechnet. Mit Hülfe des so bekannt gewordenen Stückes der Curve wurde dann in gleicher Weise immer weiter fortgeschritten, bis man zur Grenze der zweiten Zwischenstrecke und zweiten Endstrecke gelangt war. Da bei diesem Verfahren aber meistentheils kleine Sättigungsunterschiede auszugleichen waren, so muſste man Ordinaten von G in die Rechnung einführen, die zunächst einem noch nicht berechneten, sondern nur durch Vorversuche annäherungsweise bekannten Theile der Curve angehörten. Nachdem die Rechnung einmal bis zur genannten Grenze durchgeführt war, konnte man entweder direct oder mit Hülfe graphischer Interpolation bessere Werthe für diese immerhin kleinen Correctionsglieder einführen und nunmehr die Curve G in zweiter Annäherung berechnen. Dieses wurde so lange fortgesetzt bis eine nochmalige Durchrechnung den Curvenverlauf nicht mehr änderte, d. h. bis die Curve völlig in sich stimmte und damit e i n d e u t i g gefunden war. Daſs die letzte Ordinate von G, welche, wie wir oben schon sahen, sich gleich Null ergeben muſs, nur einen ganz verschwindenden Werth hatte, war der beste Beweis für die Genauigkeit aller benutzten Mischungen.

Die Berechnung der Elementar-Empfindungscurve R begann in ähnlicher Weise an der Grenze der zweiten Zwischenstrecke und der Mittelstrecke und wurde dann bis zu irgend einer Stelle der ersten Endstrecke fortgesetzt, wo der weitere Verlauf durch Bestimmung der Intensitätsverhältnisse gefunden wurde. Auch hier mufste aus der gleichen Veranlassung wie bei der Curve G die Rechnung mehrfach durchgeführt werden.

Die beiden Elementar-Empfindungscurven R und G wurden dann auf Grund derselben Berechtigung und nach derselben Methode wie bei den dichromatischen Farbensystemen auf das Interferenzspectrum umgerechnet und nunmehr hier schon für das Lampenlicht eine Reduction der Maafsstäbe in der Art vorgenommen, dafs (wie früher bei dem Sonnenlicht)

$$\int R \cdot d\lambda = \int G \cdot d\lambda = 1000.$$

Die Wellenlänge des Schnittpunktes dieser so reducirten Curven sei mit λ_{rg} bezeichnet. Es ist dann

$$\frac{R_{\lambda_{rg}}}{\int R \cdot d\lambda} = \frac{G_{\lambda_{rg}}}{\int G \cdot d\lambda}.$$

Bezeichnen wir mit λ_1 und λ_2 die Wellenlängen eines Paares von Spectralfarben, das sich zu der Farbe des unzerlegten Lampenlichtes mischen läfst und mit c einen nur von diesen beiden Wellenlängen abhängigen Factor, so ist, wenn wir R, G und V in dem Maafsstabe ausdrücken, dafs

$$\int R \cdot d\lambda = \int G \cdot d\lambda = \int V \cdot d\lambda$$

für j e d e s Paar erfüllt die Doppelgleichung

$$R_{\lambda_1} + c \cdot R_{\lambda_2} = G_{\lambda_1} + c \cdot G_{\lambda_2} = V_{\lambda_1} + c \cdot V_{\lambda_2}.$$

Identificiren wir nun λ_1 mit λ_{rg}, so folgt, da dann $R_{\lambda_1} = G_{\lambda_1}$, aus der ersten Hälfte der letzten Gleichung

$$R_{\lambda_2} = G_{\lambda_2}.$$

Da nun die Erfahrung lehrt, dafs nur e i n Schnittpunkt zwischen den Elementar-Empfindungscurven R und G vorhanden ist, so mufs also für $\lambda_1 = \lambda_{rg}$

$$R_{\lambda_2} = G_{\lambda_2} = 0$$

sein, d. h. mit dem Lichte des Schnittpunktes λ_{rg} ist nur das Licht der zweiten Endstrecke zu der Farbe des Lampenlichtes mischbar. Es hat sich ergeben

	Aus den Curven	Aus der Beobachtung	Differenz
für K	$\lambda_{rg} = 589,8$	588,8	— 1,0
für D	$\lambda_{rg} = 586,—$	585,5	— 0,5

Aus einer ganz ähnlichen Betrachtung folgt, dafs dasjenige Spectrallicht, welches das Licht der ersten Endstrecke zu dem

unzerlegten Lampenlichte ergänzt, dem Schnittpunkte der Curven
G und V zukommt, dessen Wellenlänge mit λ_{gv} bezeichnet sein soll.
Die Beobachtung ergab

$$\text{für } K \dots \lambda_{gv} = 516{,}5 \ \mu\mu$$
$$\text{für } D \dots \lambda_{gv} = 512{,}- \ _{\eta} \ .$$

Das theoretisch nächstliegende Verfahren zur B e s t i m m u n g
d e r E l e m e n t a r - E m p f i n d u n g s c u r v e V ist, Licht von
der Grenze der ersten Zwischenstrecke und der Mittelstrecke
zu mischen mit einem in der letzteren gelegenen Lichte und
dann den Verlauf der Curve V von hier aus nach dem kurzwelligen Ende des Spectrums hin in ähnlicher Weise zu bestimmen, wie wir die Curve R, von der Wellenlänge 475 $\mu\mu$ aus
nach dem langwelligen Spectrumende fortschreitend, fanden. Die
Unempfindlichkeit des trichromatischen Auges für Sättigungsunterschiede bei den Farbentönen der Mittelstrecke verbot diese
Methode einzuschlagen und gab Veranlassung ein Verfahren zu
ersinnen, welches auf der Kenntnifs der Wellenlänge λ_{gv} beruht.
Weil alle Werthe von G bekannt sind und $G_{\lambda_{gv}} = V_{\lambda_{gv}}$ ist, so
kennen wir auch $V_{\lambda_{gv}}$. Mit Hülfe eines zunächst ganz beliebig
angenommenen Werthes für V an einer weiter nach dem violetten Ende des Spectrums hin gelegenen Stelle wurde der Verlauf der Curve V bis zum Beginn der zweiten Endstrecke aus
den Farbenmischungen bestimmt und sodann die Curve in der
zweiten Endstrecke nach annähernden Versuchen ausgezogen,
wobei man, ohne einen beachtenswerthen Fehler zu begehen, im
Lampenlichte das Spectrum bei 400 $\mu\mu$ enden lassen kann. In
der Mittelstrecke, wo aus schon erwähnten Gründen die Mischungen
keinen hinreichend sicheren Anhalt für die Curve V gaben, wurde
dieselbe in der Weise glatt ausgezogen, dafs das Farbenmischungsgesetz, nach dem eine Mischung niemals gesättigter ist als irgend
eine Spectralfarbe, an allen Stellen erfüllt war. Wie sich bei der
praktischen Ausführung ergiebt, ist diese Art der Curvenbe-
stimmung so wenig unsicher, dafs sie nach der Umrechnung auf
das Interferenzspectrum bei der Bildung des Werthes von $\int V \cdot d\lambda$
keinen merklichen Einflufs hat.

Die eine bisher ganz willkürliche Annahme der beliebig gewählten Ordinate von V wurde nun so lange variirt, bis die Gleichung

$$\int V \cdot d\lambda = 1000$$

erfüllt war, womit der ganze Verlauf der Elementar-Empfindungs-curve V eindeutig bestimmt ist. Die Werthe R, G und V werden dann in derselben Weise wie bei den dichromatischen Systemen auf das Sonnenlicht umgerechnet. Da man hier nun aber nicht, ohne mit der Erfahrung in Widerspruch zu kommen, bei der Wellenlänge 400 $\mu\mu$ $V = 0$ setzen kann, so wurde aus den FRAUNHOFER'schen Bestimmungen[1] der Intensitätsvertheilung im Sonnenspectrum der Abfall der Curve V in der zweiten Endstrecke berechnet und hier benutzt. Darauf fand die Reduction des Maafsstabes der Ordinaten in der bekannten Weise statt.

Die nachfolgende Tabelle enthält die gewonnenen Resultate, wobei die nur angenähert bestimmten Werthe von V eingeklammert sind.

λ	Für K			Für D		
	R	G	V	R	G	V
720	0,033	—	—	0,033	—	—
700	0,110	—	—	0,104	—	—
685	0,231	—	—	0,232	—	—
670	0,519	—	—	0,502	—	—
660	0,905	—	—	0,852	—	—
645	2,170	0,124	—	1,891	0,071	—
630	3,988	0,543	—	3,481	0,339	—
620	5,227	1,106	(0,001)	4,827	0,755	(0,001)
610	6,704	2,168	(0,006)	6,246	1,648	(0,006)
600	7,400	3,711	(0,016)	7,076	2,880	(0,016)
590	8,326	5,541	(0,034)	7,988	4,635	(0,034)
577	8,965	8,275	(0,079)	8,799	7,430	(0,067)
563,5	9,505	11,011	(0,169)	9,100	9,911	(0,168)
555	9,471	11,782	(0,260)	9,095	10,858	(0,259)
545	8,776	11,933	(0,394)	8,557	11,217	(0,392)
536	7,709	11,070	0,608	7,857	10,718	0,564
516,5	4,081	7,338	1,247	—	—	—
512	—	—	—	4,158	8,016	1,469
505	2,174	4,473	1,811	3,134	6,376	2,187
495	1,078	2,610	2,729	1,813	4,296	3,283
485	0,587	2,015	5,629	0,925	3,107	5,280
475	0,000	1,703	10,469	0,000	2,497	10,182
463	—	0,925	13,075	—	1,393	13,401
455	—	0,457	13,421	—	0,810	14,143
445	—	0,123	13,693	—	0,256	14,250
435	—	0,000	12,323	—	0,000	11,900
400	—	—	(2,760)	—	—	(2,674)

[1] J. FRAUNHOFER. Denkschriften der Bayerischen Akademie. 1815.

Die Abweichungen zwischen den Curven für K und D sind zwar unbedeutend, aber da in ihnen eine systematische Vertheilung nicht zu verkennen ist, nur zum kleinsten Theile durch Beobachtungsfehler verursacht.

Weil für diese auf das Sonnenlicht bezogenen Curven ebenfalls die letzte Doppelgleichung von S. 74 gilt, so mufs auch hier wiederum λ_{rg} der zweiten, λ_{gv} der ersten Endstrecke complementär sein, d. h. diese Paare von Spectralfarben müssen sich jedes zu der Farbe des Sonnenlichtes mischen lassen. Es wurde λ_{rg} und λ_{gv} experimentell bestimmt und mit der graphischen Aufzeichnung der Elementar-Empfindungscurven verglichen. Es ergab sich

	λ_{rg}			λ_{gv}		
	aus den Curven	direct beobachtet	Differenz	aus den Curven	direct beobachtet	Differenz
für K	572,8	573,—	+ 0,2	495,5	496,3	+ 0,8
für D	569,5	570,6	+ 1,1	491,8	494,1	+ 2,3

Mit Hinsicht auf die vielen in die numerische Rechnung eingehenden experimentell bestimmten Factoren sind die Differenzen als klein zu bezeichnen, so dafs man wohl berechtigt ist, in diesem Grade der Uebereinstimmung einen Beweis für die Richtigkeit der gewonnenen Elementar-Empfindungscurven zu sehen.

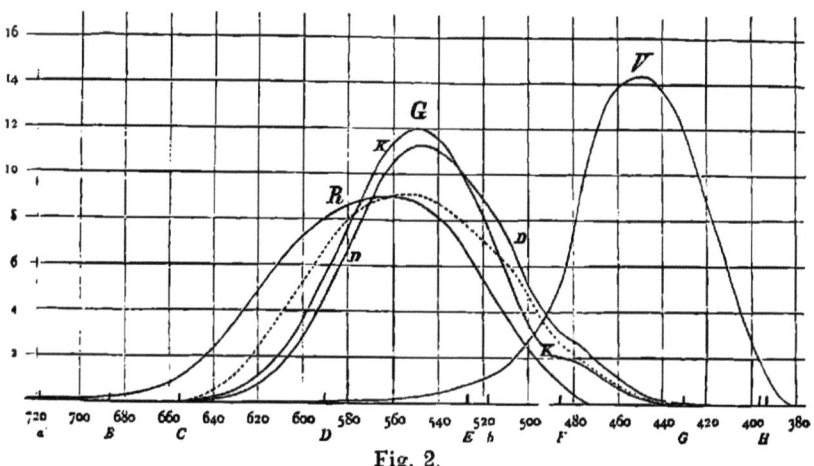

Fig. 2.

Die umstehende Fig. 2 enthält die Curven *R*, *G* und *V* für *D* und aufserdem die Curve *G* für *K*. Die beiden anderen Curven für *K* weichen so wenig von den entsprechenden Curven für *D* ab, dafs sie sich in der Zeichnung kaum unterscheiden würden. — Bei den Curven von *K*, besonders bei der gezeichneten Curve *G* macht sich die Absorption in der Macula lutea ganz deutlich als ein den glatten Verlauf der Curve störender. Ausschnitt bemerkbar. Derselbe erstreckt sich von etwa 535 *μμ* bis 475 *μμ*, was auch mit der directen Beobachtung übereinstimmt. Bei *D* ist diese Absorption viel geringer und auf ein kleineres Intervall beschränkt.

Von MAXWELL[1] und Hrn. DONDERS[2] sind bei je zwei normalen trichromatischen Farbensystemen ebenfalls experimentelle Analysen ausgeführt worden, deren Resultat im Wesentlichen mit dem unserigen übereinstimmt. Auf die Abweichungen der Methoden und ihres Einflusses auf die Ergebnisse kann hier nicht näher eingegangen werden.

2. Anomale trichromatische Farbensysteme.

Ob unter den anomalen trichromatischen Farbensystemen wieder verschiedene Gruppen zu unterscheiden sind, ist eine noch offene Frage, die nur durch grofses Beobachtungsmaterial entschieden werden kann. Hrn. DONDERS' eingehende, an vielen Personen ausgeführte Untersuchung hat schon ziemlich sicher die Abgrenzung e i n e r Gruppe erkennen lassen.

Wir hatten das Glück, zwei Vertreter dieser Gruppe zu finden[3], Hrn. Prof. B. und Hrn. Ingenieur Z., welche sich zu

---

[1] J. CL. MAXWELL. On the theory of Compound Colours. *Phil. Trans. of the R. Soc. of London* **150** (1), S. 57. 1860.

[2] F. C. DONDERS. New researches on the systems of coloursense. *Onderzoek. ged. in het Physiol. Laborat. der Utrecht'sche Hoogeschool*, 3de Reeks, VII, Bl. 95. 1882.

[3] Hrn. DONDERS' vortheilhaft gewähltes Kennzeichen für die Unterscheidung der trichromatischen Systeme ist das Verhältnifs, in dem Lithiumroth ($\lambda = 670\ \mu\mu$) und Thalliumgrün ($\lambda = 535\ \mu\mu$) gemischt werden müssen, um den Farbenton von Natriumgelb ($\lambda = 590\ \mu\mu$) zu erzeugen. Bei den von uns genauer untersuchten trichromatischen Systemen war

		Li : Tl
für	K.	2,66 : 1
„	D.	3,25 : 1
„	B.	0,71 : 1
„	Z.	0,96 : 1

einer Bestimmung ihres Farbensystems bereit erklärten. Leider veranlafsten äufsere Umstände, dafs nur eine kleinere Reihe von Farbenmischungen bei Hrn. B. vorgenommen werden konnte und auch bei Hrn. Z., der uns länger zur Verfügung stand, können die erhaltenen Curven bei weitem nicht die Genauigkeit in Anspruch nehmen, welche der Bestimmung unserer eigenen normalen trichromatischen Systeme zukommt.

Die Anordnung der Farbenmischungen, sowie die Methode der Berechnung war dem Principe nach dieselbe wie bei den normalen Systemen; sie mufste jedoch, da viel weniger Beobachtungsmaterial gewonnen werden konnte, beträchtlich vereinfacht werden. Es soll auf die Abweichungen hier nicht näher eingegangen werden.

Die Grenzen der verschiedenen oben charakterisirten Strecken des Spectrums waren von denjenigen normaler trichromatischer Systeme nicht nachweisbar verschieden. Die Elementarempfindungen seien hier mit R', G' und V' bezeichnet.

Ueber das Ergebnifs der Beobachtungen ist, soweit sie sich auf das Interferenzspectrum des Lampenlichtes beziehen, zu bemerken, dafs der Werth von λ_{rg} nach der graphischen Aufzeichnung zu 600 $\mu\mu$, durch Bestimmung desjenigen Spectrallichtes, welches das Licht der zweiten Endstrecke zu der Farbe des Lampenlichtes ergänzt, zu 601 $\mu\mu$ gefunden wurde. Beide Werthe zeigen also auch eine hinreichende Uebereinstimmung. Die nachstehende Tabelle enthält vollständig die auf das Sonnenlicht bezogenen Elementar - Empfindungscurven des Hrn. Z., während von Hrn. B. die Curven nur soweit angegeben sind, als sie unter gleichen Annahmen für die Höhen der Endordinaten wie bei Herrn Z., sicher berechnet werden können.

In Fig. 2 (auf S. 77) ist bereits die Curve G' des Hrn. Z. punktirt eingetragen.

Aus der Tabelle (auf S. 80) ergiebt sich

1. Die Curve R' weicht einigermaafsen von der normalen Curve R ab. — Es soll hier nicht verschwiegen werden, dafs eine kritische Betrachtung über die Abhängigkeit der Gestalt der Curve von der Unsicherheit in der Beobachtung und Berechnung eine merklich andere Form als innerhalb der Grenzen der möglichen Beobachtungsfehler liegend ergiebt. Die wesentlichste, weiter unten im Abschnitt II zu erwähnende charak-

λ	Z			λ	B		
	R'	G'	V'		R'	G'	V'
720	(0,044)	—	—				
700	(0,144)	—	—				
685	(0,298)	—	—				
670	0,689	—	—	670	0,689	—	—
645	2,481	0,291	—	645	2,555	0,319	—
630	4,020	1,259	—	630	4,148	1,205	—
620	5,287	2,269	(0,001)	620	5,349	2,288	—
610	6,690	3,804	(0,004)	610	7,033	3,826	—
600	7,672	5,250	(0,013)	600	7,736	5,149	—
590	8,571	6,678	(0,026)	590	8,140	6,750	—
577	8,678	7,684	(0,041)	577	8,634	8,252	—
560	8,341	8,964	(0,086)	560	8,557	9,364	—
545	7,536	8,956	(0,146)	535	6,348	7,850	—
535	6,348	8,274	(0,198)	520	—	7,135	—
520	5,147	7,135	(0,331)	510	—	—	0,565
505	4,191	5,958	0,882	495	—	—	3,116
495	1,929	3,558	3,129	485	—	—	6,274
485	1,041	3,288	6,210	475	—	—	9,748
475	0,000	3,081	10,194	463	—	—	11,154
463	—	1,784	12,931	455	—	—	13,280
455	—	0,507	12,971	430	—	—	13,760
445	—	0,223	13,280	400	—	—	(3,000)
430	—	0,000	13,570				
400	—	—	(2,985)				

teristische **Eigenthümlichkeit der Curve ist jedoch
völlig unabhängig von dieser Unsicherheit.**

2. Die Curve G' zeigt grofse Unterschiede von der normalen
Form. Ihr Maximum liegt zwar an derselben Stelle des Spectrums,
ihr Typus ist aber ein ganz anderer.

3. Die Abweichungen zwischen der anomalen Curve V' und
der normalen Curve V, welche in dem Intervall 455 bis 430 $\mu\mu$
sogar ziemlich beträchtlich sind, rühren **ohne Zweifel** von
Beobachtungsfehlern her, die hier durch die Umrechnung auf
das Interferenzspectrum des Sonnenlichtes besonders stark hervortreten; denn **vor** jeder Umrechnung d. h. wenn die Curven
noch auf das Dispersionsspectrum des Lampenlichtes bezogen
sind, sind die Differenzen sehr gering.

II.

Nachdem wir in Abschnitt I die Analyse der Farbenempfindungen gänzlich frei von theoretischen Annahmen ausgeführt haben, geht nunmehr die weitere Frage dahin, ob sich
aus dem bisher Gewonnenen irgend welche Schlüsse auf die
physiologischen Vorgänge machen lassen, welche die Farbenempfindungen auslösen. Wir wollen nunmehr unter „Grundempfindung" eine solche Empfindung verstehen, der ein einfacher (d. h. durch keine Art des Reizes weiter zerlegbarer)
Procefs in der Peripherie des Nervus opticus entspricht.[1] Die
Anzahl der Grundempfindungen mufs in jedem Farbensystem
gleich derjenigen der Elementarempfindungen sein.

Die Grundempfindungen lassen sich in gleicher Weise als
Functionen der Wellenlänge des Lichtes darstellen, wie es bei
den Elementarempfindungen geschehen ist. Der Maafsstab sei
wieder so gewählt, dafs das über die ganze Ausdehnung des
Spectrums genommene Integral gleich 1000 ist. Wir wollen
nunmehr für die Grundempfindungen folgende Bezeichnungen
einführen:

bei monochromatischen Systemen $\mathfrak{H}$,

bei dichromatischen Systemen $\mathfrak{W}_1$ und $\mathfrak{K}_1$, bez. $\mathfrak{W}_2$ und $\mathfrak{K}_2$,

bei normalen trichromatischen Systemen $\mathfrak{R}$, $\mathfrak{G}$ und $\mathfrak{B}$,

bei anomalen trichromatischen Systemen $\mathfrak{R}'$, $\mathfrak{G}'$ und $\mathfrak{B}'$.

Da von zwei gleich aussehenden Farben immer die Grundempfindungen in gleicher Stärke ausgelöst werden müssen, so
können wir in allen unseren, in Abschnitt I aufgeführten Farbengleichungen L durch eine der Grundempfindungen ersetzen.
Weil nun L aber auch durch die Elementarempfindungen ersetzt werden konnte und die Farbengleichungen sämmtlich
homogen und linear sind, so bestehen, abgesehen von einer hier
bedeutungslosen multiplicativen Constanten, folgende Beziehungen:

1. für monochromatische Systeme

$$\mathfrak{H} = H;$$

2. für dichromatische Systeme

a) vom ersten Typus

$$\mathfrak{W}_1 = \frac{\alpha'_1 W_1 + \beta'_1 K}{\alpha'_1 + \beta'_1},$$

$$\mathfrak{K}_1 = \frac{\alpha''_1 W_1 + \beta''_1 K}{\alpha''_1 + \beta''_1};$$

---

[1] Dieser Begriff der Grundempfindung ist seinem Inhalte nach völlig

b) vom zweiten Typus

$$\mathfrak{W}_2 = \frac{\alpha'_2 \, W_2 + \beta'_2 \, K}{\alpha'_2 + \beta'_2},$$

$$\mathfrak{K}_2 = \frac{\alpha''_2 \, W_2 + \beta''_2 \, K}{\alpha''_2 + \beta''_2};$$

3. für normale trichromatische Systeme

$$\mathfrak{R} = \frac{a' \, R + b' \, G + c' \, V}{a' + b' + c'},$$

$$\mathfrak{G} = \frac{a'' \, R + b'' \, G + c'' \, V}{a'' + b'' + c''},$$

$$\mathfrak{B} = \frac{a''' \, R + b''' \, G + c''' \, V}{a''' + b''' + c'''}.$$

Bei anomalen trichromatischen Systemen, wo die Werthe von $\mathfrak{R}$, $\mathfrak{G}$, $\mathfrak{B}$, R, G und V durch die gestrichelten ersetzt werden, gelten Relationen derselben Form, wie bei den normalen.

Eine diesen Gleichungen entsprechende Verbindung von Elementar-Empfindungscurven wollen wir „Superposition" derselben nennen.

Die einfachste Beziehung, welche zwischen den Farbensystemen verschiedenfacher Mannigfaltigkeit gedacht werden kann, besteht in der Annahme, daſs die monochromatischen und dichromatischen Systeme eine bez. zwei von den drei Grundempfindungen normaler trichromatischer Systeme enthalten.

Für monochromatische Systeme ergiebt sich nun durch die Rechnung (sowie auch schon durch bloſse Anschauung), daſs die Elementar-Empfindungscurve H durch keinerlei Superposition gebildet werden kann. Die bisher genauer untersuchten monochromatischen Farbensysteme können daher nicht entstanden gedacht werden durch Wegfall von einer oder zwei der Grundempfindungen der bisher untersuchten di- oder trichromatischen Systeme.

Da man mit Hrn. DONDERS[1] die monochromatischen Systeme wegen der übrigen immer gleichzeitig vorhandenen Eigenschaften des Gesichtssinnes als eine pathologische Abnormität zu betrachten hat, so ist der Mangel einer einfachen Beziehung zu

---

identisch mit dem, was Hr. DONDERS, wie oben erwähnt, unter Fundamentalfarbe versteht.

[1] F. C. DONDERS, *Graefe's Archiv* **30** (1), S. 15.   1884.

den nicht pathologisch veränderten Farbensystemen ohne weiteren Belang.

Ganz anders ist aber das Ergebnifs über die V e r b i n d u n g z w i s c h e n   d i c h r o m a t i s c h e n   u n d   n o r m a l e n   t r i c h r o m a t i s c h e n   S y s t e m e n. — Wenn man die Mittelwerthe der Elementar-Empfindungscurven zu Grunde legt, so ergiebt sich mit einer in Rücksicht auf die vorhandenen Beobachtungsfehler vollkommen genügenden Genauigkeit

$$\mathfrak{W}_1 = \mathfrak{R}$$
$$\mathfrak{W}_2 = \mathfrak{G}$$
$$\text{und } \mathfrak{K}_1 = \mathfrak{K}_2 = \mathfrak{B},$$

sobald man annimmt, dafs

$$\mathfrak{W}_1 = \frac{W_1 + 0{,}1\,K}{1{,}1}$$

$$\mathfrak{W}_2 = W_2$$

$$\mathfrak{K}_1 = \mathfrak{K}_2 = K$$

$$\mathfrak{R} = \frac{R - 0{,}15\,G + 0{,}1\,V}{0{,}95}$$

$$\mathfrak{G} = \frac{0{,}25\,R + G}{1{,}25}$$

und $\mathfrak{B} = V$ ist.[1]

Es mufs hier ausdrücklich hervorgehoben werden, dafs (wofür der Beweis einer ausführlicheren Darstellung vorbehalten bleibt) die Unsicherheit der Beobachtung n i e m a l s   die M ö g l i c h k e i t   der hier angegebenen Gleichsetzungen in Frage stellt; nur die numerische Gröfse der Superpositions-Coefficienten wird dadurch beeinflufst.

Wir können somit also aussprechen: D i e   b e i d e n   b i s h e r   g e n a u e r   u n t e r s u c h t e n   T y p e n   d i c h r o m a t i s c h e r

---

[1] Man kann in den Ausdrücken für $\mathfrak{W}_2$ und $\mathfrak{G}$ den Coefficienten β''_2 und c'' auch von Null verschiedene, passend gewählte Werthe beilegen, ohne die bis jetzt gefundenen Beziehungen zu stören. Da das vorhandene Beobachtungsmaterial hierzu aber gar keinen bestimmten Anhalt gewährt, so ist die einfachste Annahme gemacht und $\beta''_2 = c'' = 0$ gesetzt worden. Die Unsicherheit der Beobachtung ermöglichte es ferner nicht, zu entscheiden, ob man vielleicht, um zu einer noch besseren Uebereinstimmung zu gelangen, den hier gleich Null gesetzten Superpositions-Coefficienten a''_1, a''_2, a''' und b''' einen kleinen von Null verschiedenen Werth beizulegen habe.

Farbensysteme kann man aus den normalen trichromatischen Systemen in der Art entstanden denken,
daſs bei dem einen Typus die Grundempfindung $\Re$,
bei dem anderen die Grundempfindung $\mathfrak{G}$ fehlt.

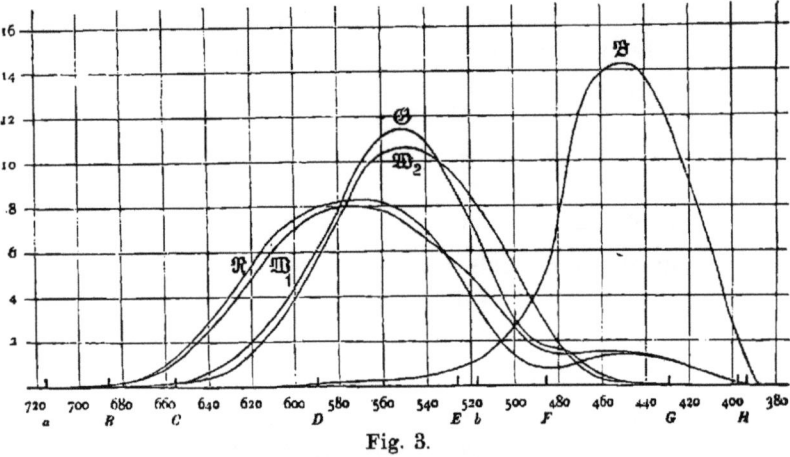

Fig. 3.

Die Tabellen auf der nächsten Seite enthalten die Resultate
der Rechnung für die mittleren Curven $\mathfrak{W}_1$ und $\mathfrak{W}_2$ der dichromatischen und die individuellen Curven $\Re$ und $\mathfrak{G}$ der normalen
trichromatischen Systeme. Die letzte Spalte bezieht sich auf
anomale trichromatische Systeme und wird erst weiter unten
Erwähnung finden.

Die Gleichheit der entsprechenden Curven ist bei einem von
uns (D.) so groſs, daſs dieselben bis auf eine ganz kurze Strecke
bei dem Maaſsstabe der nebenstehenden Fig. 3 nicht getrennt
zu zeichnen sind. Wir haben daher auſser den Curven $\mathfrak{W}_1$ und
$\mathfrak{W}_2$ nur für den anderen von uns (K.) die Curven $\Re$ und $\mathfrak{G}$ eingetragen. Die Abweichung verschwindet hier ebenfalls, wenn
man den schon erwähnten, durch die Absorption des Lichtes in
der Macula lutea entstandenen Ausschnitt ungefähr auszugleichen
sucht und dann wieder die erforderliche Reduction der Ordinaten
vornimmt. Auſserdem ist noch eine Curve $\mathfrak{B}$ eingetragen.

Ein viel tiefer gehender Blick eröffnet sich uns, wenn wir
die anomalen trichromatischen Farbensysteme ebenfalls in den Kreis der Betrachtung ziehen. Man kann nämlich

$$\Re = \Re' = \frac{R' + 0{,}1\ V'}{1{,}1}$$

$$\mathfrak{B} = \mathfrak{B}' = V'\ \text{setzen,}$$

d. h. es lassen sich durch Superposition von R' und V' zwei der Grund - Empfindungscurven n o r m a l e r trichromatischer Systeme bilden.[1] Hingegen ist durch Rechnung (und Anschauung) ersichtlich, dafs hier jede Superposition von R' und

Für dichromatische Systeme			Für K			Für D		Für Z
λ	$\mathfrak{W}_1$	$\mathfrak{W}_2$	λ	$\mathfrak{R}$	$\mathfrak{G}$	$\mathfrak{R}$	$\mathfrak{G}$	$\mathfrak{R}'$
720	0,026	0,003	720	0,034	0,006	0,034	0,006	0,033
700	0,087	0,010	700	0,116	0,021	0,109	0,020	0,130
685	0,176	0,020	685	0,243	0,043	0,244	0,043	0,270
670	0,437	0,046	670	0,546	0,100	0,529	0,100	0,627
650	1,43	0,233	645	2,264	0,533	1,979	0,435	2,265
630	3,55	0,76	630	4,112	1,234	3,610	0,967	3,565
620	4,92	1,48	620	5,327	1,930	4,962	1,570	4,806
610	6,04	1,55	610	6,714	3,075	6,316	2,568	6,082
600	7,00	3,78	600	7,205	4,449	7,000	3,719	6,975
590	7,64	5,56	590	7,892	6,097	7,680	5,306	7,800
580	7,97	7,34	577	8,139	8,413	8,110	7,704	7,893
570	7,99	9,40	563,5	8,284	10,709	8,042	7,749	—
560	7,77	10,27	560	—	—	—	—	7,591
550	7,37	10,55	555	8,137	11,320	7,886	10,507	—
540	—	10,39	545	7,395	11,300	7,278	10,685	6,865
530	5,80	9,64	536	6,432	10,398	6,637	10,146	5,790
520	5,00	8,50	520	—	—	—	—	4,711
—	—	—	516,5	3,269	6,686	—	—	—
—	—	—	512	—	—	3,266	7,244	—
505	3,31	6,26	505	1,772	4,014	2,523	5,727	3,890
495	2,03	4,31	495	1,010	2,303	1,576	3,800	2,038
485	1,50	2,72	485	0,892	1,730	1,040	2,670	1,511
475	1,41	1,265	475	0,834	1,362	0,678	2,000	0,927
463	1,44	0,520	463	1,230	0,740	1,201	1,114	1,165
455	1,45	0,173	455	1,340	0,366	1,360	0,648	1,179
445	1,37	—	445	1,407	0,170	1,460	0,200	1,207
430	1,13	—	433	1,297	0,000	1,252	0,000	1,234
400	0,214	—	400	(0,29)	—	(0,281)	—	(0,271)

G' eine Curve erzeugen mufs, deren Gestalt e i n e U e b e r - g a n g s f o r m z w i s c h e n $\mathfrak{R}$ u n d $\mathfrak{G}$ bildet. Wir können daher die von uns untersuchte Gruppe anomaler trichromatischer Systeme als Verbindungsglied zwischen den normalen trichromatischen und den dichromatischen Systemen des ersten Typus

---

[1] Selbst die oben erwähnte beträchtliche Unsicherheit der Curve R' stellt nicht die Richtigkeit dieser Behauptung, sondern n u r den hier angegebenen numerischen Werth der Superpositions - Coefficienten in Frage.

betrachten, sobald wir annehmen, daſs bei den letzteren die Intensitätscurve der Grundempfindung Ⓖ völlig auf die unverändert gebliebene Curve der Grundempfindung Ⓡ geschoben ist.

Die vollkommene Berechtigung zu dieser Annahme folgt aus der Bestimmung des Farbentones der drei Grundempfindungen und den Beobachtungen an unilateralen „Farbenblinden". Aus der auf Grund der Curven Ⓡ, Ⓖ und Ⓑ construirten Farbentafel ergeben sich, was zum Theil auch direct aus Fig. 3 zu ersehen ist, als die den Grundempfindungen entsprechenden Nüancen

für Ⓡ ein Roth, welches etwas von dem Roth der ersten Endstrecke im Spectrum nach dem Purpur abweicht,

„ Ⓖ ein Grün von der Wellenlänge etwa 505 $\mu\mu$,

„ Ⓑ ein Blau von der Wellenlänge etwa 470 $\mu\mu$.

Aus der Configuration der Farbentafel geht ferner hervor, daſs unter den Grundempfindungen Ⓑ am meisten, Ⓖ am wenigsten gesättigt im Spectrum vertreten ist; die Farbentafel steht auſserdem im Einklang mit der Erfahrungsthatsache, daſs das spectrale Violett immer gesättigter ist, als irgend eine Mischung von spectralem Blau mit spectralem Roth.

Es sind die somit bestimmten Grundempfindungen genau diejenigen Farben, welche Hr. Hering, auf einer rein psychologischen Analyse der Farbenempfindungen fuſsend, als „Ur-Roth", „Ur-Grün" und „Ur-Blau" bezeichnet. Das zu der Grundempfindung Ⓑ complementäre Spectrallicht von der Wellenlänge etwa 575 $\mu\mu$ ist das „Ur-Gelb" des Hrn. Hering und entspricht dem Schnittpunkt der Grundempfindungs-Curven Ⓡ und Ⓖ.[1]

Wenn wir uns nunmehr die Qualität der Grundempfindung Ⓖ beibehalten, die Gestalt ihrer Intensitäts-Curve aber derjenigen von Ⓡ ähnlicher geworden denken, so haben wir die untersuchten anomalen trichromatischen Systeme. Ist sie dann so weit verändert, bis sie ganz mit derjenigen von Ⓡ zusammenfällt, so werden im Spectrum nur zwei Farbentöne (allerdings in verschiedener Sättigung) vorhanden sein, nämlich Blau (λ = etwa 470 $\mu\mu$) und Gelb (λ = 575 $\mu\mu$) und das so entstanden

---

[1] Es ist dieses dieselbe Stelle im Spectrum, wohin nach Hrn. Donders' an 111 Augen ausgeführten Untersuchungen (*du Bois-Reymond's Archiv für Physiologie*, Jahrgang 1884, S. 535) die meisten Personen das angeblich reinste Gelb verlegen.

gedachte dichromatische System ist völlig identisch mit dem ersten Typus der untersuchten derartigen Systeme, wenn man annimmt, dafs die Grundempfindung $\mathfrak{W}_1$ gleich Gelb, und $\mathfrak{K}_1$ gleich Blau sei. Dieses ist aber thatsächlich der Fall, wie die Beobachtungen der HH. HIPPEL[1] und HOLMGREN[2] an einem Individuum lehren, dessen rechtes Auge ein dichromatisches, dessen linkes Auge aber ein trichromatisches Farbensystem besafs. Die geäufserte Anschauung von der unveränderten Qualität, bei geänderter Intensitätsvertheilung der Grundempfindung $\mathfrak{G}$ hat sich demnach als völlig mit der Erfahrung in Einklang stehend erwiesen.

Inwiefern die übrigen von Hrn. HOLMGREN aufgefundenen und untersuchten Fälle unilateraler „Farbenblindheit" zur Stütze der Lehre von der Veränderlichkeit der Grundempfindungs-Curven bei gleichbleibender Qualität der Empfindung dienen können, ist erst sicher zu beurtheilen, wenn sich in anderen Gruppen von anomalen trichromatischen Systemen bisher noch unbekannte Uebergangsformen gefunden haben werden.[1]

---

[1] A. v. HIPPEL. *Gräfe's Archiv* **26** (2), S. 176. 1880 u. **27** (3), S. 47. 1881.
[2] F. HOLMGREN. *Centralblatt f. d. med. Wissenschaften* 1880, S. 898. — Congrès internat. périodique des sciences médicales. 8. Session. Copenhague 1884. Section d'Ophtalmologie. — *Ann. d'Oculistique* **92**, S. 132. 1884.
[1 Einige Fehler in den Zahlen, an denen Hr. HERING besonderen Anstofs genommen, werden in der ausführlichen Mittheilung berichtigt. Siehe die Note der ausführlichen Mittheilung Nr. XXI der vorliegenden Sammlung.]

XV.

Ueber die neuere Entwickelung von Thomas Young's Farbentheorie.

(Vorgetragen vor den Vereinigten Sectionen A und D — Mathematik, Physik, Biologie und Physiologie — der British Association zu Birmingham am 3. September 1886.)*

Aus: Naturwissenschaftliche Rundschau, 1886, Nr. 50, S. 457—464. Und in: Reports of the British Association for the advancement of science 1886.

I.

In dem dritten Buche seiner Optik[1] wirft Isaak Newton die Frage auf, ob nicht die Farbenempfindungen entständen, indem

---

[1] J. Newton, Optice. Liber III, Quest. XIII, XIV, XVI.

* Indem ich, einem mehrfach geäufserten Wunsche nachkommend, hier in möglichst getreuer Uebertragung einen vor Kurzem auf der diesjährigen Versammlung der British Association gehaltenen Vortrag veröffentliche, verhehle ich mir durchaus nicht, dafs die Loslösung einer einzelnen Rede aus dem Zusammenhange mit anderen gleichzeitig gehaltenen zu manchen Mifsdeutungen Anlafs geben kann. Um nicht in unnütze Wiederholungen zu verfallen, ist der einzelne Redner völlig berechtigt, auf hochbedeutsame Thatsachen und abweichende Theorien nicht einzugehen, weil sie entweder schon in den vorausgegangenen Reden hinreichend besprochen worden sind, oder weil er sicher weifs, dafs dieses im unmittelbaren Anschlusse an seine Ausführungen von berufenerer Seite geschehen wird.

Das geschäftsführende Comité der Section A (Mathematik und Physik) hatte veranlafst, dafs in gemeinsamer Sitzung mit der Section D (Biologie und Physiologie) eine Discussion „über die physikalischen und physiologischen Theorien des Farbensehens" stattfand. — Lord Rayleigh eröffnete nach den kurzen einleitenden Worten, in denen der Vorsitzende der mehr als 500 Personen umfassenden Versammlung, Prof. G. H. Darwin, die hohe Bedeutung der Farbenlehre und die Schwierigkeit der hier vorliegenden Probleme hervorhob, die Discussion mit einer allgemein verständlichen und

das Licht in den Bestandtheilen der Netzhaut des Auges Vibrationen hervorriefe. Zu diesem Ausspruche macht Thomas Young
in einer Abhandlung, die er im November 1801 der Royal Society
in London vorlegte [1], eine Anmerkung, in der er darauf hinweist,
dafs die Schwingungszahlen dieser Vibrationen von der Beschaffenheit der erregten Netzhauttheilchen abhängig seien und dafs demgemäfs die unendlich grofse Zahl wahrnehmbarer Farben eine
unendlich grofse Zahl verschiedenartiger Bestandtheile in jedem
Flächenelement der Netzhaut erfordere. Dieses anzunehmen, sei
unmöglich; man könne jedoch bereits alle Thatsachen der Farbenempfindung erklären, wenn man in jedem Flächenelement der
Retina nur drei Bestandtheile voraussetze, welche durch ihre
Schwingungen drei gewisse, von einander verschiedene Farbenempfindungen verursachten, während dann sämmtliche übrigen
Farbentöne die Resultanten dieser Grundempfindungen seien. In
einer später veröffentlichten Abhandlung [2] bezeichnet Thomas
Young Roth, Grün und Violett als diese Grundempfindungen.
Es mufs nun allerdings hervorgehoben werden, dafs kein be-
sonderer Ausspruch von Young angeführt werden kann, wonach
er die Empfindung von Weiss als die Resultante der gleichzeitigen
Reizung der drei Elementarbestandtheile der Netzhaut ansieht;

---

doch der wissenschaftlichen Tiefe nicht entbehrenden Uebersicht über die
bisher auf dem Gebiete der Farbenlehre bekannt gewordenen Thatsachen
und den daraus abzuleitenden Schlufsfolgerungen. Die Subjectivität der
Farbenempfindungen, die Newton'sche Methode von der Schwerpunkts-
construction der Farbentafel, die dreifache Mannigfaltigkeit eines normalen
Farbensystems u. s. w., Alles fand eine knappe, und doch völlig lückenlose
und klare Darstellung. In meinem darauf folgenden Vortrage konnte ich
also die Kenntnifs aller dieser Punkte voraussetzen. Da mir nun ferner
bekannt war, dafs in den unmittelbar folgenden Reden der Herren Foster
und Tennant eine überzeugungserfüllte Vertheidigung der Hering'schen
Farbenlehre zu erwarten war, so wollte ich den Anhängern dieser Richtung
nicht entgegentreten, bevor sie nicht selbst zum Worte gekommen waren.
Letzteres möge zur Rechtfertigung dienen, wenn es scheinen sollte, als
schenke ich der Hering'schen Theorie nicht die ihr gebührende Beachtung.
So viel es mir nöthig erschien, habe ich bei der hier vorliegenden deutschen
Uebertragung diesen Uebelständen durch die Beifügung von Anmerkungen
abzuhelfen gesucht. Aufserdem sind auch durch genaue Literaturangaben
jedem Leser die erforderlichen Hinweise gegeben, um sich noch eingehender
über die behandelten Fragen unterrichten zu können.

[1] *Philos. Trans.* 1802, Part. I, p. 20.
[2] *Philos. Trans.* 1802, Part. II, p. 395.

aber es ist das eine ganz selbstverständliche Schlufsfolgerung aus
seiner Theorie, wenn diese überhaupt im Stande ist, die Farben-
versuche Newton's zu erklären.

Das Princip, welches Thomas Young in dieser Theorie für
das engere Gebiet der Farbenempfindung, mehr ahnend als streng
beweisend, zu Grunde legte, ist jetzt in der Physiologie nach
Johannes Müller's Vorgang, der ein Vierteljahrhundert nach
Thomas Young die Lehre von den Sinnesempfindungen abermals
mächtig förderte, unter dem Namen des „Gesetzes von der specifischen Energie der Sinnesorgane" schärfer formulirt und wird
in einem viel gröfseren Bereiche für richtig befunden.[1]

Es ist wenig bekannt, dafs die Einsicht von Thomas Young
aber noch tiefer ging.[2] Er erklärte schon die Farbenverwechse-
lungen, welche sein Zeitgenosse Dalton machte, als eine Folge
des Fehlens oder der Lähmung derjenigen Fasern (fibres — wie
er sie nennt) in der Netzhaut, welche die Rothempfindung verursachen. Es ist somit bereits von ihm der Idee nach eine Anschauung ausgesprochen worden, welche bis auf den heutigen
Tag aufrecht erhalten wird.

---

[1] Es mag hier darauf hingewiesen sein, dafs Joh. Müller's Lehre von
der specifischen Energie in seiner principiellen Auffassung des Unterschiedes zwischen Unorganischem und Organischem wurzelt. Das Un-
organische reagirt verschieden je nach der Art des einwirkenden Reizes,
das Organische aber nur nach seiner specifischen Energie; so besteht z. B.
die Reaction des Sehnerven auf jeden Reiz in der Erzeugung einer Gesichts-
empfindung. Vgl. Joh. Müller, Ueber die phantastischen Gesichtserscheinungen. Coblenz 1826. — Zur vergleichenden Physiologie des Gesichtssinnes. Leipzig 1826. — Handbuch der Physiologie. (Besonders sind zu
beachten die Prolegomena zur vierten Auflage des ersten Bandes.)

[2] So viel ich finden kann, gebührt Herrn Prof. W. Preyer (vgl. W.
Preyer, *Pflüger's Archiv* 25, S. 31, 1881. Auch separat erschienen unter
dem Titel: Ueber den Farben- und Temperatursinn mit besonderer Rücksicht auf Farbenblindheit. Bonn 1881) das Verdienst, zuerst auf die Priorität
Young's in Betreff der Erklärung der sog. „Farbenblindheit" durch das
Fehlen oder die Lähmung einer der drei Faserarten der Netzhaut hingewiesen zu haben. Young spricht die hier erwähnte Auffassung aus in einer
Bemerkung, die er in dem von ihm herausgegebenen „Catalogue of works
relating to natural philosophy and the mechanical arts" an die von J. Dalton verfafste Abhandlung „on some facts relating to the vision of colours
(*Memoires of Lit. and Phil. Soc. of Manchester* V. 28)" anknüpft. Die bezügliche Stelle lautet: „it is much more simple to suppose the absence or
paralysis of those fibres of the retina, which are calculated to perceive red".

Die Kenntnifs der Thatsachen war aber damals noch zu gering, um einen Beweis für Young's Theorie gewähren zu können und daher beachtete man dieselbe immer weniger und weniger, bis vor ungefähr 30 Jahren Maxwell [1] und Helmholtz [2] sie vor gänzlicher Vergessenheit retteten; Maxwell bemühte sich sogar, einen auf quantitative Versuche gestützten Beweis für dieselbe zu geben. Die Methode und die Resultate dieser Untersuchung sind so allgemein bekannt, dafs ich hier nicht bei denselben verweilen will.[3] Es mufs hier aber hervorgehoben werden, dafs Helmholtz, ohne von den darauf bezüglichen Ansichten Young's etwas zu wissen, die „Farbenblindheit", welche man mittlerweile besser kennen

---

[1] J. Cl. Maxwell, *Edinb. Trans.* 21, p. 275. 1855. — *Report of the British Assoc. for 1856.* — *Philos. Mag.* (4) 14, p. 40. 1857. — *Philos. Trans.* Vol. CL, Part. I, p. 57. 1859.

[2] Wie sehr die Anerkennung von Young's Ansichten an den Fortschritt der experimentellen Ergebnisse gebunden war, geht daraus hervor, dafs zuerst auch Helmholtz (*Pogg. Ann.* 87, S. 45 und *Müller's Archiv,* Jahrg. 1852, S. 461) in beobachteten Thatsachen einen Widerspruch gegen dieselbe zu erblicken glaubte, während er bald darauf auf Grund weiter angestellter Versuche (*Verh. des naturhist.-med. Vereins zu Heidelberg* 2, S. 1. 1859. Handbuch der physiol. Optik, 1. Aufl., § 20) Young's Theorie vollkommen anerkannte.

[3] Selbst wenn Lord Rayleigh in seinem einleitenden Vortrage (siehe oben Anm. *, S. 88) die Ergebnisse der Maxwell'schen Untersuchungen nicht besprochen hätte, so wäre ich doch wohl einigermaafsen berechtigt gewesen, den obigen Ausspruch zu thun. Die Kenntnifs von der Bedeutung des so früh und unerwartet der Wissenschaft entrissenen genialen Physikers Clark Maxwell ist in ungemein weiten Kreisen des englischen Volkes verbreitet. Es ist wohl nicht zu viel behauptet, wenn gesagt wird, dafs man in England Maxwell da noch zu würdigen weifs, wo in entsprechenden Kreisen Deutschlands ein ebenso bedeutender deutscher Physiker nicht einmal dem Namen nach bekannt ist. Ohne Zweifel hat eine von L. Campbell und W. Garnett verfafste Biographie (erschienen bei Macmillan in London) zu dieser allgemeinen Werthschätzung viel beigetragen. Dieses in lebendiger Weise geschriebene Buch giebt nicht nur eine durch Stahlstiche, Holzschnitte, Chromolithographien u. s. w. unterstützte populäre Darstellung der Ziele und Ergebnisse von Maxwell's Bestrebungen, sondern es gewährt auch einen Einblick in das innere Leben des tief religiös und poetisch angelegten gemüthvollen Mannes. Auf die in dem Text der Rede als allgemein bekannt vorausgesetzte Methode der farbentheoretischen Untersuchungen von Maxwell und der damit erhaltenen Resultate, werde ich weiter unten (S. 103, Anm. 1) eingehen, wo ich das Princip der Newton'schen Schwerpunktsconstruction der Farbentafel erläutere.

gelernt hatte [1], durch das Fehlen einer der drei Grundempfindungen erklärte.

Die Ergebnisse von MAXWELL's Untersuchungen müssen um
so höher geschätzt werden, weil sie die ersten waren, bei denen
Spectrallicht benutzt wurde. Aber gerade der Umstand, daſs sie
die ersten und daher noch etwas unvollkommenen Messungen
dieser Art waren, läſst es erklärlich finden, wenn man aus ihnen
noch keine endgültigen und abschlieſsenden Resultate zu ziehen
im Stande ist.

Während der letzten zehn Jahre — also zwanzig Jahre nach
MAXWELL's Untersuchung — haben dann die bekannten Forscher
v. KRIES [2], v. FREY, DONDERS [3] und LORD RAYLEIGH [4], mit ge-
eigneteren experimentellen Hülfsmitteln ausgerüstet, weitere Bestimmungen gemacht, die sich jedoch nur über einzelne Theile
des Spectrums erstrecken. Alle diese Thatsachen und die reiche
Unterstützung, welche uns das physikalische Institut der Berliner
Universität gewährte, waren für mich und meinen Collegen
C. DIETERICI die Veranlassung, nicht nur aufs Neue Farbengleichungen mit aller erdenklichen Genauigkeit zu bestimmen,
sondern sie auch systematisch über das ganze Spectrum auszudehnen.[5]

---

[1] Hier sind vor Allem die Untersuchungen von A. SEEBECK (*Pogg.
Ann.* 42, S. 177. 1837) zu erwähnen; ferner mehrere Abhandlungen von
G. WILSON (*Monthly Journal of med. Science* 1853 bis 1855).

[2] M. v. FREY u. J. v. KRIES, *Archiv für Anat. u. Physiol.*, physiol. Abth.,
Jahrg. 1881, S. 336.

[3] Von den zahlreichen Schriften F. C. DONDERS', welche sich auf die
Farbenlehre beziehen, seien hier nur diejenigen erwähnt, welche die
Analyse der Farbenempfindungen behandeln. Eine theilweise Zusammen-
fassung findet sich in: F. C. DONDERS, New researches on the systems of
coloursense. *Onderzoek. gedaan in het Physiol. Laborat. der Utrecht'sche Hooge-
school*, 3de Reeks, D. VII, Bl. 95. 1882. Ferner kommt in Betracht: F. C.
DONDERS, *Archiv f. Anat. u. Physiol.*, physiol. Abth., Jahrg. 1884, S. 518. Unter
Leitung von DONDERS war vorher schon erschienen: J. A. VAN DER WEYDE,
Methodisch onderzoek der Kleurstelsels van Kleurblinden. *Onderzoek. etc.*,
3de Reeks, D. VII, Bl. 1. 1882. (Auszugsweise veröffentlicht in *Graefe's
Archiv* 28 (1), S. 1. 1882.)

[4] RAYLEIGH, *Nature*, Vol. XXV, p. 64. 1881. (Gelesen vor der Section A
d. British Association, 2. Sept. 1881.)

[5] Eine vorläufige Darstellung der erhaltenen Resultate wurde veröffentlicht in den *Sitzungsberichten der Berliner Akad.*, Sitzung vom 22. Juli
1886. [S. Nr. XIV der vorliegenden Sammlung.] Die umfassende Be-

II.

Die Untersuchung mufs beginnen mit der Reduction der unendlich grofsen Anzahl von Farbenempfindungen auf eine möglichst kleine Anzahl von E l e m e n t a r - E m p f i n d u n g e n , welche, entweder allein oder gleichzeitig in wechselnder Intensität und wechselndem Verhältnifs vorhanden, alle möglichen Farbenempfindungen entstehen lassen. Es ist dieses eine Aufgabe der rein experimentellen Forschung, deren Lösung von jeder theoretischen Annahme frei gehalten werden kann. Aus diesem Grunde ist auch hier die Bezeichnung „Elementar - Empfindung" und nicht „Grund‘‘- oder „Fundamental-Empfindung" gewählt worden, weil die letztere sich gewöhnlich auf einen einfachen Procefs bezieht, der in der Peripherie des Nervus opticus vor sich geht. Es wird sich weiter unten zeigen, dafs eine scharfe Unterscheidung dieser Art n o t h w e n d i g ist.

Die erste wesentliche Vereinfachung unserer Aufgabe ergiebt sich aus der Thatsache, dafs bei a l l e n Individuen sämmtliche Farbenempfindungen durch Spectralfarben oder deren Mischungen erzeugt werden können.

III.

Der von uns benutzte Apparat ist von Prof. v. HELMHOLTZ vor mehreren Jahren zum Zweck der Herstellung von Farbenmischungen

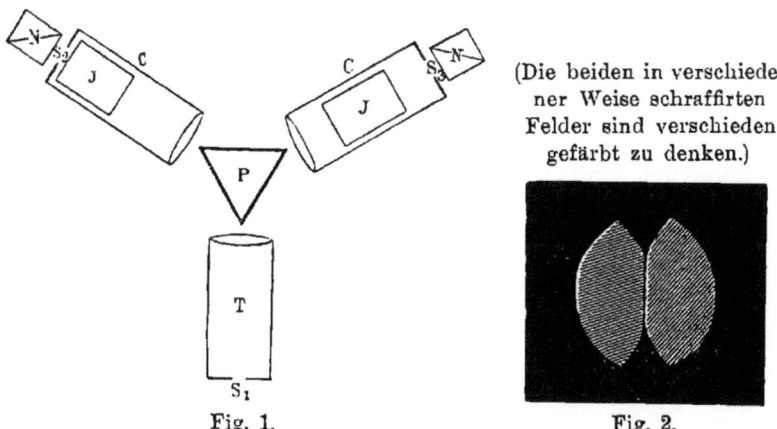

(Die beiden in verschiedener Weise schraffirten Felder sind verschieden gefärbt zu denken.)

Fig. 1.   Fig. 2.

construirt und von uns bei dieser Gelegenheit in manchen Einzelheiten verbessert worden. Er besteht in einem Spectroskope (Fig. 1)

schreibung der benutzten Apparate, sowie Angabe der unmittelbaren Beobachtungsergebnisse wird erfolgen. [S. Nr. XXI d. vorliegenden Sammlung.]

mit einem gleichseitigen Prisma P und zwei Collimatoren CC;
das Teleskop T hat an Stelle des Oculars in dem Brennpunkte
seines Objectivs einen Spalt S_1. Jeder Collimator enthält ferner
einen achromatisirten Doppelspath J und an der Aufsenseite des
Spaltes (S_2 und S_3) ein NICOL'sches Prisma N. Zunächst wollen
wir von den letzterwähnten Theilen absehen. Wenn die Spalten
S_2 und S_3 erleuchtet sind, so entstehen in der Ebene des Spaltes
S_1 zwei auf einander liegende Spectren. Ein Auge, welches sich
dicht vor dem Spalte S_1 befindet und in die Röhre T hinein-
blickt, sieht zwei im Allgemeinen verschieden gefärbte, linsen-
förmige, an einander grenzende Felder, wie sie in Fig. 2 dargestellt sind. Eine kurze Ueberlegung zeigt, dafs die beiden gefärbten Felder die Seitenflächen des Prismas sind, welche in demjenigen Lichte leuchtend erscheinen, welches aus ihnen heraus-
tretend, durch den Spalt S_1 in das Auge gelangt. Betrachten
wir nunmehr die Wirkung des zwischen Spalt und Objectiv jedes
Collimators eingeschalteten Doppelspathes! Sie wird darin bestehen, dafs im Allgemeinen zwei Paare von Spectren in der
Ebene des Spaltes S_1 entstehen, ein Paar herrührend von dem
Spalt S_2 und das andere herrührend von dem Spalt S_3, und zwar
sind je zwei Spectren, welche zu demselben Paare gehören, senkrecht zu einander polarisirt. Es ist nun ersichtlich, dafs ein vor
dem Spalte S_1 befindliches Auge denselben Anblick wie früher
haben wird, nur sieht es jetzt nicht in jeder Hälfte monochromatisches Licht, sondern eine aus zwei Componenten bestehende
Mischung; und das Intensitätsverhältnifs dieser beiden Componenten kann beliebig geändert werden durch die NICOL'schen
Prismen N, welche, wie erwähnt, sich zwischen den benutzten
Lichtquellen und den Spalten S_2 und S_3 befinden. Wenn der
Doppelspath dicht an einen der Spalte herangeschoben ist, so
haben wir in der entsprechenden Hälfte des Gesichtsfeldes nur
monochromatisches Licht. Man kann demnach vermittelst des
Apparates vergleichen: monochromatisches Licht mit monochromatischem, eine Mischung von zwei Componenten mit monochromatischem Lichte und endlich zwei solcher Mischungen mit einander. Indem wir in beiden Theilen des Gesichtsfeldes dieselbe
Nüance, Sättigung und Intensität herstellen, erhalten wir eine
„Farbengleichung", deren Coefficienten und Variablen gegeben
sind durch die Stellung der Collimatoren, die Entfernungen
zwischen den Doppelspathen und den Spalten, die Richtung der

Nicol'schen Prismen und endlich durch die mikrometrisch gemessene Breite der beiden Spalte S_2 und S_3. Eine grofse Menge solcher Farbengleichungen wurde von sämmtlichen von uns untersuchten Personen hergestellt. Hierbei dienten zwei besonders construirte Gaslampen als Lichtquellen, so dafs die gewonnenen Resultate zunächst nur auf das prismatische Spectrum dieses bestimmten Gaslichtes Bezug hatten; um ihnen aber eine allgemeine Bedeutung zu geben, wurden sie auf das Interferenz-Spectrum des Sonnenlichtes umgerechnet.

Ich mufs es mir versagen, auf eine Beschreibung weiterer Einzelheiten einzugehen und wende mich daher zu den Resultaten unserer Untersuchung.

Hierzu ist es erforderlich, folgende Definition vorauszuschicken: Wenn wir annehmen, dafs die Lichtvertheilung in unserem Spectrum diejenige des Sonnenlichtes in einem Diffractions-Spectrum ist, so wollen wir Elementar-Empfindungscurven diejenigen Curven nennen, deren Ordinaten der Intensität der Elementarempfindung entsprechen, wenn die Wellenlänge durch die Abscisse gegeben ist.

IV.

A. Es giebt Personen, welche k e i n e Farbennüancen unterscheiden können und denen daher, so weit die Farben in Betracht kommen, die Welt erscheint wie eine Photographie oder ein Stahlstich dem normalen Auge. Solche Personen, deren Zahl sehr klein ist, besitzen nur e i n e Elementarempfindung.[1] Bei der einzigen Person dieser Art, welche wir auffinden konnten, besafs die Elementar-Empfindungscurve den in Fig. 3 durch die Curve *H* dargestellten Verlauf. Donders hat eine gleiche Messung an einem anderen Individuum dieser Classe gemacht und mit den unserigen fast identische Resultate erhalten, so dafs wir wohl

---

[1] Bisher sind nur 37 Personen beobachtet worden, welche man dieser Classe zugerechnet hat. Bei einer eingehenderen Prüfung würde aber wahrscheinlich ein Theil derselben als nicht hierher gehörig zu bezeichnen sein. Die einschlägige Literatur ist angeführt von Herrn F. C. Donders, *Onderzoek. etc.*, 3 de Reeks, D. VIII, Bl. 95 bis 100, 1883 und *Gräfe's Archiv* 30 (1), S. 80.

Aufser der hier angegebenen Eigenthümlichkeit des Farbensinnes zeigen die betreffenden Individuen noch andere entschieden als pathologisch zu bezeichnende Eigenschaften, nämlich geringe Sehschärfe ($\frac{1}{6}$ bis $\frac{1}{10}$), Lichtscheu, grofse Reiz- und Unterschiedsschwellen.

berechtigt sind, die hier gezeichnete Curvenform als eine typische
zu betrachten.

B. Für eine andere zahlreichere Classe von Personen, die
gewöhnlich „Farbenblinde" genannt werden [1], zerfällt das Spectrum in drei Theile, zwei Endstrecken und eine Mittelstrecke. In der ganzen Ausdehnung jeder Endstrecke ist
dieselbe Nüance vorhanden und die Farbe ändert sich nur in
der Intensität. Die unendlich vielen continuirlich in einander
übergehenden Farbentöne der Mittelstrecke können durch
Mischung des Lichtes der beiden Endstrecken erzeugt werden.
Wir müssen hier also zwei Elementarempfindungen annehmen,
und die Analyse eines derartigen Farbensystems ist am ein-
fachsten, wenn man die Empfindungen der beiden Endstrecken
als Elementarempfindungen nimmt. Auf Grund einer solchen
Voraussetzung wurden die Elementar-Empfindungscurven für die
untersuchten Personen dieser Classe bestimmt. Im Ganzen erhielten wir drei solche Curven. Die Curve K (Fig. 3) kam allen
Personen zu, wärend die zweite Curve bei den verschiedenen Personen verschieden war; einige hatten die Curve W_1, andere die
Curve W_2 (Fig. 3).

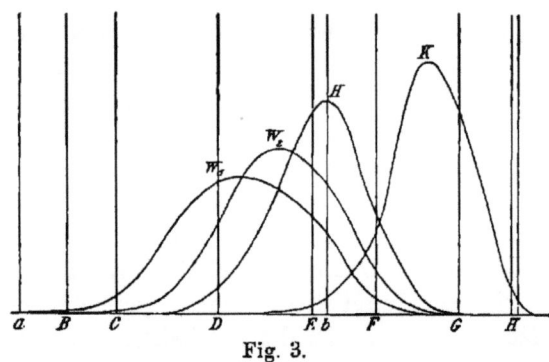

Fig. 3.

So weit also unsere eigenen Beobachtungen gehen, müssen
wir alle „Farbenblinden" in zwei Gruppen trennen. Eine dritte
sehr abweichende Gruppe von „Farbenblinden" wurde von Holm-

---

[1] Die Bezeichnung „Farbenblinde" für diese Classe ist völlig unrichtig, da solche Personen in dem Spectrum eine ganze Reihe von Farben,
als nach Nüance und Sättigung verschieden, zu erkennen vermögen.

GREN und DONDERS beobachtet, jedoch ohne genauen quantitativen Messungen unterzogen zu werden.[1]

Um die weiter unten zu erwähnende rechnerische Verwerthung der Resultate zu vereinfachen, ist der Maafsstab für die Zeichnung der verschiedenen Curven so gewählt, dafs die von jeder Curve und der Abscissenaxe umschlossene F l ä c h e i m m e r d i e s e l b e i s t.[2]

Bis jetzt haben wir also zwei grofse Classen von Personen kennen gelernt und gesehen, dafs die wenigen Individuen, welche zur ersten Classe gehören, nur e i n e Elementarempfindung be-

---

[1] Es sind dieses die sog. „Violettblinden", eine Gruppe, deren Existenz mir trotz der Beobachtung so hervorragender Forscher noch immer nicht ganz sicher festgestellt erscheint. Ich selbst hatte vor einiger Zeit Gelegenheit, einen Knaben zu untersuchen, dessen Beschreibung der Farbenfolge im Spectrum mit derjenigen der als „violettblind" bezeichneten Personen vollkommen übereinstimmte, und trotzdem ergab sich bei weiterer Untersuchung das Vorhandensein eines trichromatischen Farbensystems, das jedoch von den weiter unten erwähnten Formen derselben ohne Zweifel sehr beträchtlich abwich. Leider liefsen häufige Widersprüche in den Angaben, sowie andere Umstände keine vollständige Klarheit und Sicherheit gewinnen. Die wahrscheinlichste Erklärung scheint mir in einer von der normalen v ö l l i g a b w e i c h e n d e n Absorption in dem Pigmente der Macula lutea zu liegen. Systematisch durchgeführte Beobachtungen an urtheilsfähigen Individuen dieser Gruppe sind zum weiteren Ausbau der Farbentheorie besonders wünschenswerth.

[2] Die von einer Curve und der Abscissenaxe umschlossene Fläche repräsentirt die Gröfse der betreffenden Elementarempfindung bei einfallendem unzerlegtem Sonnenlichte. Irgend ein quantitatives Verhältnifs zwischen den Elementarempfindungen desselben Individuums und verschiedener Individuen läfst sich nicht bestimmen, da sie qualitativ verschieden sind. Man kann daher ein ganz beliebiges Maafs festsetzen, indem man für jede Elementarempfindung einen geeigneten Maafsstab wählt. Dieser ist nun überall in der nachfolgenden Darstellung so angenommen, dafs die Flächen aller Curven unter einander gleich sind. Wir haben hier also eine rein conventionelle zur Erleichterung der Rechnung dienende und durchaus nicht in den Thatsachen wurzelnde Festsetzung. Ja, wenn es gestattet ist, die verschieden gefärbten Theile des Spectrums hinsichtlich ihrer relativen Helligkeit mit einander zu vergleichen und in der Helligkeit ein Maafs für die Intensität der von dem Lichte der betreffenden Wellenlänge ausgelösten Empfindung zu sehen, so ist die hier befolgte, übrigens schon von HELMHOLTZ eingeführte Maafsbestimmung mit den Thatsachen im Widerspruch. Es ist jedoch ersichtlich, dafs dieser Umstand eine consequente rechnerische Durchführung der gemachten Annahmen durchaus nicht hindert, so lange man sich nur bewufst bleibt, was Thatsache und was willkürliche Festsetzung ist.

sitzen, während die zahlreicheren Vertreter der zweiten Classe
zwei Elementarempfindungen besitzen und selbst wiederum in
zwei Gruppen eingeordnet werden müssen.

C. Nunmehr gehen wir zu der dritten sehr grofsen Classe
über, welche alle Personen umfafst, die nicht zu einer der beiden
schon erwähnten Classen gehören. Wir werden sehen, dafs wir
hier die Existenz von drei Elementarempfindungen annehmen
müssen, um alle Farbengleichungen, welche von diesen Individuen gemacht werden, erklären zu können. Lord RAYLEIGH
und DONDERS haben gefunden, dafs auch in dieser Classe beträchtliche Unterschiede zwischen den einzelnen Personen vorkommen und mindestens zwei Gruppen aufgestellt werden müssen,
von denen die erste die weitaus gröfste Mehrzahl der Personen
enthält, während die Vertreter der zweiten Gruppe nicht zahl-
reicher sind, als die Personen beider Gruppen der zweiten Classe
zusammen.[1]

Ein Individuum der dritten Classe sieht an den beiden
Enden des Spectrums, ebenso wie die Vertreter der zweiten
Classe, je eine Strecke, in der die Farbe sich nur der Intensität
nach ändert. Diese beiden Strecken wollen wir auch hier Endstrecken nennen und die beiden von ihnen ausgelösten Empfindungen als Elementarempfindungen annehmen. Die Theile des
Spectrums von diesen Endstrecken bis zu einer gewissen Ent-

---

[1] Die Personen der zweiten, weniger zahlreichen Gruppe werden gewöhnlich als „farbenschwach" bezeichnet. Ich finde jedoch diese Benennung fast ebenso ungenau wie die Bezeichnung „Farbenblinde" für die Individuen der zweiten Classe. Wir haben bei ihnen nicht eine verminderte
Fähigkeit in der Unterscheidung verschiedener Farbentöne, sondern es sind
die Farbentöne in einer anderen Weise im Spectrum vertheilt als bei der
ersten, gröfseren Gruppe derselben Classe. Besonders tritt dieses hervor
in den Uebergangstönen zwischen Orange und Grün. Rothgelb und Grün-
gelb erscheinen ihnen bei schwacher Beleuchtung ziemlich ähnlich, obschon
sie doch nur von ungebildeten Personen dieser Gruppe mit einander verwechselt werden. Diese grofse Aehnlichkeit der erwähnten beiden Theile
des Spectrums ist aber verbunden mit einer schärferen Unterscheidung der
Farbentöne im Grün und in dem Uebergang von Roth in Orange. Die viel-
fache Verwendung von Grün und Roth-Orange in der Malerei bei der Darstellung der Laubschattirungen sowie der Wolken- und Luftfärbung bei
niedrig stehender Sonne scheint mir die Erklärung dafür zu geben, dafs
solche Personen, wie ich mehrfach gefunden habe, ein fein entwickeltes
Verständnifs für Malerei, insbesondere für landschaftliche Stimmungsbilder
besitzen.

fernung gegen die Mitte des Spectrums hin, seien „Z w i s c h e n -
s t r e c k e n", und der von diesen eingeschlossene übrige Theil
des Spectrums sei „M i t t e l s t r e c k e" genannt. Aus den Farbengleichungen geht hervor, dafs in jeder Zwischenstrecke z w e i
Elementarempfindungen anzunehmen sind, und zwar eine, welche
in beiden dieselbe, während die andere diejenige der anstofsenden Endstrecke ist; ferner zeigen die Farbengleichungen, dafs
jeder in der M i t t e l s t r e c k e vorhandene Farbenton das Resultat der gleichzeitigen Auslösung der d r e i bisher erwähnten Elementarempfindungen ist. Die hier vorhandenen drei Elementarempfindungen wollen wir mit R, G und V bezeichnen. Es mag
noch erwähnt werden, dafs zur Bestimmung des Verlaufs der

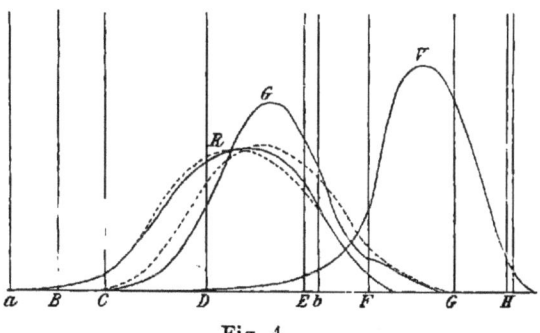

Fig. 4.

Elementar-Empfindungscurven nur solche Farbengleichungen benutzt werden konnten, bei denen geringe Unterschiede in Ton
und Sättigung der benutzten Farben leicht zu erkennen waren
und bei deren Combination zugleich kleine Beobachtungsfehler
keinen grofsen Einflufs auf das Endergebnifs der Rechnung
hatten. Die Rücksicht auf den ersten Umstand forderte, weifs-
liche Farben zu vermeiden und nur im Spectrum nahe bei einander liegende Farben zu mischen, während zugleich der zweite
Umstand einen grofsen Abstand der gemischten Farben im Spectrum verlangte. Dieses bringt den Experimentator in ein ge-
wisses Dilemma und Tausende von Farbengleichungen wurden
hergestellt, ehe nach Auffinden eines geeigneten Mittelweges
brauchbare Mischungen erlangt werden konnten. In Fig. 4 beziehen sich die ausgezogenen Curven R, G und V auf die erste
grofse Gruppe und die zwei punktirten Curven, zu denen dann
noch als dritte die ausgezogene Curve V hinzutritt, auf die zweite

7*

Gruppe dieser Classe. Von jetzt an werde ich die Farbenempfindungen der ersten Gruppe als n o r m a l, die der zweiten Gruppe als a n o m a l bezeichnen.

V.

Nachdem wir somit die Analyse der Farbenempfindungen ohne Hülfe irgend einer Hypothese vollendet haben, wollen wir nunmehr sehen, ob sich daraus Schlüsse auf den physiologischen Procefs, der die Farbenempfindung hervorruft, ziehen lassen.

Indem wir der oben bereits erwähnten, allgemein gebräuchlichen Definition folgen, nennen wir G r u n d e m p f i n d u n g nunmehr eine solche Empfindung, welche durch einen einfachen Procefs in der Peripherie des Nervus opticus verursacht wird. Es ist ersichtlich, dafs für jedes Individuum die Zahl der Grundempfindungen gleich ist der Zahl der Elementarempfindungen und dafs wir ebenso von Grund-Empfindungscurven sprechen können, wie wir bisher von Elementar-Empfindungscurven gesprochen haben. Wir wollen die folgenden Bezeichnungen für die Grundempfindungen benutzen:

Für die erste Classe . . . . $\mathfrak{H}$

Für die zweite Classe $\begin{cases} \text{erste Gruppe } \mathfrak{W}_1 \ \mathfrak{K}_1 \\ \text{zweite } \quad \text{,,} \quad \mathfrak{W}_2 \ \mathfrak{K}_2 \end{cases}$

Für die dritte Classe $\begin{cases} \text{normal} \ . \ . \ . \ . \ \mathfrak{R} \ \mathfrak{G} \ \mathfrak{B} \\ \text{anomal} \ . \ . \ . \ . \ \mathfrak{R}' \ \mathfrak{G}' \ \mathfrak{B}' \end{cases}$

Alle Farbengleichungen sind linear und homogen, und da sowohl die Werthe der Elementarempfindungen wie die der Grundempfindungen Lösungen dieser Gleichungen sind, so folgt, dafs die Grundempfindungen jedes Individuums lineare und homogene Functionen seiner Elementarempfindungen sein müssen und umgekehrt.[1] Wir kennen nun die Elementarempfindungen und können daher die folgenden Relationen schreiben:

---

[1] Soviel ich sehe, besitzen wir kein Mittel, je die wahre Gestalt der Grund-Empfindungscurven sicher zu bestimmen. Alle quantitativen Versuche, welche wir anstellen können, bestehen in der Herstellung von Farbengleichungen und diese können uns, weil sie homogen und linear sind, nur Empfindungscuren geben, welche homogene, lineare Functionen der Grund-Empfindungscurven sind. Eine Bestimmung der Coefficienten dieser Functionen ist unmöglich. Was oben Elementarempfindung genannt worden, ist auch nicht in den Thatsachen eindeutig begründet, sondern die Festsetzung beruht auf einer gewissen Annahme, wie auch an der geeigneten Stelle erwähnt worden ist. Der im Nach-

I. $\mathfrak{H} = H$

II. 1. $\mathfrak{W}_1 = \alpha_1' \, W_1 + \beta_1' \, K \quad$ wo $\alpha_1' + \beta_1' = 1$

$\mathfrak{K}_1 = \alpha_1'' \, W_1 + \beta_1'' \, K \qquad \alpha_1'' + \beta_1'' = 1$

2. $\mathfrak{W}_2 = \alpha_2' \, W_2 + \beta_2' \, K \qquad \alpha_2' + \beta_2' = 1$

$\mathfrak{K}_2 = \alpha_2'' \, W_2 + \beta_2'' \, K \qquad \alpha_2'' + \beta_2'' = 1$

III. 1. $\mathfrak{R} = a_1 \, R + b_1 \, G + c_1 \, V \quad$ wo $a_1 + b_1 + c_1 = 1$

$\mathfrak{G} = a_2 \, R + b_2 \, G + c_2 \, V \qquad a_2 + b_2 + c_2 = 1$

$\mathfrak{B} = a_3 \, R + b_3 \, G + c_3 \, V \qquad a_3 + b_3 + c_3 = 1$

2. $\mathfrak{R}' = a_1' \, R' + b_1' \, G' + c_1' \, V \quad \text{„} \quad a_1' + b_1' + c_1' = 1$

$\mathfrak{G}' = a_2' \, R' + b_2' \, G' + c_2' \, V \qquad a_2' + b_2' + c_2' = 1$

$\mathfrak{B}' = a_3' \, R' + b_3' \, G' + c_3' \, V \quad \text{„} \quad a_3' + b_3' + c_3' = 1$

Mit Hülfe dieser Gleichungen können wir Curven construiren, welche zu den Grundempfindungen dieselbe Beziehung haben, wie die früheren zu den Elementarempfindungen.[1]

Der Zweck dieser Verbindungen der Elementar-Empfindungs-curven ist zu prüfen, ob wir unter der unendlich grofsen Zahl möglicher Grund-Empfindungscurven drei solche finden können, von denen e i n e den Vertretern der ersten Classe, irgend z w e i

---

folgenden gemachte Versuch einer Bestimmung der Grund-Empfindungs-curven beruht daher ebenfalls auf einer gemachten Voraussetzung. Ich er-achte aber ein solches Vorgehen nicht nur für berechtigt, sondern sogar für nothwendig, wenn wir uns dabei nur klar bewufst bleiben, was Thatsache und was Voraussetzung ist.[1]

[1 Hierzu bemerkt der Verf., dafs er den Inhalt dieser Note nicht mehr für richtig halte, denn aus blofsen Helligkeitsgleichungen hätten wir kein Mittel, die wahre Gestalt der Grund-Empfindungscurven sicher zu be-stimmen. Er hat inzwischen die Ansicht gewonnen, dafs durch heterochrome Helligkeitsvergleichungen und vor allen Dingen durch Untersuchung der photochemischen Substanzen in der Netzhaut dieses wahrscheinlich mög-lich wäre.]

1 Die oben hingeschriebenen Bedingungen für die Coefficienten α, β, a, b und c sind nicht die einzig bestehenden. Eine strenge Durchführung des Gesetzes von der specifischen Energie gestattet wohl, dafs einzelne dieser Coefficienten negativ sind, aber nur in der Art, dafs dadurch an keiner Stelle des Spectrums der Werth irgend einer Grundempfindung negativ wird. Wäre das letztere der Fall, so könnte man durch Mischung des betreffenden Spectrallichtes mit einer entsprechenden Quantität anderen Lichtes, für welches die Grundempfindung einen positiven Werth hat, den gesammten Betrag derselben gleich Null machen, d. h. es würde trotz der Reizung durch wirkungsfähiges Licht diese Grundempfindung nicht aus-gelöst werden. — Bei Herrn HERING's Farbentheorie ist dieses möglich und sogar eines der grundlegenden Principien.

den Vertretern der beiden Gruppen der zweiten Classe und endlich alle drei den Vertretern der dritten Classe zukommen.
Eine solche Beziehung zwischen den drei Classen würde die denkbar einfachste sein.

Es wurde nun allerdings eine solche Relation gefunden, aber
erst, nachdem man die erste Classe und die anomale Gruppe der
dritten Classe aus dem Kreise der Betrachtung ausschloſs. Zu
beachten ist hierbei der Umstand, daſs alle bisher genauer untersuchten Individuen der ersten Classe noch andere und zwar
krankhafte Anomalien des Gesichtssinnes besaſsen. Die von der
anomalen Gruppe der dritten Classe gebildete scheinbare weitere
Ausnahme werden wir weiter unten besprechen.

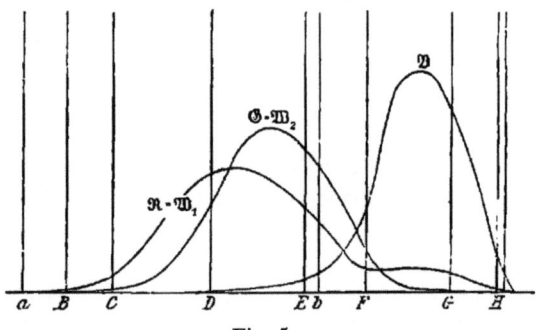

Fig. 5.

Das Ergebniſs dieser Versuche waren die Curven ℜ, ⑮ und
ℬ in Fig. 5. Alle drei gehören der normalen, zahlreichen
Gruppe der dritten Classe, hingegen die Curven ℜ und ℬ der
ersten Gruppe, und ⑮ und ℬ der zweiten Gruppe der zweiten
Classe an.[1]

Eine viel tiefere Einsicht in die Natur der Farbenempfindung
erhalten wir durch nähere Betrachtung der anomalen Gruppe der
dritten Classe. Durch die oben erwähnten Verbindungen der
Elementar - Empfindungscurven können wir wohl die Grund-
Empfindungscurven ℜ und ℬ erhalten, aber an Stelle der Curve

---

[1] Daſs in den beiden Gruppen der zweiten Classe keine Form der
Grund-Empfindungscurven vorhanden sein kann, welche bei der normalen
Gruppe der dritten Classe nicht vorkommt, läſst sich schon aus dem bisher
sehr wenig berücksichtigten Umstande folgern, daſs alle Farbengleichungen,
welche für die letztere gültig sind, auch von den Individuen der zweiten
Classe anerkannt werden.

𝔊 ergiebt sich eine Uebergangsform zwischen ℜ und 𝔊. Wenn wir voraussetzen könnten, dafs die erste Gruppe der zweiten Classe nur eine specielle Form der dritten Classe ist, nämlich eine solche, bei der die Curve 𝔊 ihre Gestalt so weit geändert hat, dafs sie ganz mit der Curve ℜ zusammenfällt, so würde die anomale Gruppe der dritten Classe ein Uebergangsglied bilden. Sind nun Thatsachen vorhanden, welche eine solche Annahme gerechtfertigt erscheinen lassen? Bevor wir diese Frage beantworten, müssen wir die Aufmerksamkeit auf folgenden Umstand richten.

Wenn wir NEWTON's Farbentafel [1] (Fig. 6, S. 104) construiren, finden wir als Farben der drei Grundempfindungen [2]

---

[1] Die NEWTON'sche Farbentafel ist eine derartige Anordnung sämmtlicher nach Ton und Sättigung verschiedener Farben in einer Ebene, dafs die Mischfarben je zweier beliebiger Farben auf der Geraden liegen, welche die Orte der letzteren auf der Tafel mit einander verbindet, und zwar sind die Mischfarben um so näher dem Orte der einen Componente gelegen, je mehr sie von dieser Componente enthalten. Durch diese Festsetzung ist jedoch die Art der Anordnung noch nicht eindeutig bestimmt, sondern man kann noch mehrere Annahmen machen. Hier ist festgesetzt, dafs die drei den Grundempfindungen entsprechenden Farben in den Ecken eines gleichseitigen Dreieckes liegen und dafs diese drei Farben in gleicher Menge gemischt werden müssen, um Weifs zu erzeugen. Es ergeben sich dann die in Fig. 6 gezeichneten Verhältnisse; die Orte für die Farben des Spectrums sind durch die gekrümmte, starke Linie angegeben, auf der ferner noch die verschiedenen Stellen, welche den FRAUNHOFER'schen Linien entsprechen, bezeichnet sind. Weifs wird durch den Schwerpunkt des Dreiecks repräsentirt, und wenn man diesen mit den Ecken des Dreiecks verbindet, so ergeben die Schnittpunkte der Verbindungslinien Grün-Weifs und Blau-Weifs mit jener dem Spectrum entsprechenden Linie diejenigen Stellen im letzteren, welche sich von den Grundempfindungen Grün und Blau nur durch die Sättigung unterscheiden. Die Verbindungslinie Roth-Weifs schneidet das Spectrum nicht, sondern geht nahe an dem rothen Ende desselben, etwas nach Blau hinneigend vorbei. Der Grundempfindung Roth entspricht demnach, auch wenn wir von der Sättigung absehen, keine Spectralfarbe, sondern wir haben unter ihr uns ein sehr gesättigtes Spectralroth zu denken, dem etwas Violett beigemischt ist. Der erste, welcher versuchte, die Gestalt der Farbentafel auf Grund experimentell gewonnener Zahlen genau zu construiren, war CL. MAXWELL. Seine oben (Anm. 3, S. 91) erwähnten Versuche waren so angeordnet, dafs sie sich ohne grofse Schwierigkeit zu dieser Construction verwenden liefsen. In wie weit die von MAXWELL gewonnene Gestalt der Farbentafel von der oben gezeichneten abweicht, kann hier nicht dargelegt werden.

[2] Wenn wir hierzu noch das der Grundempfindung 𝔅 (Blau) complementäre Gelb von der Wellenlänge $\lambda = 575\,\mu\mu$ nehmen, so haben wir genau

für ℜ Roth, etwas nach Purpur neigend

      ® Grün, ungefähre Wellenlänge $\lambda = 505\ \mu\mu$

    ,, ℬ Blau,   ,,   ,, $\lambda = 470\ \mu\mu$.

Wenn wir nun annehmen, daſs die Grundempfindung ® dieselbe bleibt, während die Form der Curve sich in solcher Art ändert, daſs sie schlieſslich mit der Curve von ℜ zusammenfällt, so ist ersichtlich, daſs die Empfindung, welche dieser durch Deckung entstandenen (Doppel)curve entspricht, die Resultante der Empfindungen ℜ und ® bei gleicher Stärke sein würde; dieses ist aber ein Gelb von der ungefähren Wellenlänge 575 $\mu\mu$. — Ich brauche hier kaum zu erwähnen, daſs die Farbenempfindungen gänzlich

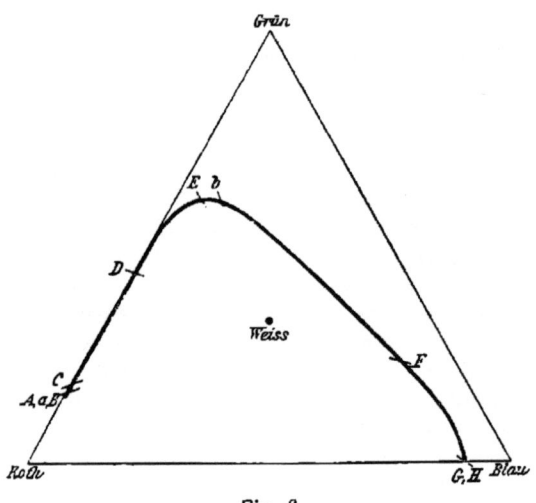

Fig. 6.

subjectiver Natur sind und daſs sie im Allgemeinen bei zwei verschiedenen Classen nicht mit einander verglichen werden können. Glücklicherweise ist von Hippel und Holmgren ein junger Mann beobachtet worden [1], der mit seinem rechten Auge der ersten

dieselben vier Farben, welche Hering auf Grund einer rein psychologischen Analyse der Farbenempfindungen als „Ur-Roth“, „Ur-Gelb“, „Ur-Grün“ und „Ur-Blau“ bezeichnet. Es verdient noch hervorgehoben zu werden, daſs Donders dieses Gelb als diejenige Stelle im Spectrum gefunden hat, wohin die meisten Personen die Empfindung des angeblich reinsten Gelb verlegen.

[1] A. v. Hippel, *Gräfes Archiv* 26 (2), S. 176, 1880 und 27 (3), S. 47, 1881. — F. Holmgren, *Centralbl. f. d. med. Wissensch.* 1880. S. 898. Congrès intern. périod. des sciences médicales. 8. Session Copenhague 1884. Section d'Ophthalmologie. — *Ann. d'Oculistique*, T. XCII, p. 132. 1884.

Gruppe der zweiten Classe und mit seinem linken Auge der normalen Gruppe der dritten Classe angehörte. Dieses ist die einzige Person, welche uns bei der Beantwortung der oben aufgeworfenen Frage Hülfe leisten kann.[1] Hier waren nun die Grundempfindungen des rechten Auges Gelb und Blau, wenn sie verglichen wurden mit den Empfindungen des linken, normalen Auges. Diese Thatsache rechtfertigt daher unsere Annahme, dafs die erste Gruppe der zweiten Classe aus der normalen Gruppe der dritten Classe durch Gestaltänderung der Curve für die Grundempfindung 🄶 entstanden gedacht werden kann. Ob eine ähnliche Auffassung auch für die zweite Gruppe der zweiten Classe zulässig ist, kann erst auf Grund weiterer Erfahrung entschieden werden.[2]

VI.

Die folgenden Versuche, welche auf meine Veranlassung von Herrn E. Brodhun, einem der Praktikanten des Berliner physikalischen Instituts, gemacht worden sind, sollen als eine weitere

---

[1] Der mir im Verlauf der Discussion von Herrn Tennant gemachte Vorwurf, dafs ich den von Herrn O. Becker beobachteten Fall, wo ein Auge der ersten Classe, das zweite der normalen Gruppe der dritten Classe angehörte, zu Gunsten der Young'schen Theorie verschwiegen hätte, ist völlig unberechtigt, weil ich ausdrücklich erwähnt hatte, dafs ich die Empfindungen bei der ersten Classe, da sie ohne Zweifel durch pathologische Verhältnisse bedingt sind, für weitere Schlufsfolgerungen nicht für vollwerthig erachte.

[2] Der Farbentafel bei den Individuen der dritten Classe entspricht eine Farbengerade bei den Personen der zweiten Classe. Auf dieser Geraden sind alle ihnen zukommenden Farbenempfindungen in derselben Weise angeordnet, wie es oben (Anm. 1, S. 103) für die Farbentafel angegeben ist. Wenn die im Texte dargelegte Anschauung über den Zusammenhang der ersten Gruppe der zweiten Classe mit der normalen Gruppe der dritten Classe richtig ist, so wird das Farbensystem der ersteren durch das Loth repräsentirt, welches von der Blau-Ecke der in Fig. 6 gezeichneten Farbentafel (durch den Weifs-Punkt gehend) auf die gegenüberliegende Seite gefällt ist und die Anordnung der Fraunhofer'schen Linien auf dieser Geraden wird erhalten, wenn wir auf die letztere von der Grün-Ecke aus die jenen Linien entsprechenden Punkte der Farbentafel projiciren. — Denkt man sich die zweite Gruppe der zweiten Classe durch eine analoge Veränderung der Rothcurve entstanden, so wird das Farbensystem zwar durch dieselbe Farbengerade dargestellt, aber die den Fraunhofer'schen Linien entsprechenden Punkte haben hier eine andere Lage, da die Projection dann von der Roth-Ecke aus stattfinden mufs.

Bestätigung für die Richtigkeit unserer Resultate dienen. Bevor
wir in die Einzelheiten dieser Untersuchung eintreten, muſs ich
noch einige Bemerkungen vorausschicken. Nach YOUNG's Theorie
wird die Farbe irgend einer Stelle im Spectrum durch das Verhältniſs derjenigen Grundempfindungen bestimmt, deren Resultante diese Farbe ist. Eine Aenderung dieses Verhältnisses bedingt eine Aenderung der Farbe. Eine oberflächliche Betrachtung
unserer Grund-Empfindungscurven zeigt bereits, daſs in der
dritten Classe zwei Stellen im Spectrum vorhanden sind, an
denen das Verhältniſs der Grundempfindungen sich am schnellsten
ändert; die eine liegt nahe bei der FFAUNHOFER'schen Linie *D*,
die andere bei der Linie *F*. Welches ist nun die einfachste ex-

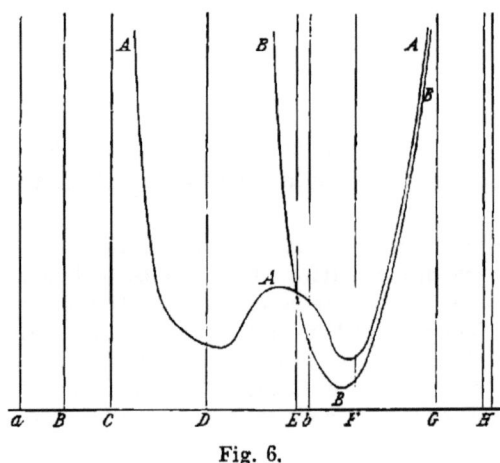

Fig. 6.

perimentelle Methode zur Bestimmung derjenigen Stellen im
Spectrum, an denen sich die Farbenempfindung am schnellsten
ändert? Wenn wir Licht von bekannter Wellenlänge nehmen
und suchen allein durch subjective Beurtheilung der Farbe denjenigen Theil eines anderen Spectrums zu bestimmen, der genau
denselben Farbenton hat, so giebt uns der dann nachträglich bestimmte Unterschied der Wellenlängen den Irrthum unseres Urtheils. Indem wir nun diesen Versuch mit demselben Lichte
mehrfach wiederholen, erhalten wir den mittleren Fehler, den
wir bei der Beurtheilung dieser Farbe machen. Es ist ersichtlich, daſs er um so gröſser ist, je kleiner an der gegebenen Stelle
im Spectrum die Schnelligkeit in der Aenderung des Farbentones
ist. Auf diesem Wege hat Herr BRODHUN die Stellen schnellsten

Farbenwechsels im Spectrum bestimmt. Die Curve *A A A* in Fig. 7, bei der die mittleren Fehler durch die Ordinaten dargestellt sind, ist das Resultat einer solchen Untersuchung bei einer Person aus der normalen Gruppe der dritten Classe. Wir sehen, dafs die Stellen des schnellsten Farbenwechsels (also des kleinsten mittleren Fehlers) in der Nähe der Linien *D* und *F* liegen, genau dort, wo wir sie nach der Gestalt der Grund-Empfindungscurven zu erwarten hatten.

Die Curve *B B B*, welche in derselben Weise durch Beobachtungen an einer zur ersten Gruppe der zweiten Classe gehörigen Person erhalten wurde, zeigt nur e i n e Stelle schnellster Farbenänderung und die Lage derselben stimmt auch völlig überein mit dem, was wir aus der Gestalt der beiden Grund-Empfindungscurven dieser Gruppe folgern können.[1]

Dieses sind die Grundzüge meiner bisherigen Untersuchungen auf dem Gebiete der Farbenlehre. Sie scheinen darzuthun, dafs die Ansichten THOMAS YOUNG's mit geringer Anpassung an die Ergebnisse neuerer Versuche noch immer vollkommen richtig sind.[2]

In dem Lorbeerkranze THOMAS YOUNG's ist seine Farbentheorie einer der schönsten Zweige! Er wurde von MAXWELL und HELMHOLTZ wieder ans Licht gebracht, nachdem er länger als ein halbes Jahrhundert von dem Dunkel der Vergessenheit bedeckt war, und wie wir gesehen, scheint die neuere Wissenschaft ihm solches Leben eingehaucht zu haben, dafs er grünen wird für immer!

---

[1] Es dürfte nicht schwer sein, die bei der Construction der Farbentafel (resp. der Farbengeraden) gemachten willkürlichen Annahmen so zu modificiren, dafs der Abstand zweier Punkte auf derselben ein Maafs gäbe für die Verschiedenheit in der Empfindung der ihnen entsprechenden Farben, z. B. in der Art, dafs Farben, welche eben merklich verschieden sind, in der Farbentafel (resp. Farbengeraden) überall gleichen Abstand haben, gleichviel nun, ob dieser Unterschied (bei der Farbentafel) durch Nüance oder Sättigung bedingt ist.

[2] Ich habe oben schon (Anm. *, S. 88) angegeben, weshalb ich in dem Vortrage nicht auf eine Kritik der HERING'schen Farbenlehre eingegangen bin. Aber auch hier macht der enge Rahmen, der mir gesteckt ist, einen ausführlichen Versuch zur Widerlegung dieser Lehre unmöglich. Ich hoffe bald in der Lage zu sein, an geeigneterem Orte dieses nachholen zu können und zugleich dann auch manches weiter auszuführen, was hier nur in kurzen Andeutungen berührt worden ist. [S. Nr. XXI der vorliegenden Sammlung.]

XVI.

Ueber Newton's Gesetz
der Farbenmischung und darauf bezügliche
Versuche des Hrn. Eugen Brodhun.

Aus den Sitzungsberichten der Akademie der Wissenschaften zu Berlin,
31. März 1887, S. 311—317.

(Vorgelegt von Hrn. VON HELMHOLTZ.)

Bei genauerer Betrachtung ergiebt sich, dafs dem von
NEWTON[1] in Verbindung mit seiner Anordnung der Farben zu
einer Farbentafel aufgestellten Gesetz der Farbenmischung mehrere
Annahmen zu Grunde liegen, deren Bestätigung durch die Erfahrung erst dem Gesetze seine Gültigkeit verleiht. Diese Annahmen sind zuerst von H. GRASSMANN[2] und dann durch Hrn.
H. VON HELMHOLTZ[3] in folgender Fassung ausgesprochen worden.

1. Satz. Jede beliebig zusammengesetzte Mischfarbe mufs
gleich aussehen wie die Mischung einer bestimmten gesättigten
Farbe mit Weifs.

2. Satz. Wenn von zwei zu vermischenden Lichtern das
eine sich stetig ändert, so ändert sich auch das Aussehen der
Mischung stetig.

3. Satz. Gleich aussehende Farben gemischt geben gleich
aussehende Mischungen.

In dem Nachfolgenden wird untersucht, ob diese drei Voraussetzungen gegenwärtig noch als erfüllt anzusehen sind, wobei
jedoch nur trichromatische und dichromatische Farbensysteme
berücksichtigt werden, weil für monochromatische zu wenige
darauf bezügliche Beobachtungen vorliegen.

I.

Der erste Satz ist bedingt durch NEWTON's Annahme einer
kreisförmigen Gestalt der Farbentafel. Die in dem letzten

---

[1] J. NEWTON. Optice, Lib. I, P. II, Prop. IV., V., VI.
[2] H. GRASSMANN. *Pogg. Ann.* 89, S. 69. 1853.
[3] H. HELMHOLTZ. Handbuch der Physiol. Optik, 1. Aufl., S. 283.

Vierteljahrhundert mit immer steigender Sorgfalt ausgeführten
Mischungen von Spectralfarben haben nun ergeben, dafs man
bei trichromatischen Systemen in gewissen Bereichen
des Spectrums aus homogenen Farben die dazwischen liegenden
Farben ohne merkbaren Sättigungsunterschied mischen kann
und auch keine der zur Zeit noch mit einander streitenden
Farbentheorien nimmt auf jenen Satz irgendwie Rücksicht, —
ja sie würden sogar nicht einmal geändert zu werden brauchen,
wenn sich bei fortschreitender Feinheit und Sicherheit der Untersuchungsmethoden ergeben sollte, dafs durch Mischung eine
Farbe von gröfserer Sättigung als die ihr in dem Tone entsprechende Spectralfarbe entstehen könnte, d. h. dafs die Linie,
welche auf der vollständigen Farbentafel die Spectralfarben darstellt, an einer oder mehreren Stellen einen gegen den Rand
der Tafel concaven Verlauf hätte.

Die gegenwärtig zutreffende Fassung des ersten Satzes ist
demnach in Bezug auf trichromatische Systeme:

> Jede beliebig zusammengesetzte Mischfarbe ist ent-
> weder weifs oder gleich einer der durch Hinzufügung
> des Purpurs zu einer in sich geschlossenen Reihe er-
> gänzten Spectralfarben oder gleich einer Mischung
> dieser Farben mit Weifs.

Bei dichromatischen Systemen, wo an Stelle der
Farbentafel eine Farbengerade tritt, lautet der erste Satz:

> Jede beliebig zusammengesetzte Mischfarbe ist irgend
> einer Spectralfarbe gleich.

Es ist ersichtlich, dafs durch diese Veränderung der Grundlage das Newton'sche Mischungsgesetz nicht in seiner Gültigkeit
berührt wird, sondern vielmehr eine, wenn auch geringe Erweiterung seines Bereiches erfährt, indem sich jetzt noch Farbengleichungen als möglich erweisen, die man früher als nicht her-
stellbar erachtete.

II.

Der zweite Satz steht seinem ganzen Inhalte nach noch
immer mit sämmtlichen bisher gemachten Beobachtungen im
Einklang. Seine Unrichtigkeit würde einen discontinuirlichen
Verlauf einer oder mehrerer derjenigen Functionen beweisen,
welche die Abhängigkeit zwischen Reizgröfse und Empfindungsstärke darstellen, was, soweit die gegenwärtige Erfahrung reicht,

ohne irgend welche Analogie auf den Gebieten der übrigen
Sinne wäre.

III.

Der dritte Satz enthält in sich die Forderung, dafs jede
Farbengleichung unabhängig von der Intensität sein mufs.

Denn es bestehe für irgend eine Intensität die Farben·
gleichung:

$$a \cdot L_1 + \beta \cdot L_2 = a \cdot L_3 + b \cdot L_4,$$

man denke sich dann dieselbe Gleichung noch einmal hin-
geschrieben und beide Gleichungen addirt, d. h. die Lichter auf
beiden Seiten gemischt, so erhält man:

$$2a \cdot L_1 + 2\beta \cdot L_2 = 2a \cdot L_3 + 2b \cdot L_4$$

oder, da dieser Procefs beliebig oft wiederholt werden kann,
ganz allgemein:

$$n \cdot a \cdot L_1 + n \cdot \beta \cdot L_2 = n \cdot a \cdot L_3 + n \cdot b \cdot L_4.$$

Die Coefficienten a und b dürfen also, wenn der dritte Satz
erfüllt ist, bei der Herstellung einer Farbengleichung nicht von
n abhängig sein, d. h.:

> eine Farbengleichung mufs bestehen bleiben, wenn
> wir auf beiden Seiten die Intensität auf das $n$fache
> verändern.

Bei dichromatischen Farbensystemen hat ein ge-
wisses homogenes Licht dieselbe Farbe, wie das weifse unzerlegte
Sonnenlicht. Eine hierauf bezügliche Farbengleichung enthält
also auf der einen Seite eine einfache Spectralfarbe (den
„neutralen Punkt der Farbenblinden") und auf der anderen
Seite die Summe der sämmtlichen Bestandtheile des Sonnen·
lichtes.

Hr. PREYER [1] hat zuerst gefunden, dafs diese Farbengleichung
bei steigender Intensität unrichtig wird, indem zu ihrer Wieder-
herstellung dann das homogene Licht der einen Seite durch
Licht kürzerer Wellenlänge ersetzt werden mufs. Ich selbst
habe später [2] dieselbe Thatsache an drei anderen Individuen

---

[1] W. PREYER. *Pflüger's Archiv* 25, S. 31. 1881. Diese Abhandlung
ist auch separat erschienen unter dem Titel: Ueber den Farben- und Temperatursinn mit besonderer Rücksicht auf Farbenblindheit. Bonn 1881.

[2] A. KÖNIG. *Wiedemann's Annalen* 22, S. 567. 1884. *Gräfe's Archiv*
30 (2), S. 155. 1884. [S. Nr. V der vorliegenden Sammlung.] — *Centralblatt für
praktische Augenheilkunde*, Jahrg. 1885, Septemberheft. [S. Nr. VIII der vorliegenden Sammlung.]

constatirt und zugleich die Beziehung zwischen der Intensitäts-
steigerung und der Gröfse der erforderlichen Wellenlängenänderung näher bestimmt. Es fand sich, dafs von einer gewissen Intensität an der neutrale Punkt trotz weiterer Intensitäts-
vermehrung dieselbe Lage beibehält, während seine Verschiebung
bei abnehmender Intensität immer schneller vor sich geht.

Hrn. Hering's[1] widersprechende Erfahrungen werden sich wohl
durch die ausschliefsliche Benutzung von Helligkeiten erklären,
bei denen der neutrale Punkt bereits eine constante Lage hat.

Durch das freundliche Entgegenkommen des Hrn. Geh. Rath
W. Waldeyer, der ein dichromatisches Farbensystem besitzt[2],
war ich seitdem in der Lage, meine Ergebnisse nochmals einer
vorurtheilsfreien, scharfen und sicheren Prüfung zu unterziehen.
Bei geringer Helligkeit wurde für Hrn. W. Waldeyer's Augen
eine derartige Farbengleichung hergestellt und, nachdem auf
beiden Seiten die Intensität etwa auf das fünffache vermehrt
war, erklärte Hr. Waldeyer, der gar nicht wufste, zu welchem
Zwecke die Prüfung angestellt wurde: „Jetzt ist das linke Feld
(— und das war das monochromatisch erleuchtete —) viel gelber
als das rechte.“ Es wurde dann der Versuch in umgekehrtem
Sinne mit entsprechendem Ergebnisse wiederholt.

Ich halte somit diese Frage für abgeschlossen und betrachtete
es als selbstverständlich, dafs Hr. Eugen Brodhun, der gegenwärtig im Physikalischen Institute der hiesigen Universität sein
dichromatisches Farbensystem[3] nach verschiedenen Richtungen
untersucht, zu demselben Resultate kam. Seiner scharfen Beobachtung entging aber ein Umstand nicht, der bisher immer
unbemerkt geblieben war, dafs nämlich bei steigender Intensität
die Störung der Farbengleichung in der Art geschieht, dafs das
weifse, d. h. zusammengesetzte Licht seinen Ton fast nicht
ändert, während das ihm anfänglich gleiche homogene Licht
beträchtlich gelber wird. Um jede Täuschung durch Contrast

---

[1] E. Hering. „*Lotos*“, Neue Folge, **6**. Separat erschienen unter dem
Titel: Ueber individuelle Verschiedenheiten des Farbensinnes. Prag 1885.
— *Centralblatt für praktische Augenheilkunde*, Jahrg. 1885, Novemberheft.
[2] Vgl. A. König und C. Dieterici. *Sitzungsbericht der Berliner Akademie*
vom 29. Juli 1886. Hr. Geh. Rath W. Waldeyer ist einer der dort näher
untersuchten „Farbenblinden“. [S. Nr. XIV der vorliegenden Sammlung.]
[3] Hrn. E. Brodhun's Farbensystem ist ebenfalls schon früher von Hrn.
C. Dieterici und mir untersucht worden. Vgl. die eben citirte Abhandlung.

auszuschliefsen, wurden beide Lichter jedes für sich bei verschiedenen Intensitäten betrachtet. Die Farbentonänderung des homogenen Lichtes war auch dann um so viel gröfser, dafs sie zur sicheren Unterscheidung des letzteren von dem zusammengesetzten Lichte dienen konnte. Hr. BRODHUN vereinfachte nun die Versuchsanordnung in der Art, dafs er eine Mischung von Lichtern der Wellenlängen 615 $\mu\mu$ und 460 $\mu\mu$ mit Licht aus dem zwischen diesen Componenten liegenden Theile des Spectrums verglich. Schreiben wir die hier bei niedrigster Intensität hergestellte Farbengleichung in der Form

$$L_\lambda = a \cdot L_{615} + b \cdot L_{460},$$

wo L_λ nacheinander Spectrallicht von der Wellenlänge 580, 560, 540, 520, 500 und 480 $\mu\mu$ bedeutet, während die beiden anderen Indices sich auf die Wellenlängen der Mischungscomponenten beziehen, und stellen wir dieselbe Farbengleichung bei n facher Intensität durch

$$n \cdot L_\lambda = n \cdot a \cdot L_{615} + n \cdot b \cdot L_{460}$$

dar, so zeigte sich, dafs nur bei $\lambda = 480 \, \mu\mu$ die Coefficienten a und b von n unabhängig waren, während sonst, wie Hr. BRODHUN im Voraus richtig vermuthet hatte, im Allgemeinen mit wachsender Intensität a zunahm, hingegen b abnahm. Bei $\lambda = 540 \, \mu\mu$ und $\lambda = 560 \, \mu\mu$ trat ein Maximum dieser Abhängigkeit auf. Als Beispiel für die Gröfse der beobachteten Aenderungen mögen hier die Werthe von a und b für $\lambda = 500 \, \mu\mu$ und 560 $\mu\mu$ dienen. Die vollständigen Reihen sowie die genauere Angabe über die gewählten Maafseinheiten wird Hr. BRODHUN in einiger Zeit selbst veröffentlichen.[1]

$L_\lambda = L_{500}$			$L_\lambda = L_{560}$		
n	a	b	n	a	b
1	0,050	2,25	1	0,049	4,28
2	0,047	1,68	2	0,055	3,02
4	0,052	1,49	4	0,064	1,43
8	0,047	1,22	8	0,076	0,75
16	0,046	1,12	16	0,075	0,36
32	0,045	1,05	32	0,076	0,114

[1 E. BRODHUN. Die Gültigkeit des NEWTON'schen Farbenmischungsgesetzes bei dem sog. grünblinden Farbensystem. *Zeitschr. f. Psychol. u. Physiol. d. Sinnesorgane*, 5, S. 323—334. 1893.]

Wurde in der Gegend des neutralen Punktes (etwa 500 $\mu\mu$) das Mischungsverhältnifs $a : b$ festgehalten, und dann bei verschiedenen Intensitäten die Wellenlänge des in der Farbe gleichen homogenen Lichtes bestimmt, so erhielt Hr. BRODHUN eine Curve, welche fast dieselbe Gestalt besafs, wie die von mir bei der Bestimmung des Fortrückens des „neutralen Punktes" erhaltene. Um auch in den übrigen Theilen des Spectrums die Verhältnisse kennen zu lernen, wurden zunächst Lichter von der Wellenlänge 670 $\mu\mu$ und 590 $\mu\mu$ zur Farbe des Lichtes von der Wellenlänge 630 $\mu\mu$ gemischt. Hier war die Abhängigkeit von der Intensität eine ziemlich geringe, und zwar änderte jetzt die Mischung ihren Farbenton mit steigender Intensität nach dem langwelligen Ende des Spectrums hin, d. h. sie wurde für Hrn. BRODHUN's dichromatisches Farbensystem gesättigter. Da das Licht von der Wellenlänge 590 $\mu\mu$ mit zunehmender Lichtstärke für Hrn. BRODHUN gesättigter wurde, während bei den Wellenlängen 670 $\mu\mu$ und 630 $\mu\mu$ für ihn der Farbenton ziemlich unverändert blieb, so war auch das Ergebnifs dieses Versuches von ihm vorausgesehen worden. Endlich zeigte sich eine Farbengleichung zwischen 460 $\mu\mu$ einerseits, und 475 $\mu\mu$ und 430 $\mu\mu$ andererseits unabhängig von der Intensität.

Um nahe liegenden Einwürfen gegen die Richtigkeit dieser Resultate von vorneherein zu begegnen, bemerke ich noch, dafs bei allen diesen Versuchen, wie auch bei den weiter unten angegebenen auf mein eigenes trichromatisches System bezüglichen die Aenderung der Intensität an dem HELMHOLTZ'schen Farbenmischapparat in dreierlei Weise, und zwar jedesmal mit demselben Ergebnisse, ausgeführt wurde:

einmal durch gegenseitige Drehung von zwei dem Ocularspalt vorgesetzten NICOL'schen Prismen,

dann durch Aenderung der Höhe des von jedem der erzeugten Spectren in seiner ganzen Längenausdehnung völlig gleichmäfsig erleuchteten Ocularspaltes

und endlich durch Aenderung der Breite der Collimatorspalte, wobei die Einrichtung getroffen war, dafs beide Spaltbacken sich gleichmäfsig auseinander und gegeneinander schoben, die Mitte des Spaltes also genau ihren Ort behielt.

Schon früher hat Hr. A. J. VAN DER WEYDE [1] in Hrn. DONDERS'

---

[1] A. J. VAN DER WEYDE. *Onderzoekingen gedaan in het Physiol. Laborat.*

Laboratorium für sein dichromatisches Farbensystem eine ähnliche Abhängigkeit der Coefficienten gewisser Farbengleichungen von der Intensität bemerkt, ohne jedoch die Beziehung seiner Beobachtungen zu der Richtigkeit des NEWTON'schen Farbenmischgesetzes zu beachten.

Bei den von Hrn. C. DIETERICI und mir ausgeführten Untersuchungen haben wir bereits bei einem der dichromatischen Farbensysteme eine ähnliche Veränderlichkeit der Gleichungen gefunden.[1] Wenn sie bei den vier anderen untersuchten Personen nicht so bemerkt wurde, wie es jetzt durch Hrn. BRODHUN geschehen ist, so lag dieses an der ziemlich hohen Intensität, bei der wir die Farbengleichungen herstellen liefsen. Ob die dort vermuthete Beziehung zu dem Pigment der Macula lutea noch aufrecht erhalten werden kann, mufs weiteren Untersuchungen vorbehalten bleiben.

In Bezug auf die Veränderlichkeit der Farbengleichungen bei trichromatischen Systemen liegt meines Wissens nur eine einzige Beobachtung vor, indem nämlich Hr. ALBERT[2] fand, dafs ein aus Roth und Grün gemischtes Gelb bei abnehmender Intensität einen rothen Ton erhält, während ein bei mittlerer Intensität gleichfarbiges homogenes Gelb durch Herabsetzung der Intensität grünlich wird. Ich kann diese Beobachtung für das gemischte Gelb entschieden bestätigen, für das monochromatische ist sie mir allerdings etwas weniger sicher. Jedenfalls ist eine bei mittlerer Intensität gültige Farbengleichung bei niedriger nicht mehr richtig. Solche Beobachtungen scheinen aber bei trichromatischen Systemen viel schwieriger als bei dichromatischen zu sein. Am leichtesten sind sie noch, wenn man eine bei mittlerer Intensität richtige Farbengleichung auf beiden Seiten in ihrer Helligkeit sehr stark herabsetzt. Ich selbst habe in solcher Weise Prüfungen folgender Farbengleichungen angestellt, bei denen die Indices wieder die Wellenlänge der Spectrallichter in Milliontel Millimeter anzeigen.

1. $a' \cdot L_{670} + b' \cdot L_{520} = c' \cdot L_{580} + d' \cdot L_{475}.$

Die Gleichheit wird in einem weifslichen Gelb gefunden, dessen

---

der Utrecht'sche Hoogeschool, 3de Reeks, D. VII, Bl. 1. 1881. — *Gräfe's Archiv* 28 (1), S. 1. 1882.

[1] A. KÖNIG und C. DIETERICI. *Sitzungsberichte der Berliner Akademie* 1886, S. 808. [S. Nr. XIV der vorliegenden Sammlung.]

[2] E. ALBERT. *Wied. Ann.* 16, S. 129. 1882.

Sättigung auf der linken Seite mit abnehmender Lichtstärke mehr als auf der rechten verringert wird.

2. $\qquad a'' \cdot L_{670} + b'' \cdot L_{590} = L_{630}.$

Bei abnehmender Intensität wird die Mischung weißslicher.

3. $\qquad a''' \cdot L_{475} + b''' \cdot L_{430} = L_{460}.$

Die Gleichung bleibt bei allen Intensitäten bestehen.

Aus diesen Beobachtungen zeigt sich, dafs im Allgemeinen die Verhältnisse in meinem und Hrn. BRODHUN's Farbensystem die gleichen sind.

Trotz Hrn. E. HERING's [1], Hrn. J. v. KRIES' und Hrn. BRAUNECK's [2] entgegengesetzten Erfahrungen mufs ich unbedingt an der Richtigkeit meiner und Hrn. E. BRODHUN's Beobachtungen festhalten. Worin die Ursache der Differenz zu suchen ist, kann erst der Gegenstand weiterer Untersuchungen sein, zu denen bereits die einleitenden Schritte gethan sind und welche dann auch die Beziehung der hier beobachteten Erscheinungen zu den bei trichromatischen Systemen ebenfalls vorhandenen Aenderungen des Farbentones der Spectralfarben bei wachsender und abnehmender Intensität und bei Mischung mit Weifs in den Kreis der Betrachtung zu ziehen haben.

Ueberhaupt ist durch die Erschütterung der dritten Voraussetzung des NEWTON'schen Farbenmischgesetzes und durch die damit verbundene Einschränkung der Gültigkeit des letzteren dem physiologisch-optischen Versuche ein neues, noch völlig unbegrenztes Gebiet übergeben, auf dem wahrscheinlich die Schlüssel für viele bisher noch unerklärte Thatsachen zu finden sind.

---

[1] E. HERING. „*Lotos*", Neue Folge, 6. 1885. Separat erschienen unter dem Titel: Ueber individuelle Verschiedenheiten des Farbensinnes. Prag 1885. — *Centralblatt für praktische Augenheilkunde*, Jahrg. 1885, Novemberheft. — „*Lotos*", Neue Folge, 7. 1886. Separat erschienen unter dem Titel: Ueber NEWTON's Gesetz der Farbenmischung. Prag 1887.

[2] J. v. KRIES u. BRAUNECK. *Archiv für Anatomie und Physiologie*, Physiologische Abtheilung, Jahrg. 1885, S. 79.

XVII.

Experimentelle Untersuchungen über die psycho-physische Fundamentalformel in Bezug auf den Gesichtssinn.

(In Gemeinschaft mit Dr. Eugen Brodhun.)

Aus den Sitzungsberichten der Akademie der Wissenschaften, 26. Juli 1888, S. 917—931.

(Vorgelegt von Hrn. von Helmholtz.)

---

§ 1. Einleitung.

Fechner's Bedeutung für die von ihm „Psychophysik" benannte Wissenschaft von dem Zusammenhang und den Beziehungen zwischen Körper und Seele beruht im Wesentlichen darauf, daß er die Differentialgleichung des „Weber'schen Gesetzes" integrirte und dadurch die Intensität der Empfindungen aus der physikalisch meſsbaren Stärke der Reize ableitete.

Bezeichnet man mit e die Stärke der Empfindung, also mit δe den Empfindungszuwachs, mit r bezw. δr den Reiz bezw. den Reizzuwachs und endlich mit r_0 die der Eigenerregung des Nerven entsprechende innere Reizstärke, so lautet die von Fechner für alle Sinnesempfindungen verallgemeinerte Fundamentalformel

$$\delta e = K \cdot \frac{\delta r}{r + r_0},$$

worin K eine Constante bezeichnet. Hieraus ergiebt sich durch Integration

$$e = K \cdot \lg (r + r_0) + \text{Const.}$$

Die Voraussetzungen, welche hierbei gemacht wurden, waren:

1. die Verallgemeinerung der Differentialgleichung, welche von E. H. Weber nur für den Drucksinn und die Schätzung

von Linienlängen aufgestellt worden war, auf alle Sinnesempfindungen;

2. die Annahme, daſs die eben merklichen Empfindungs-
unterschiede, unabhängig von der Stärke der Empfindung, stets
dieselbe Gröſse besitzen. Diese eben merklichen Empfindungs-
unterschiede, die Unterschiedsschwellen, bilden die Maaſseinheit
für die Empfindungsstärken.

Von diesen beiden hypothetischen Voraussetzungen des
psychophysischen Grundgesetzes von FECHNER soll in dem Nachfolgenden die erste und zwar hinsichtlich ihrer Berechtigung
für den Gesichtssinn einer experimentellen Prüfung unterzogen
werden.

Hr. H. VON HELMHOLTZ [1] hat aus der bei hohen Licht-
intensitäten mangelnden Uebereinstimmung des FECHNER'schen
Integralwerthes mit der Erfahrung geschlossen, daſs für die
Lichtempfindung die WEBER'sche Differentialgleichung unrichtig
sei, und dann eine Differentialgleichung

$$\delta e = \frac{a \cdot \delta r}{(b + r)(r + r_0)},$$

worin a und b zwei Constanten bezeichnen, aufgestellt, deren
Integration besser mit der Erfahrung in Einklang steht.

Die Aufgabe, welche wir uns stellten, bestand in einer
experimentellen Prüfung der Differentialgleichung selbst, d. h.
in einer experimentellen Bestimmung der Unterschiedsschwellen
bei wechselnden Intensitäten und zwar von den niedrigsten eben
wahrnehmbaren Helligkeiten bis herauf zu solchen Helligkeiten,
bei denen in dem Auge bereits schmerzhafte Blendungs-
erscheinungen auftreten. Die Untersuchungen geschahen mit
sechs verschiedenen homogenen Spectralfarben. Es wurden
hierzu gewählt die Wellenlängen 670 $\mu\mu$, 575 $\mu\mu$, 505 $\mu\mu$, 470 $\mu\mu$
und 430 $\mu\mu$, weil diese den Grundfarben in unseren beiden
Farbensystemen jedenfalls sehr nahe kommen. Um möglichst
hohe Intensitäten benutzen zu können, wurde auch noch Licht
der Wellenlänge 605 $\mu\mu$ hinzugenommen, da hier das Maximum
der Intensität im benutzten Spectrum lag. Der Eine von uns
(K.) besitzt ein normales trichromatisches Farbensystem, der
Andere (B.) gehört der ersten Gruppe der dichromatischen

---

[1] H. HELMHOLTZ. Handbuch der physiol. Optik, I. Aufl., Leipzig 1867
§ 21 S. 315 u. 316.

Farbensysteme an, er ist nach der gewöhnlich benutzten Nomenclatur als grünblind zu bezeichnen.[1]

Nach den Untersuchungen, welche einer von uns[2] über Helligkeitsvergleichung verschiedener Spectralfarben an unseren beiden Farbensystemen angestellt hat, war es jetzt auch möglich, auf die verschiedenen Stellen im Spectrum, an denen die Prüfung der psychophysischen Fundamentalformel vorgenommen werden sollte, ein einheitliches Maaſs für die Helligkeit anzuwenden und damit zugleich die Frage zu beantworten, ob der Farbe allein ein Einfluſs zukommt oder nicht.

Im unmittelbaren Anschluſs an diese Bestimmung der Unterschiedsschwellen wurde auch die Gröſse der unteren Reizschwelle für dieselben Spectralfarben gemessen.

§ 2. Beobachtungsmethode für die Unterschiedsschwellen.

Als Lichtquelle diente entweder ein sogen. Triplex-Gasbrenner oder für die gröſseren Intensitäten ein LINNEMANN'sches Zirconlicht.

Ein bilateraler Spalt S_1, dessen Breite durch eine Mikrometerschraube bestimmt werden konnte, stand im Brennpunkte einer Linse L_1 von 10 cm Durchmesser. Das somit fast parallel gemachte Strahlenbündel wurde in einem mit zimmtsaurem Aethyläther gefüllten Flüssigkeitsprisma P von entsprechender Gröſse dispergirt und dann durch die achromatische Objectivlinse L_2 eines groſsen astronomischen Fernrohrs zu einem Spectrum wieder vereinigt, welches von der Lithiumlinie (670 $\mu\mu$) bis zur G-Linie (430 $\mu\mu$) eine Ausdehnung von ungefähr 20 cm hatte. In der Ebene dieses Spectrums war ein rechteckiger Spalt S_2 von etwa 5 mm Breite und 7 mm Höhe aufgestellt, und hinter diesem ein Doppelspath, dessen Hauptschnitt vertical und zwar senkrecht zu jener Spaltebene stand. Durch diesen Doppelspath hindurch wurde nun der Spalt S_2 vermittelst eines kurzen astronomischen Fernrohrs betrachtet, in dessen Ocular O ein NICOL'sches Prisma N_2 eingesetzt war. In Folge der geringen Breite des Spaltes im Vergleich zu der ganzen Aus-

---

[1] A. KÖNIG und C. DIETERICI. *Sitzungsberichte der Berliner Akademie* 1886, S. 805. [S. Nr. XIV der vorliegenden Sammlung.]

[2] E. BRODHUN. Beiträge zur Farbenlehre. Inaug.-Diss. Berlin 1887.

dehnung des Spectrums war selbst in denjenigen Theilen des Spectrums, wo der Farbenton am schnellsten wechselt, keine Farbendifferenz seiner beiden Ränder wahrzunehmen. Die Einstellung auf die sechs benutzten Wellenlängen geschah, indem an einer Scala die Lage der hauptsächlichsten FRAUNHOFER'schen Linien des Spectrums bestimmt wurde und man dann den Spalt S_2 (nebst den mit ihm fest verbundenen Oculartheilen des Apparates) an den durch Interpolation bestimmten entsprechenden Scalentheil stellte. Die Spalthöhe von S_2 war der Gröfse des Doppelspathes so angepafst worden, dafs die beiden durch den letzteren erzeugten Bilder gegen einander um die halbe Spalthöhe verschoben waren, man also drei Rechtecke von gleicher Gröfse vertical übereinander sah. Das untere wurde aber durch ein geeignetes Ocular-Diaphragma abgeblendet. Jedes dieser Rechtecke hatte eine scheinbare Höhe von ungefähr 3^0 und eine scheinbare Breite von $4^1/_8{}^0$. Stand der Hauptschnitt des Ocularnicols N_2 parallel dem Hauptschnitte des Doppelspathes, so erschienen beide Rechtecke gleich hell, bei einer Drehung des Nicols um 90^0 war hingegen das obere Rechteck gänzlich ausgelöscht, während das untere, durch Uebereinanderlagerung entstandene, seine Intensität unverändert beibehalten hatte. Es setzt dieses freilich voraus, dafs das den Spalt S_2 erleuchtende Spectrallicht unpolarisirt oder in einer Ebene polarisirt ist, welche mit dem Hauptschnitt des Doppelspathes einen Winkel von $45''$ bildet. Da das erstere nun in Folge der Reflexion an den Flächen des Flüssigkeitsprismas P nicht der Fall, so wurde unmittelbar vor den rechteckigen Spalt S_2 nach der Linse L_2 hin ein anderes NICOL'sches Prisma N_1 eingeschaltet, dessen Polarisationsebene die erforderliche Neigung hatte. Man konnte nun durch Drehen des Ocular-Nicols N_2 das obere Rechteck von der constant bleibenden Intensität des unteren Rechteckes bis zum Verschwinden in mefsbarer Weise verdunkeln, während die Grenze beider Felder n i c h t durch irgend eine Trennungslinie gebildet war. Eine Einstellung zur Bestimmung der Unterschiedsschwelle bestand darin, dafs man das obere Rechteck eben merklich gegen das untere verdunkelte. Bezeichnen wir dann die Intensität des bei dieser Einstellung constant bleibenden unteren Rechteckes mit J, den Winkel, den die Polarisationsebene des Ocular-Nicols N_2 gegen den Hauptschnitt des Doppelspathes bildet, mit α, so haben wir die Relationen:

$$r + \delta r = J$$
$$r = J \cdot \cos{}^2\alpha$$

woraus folgt

$$\delta r = J \cdot \sin{}^2\alpha$$

und $\dfrac{\delta r}{r} = tg\,{}^2\alpha.$

Wir brauchen also nur den Winkel α und die Intensität J zu kennen.

Der erstere wurde an einem Theilkreise für jede Unterschiedsschwelle zehnmal abgelesen und hieraus das Mittel genommen. Um den Beobachter möglichst von äußeren Einflüssen zu befreien, saß er in einem durch schwarze Tücher völlig abgegrenzten und verdunkelten Raum, in den nur das Ocularende des Apparates hineinragte, und er erfuhr während des Verlaufs einer Beobachtungsreihe nicht das Resultat der von einem Gehülfen gemachten Ablesungen.

Als Einheit der Intensität J wurde die Helligkeit festgesetzt, mit welcher einem durch ein Diaphragma von 1 qmm blickenden Auge eine mit Magnesiumoxyd überzogene Fläche erscheint[1], die in einem Abstand von 1 m durch eine ihr parallel stehende 0,1 qcm große Fläche von schmelzendem Platin senkrecht bestrahlt wird. Die directe experimentelle Vergleichung geschah, indem bei der Wellenlänge 605 $\mu\mu$ die Spaltbreite bestimmt wurde, welche zur Herstellung einer etwa 200 solcher Einheiten enthaltenden Helligkeit auf der durch das erwähnte kleine astronomische Fernrohr betrachteten Fläche des unteren Rechteckes erforderlich ist. Diese ziemlich hohe Helligkeit wurde gewählt, damit hierbei das später ausführlicher erwähnte Purkinje-sche Phänomen keine Fehlerquelle mehr bilden konnte. Die geringe Abweichung (nur etwa 2 $^0/_{00}$) des Mittelwerthes der von uns beiden gemachten Bestimmungen war zwar zum größsten Theile ein glücklicher Zufall, gewährt aber doch die Gewißheit. für die Berechtigung solcher Helligkeitsschätzungen verschieden gefärbter Felder. Die oben erwähnten Helligkeitsbestimmungen, welche der Eine von uns für unsere beiden Farbensysteme in dem Interferenzspectrum desselben auch hier benutzten Gasbrenners gemacht hat, ermöglichten mit Benutzung der von uns

---

[1] Vgl. A. König. *Gräfe's Archiv* **30** (2), S. 162. 1884 und *Wied. Ann.* **22**, S. 572. 1884. [S. Nr. V der vorliegenden Sammlung.]

experimentell ermittelten Dispersionsverhältnisse in unserem Flüssigkeitsprisma eine Berechnung der zur Herstellung derselben Helligkeitseinheit an den übrigen in Betracht kommenden Spectralregionen erforderlichen Spaltbreiten.

Die Reihenfolge der Intensitäten J, welche bei jeder Spectralfarbe hergestellt wurde, war nach aufwärts 1, 2, 5, 10, 20 u. s. w., nach abwärts 0,5, 0,2, 0,1, 0,05 u. s. w., wobei um immer eine möglichst gleiche Reinheit des Spectrums zu haben und von der Ungenauigkeit der Mikrometerschraube des Spaltes S_1 thunlichst unabhängig zu sein, Rauchgläser von genau bestimmten Absorptionscoefficienten zwischen dem Spalte S_1 und der Linse L_1 eingeschaltet wurden und der Spalt S_1 nur soviel geändert wurde, als zur genauen Herstellung der genannten Stufenfolge der Intensitäten erforderlich war.

Bei der höchsten durch den Gasbrenner erreichbaren Intensität wurde dann ein kleines schmales an dem Spalte S_2 angebrachtes totalreflectirendes Prisma mit Spectrallicht derselben Wellenlänge, welches durch ein anderes seitwärts aufgestelltes Prisma erzeugt war, so hell erleuchtet, dafs seine ebenfalls durch dasselbe Ocular betrachtete Fläche mit dem eigentlichen Beobachtungsfelde gleich hell erschien. Dann wurde der Gas-Triplexbrenner durch das Zirconlicht ersetzt und dieses zunächst durch Absorptionsgläser und Aenderung des Spaltes S_1 so abgeschwächt, dafs das Beobachtungsfeld wieder gleich dem inzwischen constant erhaltenen Vergleichsfelde war. Durch Wegnahme der Absorptionsgläser u. s. w. wurden dann die höheren Werthe von J hergestellt.

§ 3. Die Werthe der Unterschiedsschwellen.

Die nachfolgenden Tabellen enthalten die von uns beiden bei der Bestimmung der Unterschiedsschwellen in den benutzten sechs Spectralregionen erlangten Resultate. Die Ueberschrift giebt die Wellenlänge und den Beobachter an. Die besonderen Ueberschriften der einzelnen Colonnen benutzen die in § 1 eingeführten Bezeichnungen.

Die oberen Grenzen der Beobachtungsreihen sind gegeben durch die höchst mögliche Leistung des Zirconlichtes; die unteren Grenzen schliefsen unmittelbar an die im folgenden Paragraphen zu besprechenden unteren Reizschwellen an.

670 $\mu\mu$.

B.

$J = r + \delta r$	α	$r = J\cos^2\alpha$	$\delta r = J\sin^2\alpha$	$\frac{\delta r}{r} = \tg^2\alpha$
50 000	8° 33′	48 895	1105	0,0226
20 000	7 47	19 634	367	0,0187
10 000	7 19	9 838	162	0,0165
5 000	7 2	4 925	74,9	0,0152
2 000	7 25	1 967	33,3	0,0169
1 000	7 41	982	17,9	0,0182
500	8 22	489	10,6	0,0216
200	8 38	195	4,51	0,0230
100	9 21	97,4	2,64	0,0271
50	10 26	48,4	1,64	0,0339
20	11 44	19,2	0,827	0,0431
10	13 23	9,46	0,536	0,0566
5	16 41	4,59	0,412	0,0898
2	23 27	1,68	0,317	0,188
1	32 20	0,714	0,286	0,401
0,5	41 41	0,279	0,221	0,793

K.

$J = r + \delta r$	α	$r = J\cos^2\alpha$	$\delta r = J\sin^2\alpha$	$\frac{\delta r}{r} = \tg^2\alpha$
50 000	8° 20′	48 950	1050	0,0215
20 000	7 16	19 680	320	0,0163
10 000	7 10	9 844	156	0,0158
5 000	7 38	4 912	88	0,0180
2 000	7 24	1 967	33	0,0169
1 000	7 29	983	16,9	0,0172
500	8 10	490	10,1	0,0206
200	8 31	196	4,40	0,0224
100	9 50	97,1	2,92	0,0300
50	11 11	48,1	1,88	0,0391
20	12 10	19,1	0,89	0,0465
10	14 50	9,35	0,555	0,0701
5	17 38	4,54	0,459	0,101
2	24 27	1,66	0,343	0,207
1	30 31	0,742	0,258	0,347
0,5	37 50	0,312	0,188	0,603

605 $\mu\mu$.

K.

$J = r + \delta r$	α	$r = J\cos^2\alpha$	$\delta r = J\sin^2\alpha$	$\dfrac{\delta r}{r} = tg^2\alpha$
200 000	11°55'	191 500	8500	0,0445
100 000	8 56	97 590	2410	0,0247
50 000	8 6	48 900	1100	0,0203
20 000	7 46	19 635	365	0,0186
10 000	7 21	9 836	163	0,0166
5 000	7 14	4 921	79	0,0161
2 000	7 43	1 964	36	0,0184
1 000	8 5	980	19,8	0,0202
500	8 25	489	10,7	0,0219
200	8 39	195	4,5	0,0231
100	9 36	97,2	2,78	0,0286
50	11 12	48,1	1,89	0,0392
20	12 25	19,1	0,92	0,0485
10	14 18	9,39	0,610	0,0650
5	18 44	4,48	0,516	0,115
2	23 23	1,68	0,315	0,187
1	27 25	0,788	0,212	0,269
0,5	31 45	0,362	0,138	0,383
0,2	35 13	0,138	0,0665	0,498

B.

$J = r + \delta r$	α	$r = J\cos^2\alpha$	$\delta r = J\sin^2\alpha$	$\dfrac{\delta r}{r} = tg^2\alpha$
200 000	13°10'	189 620	10 377	0,0547
100 000	10 30	96 680	3 321	0,0343
50 000	7 50	49 070	929	0,0189
20 000	7 0	19 703	297	0,0151
10 000	7 2	9 850	150	0,0152
5 000	6 49	4 918	70,4	0,0143
2 000	7 12	1 969	31,4	0,0160
1 000	7 28	983	16,9	0,0172
500	7 43	491	9,01	0,0184
200	8 38	195	4,51	0,0230
100	8 47	97,7	2,33	0,0239
50	9 26	48,7	1,34	0,0276
20	10 34	19,3	0,673	0,0348
10	13 4	9,49	0,511	0,0539
5	16 11	4,61	0,388	0,0842
2	24 17	1,66	0,338	0,204
1	27 38	0,785	0,215	0,274
0,5	29 13	0,381	0,129	0,313
0,2	32 13	0,143	0,0568	0,397
0,1	37 47	0,0625	0,0375	0,601

575 μμ.

B.

$J = r + \delta r$	α	$r = J\cos^2\alpha$	$\delta r = J\sin^2\alpha$	$\dfrac{\delta r}{r} = \operatorname{tg}^2\alpha$
100 000	11°22'	96 120	3884	0,0404
50 000	8 35	48 885	1114	0,0228
20 000	7 29	19 706	339	0,0172
10 000	7 25	9 833	167	0,0169
5 000	7 19	4 919	81,1	0,0165
2 000	7 15	1 968	31,9	0,0162
1 000	6 42	986	13,6	0,0138
500	7 22	492	8,22	0,0167
200	7 35	196	3,48	0,0177
100	8 33	97,8	2,21	0,0226
50	8 31	48,9	1,10	0,0224
20	9 59	19,4	0,601	0,0310
10	11 12	9,62	0,377	0,0392
5	15 35	4,64	0,353	0,0778
2	22 44	1,70	0,299	0,176
1	24 53	0,823	0,177	0,215
0,5	28 44	0,384	0,116	0,301
0,2	30 0	0,150	0,0500	0,333
0,1	36 36	0,0644	0,0355	0,551

K.

$J = r + \delta r$	α	$r = J\cos^2\alpha$	$\delta r = J\sin^2\alpha$	$\dfrac{\delta r}{r} = \operatorname{tg}^2\alpha$
100 000	10°23'	96 750	3250	0,0336
50 000	9 16	48 700	1300	0,0266
20 000	8 14	19 590	410	0,0209
10 000	7 41	9 821	179	0,0182
5 000	7 25	4 917	83,0	0,0169
2 000	7 41	1 964	36,0	0,0182
1 000	7 49	981	18,5	0,0188
500	8 9	491	9,00	0,0205
200	8 40	195	4,50	0,0232
100	9 27	97,3	2,69	0,0277
50	10 19	48,4	1,61	0,0331
20	11 19	19,2	0,770	0,0400
10	13 58	9,42	0,582	0,0618
5	17 20	4,56	0,444	0,0974
2	21 11	1,73	0,273	0,158
1	24 20	0,830	0,170	0,204
0,5	27 12	0,395	0,104	0,264
0,2	31 8	0,146	0,0535	0,365
0,1	39 0	0,0604	0,0396	0,656

505 μμ.

K.

$J = r + \delta r$	α	$r = J\cos^2\alpha$	$\delta r = J\sin^2\alpha$	$\dfrac{\delta r}{r} = \operatorname{tg}^2\alpha$
20 000	7°59'	19 610	390	0,0197
10 000	7 44	9 819	181	0,0184
5 000	7 17	4 920	80,0	0,0163
2 000	7 37	1 965	35,0	0,0179
1 000	7 48	988	18,4	0,0188
500	8 0	490	9,70	0,0197
200	8 29	196	4,40	0,0222
100	8 59	97,6	2,44	0,0250
50	9 8	48,7	1,26	0,0258
20	9 55	19,4	0,59	0,0306
10	10 58	9,64	0,362	0,0375
5	12 46	4,76	0,244	0,0513
2	14 50	1,87	0,131	0,0701
1	16 28	0,920	0,0804	0,0874
0,5	17 33	0,454	0,0455	0,100
0,2	19 23	0,178	0,0220	0,124
0,1	21 26	0,0866	0,0133	0,154
0,05	25 21	0,0408	0,00917	0,224
0,02	30 5	0,0150	0,00503	0,336
0,01	31 23	0,00729	0,00271	0,372
0,005	34 34	0,00339	0,00161	0,475

B.

$J = r + \delta r$	α	$r = J\cos^2\alpha$	$\delta r = J\sin^2\alpha$	$\dfrac{\delta r}{r} = \operatorname{tg}^2\alpha$
20 000	7°17'	19 678	322	0,0163
10 000	6 52	9 857	143	0,0145
5 000	7 4	4 924	75,5	0,0154
2 000	7 2	1 970	30,0	0,0152
1 000	7 7	985	15,3	0,0156
500	7 0	493	8,42	0,0151
200	7 46	196	3,65	0,0186
100	7 57	98,1	1,91	0,0195
50	8 34	48,9	1,11	0,0227
20	8 45	19,5	0,462	0,0232
10	10 21	9,68	0,323	0,0333
5	11 40	4,80	0,204	0,0426
2	13 22	1,89	0,107	0,0565
1	17 1	0,914	0,086	0,0937
0,5	19 29	0,444	0,0556	0,125
0,2	21 32	0,173	0,0269	0,156
0,1	23 38	0,0839	0,0161	0,191
0,05	25 4	0,0410	0,00897	0,219
0,02	25 25	0,0163	0,00368	0,226
0,01	26 58	0,00794	0,00206	0,259
0,005	31 4	0,00367	0,00133	0,363

470 $\mu\mu$.

B.

$J = r + \delta r$	α	$r = J\cos^2\alpha$	$\delta r = J\sin^2\alpha$	$\frac{\delta r}{r} = \mathrm{tg}^2\alpha$
2000	6°50'	1972	28,4	0,0144
1000	6 40	986	13,5	0,0137
500	7 23	492	8,25	0,0168
200	7 52	196	3,75	0,0191
100	8 7	98,0	1,99	0,0208
50	9 19	48,7	1,31	0,0269
20	10 15	19,4	0,734	0,0327
10	11 17	9,62	0,383	0,0398
5	11 49	4,79	0,209	0,0438
2	12 40	1,90	0,0962	0,0505
1	14 49	0,935	0,0654	0,0700
0,5	16 28	0,460	0,0402	0,0874
0,2	19 42	0,177	0,0227	0,128
0,1	21 7	0,0870	0,0130	0,149
0,05	23 36	0,0420	0,00801	0,191
0,02	25 41	0,0162	0,00376	0,231
0,01	28 53	0,00767	0,00233	0,304
0,005	32 4	0,00359	0,00141	0,392

K.

$J = r + \delta r$	α	$r = J\cos^2\alpha$	$\delta r = J\sin^2\alpha$	$\frac{\delta r}{r} = \mathrm{tg}^2\alpha$
2000	7°41'	1964	36,0	0,0182
1000	7 25	983	16,7	0,0169
500	7 47	491	9,20	0,0187
200	8 28	196	4,30	0,0221
100	8 38	97,7	2,25	0,0230
50	9 7	48,7	1,25	0,0257
20	10 16	19,4	0,64	0,0328
10	11 7	9,63	0,372	0,0386
5	12 26	4,77	0,232	0,0486
2	15 30	1,86	0,143	0,0796
1	17 16	0,912	0,0881	0,0966
0,5	18 3	0,452	0,0480	0,106
0,2	20 53	0,175	0,0254	0,146
0,1	21 47	0,0862	0,0138	0,160
0,05	23 59	0,0417	0,00826	0,198
0,02	27 12	0,0158	0,00418	0,264
0,01	32 33	0,00710	0,00189	0,407
0,005	33 14	0,00350	0,00150	0,429

430 μμ.

K.

$J = r + \delta r$	α	$r = J\cos^2\alpha$	$\delta r = J\sin^2\alpha$	$\dfrac{\delta r}{r} = tg^2\alpha$
1000	7° 40'	982	17,8	0,0181
500	8° 24'	489	10,7	0,0218
200	8° 58'	195	4,90	0,0249
100	9° 2'	97,5	2,46	0,0253
50	9° 29'	48,6	1,36	0,0279
20	10° 41'	19,3	0,590	0,0356
10	11° 29'	9,50	0,396	0,0413
5	12° 50'	4,75	0,247	0,0519
2	14° 10'	1,88	0,120	0,0637
1	15° 47'	0,926	0,0740	0,0709
0,5	18° 6'	0,452	0,0483	0,107
0,2	19° 58'	0,177	0,0233	0,126
0,1	21° 45'	0,0863	0,0137	0,159
0,05	24° 37'	0,0423	0,00771	0,210
0,02	28° 13'	0,0155	0,00447	0,288
0,01	29° 56'	0,00751	0,00249	0,331
0,005	33° 58'	0,00344	0,00156	0,454
0,002	37° 27'	0,00126	0,000739	0,587

B.

$J = r + \delta r$	α	$r = J\cos^2\alpha$	$\delta r = J\sin^2\alpha$	$\dfrac{\delta r}{r} = tg^2\alpha$
2000	7° 14'	1968	31,8	0,0161
1000	7° 54'	981	18,9	0,0192
500	8° 16'	490	10,3	0,0211
200	8° 52'	195	4,75	0,0243
100	9° 18'	97,4	2,61	0,0268
50	10° 32'	48,3	1,67	0,0346
20	11° 23'	19,2	0,780	0,0405
10	11° 50'	9,57	0,431	0,0450
5	13° 5'	4,74	0,256	0,0540
2	14° 41'	1,87	0,128	0,0687
1	16° 25'	0,920	0,0799	0,0868
0,5	17° 34'	0,454	0,0455	0,100
0,2	20° 18'	0,176	0,0241	0,137
0,1	22° 3'	0,0859	0,0141	0,164
0,05	24° 10'	0,0416	0,00838	0,201
0,02	26° 25'	0,0160	0,00396	0,247
0,01	27° 8'	0,00782	0,00208	0,263
0,005	30° 34'	0,00371	0,00129	0,349
0,002				

Aus diesen Tabellen ergiebt sich:

1. bei derselben Wellenlänge sind die zwischen uns beiden bestehenden Unterschiede so unbedeutend und im Allgemeinen so unregelmäfsig vertheilt, dafs sie nur als Beobachtungsfehler und rein individuelle Abweichungen, nicht aber als Folge der Verschiedenheit unserer Farbensysteme anzusehen sind;

2. von den höchsten Intensitäten bis zur Intensität etwa 200 (bei K.) und etwa 20 (bei B.) ist die Wellenlänge ohne Einflufs auf die Gröfse der Unterschiedsschwelle, die letztere ist also ausschliefslich eine Function der Helligkeit.

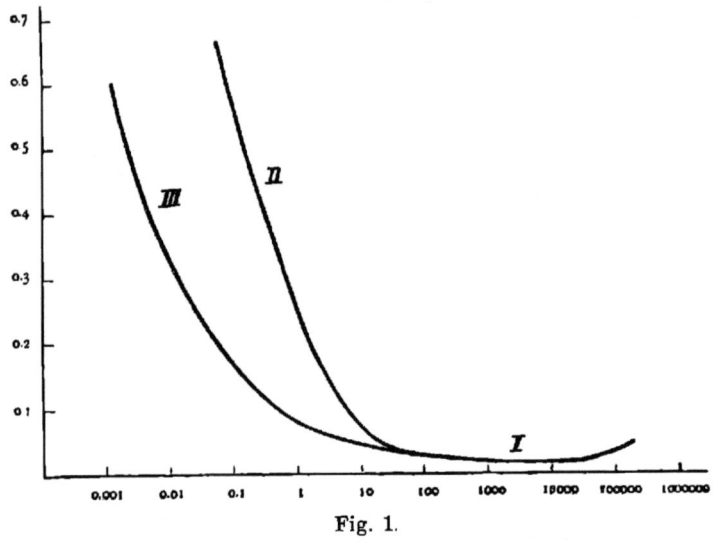

Fig. 1.

In der vorstehenden Fig. 1 sind als Abscissen die Werthe von r im Maafsstabe ihrer Logarithmen, hingegen die Werthe des Quotienten $\delta r : r$ selbst als Ordinaten schematisch eingetragen. Der Curvenzweig I entspricht den hier besprochenen hohen Intensitäten. Zwischen den Intensitäten 2000 und 20000 läuft die Curve horizontal, d. h. $\delta r : r$ hat einen constanten Werth. Nach beiden Seiten hin findet dann eine Zunahme statt.

3. Hinsichtlich der niedrigeren Intensitäten zerfallen die sechs untersuchten Spectralregionen in zwei Gruppen, deren eine die Wellenlängen 670 $\mu\mu$, 605 $\mu\mu$ und 575 $\mu\mu$, die andere die Wellenlängen 505 $\mu\mu$, 470 $\mu\mu$ und 430 $\mu\mu$ enthält. Die

Werthe von $\delta r : r$ sind für die erste Gruppe in dem Curvenzweig II, für die zweite in dem Curvenzweig III eingetragen.
Die Curven steigen ständig mit abnehmendem Werthe von J
(bez. r) und zwar ist die Zunahme von $\delta r : r$ bei der ersten
Gruppe (II) viel stärker als bei der zweiten Gruppe (III).

Die folgende Fig. 2 enthält dieselben Resultate in einer
anderen graphischen Darstellung, der aber der Anschaulichkeit
halber kein einheitlicher Maafsstab zu Grunde gelegt worden ist.
Als Abscissen haben wir die Werthe von r, als Ordinaten die
Werthe von δr.

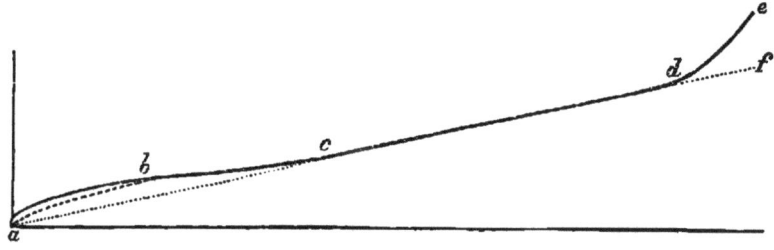

Fig. 2.

Die beiden (ausgezogenen bez. stark gestrichelten) Curven ab
entsprechen den Unterschiedsschwellen für die beiden genannten
Gruppen der Spectralfarben (die ausgezogene für die langwelligen,
die stark gestrichelte für die kurzwelligen). Der Punkt b entspricht der Intensität 20—200. Die Curve $bcde$ giebt die für alle
Spectralfarben gleichen Unterschiedsschwellen. Der Punkt c entspricht ungefähr der Intensität 2000 und d der Intensität 20000.
Wäre der Quotient $\delta r : r$ eine Constante, so würde an Stelle der
Curve die Grade fa treten, mit der aber die hier erhaltene Curve
nur auf der Strecke cd zusammenfällt.

§ 4. Die unteren Reizschwellen.

Diese Bestimmungen geschahen ebenfalls mit dem in § 2
beschriebenen Apparate. Es war hier die Polarisationsebene des
Nicol'schen Prismas N_1 parallel dem Hauptschnitt des Doppelspathes gestellt und die obere Hälfte des Spaltes S_2 abgeblendet.
Der Beobachter sah dann nur ein einziges jener Rechtecke,
dessen Intensität er durch Drehen des Nicol'schen Prismas N_2
von Null bis auf $J \cdot c$ variiren konnte, wo c einen Corrections-
factor bedeutet, der von der theilweisen Polarisation des aus dem

grofsen Flüssigkeitsprisma austretenden Lichtes herrührt und auf dessen experimentelle Bestimmung hier nicht näher eingegangen werden soll.

Die untere Reizschwelle δr_0 ist dann, wenn wir mit α den Winkel bezeichnen, um den wir das NICOL'sche Prisma N_2 von der völligen (objectiven) Auslöschung des Beobachtungsfeldes bis zur eben merkbaren Aufhellung drehen müssen,

$$\delta r_0 = J \cdot c \cdot \sin^2\alpha.$$

Dafs sich die Bestimmung dieser unteren Reizschwelle bei jeder untersuchten Spectralregion an die Bestimmung der Unterschieds-schwelle für die geringsten Intensitäten unmittelbar anschlofs, ist oben schon erwähnt.

Die nachfolgende Tabelle enthält die in solcher Weise er-langten Resultate, ausgedrückt in unserer allgemein benutzten Intensitätseinheit.

	K.	B.
670 $\mu\mu$	0,060	0,11
605 „	0,0056	0,011
575 „	0,0029	0,0055
505 „	0,00017	0,00035
470 „	0,00012	0,00013
430 „	0,00012	0,00014

Hier tritt in den Spectralregionen gröfserer Wellenlänge völlig ausgesprochen eine Abnahme des Werthes für die untere Reizschwelle mit der Abnahme der Wellenlänge ein, während bei den drei kürzeren Wellenlängen der Gröfsenordnung nach sich dieselben Werthe ergeben, man also diese, wie schon hinsicht-lich der Unterschiedsschwellen, zu einer Gruppe zusammen-fassen kann.

Auffällig ist, dafs die Werthe der unteren Reizschwelle für die beiden Spectralregionen kürzester Wellenlänge für uns beide so gut wie völlig übereinstimmen, während für die anderen Wellenlängen die auf das normale Farbensystem (K.) Bezug habenden regelmäfsig nur die Hälfte von denen betragen, welche dem dichromatischen Systeme (B.) zukommen.

§ 5. Besprechung der Versuchsergebnisse.

1. Eine allgemeine Uebersicht über die Werthe der Unter-schiedsschwellen ist bereits oben in Fig. 2 gegeben. Aus der-

selben geht mit gleichzeitiger Berücksichtigung der im § 4 gefundenen Werthe der unteren Reizschwellen hervor, dafs nur für die Strecke *cd* der Curve, also für das Intensitätsintervall 2000 bis 20000 die FECHNER'sche Fundamentalformel

$$\delta e = K \cdot \frac{\delta r}{r + r_0}$$

richtig ist. Wegen der Kleinheit der Werthe von δr_0 wäre nämlich selbst bei einer allgemeinen Gültigkeit dieser Formel r_0 so gering, dafs sein Werth gegenüber r für das genannte Intensitätsintervall nicht merklich in Betracht käme. Bei den 20000 Einheiten überschreitenden Intensitäten ist δr gröfser als es die FECHNER'sche Formel verlangt. Die Werthe von δr müfsten nach FECHNER in der gradlinigen, punktirten Fortsetzung *df* liegen, während sie nach unseren Beobachtungen durch den nach oben abweichenden Theil *de* der Curve gegeben sind. Es läfst sich dieses, wie schon Hr. VON HELMHOLTZ darlegte, folgern aus der Thatsache, dafs bei immer steigender Helligkeit wir endlich zu einer constant bleibenden Maximalempfindung gelangen.

Der Curvenabschnitt *bc* entspricht dem Intensitätsintervall von etwa 20 (bez. 200) bis 2000 Einheiten. Er weicht von der punktirten, gradlinigen Fortsetzung *ac* der Strecke *cd* nach oben ab, d. h. für diese niedrigeren Intensitäten ist die Unterschiedsschwelle also auch gröfser, als wie sie die FECHNER'sche Fundamentalformel verlangt und zwar wächst diese Abweichung mit abnehmender Intensität. Dasselbe gilt von den beiden Curven *ab*, nur haben wir hier, wie schon erwähnt, die Gruppe der langwelligen Spectralfarben von der Gruppe der kurzwelligen zu unterscheiden. Der ersteren entspricht die ausgezogene, der letzteren die gestrichelte Curve. Einer von uns[1] hat früher das von PURKINJE zuerst beobachtete Phänomen von der ungleichen Abnahme der subjectiven Helligkeit verschieden gefärbter Felder bei gleicher Herabsetzung der objectiven Intensität einer genaueren Untersuchung mit Benutzung von Spectralfarben an unseren beiden Farbensystemen unterzogen. Es ergab sich damals, dafs diese Erscheinung im Wesentlichen dann hervortrat, wenn man eine der Spectralfarben aus unserer ersten, langwelligen Gruppe mit einer solchen aus der zweiten, kurzwelligen verglich.

---

[1] E. BRODHUN. Beiträge zur Farbenlehre. Inaug.-Dissert. Berlin 1887. Abschnitt I.

Um dieselbe Abnahme des subjectiven Helligkeitseindruckes zu erzielen, mußte die kurzwelligere Farbe weit stärker in ihrer objectiven Intensität verringert werden, als die langwellige. Wenn man das damals benutzte Maaß für die Intensität auf das hier eingeführte reducirt, so ergiebt sich aus den am angegebenen Orte veröffentlichten Tabellen, daß das Intensitätsintervall, in dem diese Erscheinung bei uns beiden damals beobachtet wurde, eine Intensität von ungefähr 15 Einheiten zur oberen Grenze hat, eine Intensität, welche sehr nahe mit derjenigen Intensität (etwa 20 Einheiten) zusammenfällt, bei der für einen von uns (B.) jene Trennung der beiden Gruppen der Spectralfarben hinsichtlich der Größe der Unterschiedsschwellen eintrat. Der Sinn der Abweichung ist auch ein solcher, daß er in Uebereinstimmung steht mit dem Satze:

„Bei gleicher subjectiver Helligkeit ist die relative Unterschiedsschwelle, d. h. der Quotient $\delta r : r$ von der Wellenlänge unabhängig.“

Eine bedeutende Stütze für die Richtigkeit dieses Satzes besteht ferner in der Thatsache, daß wir b e i d e (freilich nur aus der vergleichenden Erinnerung) die kleinsten Intensitäten, bei denen wir noch die Unterschiedsschwelle bestimmt haben, in a l l e n b e n u t z t e n Spectralregionen ungefähr gleich hell schätzen, und daß sich aus den Tabellen in § 3 eine ungefähr gleiche Größe des Werthes von $\delta r : r$ ergiebt.

In Widerspruch mit jenem Satze steht freilich erstens die Thatsache, daß bei dem anderen (K.) von uns die Trennung in die beiden Gruppen schon bei der Intensität etwa 200 beginnt, anstatt bei ungefähr 20; doch ist hierbei zu erwähnen, daß bei der Intensität 20 der Unterschied von $\delta r : r$ zwischen den beiden Gruppen noch nicht so groß ist, als daß er nicht eine Folge zufälliger Störungen (körperliche Ermüdung, psychische Abspannung u. s. w. des Beobachters) sein könnte. Wichtiger ist ein zweiter Widerspruch, der darin besteht, daß zu Folge der früheren directen Helligkeitsvergleichungen, die sich aber nach abwärts nur bis etwa zur Intensität 1 erstreckten, die Abweichungen in den Unterschiedsschwellen kleiner hätten sein müssen, als wir sie jetzt beobachtet haben. Leider gestattete unser Apparat es nicht jetzt gleichzeitig auch directe Helligkeitsvergleichungen vorzunehmen. So lange solche Versuche nicht gemacht sind, kann daher der oben aufgestellte Satz nicht als

völlig sicher angesehen werden, doch wird man nicht umhin
können ihm bereits jetzt einen gewissen Grad von Wahrscheinlichkeit zuzusprechen.

2. Zeichnen wir (ebenso wie es in Fig. 2 in schematischer
Weise für das ganze Intensitätsintervall geschehen) die Werthe
von r als Abscissen und von δr als Ordinaten, beschränken uns
aber der Uebersichtlichkeit der Zeichnung halber auf die niedrigsten Intensitäten und tragen dann in dem Nullpunkt der
Abscissenaxe den Werth der unteren Reizschwelle δr_0 als Ordinate ein, so finden wir bei allen untersuchten Spectralfarben,

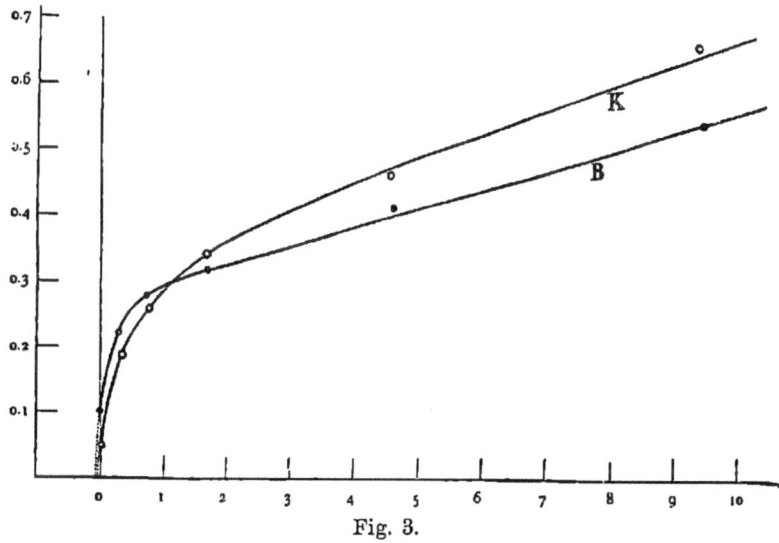

Fig. 3.

dafs dieser letzte Punkt sich glatt in die durch die übrigen
Punkte hindurchgelegte Curve einfügt. — In Fig. 3 ist eine
solche Zeichnung für die Wellenlänge 670 $\mu\mu$ für uns beide ausgeführt, wobei für die Ordinaten der zehnfache Maafsstab
der Abscissen gewählt worden ist, weil sonst die Curven zu
flach verlaufen, als dafs man ihre Glätte beurtheilen könnte. —
Verlängert man nun diese Curven, sich ihrem bisherigen Verlaufe möglichst anschliefsend, über die Ordinatenaxe hinaus —
in Fig. 3 durch die beiden fein punktirten Linien dargestellt —
so schneiden sie bald die Abscissenaxe und es kann dann die
(in der Zeichnung negative) Abscisse zwischen diesem Schnittpunkt und dem Nullpunkte als eine Darstellung des inneren
Reizes, welcher das sogenannte Eigenlicht der Netzhaut ver-

ursacht, also dem FECHNER'schen Werthe r_u (vergl. die Formeln in § 1) entspricht, angesehen werden. Es ist δr_0 in dieser Auffassung nichts anderes als die Unterschiedsschwelle für den Reiz r_0.

Eine Aufzeichnung der Curven mit gleichem Maaſsstab für die Abscissen und Ordinaten zeigt, daſs dieselben alle ungefähr unter einem Winkel von 45° die Ordinatenaxe schneiden, so daſs also bei glattem Ausziehen mit der Gewiſsheit, welche solche Extrapolationen überhaupt haben, überall ungefähr $\delta r_0 = r_0$ sich ergeben würde, d. h. die innere Erregung, welche dem Eigenlichte entspricht, ist ungefähr gleich der Erregung, welche von Auſsen hinzukommen muſs, damit eine von dem Eigenlichte eben merklich unterscheidbare Helligkeitsempfindung erzeugt wird.

3. Die Thatsache, daſs man verschieden gefärbte Felder ziemlich genau auf ihre Helligkeit mit einander vergleichen kann, läſst es wahrscheinlich werden, daſs der Begriff der Helligkeit nicht nur eine rein subjective Unterlage habe, sondern auch einer objectiven Definition fähig sei. So könnte es u. a. etwa möglich sein, daſs zwei verschieden gefärbte Felder dann gleiche Helligkeit besäſsen, wenn sie durch eine gleiche Anzahl eben merklicher Unterschiedsstufen von völliger objectiver Dunkelheit getrennt wären. Betrachten wir nun im Hinblick auf diese Frage unsere in Fig. 2 (S. 129) schematisch dargestellten Versuchsergebnisse und fassen die Helligkeit, welche dem Punkte b entspricht, (oder auch jede gröſsere) ins Auge, so ergiebt sich, daſs wir von b in eben merklichen Unterschiedsstufen nach abwärts schreitend bei den langwelligen Farben (der ausgezogenen Curve entsprechend) um bis zu dem Nullpunkt a zu gelangen, viel weniger solcher Stufen einzuschalten haben, als wenn wir dieses bei den kurzwelligen Farben (gestrichelte Curve) thun. Da nun aber in beiden Fällen die Helligkeitsdifferenz zwischen a und b dieselbe ist, so folgt daraus die Unrichtigkeit der oben erwähnten Definition gleicher Helligkeit verschiedener Farben.

An einem anderen Orte soll demnächst eine ausführlichere Darstellung der hier beschriebenen Versuche gebracht und dort auch die einschlägige Literatur berücksichtigt werden.[1]

[1 Die Ausführung ist unterblieben.]

XVIII.

Experimentelle Untersuchungen über die psychophysische Fundamentalformel in Bezug auf den Gesichtssinn.

(In Gemeinschaft mit Dr. Eugen Brodhun.)

Zweite Mittheilung.

Aus den Sitzungsberichten der Akademie der Wissenschaften in Berlin, 27. Juni 1889, S. 641—644.

(Vorgelegt von Hrn. von Helmholtz.)

---

§ 1. Einleitung.

In einer früheren Untersuchung haben wir[1] sowohl die Gröfse der Unterschiedsschwellen als auch der Reizschwellen für monochromatisches Licht von sechs verschiedenen Stellen im Spectrum experimentell mit möglichster Genauigkeit zu bestimmen versucht. Das Ergebnifs dieser Arbeit war dadurch besonders bemerkenswerth, dafs wir für die Unterschiedsschwellen viel gröfsere Werthe fanden, als sie sich bisher ergeben hatten. Nun waren aber die früheren Bestimmungen mit geringen Ausnahmen für weifses Licht gemacht worden und es lag daher die Möglichkeit vor, dafs unsere Beobachtungen deshalb ein anderes Ergebnifs zu Tage gefördert hatten, weil wir stets monochromatisches Licht benutzten. Die Unwahrscheinlichkeit einer derartigen Lösung des Widerspruches wurde freilich noch dadurch vermehrt, dafs die eine der benutzten Spectralfarben (505 $\mu\mu$) für den Dichromaten (B.) unter uns beiden bereits sehr weifslich erschien, und kein Grund einzusehen war, weshalb bei gleichem oder annähernd 'gleichem subjectivem Eindruck die verschiedene physi-

---

[1] Siehe *Sitzungsberichte der Akademie der Wissenschaften zu Berlin* vom 26. Juli 1888. [S. Nr. XVII der vorliegenden Sammlung.]

kalische Beschaffenheit des benutzten Lichtes von so wesent-
lichem Einfluß sein sollte. — Um jedoch die Thatsachen völlig
sicher festzustellen, entschlossen wir uns, dieselben Versuchsreihen auch für weißes, d. h. alle Wellenlängen des sichtbaren
Spectrums enthaltendes Licht durchzuführen. Als „weißes" Licht
diente uns die Gesammtheit der von einem Linnemann'schen
Zirconbrenner ausgehenden Strahlen.

§ 2. Beobachtungsmethode für die Unterschieds-schwellen.

Die Beobachtungsmethode sowie die Anordnung der Apparate
war bis auf diejenigen Aenderungen, welche durch die Benutzung
von weißem, unzerlegtem Lichte nothwendig waren, völlig dieselbe wie früher. Wir können daher im Folgenden auch dieselben Bezeichnungen benutzen, welche wir in der ersten Mittheilung angewandt haben.

Der Oculartheil des Apparates von dem Ocular O bis ein-
schließlich des Nicol'schen Prismas N_1 war völlig derselbe.
Durch zwei achromatische Linsen, welche in geeigneter Entfernung von dem glühenden Zirconplättchen des Linnemann'schen
Brenners aufgestellt waren, wurde ein ziemlich dünnes, fast völlig
paralleles Strahlenbündel erzeugt, welches einen beträchtlichen
Theil des von dem Brenner ausgehenden Lichtes enthielt und
welches erst auf das Nicol'sche Prisma N_1 fiel, nachdem es
zwei andere Nicol'sche Prismen N_3 und N_4 durchlaufen hatte.
Wenn N_4, N_3 und N_1 mit ihren Hauptschnitten parallel standen,
so erschien — in unserer früheren Einheit gemessen — einem
durch das Ocular O nach dem Spalt S_2 blickenden Auge dieser
in einer Intensität von ungefähr einer Million. Durch Drehung
von N_3 und N_4 sowohl gegeneinander, als gegen das feststehende
Nicol'sche Prisma N_1 konnte diese Intensität bis zu 200 Einheiten vermindert werden, ohne daß durch zu kleine Neigungs-
winkel zwischen den Hauptschnitten der drei Nicol'schen Prismen
die Unsicherheit in der Bestimmung dieser Intensität die zulässige
Grenze überschritt.

Um nun zu noch geringeren Intensitäten überzugehen, wurde
über eine der beiden erwähnten achromatischen Linsen ein ziemlich dichtes schwarzes Tuch gespannt, so daß nunmehr zwischen
den Fäden des Tuches nur ungemein feine, freilich auch sehr
zahlreiche, aber über die ganze Linse gleichmäßig vertheilte

Strahlenbündel hindurchtreten konnten. Dadurch wurde, wie die Messung ergab, die Intensität auf ungefähr $1/10000$ reducirt. Mit dem in solcher Weise abgeschwächten Strahlenbündel konnte man dann wieder durch entsprechende Stellung der Hauptschnitte der drei NICOL'schen Prismen die bis zu der Reizschwelle herab erforderliche Verminderung der Intensität vornehmen.

Die Benutzung von Rauchgläsern war ausgeschlossen, weil diese, besonders bei so starker Absorption, wie sie hier hätte benutzt werden müssen, stets den Farbenton des durchgelassenen Lichtes ändern, was hier unzulässig war.

Die Vorkehrungen, welche für die Bestimmung der benutzten Intensitäten in dem Maafse der von uns eingeführten Helligkeitseinheit dienten und welche gleichzeitig eine stetige Controle über die Constanz der Intensität des Zirconlichtes gewährten, lassen sich ohne Figuren nicht gut erläutern; es soll daher ihre genauere Beschreibung der demnächst folgenden ausführlichen Darstellung unserer gesammten Versuche vorbehalten bleiben.[1]

§ 3. Die Werthe der Unterschiedsschwellen.

In den folgenden Tabellen sind die von uns beiden erhaltenen Werthe der Unterschiedsschwellen für weifses Licht in derselben Anordnung und mit denselben Bezeichnungen wie in unserer ersten Mittheilung aufgeführt.

Aus einer Betrachtung dieser Zahlenwerthe ergiebt sich:

1. Die zwischen uns beiden bestehenden Unterschiede sind so unbedeutend und so regellos vertheilt, dafs sie nicht als Folge der Verschiedenheit unserer Farbensysteme anzusehen sind.

2. Wenn wir die Ergebnisse der Versuche in derselben Weise graphisch darstellen, wie es in Fig. 1 unserer ersten Mittheilung geschehen ist, so fällt für die höheren Intensitäten die Curve, welche die Quotienten $\delta r : r$ zu Ordinaten, die Logarithmen von r zu Abscissen hat, mit dem Zweige I der dort gezeichneten Curve fast genau zusammen; für die niederen Intensitäten erhalten wir hingegen eine Curve, welche zwischen den dortigen Curvenzweigen II und III verläuft, sich aber viel näher an III als an II anschliefst. Weifs liegt also zwischen den beiden scharf von einander gesonderten Gruppen, in welche hinsichtlich der Gröfse der Unterschiedsschwellen die bisher untersuchten Spectralfarben zerfallen.

[1 S. Anmerk. auf S. 134.]

Weifs.

K.

$J = r + \delta r$	α	$r = J \cdot \cos^2 \alpha$	$\delta r = J \cdot \sin^2 \alpha$	$\dfrac{\delta r}{r} = \operatorname{tg}^2 \alpha$
1 000 000	10° 43'	965 420	34 580	0,0358
500 000	9 23	486 710	13 290	0,0273
200 000	9 17	194 795	5 205	0,0267
100 000	7 57	98 087	1 913	0,0195
50 000	7 30	49 148	852	0,0173
20 000	7 32	19 656	244	0,0175
10 000	7 33	9827	173	0,0176
5 000	7 37	4 912	87,8	0,0179
2 000	7 40	1 964	35,6	0,0181
1 000	7 36	983	17,5	0,0178
500	7 53	491	9,41	0,0192
200	8 29	196	4,35	0,0222
100	9 48	97,1	2,90	0,0298
50	10 12	48,4	1,57	0,0324
20	11 15	19,2	0,761	0,0396
10	12 19	9,54	0,455	0,0477
5	13 41	4,72	0,280	0,0593
2	17 2	1,88	0,172	0,0939
1	19 20	0,890	0,110	0,123
0,5	23 28	0,421	0,0793	0,188
0,2	28 1	0,156	0,0441	0,283
0,1	31 32	0,0726	0,0274	0,377
0,05	34 50	0,0337	0,0163	0,484
0,02	39 49	0,0118	0,0082	0,695

B.

$J = r + \delta r$	α	$r = J \cdot \cos^2 \alpha$	$\delta r = J \cdot \sin^2 \alpha$	$\dfrac{\delta r}{r} = \operatorname{tg}^2 \alpha$
1 000 000	11° 2'	963 370	36 630	0,0380
500 000	10 23	483 760	16 240	0,0336
200 000	9 47	194 225	5 775	0,0297
100 000	8 20	97 900	2 100	0,0215
50 000	7 55	49 051	949	0,0193
20 000	7 7	19 693	307	0,0156
10 000	7 16	9 840	160	0,0163
5 000	7 10	4 922	77,8	0,0158
2 000	7 39	1 965	35,4	0,0180
1 000	7 45	982	18,2	0,0185
500	8 27	489	10,8	0,0221
200	8 30	196	4,37	0,0223
100	8 35	97,8	2,28	0,0228
50	9 20	48,7	1,32	0,0270
20	10 20	19,4	0,643	0,0332
10	12 4	9,56	0,437	0,0457
5	13 0	4,75	0,253	0,0533
2	16 48	1,83	0,167	0,0912
1	18 49	0,896	0,104	0,116
0,5	22 8	0,429	0,0710	0,165
0,2	26 8	0,161	0,0385	0,241
0,1	29 55	0,0751	0,0249	0,331
0,05	35 8	0,0334	0,0166	0,495
0,02	39 4	0,0121	0,00794	0,659

Bei einer graphischen Darstellung, entsprechend Fig. 2 unserer ersten Mittheilung, würde die Curve der Unterschiedsschwellen für Weifs mit dem dortigen Verlauf von *e* bis *b* zusammenfallen, für das Intervall *a b* hingegen, zwischen der ausgezogenen und der stark gestrichelten Strecke zu liegen kommen.

§ 4. Die unteren Reizschwellen.

Zur Bestimmung der unteren Reizschwellen wurde das NICOL-sche Prisma N_1 parallel dem Hauptschnitt des Doppelspathes gestellt und die Einstellung einer niedrigen bekannten Intensität durch die mit Tuch überspannte, schon erwähnte Linse und die NICOL'schen Prismen N_3 und N_4 bewirkt. Durch Drehen des im Ocular befindlichen NICOL'schen Prismas N_2 bestimmte man dann ebenso wie früher den Werth der unteren Reizschwelle.

Es ergab sich hierbei:

	K.	B.
Weifs	0,000 72	0,000 73

Die unteren Reizschwellen sind demnach für uns beide gleich und ordnen sich hinsichtlich ihrer Gröfse an diejenige Stelle unter die bisher untersuchten Spectralfarben ein, wo es in Rücksicht auf die beobachteten Unterschiedsschwellen zu erwarten war, d. h. zwischen die beiden hier auftretenden Gruppen der Spectralfarben.[1]

[1 Die absoluten Zahlen für die niederen Helligkeiten sind zu hoch, da das PURKINJE'sche Phänomen nicht berücksichtigt ist. HELMHOLTZ hat in der Abhandlung: „Die Störung der Wahrnehmung kleinster Helligkeitsunterschiede durch das Eigenlicht der Netzhaut" (*Zeitschrift für Psychol. u. Physiol. der Sinnesorgane* 1, S. 5—17. 1890) dies nicht beachtet und dadurch zu hohe Werthe für das Eigenlicht gefunden. Die Rechnung mufs noch einmal ausgeführt werden mit den von KÖNIG und BRODHUN für weifs (in Nr. XVII der vorliegenden Sammlung) gefundenen Zahlen und mit Benutzung der verbesserten Formel von HELMHOLTZ, wie sie beim Abdruck der Arbeit in HELMHOLTZ, Gesammelte Abhandlungen, Bd. 3, S. 392 gegeben ist.]

XIX.

Ueber den Einfluss von santoninsaurem Natron auf ein normales trichromatisches Farbensystem.

Aus: Centralblatt für praktische Augenheilk. 12, S. 353—355. 1888.

Die Veränderungen, welche normale trichromatische Farben-systeme in Folge des Genusses von Santonin oder santoninsaurem Natron erleiden, sind bereits mehrfach Gegenstand eingehender Untersuchungen gewesen. Ohne auf die bisher erlangten Resul-tate näher einzugehen, will ich kurz über einige derartige Beob-achtungen berichten, die ich vor mehreren Jahren an mir selbst gemacht habe und die erst jetzt, nachdem ich inzwischen gemein-sam mit den Herren C. DIETERICI und E. BRODHUN mein normales trichromatisches Farbensystem nach vielen Richtungen hin unter-sucht habe, in einem gröfseren Zusammenhange betrachtet und daher auf ihre Zuverlässigkeit und Richtigkeit beurtheilt werden können.

Die Aufzeichnungen, welche bei diesen Versuchen ein mir befreundeter Arzt nach meinem Dictate machte, lauten (mit einigen in Klammern beigefügten, nachher aus meiner Erinnerung ge-machten Einschaltungen):

Erster Versuch. 23. Januar 1883.

11 Uhr 20 Min. 0,1 g santoninsaures Natron eingenommen. — Kein Erfolg.

11 Uhr 46 Min. Abermals 0,1 g santoninsaures Natron.

11 Uhr 52 Min. In beiden Augen scharf umgrenzter gelber Fleck im Fixationspunkt (etwa von der scheinbaren Gröfse der Macula lutea). Die HAIDINGER'schen Büschel werden unverändert wahrgenommen. Im verdunkelten Gesichtsfeld ist kein violetter Schimmer sichtbar.

11 Uhr 58 Min. Die Färbung im Fixationspunkte wird intensiver. Das ganze Gesichtsfeld ist schwach gelb gefärbt. In den HAIDINGER'schen Büscheln tritt der gelbe Theil besonders stark hervor. Das violette Ende des Spectrums ist nicht verkürzt. Allmähliche Zunahme der subjectiven Erscheinungen.

12 Uhr 15 Min. Gefühl von Spannung in der Kopfhaut. Von den HAIDINGER'schen Büscheln ist nur das Gelb noch vorhanden, dieses sehr intensiv gefärbt. Zunahme der Erscheinungen.

12 Uhr 24 Min. Abermals 0,1 g santoninsaures Natron.

12 Uhr 27 Min. Beim Verdunkeln des Gesichtsfeldes ist da, wo sonst der gelbe Fleck ist, deutlich merkbare (aber schwache) Violettempfindung. Stete Steigerung der Erscheinungen.

ca. 1 Uhr. Neutraler Punkt bei 578—577 $\mu\mu$. (Bestimmt in der von mir vorgeschlagenen Weise [1]; die Gleichheit ist sehr unvollständig.)

1 Uhr 20 Min. Plötzlich starke Zunahme der Erscheinungen. Für kurze Zeit erlischt die Fähigkeit, Gegenstände zu fixiren. (Starke Umnebelung des Bewuſstseins, unwillkürliche und unbewuſste Augenbewegungen. Nach einigen Minuten verschwinden diese Erscheinungen.)

Das violette Ende des Spectrums ist verkürzt (alle anderen Farben erscheinen aber unverändert). Der Uebergang von Grün durch Grünblau in Blau ist in normaler Weise sichtbar. Dreimalige Bestimmung des neutralen Punktes: 570,0 $\mu\mu$, 573,7 $\mu\mu$ und 573,0 $\mu\mu$ (Mittel 572,2 $\mu\mu$); die Gleichheit ist jedoch keine vollständige. Das monochromatisch erleuchtete Feld erscheint beträchtlich gesättigter. — (Mit dem Leukoskop läſst sich keine Verschiedenheit des Farbensystems gegen den normalen Zustand nachweisen. Die Gelbfärbung des Gesichtsfeldes nimmt im Laufe des Tages allmählich ab, ist aber Abends gegen 11 Uhr noch schwach vorhanden. Im Laufe des Nachmittags Uebelbefinden und Müdigkeit.)

Zweiter Versuch. 8. Februar 1883.

10 Uhr 58 Min. 0,4 g santoninsaures Natron eingenommen.

11 Uhr 10 Min. Beginn der Gelbempfindung. Bläulichweiſs gefärbte Gegenstände erscheinen rein weiſs.

---

[1] A. KÖNIG, *Wiedemann's Ann.* 1884, 22, S. 567, und *Graefe's Archiv* 1884, 30 (2), S. 155. [S. Nr. V der vorliegenden Sammlung.]

11 Uhr 30 Min. Starkes Gelbsehen.

12 Uhr. Spectrales Violett beginnt unsichtbar zu werden. Stete Steigerung der Erscheinungen.

1 Uhr. Aufser dem Fehlen des Violett im Spectrum g a r k e i n e Veränderung des Eindruckes der Spectralfarben.

2 Uhr. Bestimmung des neutralen Punktes: 571,6 $\mu\mu$, 573,3 $\mu\mu$, 572,2 $\mu\mu$, 571,5 $\mu\mu$ und 573,7 $\mu\mu$ (Mittel: 572,5 $\mu\mu$).

3 Uhr. Die Erscheinungen beginnen nachzulassen. (Gegen Abend ist fast gar keine Veränderung gegen den normalen Zustand mehr zu bemerken. Alle auftretenden Erscheinungen waren wesentlich geringer als beim ersten Versuch.)

Etwa zwei Wochen später wurde nochmals ein Versuch durch Einnehmen von 0,4 g santoninsaurem Natron eingeleitet, aber es traten, abgesehen von schwachem Gelbsehen, keinerlei Störungen mehr auf. Es scheint also eine schnelle Gewöhnung des Organismus an die Aufnahme von santoninsaurem Natron einzutreten.

Ich glaube nicht, dafs auch nach längerer Pause es (wenigstens bei mir) durch Anwendung gröfserer Dosen möglich sein würde, noch tiefer eingreifende Veränderungen des Farbensystems hervorzurufen. Aufserdem würden dann wohl die auf dem Höhepunkte der Wirkung eintretenden psychischen Störungen eine sichere Beobachtung vereiteln.

Aus der zwei Jahre nach jenen Versuchen vorgenommenen Analyse meines Farbensystems ergab sich[1] dafs das äufserste Violett des Spectrums complementär ist zu Licht von der Wellenlänge 573,– $\mu\mu$; es mufs daher bei Ausscheidung des Violett aus weifsem Lichte dieses eine Nuance annehmen, welche der Wellenlänge 573,– $\mu\mu$ entspricht. Da nun die oben angegebenen Bestimmungen des neutralen Punktes alle sehr nahe zu beiden Seiten dieses Werthes liegen, so können wir die Ergebnisse dieser durch einen so langen Zwischenraum getrennten und nach so verschiedener Methode angestellten Versuche für vollkommen übereinstimmend und sich dadurch gegenseitig bestätigend erachten.

Aus dem hier Mitgetheilten folgere ich, d a f s d e r G e n u f s v o n s a n t o n i n s a u r e m N á t r o n k e i n e s w e g s e i n e a l l-

---

[1] A. König u. C. Dieterici, *Sitzungsberichte der Berl. Acad.* vom 29. Juli 1886, S. 820. [S. Nr. XIV der vorliegenden Sammlung.]

gemeine Lähmung der blau- (resp. violett) empfindenden peripherischen Endorgane (wie solche von der
YOUNG-HELMHOLTZ'schen Theorie angenommen werden) in der
Retina bewirkt, denn sonst hätte der Nuancenunterschied
von Grün, Blaugrün und Blau verschwinden müssen, sondern
er verursacht ausschliefslich eine Verkürzung des
Spectrums am violetten Ende. Dafs die Empfindlichkeit
für Blau und Blaugrün gar nicht beeinflufst wird, geht aus der
Lage des neutralen Punktes hervor und wird aufserdem durch
meine subjective Beobachtung bestätigt.

Da man die hier beschriebenen Aenderungen in der Farben-
wahrnehmung (abgesehen von der relativ stärkeren Färbung des
Gesichtsfeldes in der Gegend der Macula lutea) mit sehr grofser
Annäherung auch erhalten kann, indem man durch ein dickes
Uranglafs blickt, so würde zunächst an eine Gelbfärbung der
Augenmedien zu denken sein. Bei den im Hinblick darauf an-
gestellten ophthalmoskopischen Untersuchungen war eine solche
Färbung nicht zu erkennen; doch mufs bemerkt werden, dafs
bei denselben künstliche Beleuchtung angewendet wurde, bei der
Benutzung von Tageslicht wäre sie vielleicht wahrzunehmen ge-
wesen. Ich bin auf diese Ueberlegenheit der Untersuchung mit
Tageslicht erst später durch eine auf einen ähnlichen Fall bezügliche Arbeit des Herrn J. HIRSCHBERG [1] aufmerksam gemacht
worden.

Berlin, Physikal. Inst. der Univ., 15. Decbr. 1888.

---

[1] J. HIRSCHBERG, Ueber Gelbsehen und Nachtblindheit der Icterischen.
Berliner klin. Wochenschr. 1885, Nr. 23.

XX.

Ueber den Helligkeitswerth der Spectralfarben bei verschiedener absoluter Intensität.

(Nach gemeinsam mit R. RITTER ausgeführten Versuchen.)

Aus: Beiträge zur Psychologie und Physiologie der Sinnesorgane, HERMANN VON HELMHOLTZ als Festgrufs zu seinem siebzigsten Geburtstage dargebracht, S. 309—388. 1891. Im Auszug in: Verhandlungen der Physik. Ges. zu Berlin, Jahrg. 11, S. 10—13. 1892.

Inhalts-Verzeichnifs.

§ 1. Einleitung — Geschichtliches S. 144. — § 2. Apparate S. 153. — § 3. Methode der Untersuchung S. 158. — § 4. Versuchsergebnisse S. 166. — § 5. Allgemeine Besprechung der Versuchsergebnisse S. 176. — § 6. Die spectrale Vertheilung der Helligkeitswerthe bei hoher Intensität S. 179. — § 7. Die spectrale Vertheilung der Helligkeitswerthe bei sehr niedriger Intensität und ihre Beziehung zu angeborenen monochromatischen Farbensystemen S. 184. — § 8. Die untere Reizschwelle S. 189. — § 9. Bestimmung der Helligkeitswerthe in einem Spectrum mit gleichmäfsiger Energievertheilung S. 193. — § 10. Die partielle Farbenblindheit und ihre Erklärung aus der Theorie der Gegenfarben S. 198. — § 11. Die totale Farbenblindheit und ihre Erklärung aus der Theorie der Gegenfarben S. 202. — § 12. Schlufsbemerkungen S. 212.

§ 1. Einleitung — Geschichtliches.

Dafs verschieden gefärbte Felder in Bezug auf ihre Helligkeit bis zu einem gewissen Grade miteinander verglichen werden können, ist eine ebenso unbezweifelbare Erfahrungsthatsache, wie andererseits zugegeben werden mufs, dafs hierbei niemals diejenige Genauigkeit erreicht werden kann, welche hinsichtlich gleich gefärbter Felder möglich ist. Farbige Bilder werden durch Radirungen, Lithographien u. s. w. nicht nur in den Conturen der dargestellten Gegenstände, sondern auch in deren Helligkeitsabstufungen reproducirt; aber die darin bestehende Unsicherheit tritt uns entgegen, wenn wir zwei verschiedene Stiche desselben Gemäldes nebeneinander betrachten, wobei wohl auch einiges der berechtigten Freiheit künstlerischer Umgestaltung zuzuschreiben ist.

Den Anfang einer solchen Helligkeitsvergleichung und -messung verschiedener Farben, für welche Hr. E. v. BRÜCKE die Bezeichnung „heterochrome Photometrie" eingeführt hat, finden wir, soviel ich weifs, bei J. NEWTON [1], der über die Helligkeit der Farben des Spectrums folgenden Ausspruch thut: „It is to be noted, that the most luminous of the prismatic colours are the yellow and orange. These affect the senses more strongly than all the rest together; and next to these in strength are the red and green. The blue compared with these is a faint and dark colour, and the indigo and violet are much darker and fainter, so that these compared with the stronger colours are little to be regarded." An demselben Orte erwähnt er auch, dafs die hellste Stelle nicht in der Mitte des Spectrums, also nicht an der Grenze von Grün und Blau liege, sondern zwischen Orange und Gelb. NEWTON stellt diese Betrachtungen an, um diejenige Ebene zu finden, in der das von einer Linse erzeugte Bild am schärfsten erscheint.

Von J. FRAUNHOFER [2] sind dann aus ähnlicher Veranlassung zum ersten Male wirkliche Messungen ausgeführt worden, indem er ein weifses, von einer Oellampe erleuchtetes Feld nacheinander neben die verschiedenen Theile des Spectrums brachte und nun die Helligkeit des weifsen Feldes jedesmal so lange veränderte, bis sie der des farbigen Feldes gleich erschien. Die hierzu erforderlichen relativen Helligkeiten des weifsen Feldes waren bei der getroffenen Anordnung nach physikalischen Principien leicht zu berechnen. Aus den Mittelwerthen von nur vier untereinander wenig übereinstimmenden Versuchsreihen wurde dann eine Intensitätscurve über dem benutzten Dispersionsspectrum als Abscissenaxe gezeichnet. Es ist dieses diejenige Curve, welche zur Darstellung der Helligkeitsvertheilung im Spectrum in den Lehrbüchern der Physik und Physiologie noch jetzt vielfach abgebildet und bei der Berechnung achromatisirter Linsen wohl

---

[1] J. NEWTON, Optics. Book I, Part I, Prop. VII, Theor. VI.
[2] J. FRAUNHOFER, *Denkschriften der bayrischen Akademie* 5, S. 193, München 1817. (Gesammelte Schriften. München 1888. S. 1.)

ausschliefslich zu Grunde gelegt wird.[1] Die so erhaltene Curve hat beinahe denselben Verlauf wie diejenige, welche K. VON VIERORDT[2] dann mehr als 50 Jahre später als „Curve der Stärke des farbigen Lichtes" im Sonnenspectrum veröffentlichte, die aber nach einer ganz anderen Methode gewonnen war und thatsächlich nicht die Helligkeit der verschiedenen Spectralfarben, sondern die Menge desjenigen weifsen Lichtes angiebt, welches an den verschiedenen Stellen des Spectrums erforderlich war, um durch seine Zumischung eine eben merkliche Abnahme der Sättigung zu bewirken. Dafs beide Curven einen so ähnlichen, ja, abgesehen vom blauen und violetten Theile des Spectrums, fast gleichen Verlauf haben, deutet auf einen inneren Zusammenhang hin, der einer weiteren Verfolgung noch werth ist[3]; vor Allem müfste untersucht werden, ob bei Zumischung einer eben merklichen Menge eines farbigen, an Stelle des von VIERORDT benutzten weifsen Lichtes eine gleiche Curve entstände.

Ob die erwähnte Abweichung an dem blauen Ende des Spectrums zwischen den von FRAUNHOFER und VIERORDT erhaltenen Werthen von objectiver Verschiedenheit des zerlegten Sonnenlichtes, oder von der Benutzung verschiedener Untersuchungsmethoden, oder von dem sogenannten, übrigens auch bei VIERORDT's Beobachtungen deutlich hervortretenden PURKINJE-schen Phänomen, zu dessen Besprechung wir uns nunmehr wenden, herrührt, mufs unentschieden bleiben.

Ueber den Einflufs der absoluten Intensität auf die relative Helligkeit der verschiedenen Farben hat J. PURKINJE die ersten Beobachtungen gemacht. Er beschreibt seine darauf bezüglichen Versuche mit folgenden Worten[4]:

„Objectiv hat der Grad der Beleuchtung grofsen Einflufs auf die Intensität der Farbenqualität. Um sich davon recht

---

[1] Vgl. A. STEINHEIL und E. VOIT, Handbuch der angewandten Optik, Bd. I. Voraussetzungen für die Berechnung optischer Systeme und Anwendung auf einfache und achromatische Linsen. Leipzig 1891.

[2] K. VIERORDT, *Pogg. Ann.* **137**, S. 200. 1869. — und: Die Anwendung des Spectralapparates zur Messung und Vergleichung der Stärke des farbigen Lichtes. Tübingen 1871.

[3] Vgl. H. v. HELMHOLTZ, *Zeitschrift für Psychologie und Physiologie der Sinnesorgane* 2, S. 1. 1891.

[4] J. PURKINJE, *Beobachtungen und Versuche zur Physiologie der Sinne.* Zweites Bändchen. Neue Beiträge zur Kenntnifs des Sehens in subjectiver Hinsicht. Berlin 1825. S. 109—110.

lebendig zu überzeugen, nehme man vor Anbruch des Tages, wo
es eben schwach zu dämmern beginnt, die Farben vor sich. Anfangs sieht man nur schwarz und grau. Gerade die lebhaftesten
Farben, das Roth und das Grün, erscheinen am schwärzesten.
Das Gelb kann man von Rosenroth lange nicht unterscheiden.
Das Blau war mir zuerst bemerkbar. Die rothen Nuancen, die
sonst beim Tageslicht am hellsten brennen, nämlich karmin,
zinnober und orange, zeigen sich lange am dunkelsten, durchaus
nicht im Verhältnisse ihrer mittleren Helligkeit."

Das Ergebnifs dieser Beobachtung läfst sich in folgenden
Sätzen zusammenfassen:

1. Es sind noch Helligkeitsunterschiede vorhanden, wenn in
Folge der geringen Beleuchtung alle Farbenunterschiede verschwunden sind.

2. Bei geringer Beleuchtung ist das Verhältnifs der relativen
Helligkeit der verschiedenen Farben ein anderes, als bei gewöhnlicher Tagesbeleuchtung, und zwar haben die rothen Farben am
meisten von ihrer Helligkeit eingebüfst, während Blau am
wenigsten beeinflufst wird.

Der in dem zweiten dieser beiden Sätze erwähnte Unterschied
in dem Verhalten verschiedener Farben wird neuerdings vielfach
das „PURKINJE'sche Phänomen" genannt.

Die von PURKINJE in der Morgendämmerung zuerst gesehene
Abhängigkeit der scheinbaren Helligkeit verschieden gefärbter
Pigmente von der Stärke der Beleuchtung mufs sich natürlich
auch in der Abenddämmerung, dann aber in umgekehrter Reihenfolge zeigen, d. h. es mufs das Roth zuerst, das Blau zuletzt seine
Helligkeit verlieren. Dieses scheint nun mehrfach beobachtet
worden zu sein, denn SEEBECK[1] sagt im Jahre 1837 in seiner für
unsere Kenntnifs der partiellen Farbenblindheit grundlegenden
Abhandlung:

„In der Dämmerung verschwinden bekanntlich die wenigst
brechbaren Strahlen zuerst aus dem Lichte der Atmosphäre, wodurch die bekannten Aenderungen in dem Ansehen der Farben
entstehen."

Die Erklärung wird freilich hier fälschlich in einer objectiven
Aenderung der Zusammensetzung des Tageslichtes mit fortschreitender Dämmerung gesucht; aber die Erscheinung selbst

---

[1] A. SEEBECK, *Pogg. Ann.* 42, S. 222. 1837.

ist an einer ganzen Reihe von Beobachtungen, die mit den ver-
schiedenfarbigsten Pigmenten besonders von farbenblinden Personen ausgeführt sind, richtig beschrieben.

H. Dove[1] hat später dann dieselbe Erscheinung, ohne anfänglich von den Seebeck'schen Angaben etwas zu wissen, ebenfalls bei der Abenddämmerung in Gemäldegallerien beobachtet.
Er untersuchte sie eingehend vermittelst rother und blauer Gläser,
beschränkte sich aber auf diese beiden Farben.

Weitere Beobachtungen an Pigmentfarben liegen noch vor von
Hrn. Grailich[2] und Hrn. Aubert.[3]

Hr. H. v. Helmholtz[4] hat zuerst die relative Helligkeit von
Spectralfarben nach dieser Richtung hin untersucht. Er fand,
daß eine verschiedene Abhängigkeit zwischen Reizstärke und
Empfindungsstärke nicht nur zwischen zwei spectralen Lichtern
besteht, von denen das eine dem langwelligen, das andere dem
kurzwelligen Theile des Spectrums angehört, sondern daß sie
auch, freilich in geringerem Maafse, hervortritt, wenn die beiden
Farben derselben Hälfte des Spectrums entnommen sind; am geringsten ist sie, wenn dieses der weniger brechbare Theil des
Spectrums ist. Haben zwei verschieden gefärbte Felder bei einer
mittleren Intensität gleiche Helligkeit, so wird nach gleicher Verminderung der objectiven Intensität beider dasjenige Feld, welches
von dem kurzwelligeren Lichte erleuchtet ist, das hellere sein,
während nach einer Vergröfserung der objectiven Intensität das
langwelligere heller aussieht. Man kann die Erscheinung auch
in folgender Weise beschreiben: Geht man von zwei verschieden
gefärbten Feldern gleicher Helligkeit aus, so ändert sich bei
gleicher objectiver Veränderung der Reizstärke die Intensität der
Empfindung bei dem kurzwelligeren Lichte stets weniger als bei
dem langwelligeren.

An dem Beispiele eines gelben und eines violetten Lichtes
erläutert Hr. H. v. Helmholtz in der ersten Auflage seines

---

[1] H. W. Dove, *Ber. der Berliner Akad.* 1852, S. 69. — *Pogg. Ann.* 85,
S. 397. 1852. — Darstellung der Farbenlehre und optische Studien. Berlin
1853. S. 183.

[2] J. Grailich, *Sitzungsber. der Wiener Akad.* 54, S. 252. 1854.

[3] H. Aubert, Physiologie der Netzhaut. Breslau 1865. S. 125.

[4] H. Helmholtz, *Pogg. Ann.* 94, S. 18—21. 1855. (Wissenschaftliche
Abhandl. Bd. II, S. 61—64. Leipzig 1883.) und Physiolog. Optik, 1. Aufl.,
S. 317. Leipzig 1867.

Handbuches der Physiol. Optik[1] die Erscheinung in folgenden Worten an beistehender Figur.

„Die horizontalen Coordinaten längs der Linie $a\,d$ mögen den objectiven Lichtstärken proportional sein, die verticalen der Intensität der Lichtempfindung.

Es stelle $a\,e\,b\,g$ die Curve für die Intensität der Empfindung des gelben Lichtes dar, und es seien die Einheiten des gelben und violetten Lichtes so gewählt, dafs für die Lichtmenge $a\,c$ die Empfindungsstärke in beiden Lichtarten die gleiche sei, so folgt aus den angegebenen That-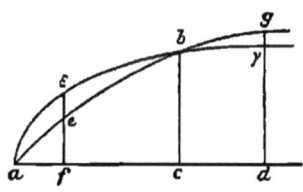sachen, dafs die Curve, welche die Empfindungsstärke des violetten Lichtes ausdrückt, die Lage $a\,\varepsilon\,b\,\gamma$ gegen die frühere haben müsse. Verkleinert man beide Lichtmengen im Verhältnifs $a\,f : a\,c$, so findet man für das gelbe Licht die Empfindungsstärke, ausgedrückt durch die Linie $f\,e$, kleiner als die Empfindungsstärke $f\,\varepsilon$ des Violett. Umgekehrt, wenn man beide Lichtmengen auf die Gröfse $a\,d$ bringt, findet sich die zugehörige Empfindungsstärke des Gelb $d\,g$ gröfser, als die des Violett $d\,\gamma$.“

Diese Auffassung des Purkinje'schen Phänomens ist seitdem unverändert beibehalten worden, bis Hr. E. Brodhun[2] fand, dafs dasselbe mit steigender Helligkeit der verglichenen Farben immer mehr und mehr abnimmt, und dafs sich, wenigstens bei den von ihm untersuchten drei Personen (A. König = normaler Trichromat, E. Brodhun = „Grünblind“ und R. Ritter = „Rothblind“) eine Helligkeit angeben liefs, oberhalb welcher es durch die unvermeidlichen Beobachtungsfehler und die in der Natur der Sache liegenden Schätzungsunsicherheiten verdeckt wurde. Nimmt man als Maafs der Helligkeit diejenige Einheit, welche in der gemeinsam von Hrn. E. Brodhun und mir ausgeführten experimentellen Untersuchung über die psychophysische Fundamentalformel[3] benutzt und definirt ist, nämlich diejenige Helligkeit, in welcher einem durch ein Diaphragma von 1 qmm blickenden Auge eine

[1] H. Helmholtz, Physiolog. Optik, 1. Aufl., S. 318. Leipzig 1867.

[2] E. Brodhun, Beiträge zur Farbenlehre. Inaug.-Dissert. Berlin 1887.

[3] A. König und E. Brodhun, *Sitzungsber. der Berl. Akad.* vom 26. Juli 1888 und 27. Juni 1889. [Vgl. Nr. XVII u. XVIII der vorliegenden Samml.]

mit Magnesiumoxyd überzogene Fläche [1] erscheint, die in einem Abstand von 1 m durch eine ihr parallel stehende 0,1 qcm grofse Fläche von schmelzendem Platin senkrecht bestrahlt wird, so fand Hr. Brodhun die obere Grenze für einen noch sicher nachweisbaren Grad des Purkinje'schen Phänomens bei etwa 15 dieser Einheiten.[2] Es mag an dieser Stelle schon erwähnt werden, dafs in der vorliegenden Untersuchung eine obere Grenze des Purkinje-schen Phänomens bei mir nicht gefunden wurde, obschon Helligkeiten bis zu ca. 600 der eben definirten Einheiten untersucht wurden; bei Hrn. R. Ritter hingegen fand sich jetzt ungefähr dieselbe Grenze wie damals. Bei Hrn. E. Brodhun habe ich keine erneute Prüfung daraufhin angestellt. Der Widerspruch zwischen meinen früheren und jetzigen Beobachtungen ist aber nur scheinbar. Die Abweichung erklärt sich sofort bei einer Vergleichung der benutzten Intensitätsintervalle. Würde Hr. Brodhun ebenso hohe Helligkeiten benutzt haben, wie sie jetzt angewendet werden konnten, so hätte sich ohne Zweifel auch damals das jetzt erhaltene Resultat ergeben. Das Purkinje'sche Phänomen ist bei den Helligkeiten zwischen 15 und 400 unserer Einheiten schon sehr schwach und kann erst durch starke Variation der Intensität nachgewiesen werden. Hr. Brodhun hatte überhaupt nur Intensitäten bis zu etwa 30 Helligkeitseinheiten zur Verfügung und war daher nicht im Stande, die Erscheinung weiter zu verfolgen. Wir werden später noch Gelegenheit haben, auf die Schwierigkeit und Unsicherheit einer solchen Grenzbestimmung näher einzugehen.

Hr. E. Brodhun giebt entsprechend den von ihm erhaltenen Resultaten eine von der Helmholtz'schen in der Form abweichende graphische Darstellung des Purkinje'schen Phänomens. Trägt man bei verschiedenen absoluten Intensitäten die zur Herstellung gleicher Helligkeit erforderlichen, etwa in Spaltbreiten des benutzten Spectralapparates ausgedrückten Lichtmengen in der Weise graphisch auf, dafs das rothe Licht als Abscisse, das blaue als Ordinate genommen wird, so müfste man ohne Vorhandensein des Purkinje'schen Phänomens eine Gerade erhalten,

---

[1] Vgl. A. König, *Gräfe's Archiv* **30** (2), S. 162. 1884 — und *Wied. Ann.* 22, S. 572. 1884. [Vgl. Nr. V der vorliegenden Samml.]

[2] Hr. E. Brodhun benutzt in seiner Inaugural-Dissertation eine andere Helligkeitseinheit, doch ist die Umrechnung auf die von uns beiden später eingeführte und oben definirte sehr einfach.

welche durch den Anfangspunkt der Coordinaten ginge. Das
PURKINJE'sche Phänomen in der Form, wie es Hr. BRODHUN gefunden, bewirkt aber, dafs eine Curve entsteht, welche bei
gröfseren Intensitäten zwar mit dieser Geraden zusammenfällt,
bei niederen jedoch von ihr nach obenhin abweicht. Nehmen
wir als Beispiel die Zahlenwerthe einer von mir ausgeführten
Vergleichung der Helligkeiten von zwei Lichtarten der Wellenlänge 670 $\mu\mu$ und 450 $\mu\mu$ [1] (wobei in der letzten Columne Differenzen von weniger als 5 % nicht angegeben sind, da sie innerhalb der Beobachtungsunsicherheit liegen):

450 $\mu\mu$ Spaltbreite	670 $\mu\mu$ Spaltbreite	Gerade	Differenz der Beobachtung	Differenz in Procenten
5	7,2	2,3	4,9	213
10	10,0	4,6	5,4	117
20	16,7	9,2	7,5	82
40	21,4	18,5	2,9	16
60	30,5	27,7	2,8	10
80	36,4	37,0	—	—
120	56,3	55,4	—	—
160	72,9	73,9	—	—

In der nachstehenden Figur sind diese Ergebnisse in der angegebenen Weise graphisch dargestellt.

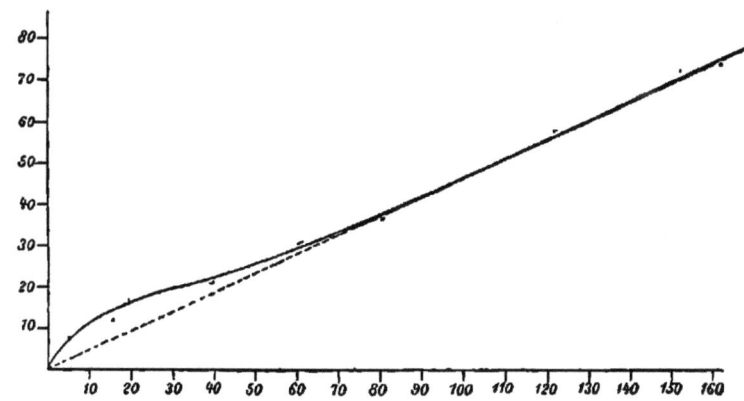

Der Verlauf der Curve war bei einer solchen Vergleichung
mit Licht von der Wellenlänge 670 $\mu\mu$ für alle Theile des Spec-

---

[1] S. 24 der BRODHUN'schen Dissertation.

trums vom violetten Ende bis zur Wellenlänge 570 $\mu\mu$ sowohl für Hrn. Brodhun als auch für mich ein völlig analoger; hingegen war für Licht gröfserer Wellenlänge kein Purkinje'sches Phänomen mehr zu beobachten.

Auf Grund dieser Ergebnisse stellte Hr. Brodhun dann eine Curve der Helligkeitsvertheilung im Spectrum für die drei von ihm untersuchten, schon genannten Personen auf, die oberhalb einer Helligkeit von 15 Einheiten unabhängig von der absoluten Intensität sein sollte, und die daher, sobald die objectiven, physikalischen Intensitätscoefficienten bekannt sind, von einem Dispersionsspectrum auf das Interferenzspectrum, von einer Lichtquelle auf eine andere umzurechnen sei. Wenn auch, wie oben schon erwähnt ist, wenigstens bei meinem Farbensystem nach der vorliegenden Untersuchung die thatsächlichen Verhältnisse etwas anders sind, so verdanken wir doch Hrn. Brodhun die erste Bestimmung von Helligkeitscurven, bei der der wesentlichste in Betracht kommende, bis dahin aber nicht beachtete Gesichtspunkt deutlich erkannt ist und die davon herrührenden Fehler thunlichst vermieden sind.

Es sollen daher an dieser Stelle diejenigen Bestimmungen der spectralen Helligkeitsvertheilung übergangen werden, welche aufser den schon erwähnten, zum Theil nach nicht einwurfsfreien Methoden, und deswegen das angestrebte Ziel gar nicht erreichend, zum Theil ohne Berücksichtigung des bisher Geleisteten ausgeführt worden sind.

Die vorliegende Arbeit knüpft unmittelbar an die Brodhunsche Untersuchung an. Die Intensitäten wurden nach obenhin bis zu der schon angegebenen Helligkeit gesteigert und nach untenhin wurde in geeigneten Abstufungen die Intensität so lange verringert, bis man an dem durch die Natur unseres Auges bedingten Ende dieser Reihe, nämlich der Reizschwelle, angelangt war.

Die Untersuchung wurde gemeinsam von Hrn. Dr. R. Ritter und mir begonnen. Auf unsere Farbensysteme beziehen sich daher auch die meisten der mitgetheilten Beobachtungen. Leider wurde Hr. Ritter durch zwingende Verhältnisse genöthigt, zu verreisen und daher seine Mitarbeit zu unterbrechen, ehe die in dem ursprünglichen Plan enthaltenen Beobachtungsreihen vollständig ausgeführt und der Zusammenhang des schon Erhaltenen, sowohl unter einander als zu den Ergebnissen anderweitiger

Untersuchungen, einer völligen Verarbeitung und Durchrechnung unterzogen war. An seine Stelle trat dann meine Schwägerin, Frl. ELSE KÖTTGEN, die selbst noch mehrere Beobachtungsreihen ausführte und deren geschickte und ausdauernde Hülfe beim Beobachten und Rechnen es mir allein ermöglichte, noch innerhalb der durch den gegebenen Zeitpunkt der Veröffentlichung dieser Festschrift bedingten Frist die Arbeit so weit durchzuführen, als es die vorhandenen experimentellen Hülfsmittel überhaupt gestatten.[1] Ihr und allen im Folgenden noch genannten Personen, welche bereitwilligst die von mir gewünschten Bestimmungen machten, vor Allem aber Hrn. RITTER, bin ich zu grofsem Danke verpflichtet.

§ 2. Apparate.

Zur Ausführung der Versuche diente derselbe HELMHOLTZ-sche Farbenmischapparat, den auch Hr. E. BRODHUN benutzt hat und den mir Hr. Professor A. KUNDT aus der Sammlung des hiesigen Physikalischen Instituts in dankenswerther Weise bereitwilligst zur Verfügung stellte. Die Doppelspathe aber, sowie die NICOL'schen Prismen und die mit Alaunlösung gefüllten Glaskästen zwischen den Lampen und den Spalten waren entfernt; daher war die jetzt erreichbare Maximalintensität höher als bei Hrn. BRODHUN, die Dispersion von der früheren etwas verschieden und daher auch die relative Intensität der einzelnen Theile des Spectrums eine etwas andere. Die Figur auf S. 154 giebt in schematischer Weise eine Darstellung der benutzten Gesammtanordnung.

Die runde Metallplatte T trägt das auf allen drei Seiten geschliffene gleichseitige Flintglasprisma P, die beiden Collimatoren C_1 und C_2, welche an den Enden bilaterale, durch Mikrometerschrauben mefsbare Spalte S_1 und S_2 besitzen, und endlich das Ocularrohr O, das am vorderen Ende einen kleinen verticalen Spalt S_3 von 1,85 mm Höhe und 0,8 mm Breite hat. Diese geringe Breite ist erforderlich, um möglichst homogene

---

[1] Binnen Kurzem hoffe ich in der Lage zu sein, an einem weit vollkommeneren Apparate die jetzt nur in ihren Grundzügen angefangene Arbeit fortzusetzen. Vor Allem glaube ich dann auch die Gesichtspunkte berücksichtigen zu können, welche Hr. E. v. BRÜCKE in seiner Abhandlung über „Die heterochrome Photometrie" (Ueber einige Consequenzen der YOUNG-HELMHOLTZ'schen Theorie. II. Abhandl. *Sitzungsber. der Wiener Akad.* 84. 1881) entwickelt.

Farben in das Auge gelangen zu lassen, während die geringe
Höhe eingehalten werden muſs, damit auch bei den hellsten
Intensitäten sie noch stets von dem Pupillendurchmesser über-
troffen wird. Werden die Spalte S_1 und S_2 erleuchtet, so erscheinen einem durch S_3 blickenden Auge zwei spectral leuchtende,
in einer verticalen Geraden (der vorderen Prismenkante) an einander stoſsende Halbkreise. Ihre Farbe hängt ab von der jedesmaligen Stellung des betreffenden Collimatorrohres, und die
Wellenlänge des betreffenden Lichtes kann in bekannter Weise

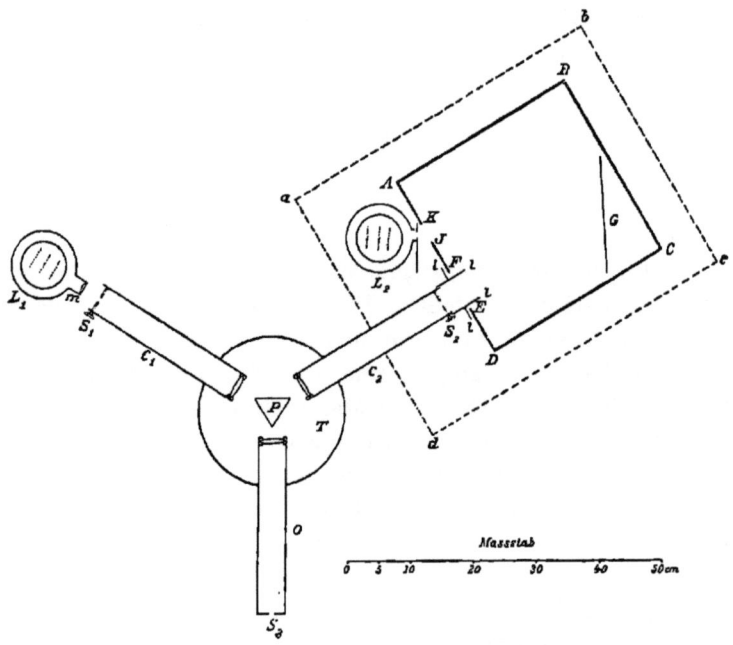

durch Spiegelablesung am Collimatorrohre vermittelst Fernrohr
und Skala genau bestimmt werden. Für den rechten Halbkreis, der also dem linken Collimatorrohr C_1 entspricht, wurde
stets Licht von der Wellenlänge 535 $\mu\mu$ benutzt. Die Beleuchtung
geschah durch einen „Triplex-Gasbrenner" L_1, in dem drei paral-
lele Flammen zuerst von einem in dem mittleren Theile ellipti-
schen Glascylinder, dann von einem runden Thoncylinder umgeben sind. Der letztere hat einen kurzen Metallansatz m, der
eine Convexlinse enthält, in deren Brennpunkt sich die mittlere
der drei Flammen befindet. Die Intensität wurde durch den
Spalt S_1 und vorgesetzte grüne Absorptionsgläser verändert. Der

linke Halbkreis wurde durch entsprechende Stellungen des rechten Collimatorrohres C_2 mit Licht von den Wellenlängen 670 $\mu\mu$, 650 $\mu\mu$, 625 $\mu\mu$, 605 $\mu\mu$, 590 $\mu\mu$, 575 $\mu\mu$, 555 $\mu\mu$, 535 $\mu\mu$, 520 $\mu\mu$, 505 $\mu\mu$, 490 $\mu\mu$, 470 $\mu\mu$, 450 $\mu\mu$ und 430 $\mu\mu$ bei jeder der näher untersuchten Intensitäten erleuchtet. Die Wellenlängen 505 $\mu\mu$ und 470 $\mu\mu$ wurden gewählt, weil sie nach einer gemeinsam von Hrn. C. DIETERICI und mir[1] ausgeführten Unter-

---

[1] A. KÖNIG und C. DIETERICI, *Sitzungsber. der Berliner Akademie*, 29. Juli 1886. [Vgl. Nr. XIV der vorliegenden Samml.] Hr. E. HERING hat die Resultate dieser Abhandlung bisher nur in zwei beiläufigen Anmerkungen einer Kritik unterzogen (*Pflüger's Arch.* 41, S. 44. 1887 und 47, S. 425. 1890). Worin unsere „ganz willkürlichen, zum Theil nachweisbar irrigen, zum Theil das Endergebnifs bereits präjudicirenden Annahmen" zum Aufbau der Intensitätscurven der Elementarempfindungen, sowie die „falsche Deutung und Benutzung einer an sich brauchbaren Formel" bei der Umrechnung dieser Curven in die Curven der Grundempfindungen bestehen, vermag ich auch bei vorurtheilsfreiester Durchsicht der vor fünf Jahren geschriebenen Abhandlung noch immer nicht zu finden. Ich mufs daher von jeder Rechtfertigung der damals gemachten Schlufsfolgerung absehen. Für die Bemerkung, welche sich auf die Angabe der Farbentöne der Grundempfindungen bezieht, bin ich Hrn. HERING dankbar, da ich durch dieselbe angespornt werde, mich in der Ausarbeitung meiner Abhandlungen einer gröfseren Schärfe des Ausdruckes zu befleifsigen. Wir haben damals den Farbenton der drei „Grundempfindungen" (der YOUNG'schen Farbentheorie) zu bestimmen versucht und gelangten zu dem Resultat, dafs unsere Beobachtungen dann ziemlich widerspruchsfrei zu vereinigen waren, wenn man als Farbenton der Grundempfindungen annahm:

1. ein Roth, welches etwas von dem äufsersten Spectralroth nach dem Purpur abweicht;
2. ein Grün von der Wellenlänge etwa 505 $\mu\mu$;
3. ein Blau von der Wellenlänge etwa 470 $\mu\mu$.

Wir fügten in unserer Abhandlung noch hinzu: „Es sind die somit bestimmten Grundempfindungen genau diejenigen Farben, welche Hr. HERING . . . . . als »Ur-Roth«, »Ur-Grün« und »Ur-Blau« bezeichnet." Hr. HERING nimmt nun mit vollem Rechte an dem Worte „genau" Anstofs, da „Ur-Roth" und „Ur-Grün" complementär sind, unsere beiden entsprechenden Farben es aber nicht sein können. Es sei hiermit bereitwilligst zugestanden, dafs das HERING'sche „Ur-Roth" von dem Farbentone der von uns bestimmten rothen Grundempfindung nach Blau abweicht, und dafs der Wortlaut an der von Hrn. HERING angegriffenen Stelle nicht so streng formulirt war, als es, besonders mit Rücksicht auf die Wichtigkeit der behandelten Frage, hätte geschehen müssen. Uebrigens liegt der Schwerpunkt jeder Abhandlung, welche über eine experimentelle Untersuchung berichtet, nicht in den Schlufsfolgerungen, welche der Verfasser aus den Versuchsergebnissen zieht, sondern in diesen letzteren selbst,

suchung hinsichtlich des Farbentones wahrscheinlich ziemlich genau der grünen, resp. blauen Grundempfindung (im YOUNG-HELMHOLTZ'schen Sinne) der normalen trichromatischen Farbensysteme entsprechen; 575 $\mu\mu$ ist diejenige Stelle im Spectrum, wo nach der in derselben Untersuchung gemachten Voraussetzung eine gleich starke Auslösung der Rothempfindung und der Grünempfindung statt hat; 670 $\mu\mu$ und 430 $\mu\mu$ entsprechen in ihrer Farbe den „Endstrecken" normaler trichromatischer Systeme, also denjenigen Regionen, in denen sich an den Enden des Spectrums keine Nuancenänderung, sondern nur noch Intensitätsänderung findet. Die Wellenlänge 605 $\mu\mu$ war in der von Hrn. E. BRODHUN und mir über die psychophysische Grundformel ausgeführten Untersuchung [1] benutzt, und es erschien mir wünschenswerth, was hinsichtlich der unteren Reizschwelle später noch besonders hervortreten wird, im Anschlufs an diese Arbeit zu bleiben. Die übrigen Wellenlängen sind dann so gewählt, dafs das ganze Spectrum in möglichst gleiche Intervalle zerlegt wird.

Bei den gröfseren Helligkeiten wurde auch am rechten Collimatorrohr vor den Spalt S_2 ein Triplex-Gasbrenner gesetzt. Um die niederen Helligkeiten herzustellen, schalteten wir dann zunächst einen Episkotister zwischen Lampe und Spalt ein, auf den sich mehrere Scheiben mit verschiedenen Ausschnitten aufsetzen liefsen. Dadurch war eine objectiv völlig gleichmäfsige Verdunkelung aller Spectralregionen sicher hergestellt.[2] Es zeigte sich aber bald, dafs sich in dieser Art die Intensität auch noch nicht bis zu den der Reizschwelle nahegelegenen Dunkelheiten herabsetzen liefs, und es wurde daher Gebrauch von einem Verfahren gemacht, welches Hr. F. HILLEBRAND [3] in einer ähnlichen Untersuchung, auf die wir unten noch weiter einzugehen haben, benutzte. Die Anordnung ist diejenige, welche in unserer Figur wiedergegeben. An Stelle der Lampe (oder der Lampe und des

---

und in Bezug hierauf sehen wir den ferneren Urtheilen der Sachverständigen, insbesondere aber dem immer noch ausstehenden Urtheile des Hrn. HERING in aller Ruhe entgegen.

[1] A. KÖNIG und E. BRODHUN, *Sitzungsber. der Berliner Akademie*, 26. Juli 1888. [Vgl. Nr. XVII der vorliegenden Samml.]

[2] Durch Absorptionsgläser, deren Verdunkelungscoefficienten für alle benutzten Wellenlängen besonders hätten bestimmt werden müssen, wäre dieses nur in viel ungenauerer und zeitraubenderer Weise möglich gewesen.

[3] F. HILLEBRAND, *Sitzungsber. der Wiener Akad.* 97, Abth. III, Sitzung vom 21. Februar 1889.

Episkotisters) wurde ein innen völlig mattschwarzer Pappkasten *ABCD* vorgesetzt, der bei *EF* eine Oeffnung hatte, in die eine aus Pappe hergestellte, zur Abhaltung von Nebenlicht geeignet geformte Verlängerung *l l l l* des Collimators C_2 hineinragte. Im Innern des Kastens stand vertical eine Glastafel *G*, welche auf der vorderen Seite mit weifsem Papier beklebt und dann mit Magnesiumoxyd überzogen war. Sie wurde beleuchtet durch einen der schon beschriebenen Triplexbrenner L_2, der, aufserhalb des Pappkastens stehend, sein Licht durch eine zweite, viel kleinere Oeffnung *JK* sandte. Der Metallansatz mit der Convex-linse war an dem Thoncylinder dieser Lampe entfernt und durch eine Drehscheibe mit runden Oeffnungen in verschiedenster Gröfse ersetzt; indem diese gewechselt wurden, konnte eine sehr verschiedene Beleuchtung der Tafel *G* hergestellt werden. Diese diente dann als Lichtquelle für den Collimator C_2. Durch be-sondere, schon von Hrn. C. Dieterici und mir im Verlaufe unserer oben angeführten Untersuchung angestellte Versuche ist der Nachweis geführt, dafs von der Tafel, d. h. von dem Magne-siumoxyd reflectirtes Licht stets dieselbe Farbe, also gleiche spectrale Zusammensetzung hat, wie das auffallende. Damit nun auch immer dieselbe Stelle der Tafel ihr Licht durch den Spalt S_2 sandte, war der Kasten *ABCD* sammt der Lampe L_2 auf einem grofsen Brette *abcd* befestigt, und dieses, auf einer Glastafel leicht verschiebbar, wurde vermittelst besonderer Visirvorkehrungen zum Collimatorrohre C_2 stets in dieselbe relative Lage gebracht.

Um alles die Genauigkeit der Messungen beeinträchtigende Nebenlicht abzuhalten, war der Spectralapparat mit einem völlig undurchsichtigen Tuche überdeckt, und der Beobachter safs in einem besonderen, durch schwarze Vorhänge nach allen Seiten abgegrenzten Raume, in den nur das vordere Ende des Ocular-rohres *O* hineinragte, und aus dem er durch einen schmalen, an seine Kleider enganschliefsenden Schlitz den Arm hinausstrecken konnte, um die Mikrometerschraube des Spaltes S_2 zu drehen. Auf diese Vorsichtsmaafsregeln mufste besonders bei den niederen Intensitäten und der Bestimmung der unteren Reizschwellen grofses Gewicht gelegt werden.

Die Ablesungen an der Mikrometerschraube geschahen stets von einem Gehülfen, so dafs der Beobachter, d. h. der die Gleich-heit der Helligkeiten Schätzende über seine Einstellungen vor der Beendigung einer Versuchsreihe nichts erfuhr.

§ 3. Methode der Untersuchung.

Die experimentelle Bestimmung der Helligkeitsvertheilung im Spectrum kann in zwei Methoden ausgeführt werden:

Erste Methode. Man läfst, während der Collimator C_2 die den verschiedenen Spectralregionen entsprechenden Stellungen einnimmt, die Breite seines Spaltes S_2 unverändert. Die Herstellung gleicher Helligkeit geschieht vermittelst des Spaltes S_1, dessen Breite dann in gewisser Beziehung ein Maafs für die Helligkeit der verschiedenen Spectrallichter ist. Nimmt man das Spectrum als Abscissenaxe, die Spaltbreiten von S_1 als Ordinaten, so erhält man eine Curve, die an den Enden des Spectrums in Null übergeht und am höchsten da ist, wo die Helligkeit am gröfsten. Diese Curve wollen wir die „Curve der Helligkeit“ nennen. Während der Beobachter das Spectrum durchgeht, hat er verschiedene Helligkeiten (vom Maximum bis Null) vor sich.

Eine solche Curve hat aber geringen Werth, denn ihre Gültigkeit beschränkt sich nicht nur auf ein ganz bestimmtes Spectrum, sondern auch auf die gerade benutzte (von dem Spalt S_1 herrührende) Vergleichsfarbe.

Aendert man die objective Intensität des untersuchten Spectrums gleichmäfsig an allen Stellen, etwa durch Aenderung von S_2, so erhält man jetzt eine Curve, deren Ordinaten denen der ersten nicht proportional sind; denn das zwischen der constanten Vergleichsfarbe und den mit ihr verglichenen Farben bestehende PURKINJE'sche Phänomen bewirkt eine im Verlaufe des Spectrums sich stetig ändernde Reduction der Ordinaten.

Aus demselben Grunde ist eine Umrechnung der Curve etwa von dem benutzten Dispersionsspectrum auf das Interferenzspectrum unmöglich.

Läfst man aber auch das untersuchte Spectrum unverändert und nimmt nur eine andere Farbe zur Vergleichsfarbe, also zur Ausfüllung des rechten Halbkreises, so erhält man in Folge des PURKINJE'schen Phänomens ebenfalls andere Spaltbreiten von S_1; die Curve der Helligkeit hat also auch dann schon einen anderen Verlauf. Das, was wir oben über das PURKINJE'sche Phänomen erfahren haben, läfst uns leicht erkennen, wie sie sich verändert hat. Ist die zweite Vergleichsfarbe von gröfserer Wellenlänge als die erste, so werden bei gleicher Höhe des natürlich stets an derselben Stelle bleibenden Maximums alle übrigen Ordinaten gröfser sein. Von dem Maximum aus wird die Curve erst geringere, dann stärkere Neigung nach den Enden des Spectrums hin haben; stets bleibt sie aber oberhalb der zuerst erhaltenen. Nimmt man Licht von kürzerer Wellenlänge zum Vergleich, so ist die Abweichung die umgekehrte.

Unsere bisherigen Kenntnisse über den quantitativen Verlauf des PURKINJE'schen Phänomens sind aber noch viel zu gering, als dafs wir solche Umgestaltungen der Curve auch nur einigermaafsen genau vorher übersehen könnten.

Selbst wenn es für das Vorhandensein des PURKINJE'schen Phänomens eine obere Grenze geben sollte, so wird man doch niemals bei dieser Art der Helligkeitsbestimmung gänzlich von der Einwirkung desselben frei sein. Denn liegt auch in dem mittleren Theile die Helligkeit des zu messenden Spectrums oberhalb jener Grenze, die Enden werden doch stets darunter bleiben und ihre Helligkeitsschätzung wird dem Einflufs des PURKINJE'schen Phänomens unterworfen sein. Am rothen Ende des Spectrums, wo auf einer gröfseren Strecke (von ca. 655 $\mu\mu$ an) für normale trichromatische Augen keine Nuancen-, sondern nur Intensitätsunterschiede vorhanden sind, wäre freilich bei Spectren von so hoher Intensität, dafs der Beginn dieser Endstrecke oberhalb jener Grenze liegt, dieser Nachtheil der Methode nicht vorhanden.

Nach dieser Methode sind, wie wir oben schon gesehen, die FRAUNHOFER'schen Bestimmungen gemacht. Auch Hr. BRODHUN hat sie benutzt, indem er die Intensität des untersuchten Spectrums so hoch wählte, dafs er glaubte, an dem rothen Ende vom PURKINJE'schen Phänomen frei zu sein. Für das blaue Ende wandte er einen besonderen, freilich nicht einwandfreien Kunstgriff an, wegen dessen auf die Originalabhandlung verwiesen sei.

Die hier erwähnten Nachtheile dieser Methode veranlafsten uns, ein anderes Verfahren einzuschlagen, welches zwar durchaus nicht ohne praktische Mängel, aber doch in mancher Beziehung vorzuziehen ist. Es wurde u. A. schon im DONDERS'schen Laboratorium bei den dort ausgeführten Helligkeitsbestimmungen benutzt.

Z w e i t e M e t h o d e. Die Spaltbreite von S_1 bleibt unverändert. Der Beobachter sieht dann das in seiner Farbe unveränderte Feld auch stets in constanter Helligkeit und stellt bei den verschiedenen Spectralfarben diese Helligkeit her. Da man den Spalt S_2 nicht allzusehr verbreitern kann, ohne die Reinheit des Spectrums zu sehr zu beeinträchtigen, so muſs während einer das ganze Spectrum umfassenden Beobachtungsreihe die Beleuchtung von S_2 so geändert werden, daſs man stets nur mäſsige Spaltbreiten benutzt. Würde also beim Uebergang zu dunkleren Theilen des Spectrums der Spalt zu breit, so geht man, falls der Kasten $A\,B\,C\,D$ benutzt wird, zu gröſseren Löchern auf der Drehscheibe vor der Lampe über, oder, falls der Episkotister benutzt wird, zu einer Scheibe desselben mit gröſserem Ausschnitt, bezw. man läſst ihn ganz fort u. s. w. Die Aenderung der Beleuchtungsstärke, die dadurch eintritt, war durch eine sehr groſse Anzahl von Versuchen so genau wie möglich bestimmt, und die so gewonnenen Reductionscoeffizienten dienten zur Berechnung ideeller Spaltbreiten. Die Ungenauigkeiten, welche durch solche Umrechnungen in die nachfolgenden Beobachtungsangaben hineingekommen sind, erachte ich im Allgemeinen wohl für gröſser als diejenigen, welche mit der Schätzung gleicher Helligkeit verschiedener Farben verbunden sind.[1] Sie beziehen sich aber mit wenigen Ausnahmen nur auf die Enden des Spectrums, beeinfluſsen daher kaum den wesentlichen Charakter der erhaltenen Curven. Zeichnen wir jetzt die (zum Theil ideellen) Spaltbreiten von S_2 in derselben Weise auf wie soeben diejenigen von S_1, so liegen die Maxima an den Enden; die Curve ist dort, theoretisch genommen, unendlich hoch; ihr Minimum liegt in der hellsten Stelle des Spectrums. Wir wollen sie als „Curve gleichwerthiger Spaltbreiten" bezeichnen.

Gehen wir nun von einem Spectrum zu einem anderen über und behalten zunächst das constante Vergleichslicht bei, so können wir die Curve des neuen Spectrums ohne Weiteres berechnen, wenn wir nur die objectiven, relativen Intensitätsverhältnisse der beiden Spectren kennen. Diese sind aber in den meisten Fällen mit ausreichender Genauigkeit zu ermitteln. Geht man z. B. von einem Dispersionsspectrum zum Interferenzspectrum derselben Lichtquelle über, so hat man die Ordinaten der „Curve gleichwerthiger Spaltbreiten" mit Coeffizienten zu multi-

---

[1] Bei der in Aussicht stehenden Wiederaufnahme dieser Untersuchung mit einem neuen Apparat sollen derartige groſse Intensitätsänderungen durch Kreuzung NICOL'scher Prismen erzielt werden.

pliciren, welche vom rothen Ende des Spectrums bis zum violetten stetig abnehmen. Die erforderlichen Coeffizienten besagen eben nur, auf welchen Bruchtheil man den Spalt zu reduciren hat, um dieselbe Menge Licht durchzulassen. Man kann in solcher Weise auch übergehen zu einem idealen Spectrum, welches in seiner ganzen Ausdehnung einer gleichmäfsigen Vertheilung der Energie entspricht. Wir werden weiter unten in § 9 eine derartige Umrechnung ausführen.

Ersetzt man die Erleuchtung des rechten, bisher als constant gedachten Feldes zunächst durch eine andere Farbe von derselben Helligkeit, so ist sofort ersichtlich, dafs hierdurch die Curve unverändert bleibt. Geht man aber zu einer anderen Helligkeit über, so ändert die Curve ihre Gestalt, und zwar wird in Folge des PURKINJE'schen Phänomens beim Uebergang zu einer gröfseren Helligkeit die Zunahme ihrer Ordinaten nach dem rothen Ende hin geringer sein als nach dem blauen Ende, und umgekehrt. Wir werden aus den Beobachtungen ersehen, dafs hierdurch sogar die Lage des Minimums verschoben werden kann. Die Abweichung von einer proportionalen Aenderung der Ordinaten giebt uns dann einen. Ausdruck für die Stärke des PURKINJE'schen Phänomens zwischen zwei beliebigen Wellenlängen.

Es unterliegt demnach wohl keinem Zweifel, dafs die experimentelle Bestimmung von „Curven gleichwerthiger Spaltbreiten" einen gröfseren Werth hat als von „Curven der Helligkeit". Sie hat für das betreffende Individuum sogar einen objectiven Werth, sobald man nur die Helligkeit des jedesmaligen constant gehaltenen Vergleichsfeldes in einem reconstruirbaren Maafse ausdrückt. Dieses ist in der vorliegenden Arbeit durch Benutzung der schon oben erwähnten, von Hrn. E. BRODHUN und mir zuerst eingeführten Helligkeitseinheit geschehen.

Die experimentelle Bestimmung von „Curven gleichwerthiger Spaltbreiten" hat eine gewisse Beschränkung dadurch, dafs sehr oft die vorhandenen Lichtquellen nicht ausreichen, um die als Vergleich gewählte Helligkeit auch nur annähernd bis an das Ende des Spectrums herzustellen. Einzelne der im folgenden angegebenen Beobachtungsreihen für gröfsere Helligkeiten erstrecken sich daher nicht auf alle sonst verglichenen Wellenlängen des Spectrums.

Ein zweiter Uebelstand besteht darin, dafs bei einer graphischen Aufzeichnung in Folge des beiderseitigen schnellen Ansteigens der Curven diese ihre Uebersichtlichkeit verlieren, und man sich aus ihnen fast gar keine Vorstellung von dem allgemeinen Eindruck der Helligkeitsvertheilung und besonders ihrer Aenderung machen kann. Dieser Nachtheil der Methode läfst sich aber leicht beseitigen, wenn man die reciproken Werthe der Spaltbreiten berechnet und nunmehr diese als Ordinaten über dem benutzten Spectrum als Abscissenaxe aufträgt. Eine solche Art der graphischen Darstellung ist im Folgenden stets benutzt, und ich bezeichne die betreffenden Curven als „Curven der Helligkeitswerthe", weil die Gröfse der Ordinaten angiebt, welchen Werth die Einheit der Spaltbreite an den verschiedenen Stellen des Spectrums hat, um eine bestimmte Helligkeit zu erzeugen.

Es ist nunmehr noch einiges über die Bestimmung der Helligkeiten zu sagen, auf welche sich die einzelnen „Curven der Helligkeitswerthe" beziehen. Das theoretisch einzig richtige Verfahren hätte wegen der Farbendifferenz zwischen Spectrallicht von der Wellenlänge 535 $\mu\mu$ und dem Licht des schmelzenden Platins darin bestanden, die Helligkeit des rechten Feldes für jede Curve in den hier benutzten Einheiten besonders zu bestimmen, und zwar bei jeder der untersuchten Personen. Dieses ist aber, weil die vorliegende Arbeit doch nur einen, das ganze Gebiet zwar umfassenden, aber wegen der unzulänglichen Apparate keineswegs abschliefsenden Charakter trägt, nicht streng befolgt worden, sondern es ist die Helligkeitsvergleichung des monochromatisch erleuchteten rechten Feldes mit dem weifsen Lichte nur bei einer der benutzten Intensitäten, und zwar auch nur von Hrn. R. Ritter und mir, ausgeführt worden. Es hatte dieses weifse Licht auch nicht einmal genau die Farbe des Lichtes der Siemens'schen Platinlampe, auf die sich unsere Helligkeitseinheit bezieht; es diente vielmehr als Vergleichslicht die Benzinlampe eines Weber'schen Photometers, welches nach einigen Umgestaltungen, auf die wir nicht näher einzugehen brauchen, bei dieser Vergleichung in der Art benutzt wurde, dafs es in den Dunkelraum dicht neben das Ocularrohr O unseres Apparates gestellt wurde, und der Beobachter, sein Auge schnell von einem Ocular zum anderen bringend, den rechten Halbkreis im Spectralapparat mit dem Spiegelbild der von der Benzinlampe erleuchteten Milchglasplatte des Weber'schen Photometers ver-

glich. Solche Vergleichungen besitzen zwar geringere Genauigkeit, als wenn die Felder unmittelbar aneinander grenzen, aber
die Unsicherheit ist doch nicht so grofs, wie man von vornherein
glauben sollte.

Hinsichtlich der Angabe der benutzten Helligkeiten ist noch
näher auf den schon erwähnten Umstand einzugehen, dafs die
wirkliche Vergleichung des rechten Halbkreises mit dem weifsen
in der Helligkeitseinheit enthaltenen Lichte nur bei einer, zwar
ziemlich hohen Intensität ausgeführt worden ist.

In dem Folgenden ist die niedrigste benutzte Intensität,
welche bei Licht von der Wellenlänge 535 $\mu\mu$, wie wir später
genauer sehen werden, etwa 4 bis 9 mal (objectiv) so hell war
wie die untere Reizschwelle, mit A bezeichnet, und von dieser
Intensität an sind nach aufwärts zuerst zweimal in Stufen von
16 facher, dann aber stets von 4 facher Vervielfältigung steigend,
die Bezeichnungen B, C . . . . H benutzt, so dafs wir folgende
Verhältnisse der Helligkeitsstufen erhalten:

$$H = 4G = 16F = 64E = 256D = 1024C = 16384B = 262144A$$
$$G = 4F = 16E = 64D = 256C = 4096B = 65536A$$
$$F = 4E = 16D = 64C = 1024B = 16384A$$
$$E = 4D = 16C = 256B = 4096A$$
$$D = 4C = 64B = 1024A$$
$$C = 16B = 256A$$
$$B = 16A$$

Die Helligkeitsbestimmung wurde von Hrn. Ritter und mir
bei der Intensität F ausgeführt, und von dieser wurden dann
nach oben und unten die angegebenen Stufen durch entsprechende Aenderung der objectiven Intensität des rechten
Halbkreises vermittels Absorptionsgläser und Aenderung der
Breite von S_2 hergestellt.

Für die Intensität F fand sich bei mir eine Helligkeit von
36,9, bei Hrn. R. Ritter eine solche von 54,9 unserer Einheiten,
sie lag also oberhalb derjenigen Helligkeit, welche Hr. E. Brodhun
für die Nachweisbarkeit des Purkinje'schen Phänomens gefunden
zu haben glaubte.

Bestände zwischen dem grünen monochromatischen Lichte
und dem mit ihm verglichenen weifsen Lichte kein Purkinje-
sches Phänomen, so ergäbe dieses Verfahren dieselben Ver-
gleichsintensitäten wie bei einer directen Bestimmung jeder Stufe.

11*

Da dieses aber nicht der Fall, so geht das PURKINJE'sche Phänomen auch in unsere Helligkeitsangaben ein; es hindert dieser Umstand aber keineswegs die genaue Reproducirbarkeit der von uns benutzten Helligkeiten.

Dafs bei Hrn. RITTER und mir sich so verschiedene Werthe für dieselbe Helligkeitsstufe F, die doch bei uns beiden durch dieselbe monochromatische Erleuchtung gegeben war, fanden, folgt ohne Weiteres aus unseren verschieden gestalteten Curven der Helligkeitswerthe für diese Stufe. Bei Hrn. RITTER liegt das Maximum der Curve viel näher an der Wellenlänge 535 $\mu\mu$ als bei mir, und es wird ihm daher Licht dieser Wellenlänge, bezogen auf weifses Licht, auch relativ heller erscheinen. Aus dem Verhältnifs der gesammten von der Curve und der Abscissenaxe umschlossenen Fläche zu der Höhe der Ordinate bei 535 $\mu\mu$, ergiebt sich dieses Verhältnifs zu 1,83 während wir experimentell erhielten $\dfrac{54,9}{36,9} = 1{,}49$. Die Berechnung setzt aber erstens voraus, dafs die Benzinlampe und der Triplex-Gasbrenner Licht von derselben Farbe aussenden, und dafs zweitens der Helligkeitswerth einer Mischung gleich der Summe der Helligkeitswerthe der Componenten ist. Ersteres ist nun ohne Zweifel nicht genau der Fall, und gegen die Berechtigung der zweiten Voraussetzung bestehen auch manche Bedenken, worauf wir aber hier nicht näher eingehen wollen.

Mit den experimentell gewonnenen Werthen für F wurden dann die in der folgenden Tabelle aufgeführten Helligkeiten in der angegebenen Stufenfolge berechnet.

Bei Frl. ELSE KÖTTGFN und Hrn. E. BRODHUN, wo nur bei den Helligkeitsstufen H und A Bestimmungen der Helligkeitswerthe ausgeführt wurden, habe ich die absoluten Beträge der Helligkeiten durch Benutzung der von den Curven und der Abscissenaxe umschlossenen Flächen unter Zugrundelegung meines Werthes für die Helligkeit H berechnet. Ich benutzte die Helligkeitsstufe H, weil diese der experimentell bestimmten Helligkeitsstufe F viel näher liegt als die Helligkeitsstufe A, und ich schlofs die Rechnung an meine experimentelle Bestimmung an, weil meine Vertheilung der Helligkeitswerthe im Spectrum viel mehr mit derjenigen von Frl. ELSE KÖTTGEN und Hrn. E. BRODHUN übereinstimmte, wie die des Hrn. RITTER, dessen Beobachtung

sonst der meinigen wegen der gröfseren Sicherheit in der Hellig-
keitsabschätzung vorzuziehen gewesen wäre.

Aufser den schon genannten Helligkeitsstufen ist bei sämmtlichen vier Beobachtern noch eine Helligkeitsstufe *S* in der Tabelle angegeben, welche der unteren Reizschwelle entspricht, und
auf die wir in § 8 noch weiter zurückkommen werden.

In der Spalte für Hrn. RITTER sind die drei hellsten Stufen
durch eine Klammer zusammengefafst, weil sie dieselbe Vertheilung der Helligkeitswerthe im Spectrum ergeben.

Tabelle der Helligkeitsstufen.

Be-zeichnung der Helligkeits-stufen	Helligkeitseinheiten			
	Trichromatische Systeme		Dichromatische Systeme	
	A. KÖNIG	ELSE KÖTTGEN	„Grünblind" E. BRODHUN	„Rothblind" R. RITTER
H	590,4	608,1	671,7	878,4
G	147,6	—	—	219,6
F	36,9	—	—	54,9
E	9,22	—	—	13,7
D	2,30	—	—	3,43
C	0,575	—	—	0,857
B	0,0360	—	—	0,0536
A	0,00225	0,00232	0,00256	0,00335
S	$0,11 \cdot A$ = 0,00024	$0,34 \cdot A$ = 0,00079	$0,29 \cdot A$ = 0,00074	$0,11 \cdot A$ = 0,00037

Die Beobachtung in jeder Helligkeitsstufe geschah in der
Art, dafs zuerst auch das linke Feld mit Licht von der Wellenlänge 535 $\mu\mu$ erleuchtet wurde, dann ging man in den erwähnten
Intervallen bis zu dem einen Ende des Spectrums, kehrte hier
um, die gemachten Vergleiche alle wiederholend, und durchlief
nun das ganze Spectrum bis zum anderen Ende, worauf nochmals bis zu 535 $\mu\mu$ zurückgekehrt wurde. Auf diese Weise hatte
man 535 $\mu\mu$ dreimal, die Enden des Spectrums einmal und alle
übrigen Wellenlängen zweimal eingestellt. Es wurden jedesmal
mindestens 10 Einstellungen auf gleiche Helligkeit gemacht, so
dafs also in Folge des eben geschilderten Hin- und Hergehens

bei jeder Wellenlänge 30, resp. 20, resp. 10 Einstellungen zu je einem Mittel vereinigt wurden. Ueberdies wurde bei unglattem Verlauf der Curve für die betreffende Helligkeitsstufe die ganze Beobachtungsreihe nochmals wiederholt und dann das Gesammtmittel berechnet.

§ 4. Versuchsergebnisse.

Indem ich jetzt dazu übergehe, auf die erhaltenen Curven gleichwerthiger Spaltbreiten und der Helligkeitswerthe näher einzugehen, muſs zunächst einiges über die Genauigkeit der Einstellung auf gleiche Helligkeit gesagt werden. Hr. BRODHUN, der eine groſse Sicherheit in derartigen Helligkeitsschätzungen besitzt, und der in seiner Eigenschaft als Dichromat („Grünblind“) nach den freilich sehr wenig zahlreichen Erfahrungen, die man auf dem Gebiete der heterochromen Photometrie gemacht hat, hierzu besonders begünstigt ist, giebt in seiner schon oben citirten Dissertation für sich als mittleren Fehler einer Einstellung auf gleiche Helligkeit von Roth und Blau (670 $\mu\mu$ und 480 $\mu\mu$), also von zwei für ihn beinahe maximal verschiedenen Farben 5,8 % an, während bei Gleichheit der Farbe sich für Roth ein Fehler von 3,0 %, für Blau von 3,3 % ergab. Die jetzt von ihm gemachten heterochromen Gleichheitseinstellungen hatten annähernd denselben Grad der Sicherheit. Hr. RITTER, ebenfalls Dichromat („Rothblind“), hat zwar nicht dieselbe Sicherheit in der Einstellung wie Hr. BRODHUN, übertrifft aber mich, den Trichromaten, bedeutend. Daſs im Allgemeinen Trichromaten den Dichromaten in solchen Helligkeitsschätzungen nachstehen, dürfte aber wiederum etwas zweifelhaft werden durch die Sicherheit, mit der Frl. ELSE KÖTTGEN die Einstellungen machte, nachdem sie sich durch einige orientirende Versuchsreihen an solche Beobachtungen gewöhnt hatte.

Es ist oben schon erwähnt (S. 160), daſs die Umrechnung der verschiedenen Beleuchtungen des Spaltes S_2 aufeinander mit gröſseren Fehlern verbunden ist, als diejenigen sind, welche durch die Unsicherheit der Schätzung auf gleiche Helligkeit entstehen.

Eine Abhängigkeit der mittleren Einstellungsfehler von der Helligkeitsstufe lieſs sich nicht bemerken. Die gröſsere Unsicherheit, welche bei der isochromen Photometrie in der Beurtheilung der Helligkeit mit abnehmender Intensität auftritt, wird hier dadurch ausgeglichen, dafs gleichzeitig die Farbendifferenzen immer mehr verschwinden, bis wir bei der Stufe *A* gröfstentheils völlig gleichgefärbte Felder in Bezug auf ihre Helligkeit miteinander vergleichen.

In den nachfolgenden Tabellen sind überall da, wo k e i n e Farbenunterschiede bei der Vergleichung zu bemerken waren, liegende Ziffern benutzt worden. Die Hrn. RITTER und BRODHUN konnten manchmal bei den Wellenlängen 650 $\mu\mu$ und 670 $\mu\mu$ einen Farbenunterschied gegen Licht von 535 $\mu\mu$ wahrnehmen; manchmal war es aber auch trotz der angestrengtesten Aufmerksamkeit nicht möglich.

Die in den Tabellen angegebenen Werthe sind in der Art reducirt, dafs bei jeder Helligkeitsstufe die zur Gleichheit bei Licht von der Wellenlänge 535 $\mu\mu$ erforderliche Spaltbreite gleich 1 gesetzt ist. (Die Beziehung der verschiedenen Helligkeitsstufen zueinander ergeben die auf S. 163 aufgeführten Zahlen.) Bei der Umrechnung auf Helligkeitswerthe ergiebt sich dann die völlig analoge Reduction ganz von selbst.

Hierbei mufs sich das PURKINJE'sche Phänomen darin zeigen, dafs die gleichwerthigen Spaltbreiten mit abnehmender Helligkeit, also in jeder horizontalen Reihe von links nach rechts für jede Wellenlänge, die gröfser ist als diejenige des Vergleichslichtes (535 $\mu\mu$), zunehmen, für die kleineren Wellenlängen aber abnehmen. Bei den Helligkeitswerthen mufs der Verlauf der umgekehrte sein.

Wie eine Durchsicht der nachfolgenden Tabellen nun ergiebt, ist dieses mit geringen Ausnahmen auch stets der Fall. Die wenigen Zahlen, welche von dieser Regel abweichen, sind durch ein beigesetztes Sternchen (*) besonders kenntlich gemacht. Die am violetten Ende des Spectrums bei mir vorkommenden Abweichungen könnten von dem im Violett enthaltenen Roth herrühren. Bei einer Wiederholung der Versuche mufs daher besonders auf die Helligkeitswerthe im Violett geachtet werden. Vielleicht kann man aus dem Verhalten derselben einen Schlufs auf die einfache oder zusammengesetzte Natur des Violett ziehen.

A. KÖNIG.
Normales trichromatisches Farbensystem.

Wellen- länge μμ	Gleichwerthige Spaltbreiten								
	H	G	F	E	D	C	B	A	S
670	1,17	1,23	1,403	1,955	4,560	14,52	[29,08]	189,0	296,1
650	0,420	0,547	0,667	0,991	1,948	5,978	13,86	87,57	178,3
625	0,289	0,307	0,392	0,497	1,004	2,933	6,202	20,55	34,78
605	0,274	0,289	0,321	0,451	0,869	2,073	4,291	8,600	12,12
590	0,330	0,346	0,376	0,523	0,787	1,863	2,747	4,287	5,656
575	0,424	0,459*	0,449	0,568	0,868	1,421	1,679	1,998	2,761
555	0,590	0,603	0,621	0,702	0,876	1,037	1,096	1,232	1,402
535	1,—	1,—	1,—	1,—	1,—	1,—	1,—	1,—	1,—
520	1,805	1,77	1,764	1,707	1,396	1,162	1,121	1,088	1,071
505	4,457	4,06	3,748	2,779	2,304	1,809	1,590	1,577	1,539
490	10,06	9,53	8,91	7,971	4,934	3,332	3,057	2,996	2,342
470	—	26,65	22,95	20,71	11,033	7,748	7,220	6,486	5,974
450	—	—	62,88	57,28	40,67	24,23	20,95	21,51*	19,21
430	—	—	—	150,8	137,9	119,2	85,90	115,4*	131,6*

A. KÖNIG.
Normales trichromatisches Farbensystem.

Wellen- länge μμ	Helligkeitswerthe								
	H	G	F	E	D	C	B	A	S
670	0,855	0,813	0,713	0,511	0,219	0,0689	[0,0344]	0,00529	0,00338
650	2,381	1,828	1,499	1,009	0,513	0,167	0,0722	0,0114	0,00561
625	3,460	3,257	2,551	2,012	0,996	0,341	0,161	0,0487	0,0288
605	3,650	3,460	3,115	2,217	1,151	0,482	0,233	0,116	0,0825
590	3,030	2,890	2,660	1,912	1,271	0,537	0,364	0,233	0,177
575	2,358	2,179*	2,227	1,761	1,152	0,704	0,596	0,501	0,362
555	1,695	1,658	1,610	1,425	1,142	0,964	0,913	0,812	0,713
535	1,—	1,—	1,—	1,—	1,—	1,—	1,—	1,—	1,—
520	0,554	0,565	0,567	0,586	0,716	0,859	0,892	0,919	0,934
505	0,224	0,246	0,267	0,360	0,434	0,553	0,629	0,634	0,650
490	0,0994	0,105	0,112	0,125	0,203	0,300	0,327	0,334	0,427
470	—	0,0375	0,0436	0,0483	0,0906	0,129	0,138	0,154	0,167
450	—	—	0,0159	0,0175	0,0246	0,0413	0,0477	0,0466*	0,0521
430	—	—	—	0,00663	0,00725	0,00839	0,0116	0,00867*	0,00760*

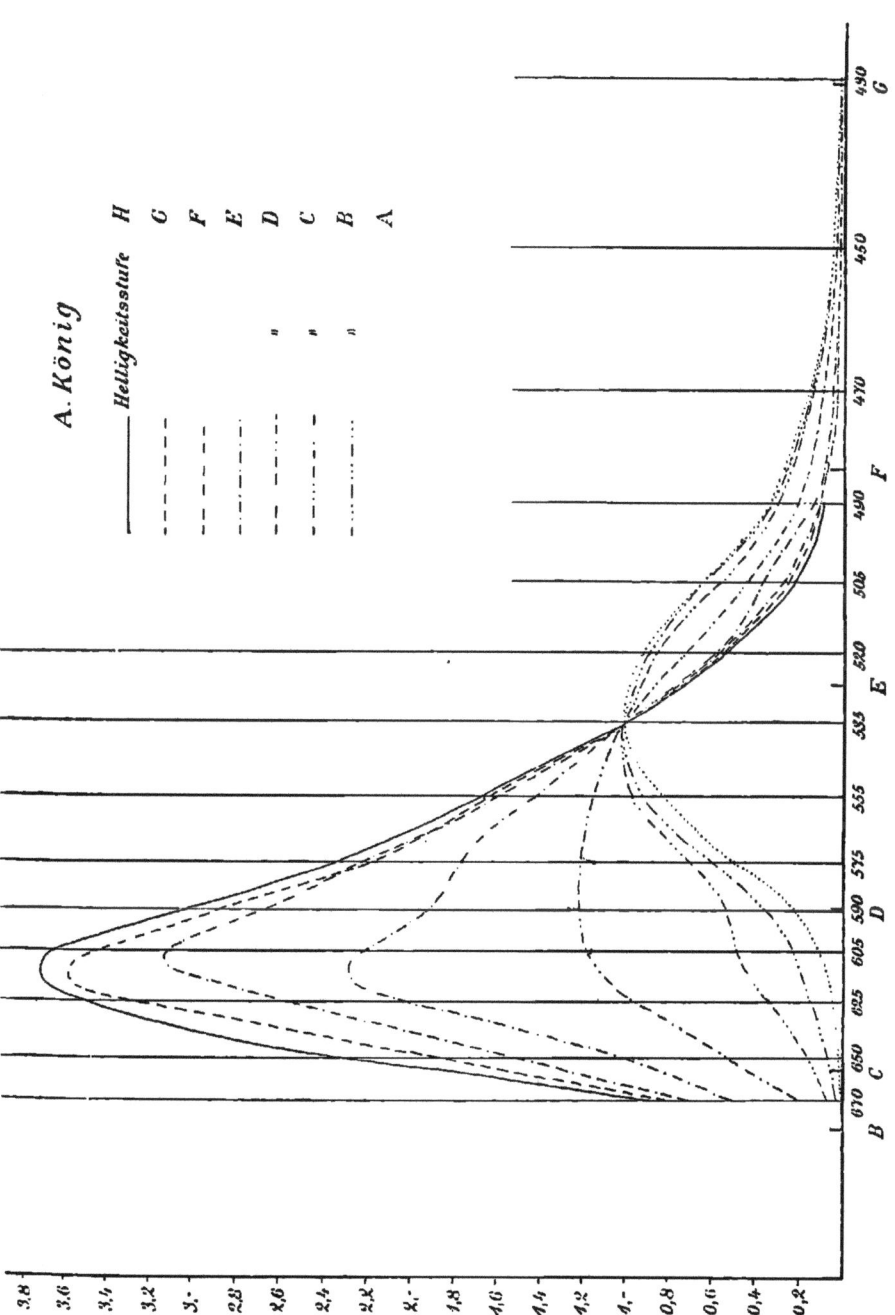

ELSE KÖTTGEN.
Normales trichromatisches Farbensystem.

Wellenlänge	Gleichwerthige Spaltbreiten		Helligkeitswerthe	
$\mu\mu$	H	A	H	A
670	0,893	88,56	1,120	0,0113
650	0,468	39,46	2,137	0,0253
625	0,293	17,09	3,413	0,0630
605	0,308	6,837	3,247	0,146
590	0,378	3,131	2,645	0,319
575	0,520	2,088	1,923	0,479
555	0,720	1,155	1,389	0,866
535	1,—	1,—	1,—	1,—
520	1,808	1,051	0,553	0,951
505	4,00	1,354	0,250	0,739
490	10,88	2,594	0,092	0,386
470	—	5,386	—	0,186
450	—	16,68	—	0,0600
430	—	83,33	—	0,0120

E. BRODHUN.
Dichromatisches Farbensystem („Grünblind").

Wellenlänge	Gleichwerthige Spaltbreiten		Helligkeitswerthe	
$\mu\mu$	H	A	H	A
670	1,852	141,3	0,540	0,00708
650	0,731	59,1	1,368	0,0169
625	0,380	19,27	2,630	0,0519
605	0,333	7,153	3,008	0,140
590	0,394	3,747	2,539	0,267
575	0,458	1,892	2,183	0,529
555	0,602	1,219	1,661	0,820
535	1,—	1,—	1,—	1,—
520	1,727	1,035	0,756	0,966
505	4,437	1,507	0,225	0,664
490	11,82	2,499	0,0846	0,400
470	—	6,188	—	0,162
450	—	21,01	—	0,0476
430	—	102,5	—	0,00975

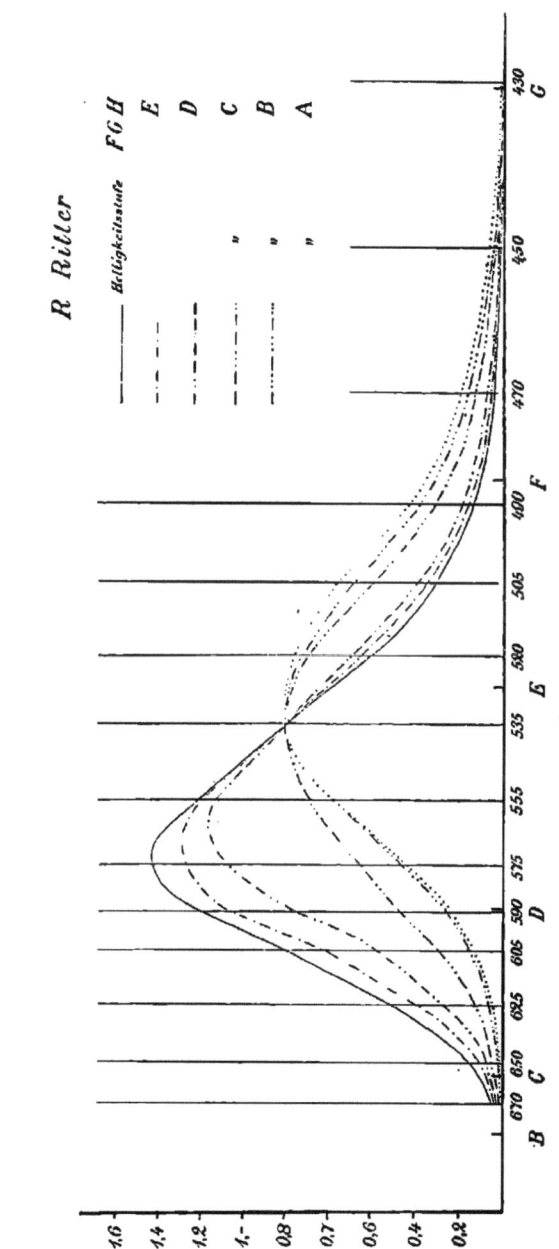

Tafel III.

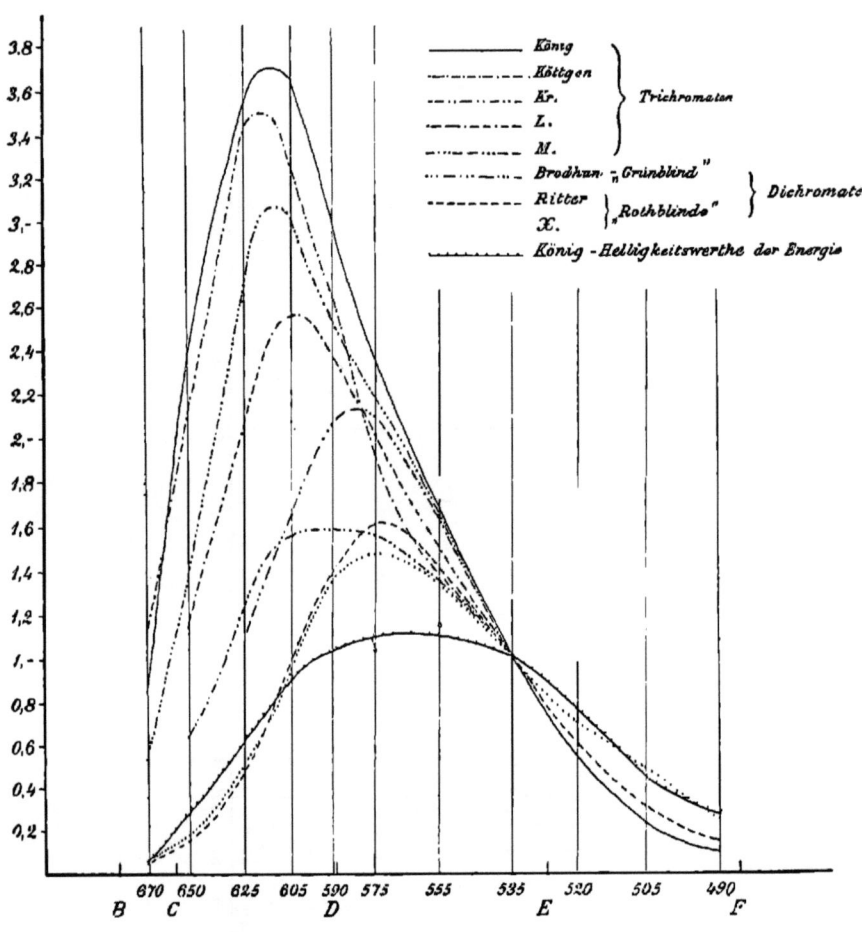

R. RITTER.
Dichromatisches Farbensystem („Rothblind").

Wellen-länge μμ	Gleichwerthige Spaltbreiten						
	FGH	*E*	*D*	*C*	*B*	*A*	*S*
670	19,81	27,06	34,54	83,76	192,6	291,1	271,8*
650	6,46	9,184	12,13	19,47	79,00	110,6	121,2
625	2,03	2,532	3,613	7,801	19,75	*19,84*	22,35
605	1,004	1,245	1,763	3,413	6,894	*7,15*	13,85
590	0,720	0,797	1,056	2,102	3,670	*4,28*	6,07
575	0,619	0,685	0,790	1,553	2,180	*2,283*	2,30
555	0,708	0,714	0,754	1,133	*1,298*	*1,291**	1,24*
535	*1,—*	*1,—*	*1,—*	*1,—*	*1,—*	*1,—*	1,—
520	1,650	1,535	1,446	*1,107*	*1,088*	*1,046*	1,01
505	3,19	2,860	2,631	1,717	*1,455*	*1,318*	1,85*
490	6,57	6,310	5,294	3,197	*2,603*	*2,820*	2,16
470	19,59	15,84	13,68	7,693	*6,060*	*5,108*	7,23*
450	75,10	57,97	46,02	37,83	*22,44*	*15,39*	13,58
430	—	273,4	224,84	182,7	122,00	*91,39*	89,50

R. RITTER.
Dichromatisches Farbensystem („Rothblind").

Wellen-länge μμ	Helligkeitswerthe						
	FGH	*E*	*D*	*C*	*B*	*A*	*S*
670	0,0518	0,0370	0,0289	0,0119	0,00519	0,00343	0,00368*
650	0,155	0,109	0,0824	0,0513	0,0127	0,00904	0,00825
625	0,493	0,395	0,277	0,128	0,0506	*0,0504*	0,0447
605	0,996	0,803	0,567	0,293	0,145	*0,139*	0,0722
590	1,389	1,255	0,947	0,476	0,273	*0,284*	0,165
575	1,615	1,460	1,266	0,644	0,459	*0,438*	0,435
555	1,412	1,401	1,326	0,882	*0,770*	*0,774**	0,806*
535	*1,—*	*1,—*	*1,—*	*1,—*	*1,—*	*1,—*	1,—
520	0,606	0,651	0,691	*0,903*	*0,919*	*0,956*	0,990
505	0,314	0,350	0,380	0,582	*0,687*	*0,759*	0,541*
490	0,152	0,158	0,189	0,313	*0,384*	*0,431*	0,463
470	0,0510	0,0631	0,0731	0,130	*0,165*	*0,196*	0,138*
450	0,0133	0,0172	0,0217	0,0264	*0,0446*	*0,0650*	0,0736
430	—	0,00366	0,00145	0,00547	0,00820	*0,0109*	0,0112

Tafel IV.

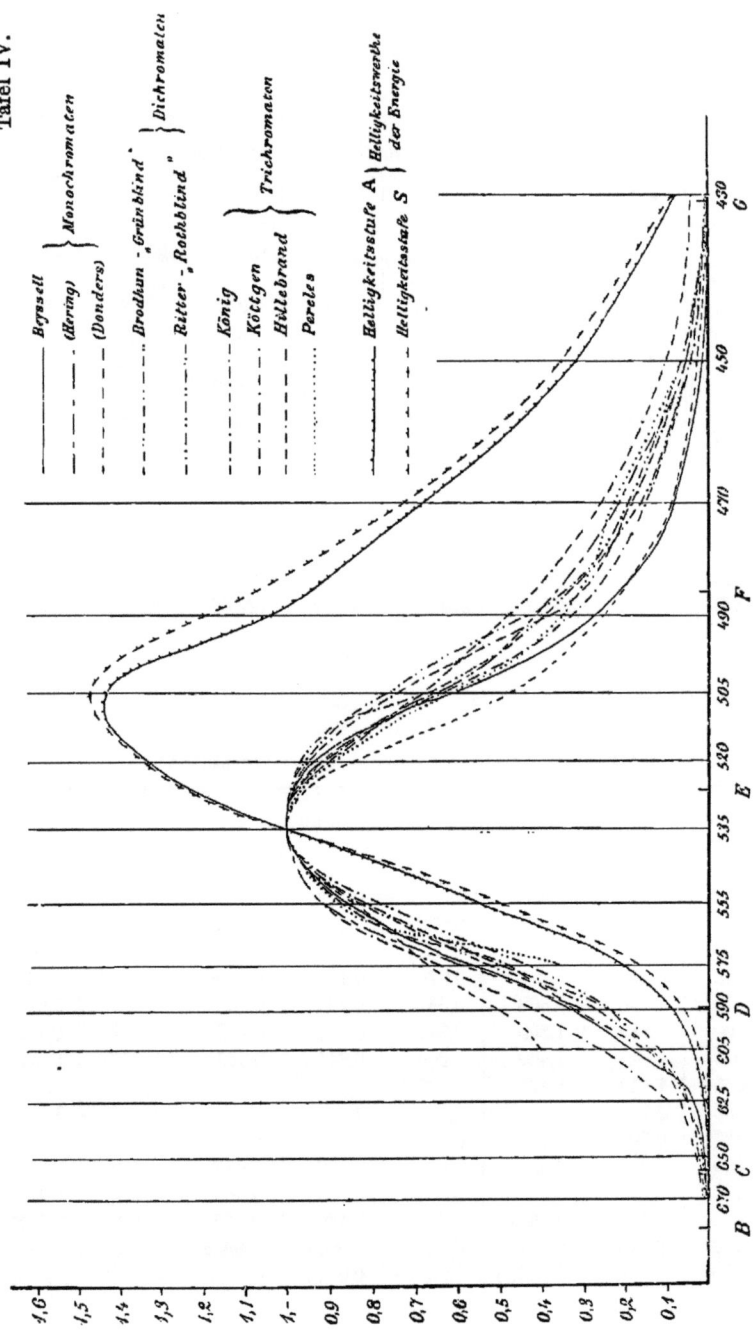

Auf Tafel I sind meine Curven der Helligkeitswerthe (mit Ausnahme der Stufe *S*) in der angegebenen Art graphisch dargestellt. Aufser denjenigen Wellenlängen, bei welchen Vergleichungen gemacht sind, habe ich auf der Abscissenaxe, der leichteren Orientirung halber, auch noch die hauptsächlichsten FRAUNHOFER'schen Linien eingetragen. — Dafs alle Curven bei 535 $\mu\mu$ dieselbe Ordinate haben, beruht auf der erwähnten rechnerischen Festsetzung; dafs sie sich aber hier alle schneiden, und ihre Reihenfolge, nach der Gröfse der Ordinaten geordnet, auf der langwelligeren Hälfte des Spectrums überall die umgekehrte ist, wie auf der kurzwelligeren, ist der graphische Ausdruck des PURKINJE'schen Phänomens. Nur die der Helligkeitsstufe *F* entsprechende Curve macht bei 575 $\mu\mu$ eine Ausnahme, die aber ohne Zweifel Beobachtungsfehler ist; die übrigen in der Tabelle angemerkten Abweichungen von der Regel des PURKINJE-schen Phänomens treten bei dem hier gewählten Maafsstabe der Zeichnung gar nicht hervor.

Die Helligkeitscurven von Frl. ELSE KÖTTGEN und Hrn. E. BRODHUN sind in den Tafeln III und IV aufgenommen, wo behufs einer weiter unten in §§ 6 und 7 angestellten Vergleichung eine gröfsere Zahl von Curven gleicher Helligkeitsstufen eingetragen ist. Die Curven beider sind meinen Curven der gleichen Helligkeitsstufe sehr ähnlich.

Auf Tafel II sind Hrn. RITTER's Curven der Helligkeitswerthe (ebenfalls mit Ausnahme von *S*) dargestellt. Seine Curve für die Helligkeitsstufe *A* ist mit der meinigen beinahe identisch. Die Abweichung unserer Curven nimmt zu mit der Zunahme der Helligkeit. Das PURKINJE'sche Phänomen tritt auch hier regelmäfsig auf. Der Maafsstab der Zeichnung läfst die einzige Ausnahme (555 $\mu\mu$ bei der Helligkeitsstufe *A*) nicht sichtbar werden. Wie früher schon erwähnt, war bei Hrn. RITTER ein PURKINJE'sches Phänomen zwischen den Helligkeitsstufen *F*, *G* und *H* nicht mehr nachzuweisen; wenn es hier thatsächlich noch bestehen sollte, so wird es durch die Schätzungsunsicherheit verdeckt. Ich habe daher die Mittelwerthe der bei diesen drei Stufen erhaltenen Spaltbreiten berechnet und sie als Stufe *F G H* in die Tabellen und Zeichnungen eingeführt.

§ 5. Allgemeine Besprechung der Versuchsergebnisse.

Das PURKINJE'sche Phänomen zeigt sich in der Form der hier benutzten Darstellung darin, dafs die Curven gleichwerthiger Spaltbreiten und damit auch die Curven der Helligkeitswerthe mit Aenderung der Intensität auch ihre Gestalt ändern. In unserem Dispersionsspectrum des Gaslichtes wandert das Maximum der Curven der Helligkeitswerthe, resp. das Minimum der Curven gleichwerthiger Spaltbreiten, von der niedrigsten bis zur höchsten der benutzten Intensitäten bei mir, Frl. ELSE KÖTTGEN und Hrn. E. BRODHUN von ca. 530 $\mu\mu$ bis ca. 615 $\mu\mu$, bei Hrn. RITTER von 530 $\mu\mu$ bis 570 $\mu\mu$. Die Formänderung geschieht mit zunehmender Intensität anfangs sehr langsam, dann schneller, darauf aber wieder langsamer und hört endlich vielleicht ganz auf.

Welcher Farbentheorie man auch beistimmt, jedenfalls ist zuzugeben, dafs das, was man Helligkeit nennt, sich (abgesehen von den monochromatischen Farbensystemen) aus mehreren Componenten zusammensetzt oder wenigstens zusammensetzen könnte.

In der YOUNG-HELMHOLTZ'schen Farbentheorie müfste man im Allgemeinen annehmen, dafs jede der drei Grundempfindungen eine Componente lieferte, so dafs also die Helligkeit irgend einer Spectralfarbe als homogene lineare Function der Grundempfindungen darzustellen ist. In Bezug hierauf sei auf die im folgenden Paragraphen angegebenen Versuche hingewiesen.

Die Gestalt der Curven, welche die Vertheilung der Grundempfindungen im Spectrum angiebt, ist nun nach Untersuchungen, die von Hrn. E. BRODHUN angestellt und von mir veröffentlicht sind [1], von der Intensität abhängig. Ob hierdurch allein die Formänderung der Curven der Helligkeitswerthe mit wechselnder Intensität zu erklären ist, kann bei dem gegenwärtigen Umfang unserer Kenntnisse nicht entschieden werden. Vielleicht ist es nöthig, die in jener linearen Function vorkommenden drei Coeffizienten wiederum als drei verschiedene Functionen der Intensität anzunehmen. Bei Farbensystemen verschiedener Mannigfaltigkeit völlig parallel von denselben Personen herge-

---

[1] A. KÖNIG, *Sitzungsber. der Berliner Akademie*, **31.** März 1887. [Vgl. Nr. XVI der vorliegenden Sammlung.]

stellte Helligkeitsgleichungen und Farbengleichungen würden über diesen Punkt allein näheren Aufschlufs geben können. Hrn. E. Brodhun's Untersuchungen [1] haben es sehr wahrscheinlich gemacht, dafs der Coefficient für die grüne Grundempfindung, verglichen mit demjenigen der rothen Grundempfindung, jedenfalls sehr klein, wenn nicht sogar gleich Null ist.

Nach Hrn. Hering's Theorie ist die Helligkeit jeder Spectralfarbe gleich der algebraischen Summe der Helligkeiten 1. ihrer weifsen Valenz und 2. ihrer farbigen Valenzen. Diejenigen spectralen Lichter, welche die Empfindung einer der vier Urfarbentöne hervorrufen, haben nur e i n e farbige Valenz, die übrigen aber z w e i. Die „specifische Helligkeit" dieser farbigen Valenzen ist aber nach Hrn. E. Hering's [2] und Hrn. F. Hillebrand's [3] Untersuchungen für die vier Urfarben durchaus nicht gleich anzunehmen, ja es sollen Grün und Blau sogar einen verdunkelnden Einflufs besitzen, d. h. in der Rechnung wäre ihrer „specifischen Helligkeit" ein negativer Werth beizulegen.

Die Helligkeit ist also auch hier wieder eine lineare homogene Function der Valenzen. Die Function enthält aber fünf Glieder, von denen freilich immer mindestens zwei (farbige) gleich Null sind. Da Herr Hering an der Unabhängigkeit der Farbengleichungen von der absoluten Intensität, also an der Constanz der relativen Vertheilung jeder Valenz im Spectrum festhält, so m ü s s e n h i e r die Coefficienten der einzelnen Glieder als v e r s c h i e d e n e Functionen der absoluten Intensität des Lichtes angenommen werden, da sonst die Helligkeitsvertheilung im Spectrum sich nicht mit der absoluten Intensität ändern könnte. Es wäre aber wohl möglich, dafs die Coefficienten, nach Berücksichtigung des in ihnen enthaltenen Factors der specifischen Helligkeit, bei den sich auf die vier Grundfarben beziehenden Gliedern jener homogenen linearen Function untereinander gleich, von dem Coefficienten des die weifse Valenz darstellenden Gliedes aber verschieden sind. In diesem Falle reducirt sich die Gleichung auf folgende zweigliedrige Form

$$\mathfrak{H}_\lambda = \alpha \cdot \mathfrak{W}_\lambda + \beta \cdot \mathfrak{F}_\lambda \, ,$$

---

[1] E. Brodhun. Beiträge zur Farbenlehre. Dissert. Berlin 1887.

[2] E. Hering. *Pflüger's Archiv* 49, S. 563. 1891.

[3] F. Hillebrand. *Sitzungsber. der Wiener Akad.* 98, Abth. III, Sitzung vom 21. Febr. 1889.

wo α und β zwei verschiedene Functionen der absoluten Intensität des Lichtes sind, und $\mathfrak{H}_\lambda$ sich auf die gesammte Helligkeit des monochromatischen Lichtes von der Wellenlänge λ, $\mathfrak{W}_\lambda$ auf dessen weifse Valenz und $\mathfrak{F}_\lambda$ auf dessen farbige Valenzen bezieht. Nach der oben gemachten Annahme haben wir dann zu setzen

$$\mathfrak{F}_\lambda = r \cdot \mathfrak{R}_\lambda + g' \cdot \mathfrak{G}'_\lambda + g'' \cdot \mathfrak{G}''_\lambda + b \cdot \mathfrak{B}_\lambda,$$

wo $\mathfrak{R}_\lambda$, $\mathfrak{G}'$, $\mathfrak{G}''$ und $\mathfrak{B}$ die vier farbigen Valenzen und r, g', g'' und b die specifischen Helligkeiten der vier Grundfarben bezeichnen.

Ich habe nun versucht, die bei Hrn. RITTER und mir erhaltenen Curven auf ihre Uebereinstimmung mit dieser vereinfachten Form der von Hrn. HERING entwickelten Anschauung über das Zusammenwirken der Helligkeitscomponenten zu prüfen.

Wenn man zwei beliebige homogene lineare Functionen $\mathfrak{M}'$ und $\mathfrak{M}''$ von $\mathfrak{W}_\lambda$ und $\mathfrak{F}_\lambda$ bildet, so ist ersichtlich, dafs man bei geeigneter Bestimmung von $\mathfrak{m}'$ und $\mathfrak{m}''$ stets setzen kann

$$\mathfrak{H}_\lambda = \mathfrak{m}' \cdot \mathfrak{M}' + \mathfrak{m}'' \cdot \mathfrak{M}''$$

Ich nahm nun bei mir die für die Helligkeitsstufen A und H, bei Hrn. RITTER die für die Helligkeitsstufen A und FGH erhaltenen Curven als $\mathfrak{M}'$ und $\mathfrak{M}''$, und sah zu, ob sich daraus nach dieser Gleichung die übrigen Curven bilden liefsen. Es ergab sich nun, dafs dieses für die Curven gleichwerthiger Spaltbreiten durchaus nicht möglich ist, während bei den Curven der Helligkeitswerthe zwar keine genaue Uebereinstimmung der Berechnung mit der Beobachtung zu erzielen war, dafs aber selbst die gröfsten vorkommenden Abweichungen innerhalb derjenigen Breite der Unsicherheit unserer Beobachtungen lagen, die bei zufällig gleichgerichteter Einwirkung sämmtlicher Fehlerquellen noch zuzugestehen ist. Da ich hoffentlich in einiger Zeit über besseres Beobachtungsmaterial verfüge, welches dann auch gestattet, von der oben eingeführten vereinfachenden Annahme abzusehen, unterlasse ich es hier, auf die Schlufsfolgerungen einzugehen, die man aus den Ergebnissen dieser Rechnungsversuche über den Energieverbrauch der beim Sehen vor sich gehenden Processe ziehen könnte.

§ 6. Die spectrale Vertheilung der Helligkeitswerthe bei hoher Intensität.

Wir wollen uns nun zunächst etwas eingehender mit der spectralen Vertheilung der Helligkeitswerthe bei derjenigen Helligkeitsstufe beschäftigen, wo wenigstens annähernd die obere Grenze der Abhängigkeit von der absoluten Intensität erreicht ist (Stufe *H* resp. *FGH*). Die schon mitgetheilten Bestimmungen ergeben eine ziemlich gute Uebereinstimmung der den beiden normalen trichromatischen Farbensystemen zukommenden Curven sowohl untereinander als auch mit der dem (dichromatischen) „grünblinden" Farbensystem des Hrn. E. BRODHUN angehörenden. Frühere von mir angestellte Beobachtungen ähnlicher Art, die ich bis jetzt noch nicht veröffentlicht habe, bewahren mich glücklicherweise davor, aus den jetzigen Beobachtungen einen verallgemeinernden, voreiligen Schluſs zu ziehen; denn sie zeigen, daſs trichromatischen Farbensystemen auch Curven der Helligkeitswerthe eigen sind, die sich in ihrer Gestalt von meiner Curve und der Frl. ELSE KÖTTGEN angehörenden wesentlich unterscheiden und Uebergangsformen zu derjenigen Curve der Helligkeitswerthe bilden, die dem (dichromatischen) „rothblinden" Farbensystem des Hrn. RITTER zukommt. Die drei von mir vor mehreren Jahren untersuchten Personen, die Hrn. L., M. und KR., besitzen ein normales trichromatisches Farbensystem; wenigstens zeigen ihre Farbengleichungen unter sich und mit den von mir hergestellten nur unwesentliche Verschiedenheiten, wenn man sie gemeinsam gegenüberstellt denjenigen Farbengleichungen, die dem Typus der anomalen trichromatischen Farbensysteme zukommen, wie er von Lord RAYLEIGH und F. C. DONDERS zuerst beobachtet und dann von Hrn. C. DIETERICI und mir eingehender untersucht worden ist. Das Verhältniſs der Componenten in den von ihnen hergestellten Mischungen von Lithium-Roth und Thallium-Grün zu der Farbe von Natrium-Gelb weicht zwar von dem für mich erforderlichen Verhältniſs nach derselben Richtung ab, wie es für anomale trichromatische Farbensysteme der Fall; aber die stets hervorgetretene unausgefüllte Kluft zwischen der normalen und der anomalen Gruppe der Trichromaten hatte keiner der drei Herren überschritten, so daſs also auf Grund der DONDERS'schen Lithium-Thallium-Probe ihre Zurechnung zu den sogenannten normalen Trichromaten keinem Zweifel unterliegen kann. Die Bestimmungen wurden vor etwa drei Jahren mit demselben Apparate gemacht, den auch Hr. E. BRODHUN bei seinen Helligkeitsvergleichungen benutzte. Wie oben schon erwähnt ist, war die Beschaffenheit des damals benutzten Lichtes und die Dispersion von der jetzigen etwas verschieden; doch es liefsen sich Coefficienten finden, welche mit hier genügender Annäherung eine Reduction der früheren Beobachtungen auf das jetzige Spectrum gestatteten. Die Helligkeitsvergleichungen erstreckten sich nicht auf das ganze Spectrum, sondern umfafsten nur den für die Gestalt der Curve charakteristischsten Theil von 650 $\mu\mu$ bis 530 $\mu\mu$; sie geschahen auch nicht bei denselben Wellenlängen wie jetzt. Ich habe aus den damaligen Beobachtungen, die bereits nach unserer jetzigen Methode angestellt wurden, d. h. die Curven gleichwerthiger Spaltbreiten, resp. der Helligkeitswerthe ergaben, die Zahlen für die jetzt benutzten Wellenlängen durch graphische Interpolation gewonnen und an ihnen die genannte Reduction auf das neue Spectrum ausgeführt.

Zu ungefähr derselben Zeit hatte ich Gelegenheit, die Curven der Helligkeitswerthe an dem rechten dichromatischen, und zwar „rothblinden" Auge des Hrn. X., eines in physikalischen Untersuchungen geschulten Beobachters, zu bestimmen. Auch diese Curve wurde jetzt in völlig analoger Weise wie die soeben besprochenen umgerechnet. Ich lege auf sie besonderen Werth, da das linke, dem rechten ursprünglich völlig gleiche Auge ein Jahr vorher in Folge einer Netzhautablösung die Farbenempfindung völlig verloren hatte, also ein pathologisch entstandenes monochromatisches Farbensystem besafs. Auf die hierauf bezüglichen, beide Augen vergleichenden Beobachtungen werde ich weiter unten in § 11 näher eingehen.

Die Helligkeitsstufe, bei der ich damals an diesen vier Personen die Bestimmung der Helligkeitswerthe vorgenommen habe, läfst sich freilich nicht genau und sicher auf das jetzt benutzte Einheitsmaafs beziehen, doch kann ich sie aus den Angaben meiner Beobachtungsprotokolle bei den Beobachtungen der Hrn. L., M. und KR. zu etwa 100, bei den Beobachtungen des Hrn. X. zu etwa 50 unserer jetzigen Einheiten schätzen. Es würde dieses also ungefähr den Stufen G resp. F entsprechen.

In der folgenden Tabelle führe ich die erhaltenen Werthe auf und wiederhole des Vergleichs halber die an den vier jetzt untersuchten Personen für die Stufe H erlangten, oben schon angegebenen Werthe.

Wellenlänge $\mu\mu$	Helligkeitswerthe							
	Normale trichromatische Farbensysteme					Dichromatische Farbensysteme		
	A. König	E. Köttgen	L.	M.	Kr.	„Grünblind" E. Brodhun	„Rothblind" R. Ritter	X
670	0,855	1,120	—	—	—	0,540	0,0518	0,071
650	2,381	2,137	1,15	—	0,64	1,368	0,155	0,183
625	3,460	3,413	2,06	1,10	1,24	2,630	0,493	0,517
605	3,650	3,247	2,56	1,66	1,56	3,003	0,996	0,976
590	3,030	2,645	2,38	2,05	1,58	2,539	1,389	1,370
575	2,358	1,923	2,00	2,08	1,56	2,183	1,615	1,477
555	1,695	1,389	1,50	1,65	1,36	1,661	1,412	1,339
535	1,—	1,—	1,—	1,—	1,—	1,—	1,—	1,—
520	0,554	0,553	—	—	—	0,576	0,606	0,700
505	0,224	0,250	—	—	—	0,225	0,314	0,492
490	0,0994	0,092	—	—	—	0,0846	0,152	0,250

Der Umstand, dafs der Helligkeitswerth für Licht von der Wellenlänge 535 $\mu\mu$, für welches die Absorption in dem Pigment der Macula lutea bei verschiedenen Personen sehr ungleich ist, stets gleich 1 gesetzt, läfst die Curven verschiedener erscheinen, als sie thatsächlich sind. Ein richtigeres Bild würde entstehen, wenn die von der Abscissenaxe und der Curve umschlossene Fläche stets gleich gesetzt würde. Ich habe hier davon abgesehen, weil nur ein kleiner Theil der Curven bis an das Ende des Spectrums verfolgt war; die Reduction auf gleiche Fläche wäre daher zu unsicher geworden.

Diese Benutzung eines ungeeigneten Maafsstabes tritt in Tafel III, die u. A. eine graphische Darstellung dieser Curven enthält, in noch viel augenfälligerer Weise hervor.

Als Resultat können wir also hinstellen, dafs selbst bei sehr ähnlichen, demselben Typus angehörigen Farbensystemen die Curven der Helligkeitswerthe sehr verschieden sein können. Ob auch innerhalb jeder der beiden Gruppen der Dichromaten, also der „Rothblinden" und „Grünblinden", gröfsere Verschiedenheiten in der Vertheilung der Helligkeitswerthe vorkommen, kann ich aus eigener Beobachtung nicht beurtheilen. Ich habe die Curve der Helligkeitswerthe bisher nur bei e i n e m „Grünblinden" und bei z w e i „Rothblinden" bestimmt. Bei den beiden letzteren hatte, wie aus der obigen Tabelle hervorgeht, die Curve ähnlichen Verlauf. — Donders[1] hat bei seiner ersten hierauf bezüglichen, nach einer weniger vollkommenen Methode angestellten Beobachtungsreihe einzelne Uebergangformen zwischen den beiden Typen gefunden, in der zweiten Reihe jedoch nicht. Soviel ich weifs, hat er die versprochene ausführlichere Veröffentlichung des Beobachtungsmaterials nicht mehr ausgeführt. Ich selbst möchte diese Frage zunächst unentschieden lassen.

Aus der völligen oder angenäherten Gleichheit der Farbengleichungen zweier Personen können wir daher durchaus nicht auf ein ähnliches Verhalten hinsichtlich ihrer heterochromen Helligkeitsgleichungen schliefsen.

Ist, wie wir oben schon erörtert haben, der Helligkeitswerth jeder Farbe eine homogene und lineare Function der Stärke der Grundempfindungen (gleichviel, welcher Theorie wir uns anschliefsen), so müssen bei zwei hinsichtlich der spectralen Vertheilung der Helligkeitswerthe verschiedenen Personen, welche aber alle Farbengleichungen gegenseitig anerkennen, e n t w e d e r die Coefficienten jener Function nicht dieselben sein, so dafs also dieselbe Grundempfindung hinsichtlich ihres Einflusses auf die Helligkeit verschieden ins Gewicht fällt, o d e r die spectrale Vertheilung der Grundempfindungen ist bei beiden Personen nicht dieselbe, dann aber müssen die diese Vertheilung darstellenden Curven bei der einen Person homogene lineare Functionen derjenigen der anderen Person sein. Soviel ich weifs, sind bisher keine Beobachtungen in der Richtung angestellt, dafs man aus ihnen auf die Richtigkeit der einen oder der anderen dieser beiden Möglichkeiten schliefsen könnte. Wohl aber kann man bereits prüfen, ob jene homogene lineare Abhängigkeit zwischen dem Helligkeitswerth und der Stärke der Grundempfindungen besteht; es mufs in diesem Falle nämlich die Curve der Helligkeitswerthe auch den Farbengleichungen genügen. Man braucht also nur von derselben Person bei wenigstens annähernd derselben Helligkeit in einer beliebigen Spectralregion Farbengleichungen und heterochrome Helligkeitsgleichungen herstellen zu lassen. Bezeichnen wir mit den Indices 1, 2 und 3

---

[1] F. C. Donders. *Gräfe's Archiv* **27** (1), S. 196. 1881 — und **30** (1), S. 76. 1884.

drei bestimmte Spectralfarben, und schreiben wir eine zwischen diesen herzustellende Farbengleichung in der Form

$$a \cdot L_1 + b \cdot L_3 = L_2,$$

so müssen L_1, L_2 und L_3 nicht nur durch die Werthe der Grundempfindungen, sondern auch durch die Helligkeitswerthe ersetzt werden können.

Für die oben bereits erwähnten Hrn. L., M. und Kr. und für mich verfüge ich über derartige Parallelbeobachtungen, welche ich damals aus anderem Gesichtspunkte und daher nicht in einer für den hier vorliegenden Zweck ganz geeigneten Auswahl der Componenten in den Farbengleichungen angestellt habe. Die Wellenlängen der Mischungscomponenten waren 630 $\mu\mu$ und 540 $\mu\mu$; es wurden Farbengleichungen hergestellt mit Licht von 610 $\mu\mu$, 590 $\mu\mu$ und 570 $\mu\mu$, also im ganzen 12 Farbengleichungen, die jedoch als nicht ganz vollkommen angesehen werden konnten, da geringe Sättigungsunterschiede bestehen blieben.

Da von den Hrn. L., M. und Kr. keine Helligkeitsgleichungen bei der einen Mischungscomponente 540 $\mu\mu$ hergestellt waren, so habe ich hier graphisch interpolirt.

Die Resultate der Berechnung und Vergleichung sind in der folgenden Tabelle eingetragen.

Wellenlänge $\mu\mu$	König Beobachtung	König Berechnung	König Differenz $^0/_0$	L. Beobachtung	L. Berechnung	L. Differenz $^0/_0$	M. Beobachtung	M. Berechnung	M. Differenz $^0/_0$	Kr. Beobachtung	Kr. Berechnung	Kr. Differenz $^0/_0$
630	0,92			0,75			0,60			0,61		
610	1,17	1,05	—10	1,00	1,02	+2	1,00	1,00	0	1,00	0,89	—11
590	1,00	0,98	— 2	0,93	0,91	—2	1,30	1,12	—14	1,00	0,99	— 1
570	0,74	0,72	— 3	0,72	0,71	—1	1,20	1,16	— 3	0,95	0,97	+ 2
550				0,50			0,91			0,75		
540	0,34			(0,39)			(0,67)			(0,60)		
530				0,28			0,43			0,47		

Bei jedem der vier Beobachter enthält die erste Columne die beobachteten Helligkeitswerthe, wobei hier die Reduction auf das jetzt benutzte Spectrum und auf den Helligkeitswerth 1 für die Wellenlänge 535 $\mu\mu$ nicht ausgeführt ist; die drei durch Interpolation erhaltenen Werthe sind eingeklammert. Die zweite Columne enthält die aus den Componenten berechneten Helligkeitswerthe der Mischung; sie müssen, wenn eine homogene lineare Abhängigkeit zwischen Helligkeitswerth und der Stärke der Grundempfindungen besteht, gleich dem Helligkeitswerth des gleichgefärbten monochromatischen Lichtes sein. Die dritte Columne giebt die Differenz: Berechnung minus Beobachtung in Procenten.

Bei **neun** Mischungen beträgt diese Differenz 4% und weniger; die übrigen **drei** weichen um 10%, resp. 11%, resp. 14% ab.

Berücksichtigt man, dafs bei jeder Helligkeitsgleichung ohne Weiteres ein Fehler bis zu 5% zuzugestehen ist, dafs hier in jede Berechnung drei derartige Werthe eingehen, und dafs endlich die Farbengleichungen auch etwas unsicher waren, so glaube ich, dafs man in diesen drei gröfseren Abweichungen wenigstens keine Widerlegung für das Vorhandensein jener Beziehung sehen darf. Weitere Untersuchungen freilich können erst vollkommene Sicherheit bringen.

§ 7. Die spectrale Vertheilung der Helligkeitswerthe bei sehr niedriger Intensität und ihre Beziehung zu angeborenen monochromatischen Farbensystemen.

Die PURKINJE'sche Beobachtung, dafs mit abnehmender Helligkeit die Farbenunterschiede geringer werden, und dafs wir bei sehr schwacher Beleuchtung in der uns umgebenden Aufsenwelt nur noch Helligkeitsunterschiede, aber keinerlei Farbenunterschiede mehr wahrnehmen können, wird durch die alltägliche Erfahrung bestätigt. Dafs dieses Verschwinden des Farbeneindruckes vor dem völligen Untersinken unter die Reizschwelle auch bei spectralen Lichtern eintritt, ist viel schwieriger zu beobachten, und es zeigt sich auch, dafs hier das Roth eine Ausnahme macht, indem es wahrscheinlich bis zur unteren Reizschwelle, jedenfalls aber bis in unmittelbare Nähe derselben seine Farbe beibehält.[1] Hr. HERING hat zuerst auf die theore-

---

[1] Soviel ich finden kann ist Hr. W. v. BEZOLD der Erste, der darauf be-

tische Bedeutung des Zurücktretens der farbigen Empfindung nachdrücklich hingewiesen, und aus seinem Laboratorium sind denn auch die ersten darauf bezüglichen messenden Versuche hervorgegangen.

Die Lichtintensität, bei der diese Erscheinung überhaupt auftritt, ist so gering, dafs nur ein längere Zeit für völlige Dunkelheit adaptirtes Auge dieselbe wahrnehmen kann. Nach Hrn. HERING's Ansicht ist die Empfindlichkeit eines solchen Auges für die weifsen Valenzen des Lichtes gesteigert, für die farbigen Valenzen aber die normale; in Folge dessen kommt bei so geringer absoluter Intensität nur eine Weifsempfindung und keine Farbenempfindung zu Stande. Die Curve der Helligkeits-werthe ist nach dieser Anschauung dann also identisch mit einer Curve der spectralen Vertheilung der weifsen Valenz.

Nach der Theorie der Gegenfarben ist die totale Farben-blindheit durch den Wegfall der farbigen Valenzen des Lichtes zu erklären, und es mufs daher die Curve der Helligkeitsver-theilung im Spectrum eines total Farbenblinden, wie sie zuerst von DONDERS[1] und dann von Hrn. C. DIETERICI und mir[2] be-stimmt ist, mit jener Curve der weifsen Valenzen, soweit nicht zufällige individuelle Verschiedenheiten (Absorption in den Augen-medien u. s. w.) geringe Abweichungen bedingen, zusammen-fallen. Ich habe sofort, nachdem Hr. HILLEBRAND[3] seine in Hrn. HERING's Laboratorium gewonnene „Curve der spectralen Ver-theilung der weifsen Valenzen" veröffentlichte, diese drei Curven (die HILLEBRAND'sche, die DONDERS'sche und die von Hrn.

zügliche Beobachtungen veröffentlicht hat. Die mir bekannt gewordene Literatur über diesen Gegenstand ist die folgende:

W. v. BEZOLD. *Pogg. Ann.* 150, S. 238. 1873. — Die Farbenlehre im Hin-blick auf Kunst und Kunstgewerbe. S. 28. Braunschweig 1894.

C. BOHN. *Pogg. Ann.* Erg.-Bd. 6, S. 400. 1874.

J. v. KRIES. *du Bois' Archiv*, Jahrg. 1878, S. 523. — Die Gesichtsempfin-dungen und ihre Analyse, S. 82. Leipzig 1882. (Suppl.-Bd. zu *du Bois' Archiv*. Jahrg. 1882.)

F. C. DONDERS. *Gräfe's Archiv* 27 (1), S. 196. 1881.

H. F. WEBER. *Sitzungsber. der Berl. Akad.* vom 9. Juli 1887.

[1] F. C. DONDERS. *Onderzoek. gedaan in het Physiol. Laborat. der Utrecht-sche Hoogeschool.* 3de Reeks. D. VII. Bl. 95. 1882.

[2] A. KÖNIG und C. DIETERICI. *Sitzungsber. der Berl. Akad.*, 29. Juli 1886.

[3] F. HILLEBRAND. *Sitzungsber. der Wiener Akad.* 98. Sitzung vom 21. Febr. 1889.

C. Dieterici und mir bestimmte), so gut es möglich war, auf dasselbe Spectrum umgerechnet und innerhalb der zu erwartenden Genauigkeit völlige Uebereinstimmung gefunden.[1] Ich mufs gestehen, dafs mich dieses Eintreffen der Hering'schen Voraussage anfänglich ungemein betroffen machte, — aber zur Zeit der Epicyklentheorie hat man ja auch Sonnen- und Mondfinsternisse richtig im Voraus berechnet.

Neuerdings hat Hr. Hering [2] selbst Gelegenheit gehabt, einen Fall totaler Farbenblindheit näher zu untersuchen, und fand ebenfalls eine fast völlige Identität beider Curven.

Die Young-Helmholtz'sche Theorie hat dieser Thatsache gegenüber so lange einen schweren Stand, als sie an der Unveränderlichkeit der Intensitätscurven für die Grundempfindungen festhält. Wo aber jetzt nach Hrn. E. Brodhun's Untersuchungen [3] an einer Abhängigkeit der Gestalt derselben von der Intensität nicht mehr gezweifelt werden kann [4], ist die Hebung des scheinbar vorhandenen Widerspruches nicht schwierig: die Zersetzbarkeit der drei photochemischen Substanzen (oder Erregbarkeit der drei Faserarten), welche für mittlere Helligkeiten jenen drei monochromatischen Farbensystemen zukommt, ist gleich derjenigen, welche für die übrigen Farbensysteme bei sehr niedriger Helligkeit besteht.

Dafs bei total Farbenblinden nicht ausschliefslich diese Art der Helligkeitsvertheilung vorkommt, lehren zwei von mir und zwei anderweitig beobachtete, weiter unten § 11 näher besprochene Fälle; damit ist aber, soviel ich sehe, Hrn. Hering's Beweisführung in ihrem wesentlichen Punkte hinfällig geworden.

Wenn ich somit auch der spectralen Vertheilung der Helligkeitswerthe bei sehr niedriger Intensität nicht diejenige Bedeutung und Auffassung beilege, welche ihr Hr. Hering zu Theil werden läfst, so ist doch ihre Bestimmung immerhin von sehr grofsem Interesse, besonders da, wie schon aus den oben mitgetheilten Tabellen hervorgeht, der Verlauf der Curve auch bei dichromatischen Farbensystemen, sowohl bei „Rothblinden"

---

[1] Vergl. weiter unten, S. 187—189.

[2] E. Hering. *Pflüger's Archiv* 49, S. 563—608. 1891.

[3] A. König. *Sitzungsber. der Berl. Akad.* vom 31. März 1887. [Vgl. Nr. XVI der vorlieg. Samml.]

[4] In einiger Zeit wird auch Hr. E. Tonn eine grofse Anzahl darauf bezüglicher, auf meine Veranlassung angestellter Versuche veröffentlichen, welche mit den Ergebnissen des Hrn. E. Brodhun völlig übereinstimmen.

als bei „Grünblinden", mit demjenigen bei trichromatischen fast völlig übereinstimmt. Die Abweichungen sind so gering, dafs man sie entweder als Beobachtungsfehler, die besonders an den Enden des Spectrums leicht vorkommen können, oder als individuelle und nicht als typische Verschiedenheiten ansehen kann.

Ich gebe hier zunächst eine Zusammenstellung aller mir bekannten Curven der Helligkeitswerthe für sehr niedrige Intensität und aufserdem der Curven der Helligkeitswerthe der bisher näher untersuchten drei Personen mit angeborener totaler Farbenblindheit. Um sie untereinander vergleichen zu können, habe ich sie alle auf das jetzt benutzte Spectrum umgerechnet.

Ueber die einzelnen Curven ist noch Folgendes zu bemerken.

A. Trichromatische Farbensysteme.

1. A. KÖNIG ⎫ aus den obigen Tabellen S. 168 u. 170 hier
2. E. KÖTTGEN ⎭ wiederholt.

3. F. HILLEBRAND. Bei der Umrechnung wurde die Voraussetzung gemacht, dafs die von Hrn. HILLEBRAND in den seiner Abhandlung beigefügten Figuren benutzte Abscissenaxe das seinen Messungen zu Grunde liegende Dispersionsspectrum darstellt, und dafs sein Gaslicht dieselbe spectrale Zusammensetzung hat wie das meinige. Es lassen sich dann durch vergleichende Abmessung der Abstände der FRAUNHOFER'schen Linien leicht hinreichend genaue Umrechnungscoefficienten finden.

4. PERELES (von Hrn. HERING in der zuletzt citirten Abhandlung veröffentlicht). Die Dispersion ist dieselbe wie in meinem Spectrum. Der Umrechnung des Sonnenspectrums auf das Gasspectrum legte ich Coefficienten zu Grunde, die ich gemeinsam mit Hrn. C. DIETERICI vor mehreren Jahren bestimmt habe. Die Originalbeobachtung bei der Wellenlänge ca. 541 $\mu\mu$ zeigt einen unglatten Verlauf der Curve, der besonders bei der Umrechnung hervortritt. Ich habe mir daher erlaubt, die Reduction auf das jetzt von mir benutzte Spectrum auch einmal in der Art durchzuführen, dafs ich (freilich etwas willkürlich) diesen Punkt um 10 % erniedrigte. — Die Resultate beider Untersuchungen sind angegeben.

B. Dichromatische Farbensysteme.

1. E. BRODHUN — „Grünblind" ⎫ aus den Tabellen auf S. 170
2. R. RITTER — „Rothblind" ⎭ u. 173 wiederholt.

C. Monochromatische Farbensysteme.

1. A. BEYSSELL. Aus meiner gemeinsam mit Hrn. C. DIE-TERICI veröffentlichten Abhandlung entnommen und auf die etwas verschiedene spectrale Zusammensetzung des jetzigen Spectrums reducirt.[1]

2. Hrn. HERING's total Farbenblinder. Die Umrechnung geschah in derselben Weise wie bei A. 4.

3. DONDERS' total Farbenblinder. Die Wellenlängen und Helligkeitswerthe (Abscissen und Ordinaten), die aus der Figur, welche DONDERS seiner Abhandlung beigefügt hat, abgelesen sind, beziehen sich auf das Interferenzspectrum des Sonnenlichtes. Die Umrechnung geschah in ganz analoger Weise wie bei den übrigen Curven.

Wellenlänge μμ	Helligkeitswerthe									
	Trichromatische Farbensysteme (Helligkeitsstufe A)					Dichromatische Farbensysteme (Helligkeitsstufe A)		Monochromatische Farbensysteme		
	A. KÖNIG	E. KÖTTGEN	HILLEBRAND	PERELES (uncorrigirt)	PERELES (corrigirt)	"Grünblind" E. BRODHUN	"Rothblind" R. RITTER	A. BEYSSELL	[HERING]	[DONDERS]
670	0,00529	0,0113	—	—	—	0,00708	0,00343	0,00079	—	—
650	0,0114	0,0253	—	—	—	0,0169	0,00904	0,0074	—	—
625	0,0487	0,0630	0,098	—	—	0,0519	0,0504	0,033	—	—
605	0,116	0,146	0,27	—	—	0,140	0,139	0,18	—	0,41
590	0,233	0,319	0,42	—	—	0,267	0,234	0,33	0,31	0,50
575	0,501	0,479	0,65	0,32	0,36	0,529	0,438	0,58	0,59	0,67
555	0,812	0,866	0,92	0,81	0,88	0,820	0,774	0,86	0,92	0,84
535	1,—	1,—	1,—	1,—	1,—	1,—	1,—	1,—	1,—	1,—
520	0,919	0,951	0,90	0,80	0,89	0,966	0,956	0,93	0,92	0,84
505	0,634	0,739	0,68	0,54	0,60	0,664	0,759	0,61	0,64	0,48
490	0,334	0,386	0,48	0,31	0,35	0,400	0,431	0,27	0,42	0,25
470	0,154	0,186	0,26	0,21	0,23	0,162	0,196	0,088	0,22	0,092
450	0,0466	0,0600	0,11	0,059	0,065	0,0476	0,0650	0,016	0,059	0,035
430	0,00867	0,0120	0,049	0,010	0,012	0,00975	0,0109	0,0022	0,015	0,005

[1] Ich will hier noch bemerken, dafs dieser total Farbenblinde, der inzwischen verstorbene Gewerbeschuldirector Hr. Dr. A. BEYSSELL, mir mehrfach versichert hat, dafs in grellster Sonnenbeleuchtung Gegenstände, von denen er wisse, dafs sie als roth bezeichnet würden, ihm manchmal eine Farbenempfindung verursachten, die er sonst niemals habe und die ihn jedesmal als etwas ganz Ungewohntes in Erstaunen setze, er habe sie nur

Ueber den Grad der Unsicherheit dieser Umrechungen, deren Ergebnisse mit Ausnahme der nicht corrigirten Curve von Hrn. Perfles auf Tafel IV eingezeichnet sind, kann ich, wie in der Natur der Sache liegt, durchaus kein sicheres Urtheil abgeben und bin daher ungewifs, wieviel von den zwischen allen diesen Curven vorkommenden Abweichungen den benutzten Coefficienten, und wieviel der Beschaffenheit der Farbensysteme selbst zuzurechnen ist. Nur sind die grofsen Unterschiede am blauen Ende des Spectrums wohl ohne Zweifel der durch die Altersdifferenzen der untersuchten Personen bedingten, mehr oder minder starken Gelbfärbung der Linse zuzuschreiben.

§ 8. Die untere Reizschwelle.

Die niedrigste der in der vorliegenden Untersuchung benutzten Helligkeitsstufen (A) war durch den Umstand gegeben, dafs bei noch geringerer Intensität die Einstellungsfehler auf gleiche Helligkeit trotz der gänzlich verschwundenen Farbendifferenz zu beträchtlich waren. Die untere Reizschwelle lag schon sehr nahe, und es wurde bei den vier jetzt untersuchten Personen bestimmt, auf welchen Bruchtheil die objective Intensität der Helligkeitsstufe A bei Licht von der Wellenlänge 535 $\mu\mu$ zu vermindern war, um gerade noch eben merklich zu bleiben. Es ergaben sich, wie auch schon in der Tabelle auf S. 165 angegeben ist, folgende Werthe:

Beobachter	$S =$ untere Reizschwelle
A. König	$0{,}11\ A = 0{,}00024$
E. Köttgen	$0{,}34\ A = 0{,}00079$
E. Brodhun	$0{,}29\ A = 0{,}00074$
R. Ritter	$0{,}11\ A = 0{,}00037$

Es geht aus dieser Zusammenstellung hervor, dafs die Beschaffenheit des Farbensystems ohne Einflufs ist, denn Fräulein E. Köttgen und ich bilden, obgleich wir beide ein normales trichromatisches Farbensystem besitzen, die Extreme, während der „rothblinde" Hr. Ritter mit mir ziemlich zusammenfällt.

---

sehr selten gehabt; und er konnte auch keine näheren Angaben über die erforderlichen Begleitumstände machen. Es gelang mir nicht, selbst durch Benutzung von rothem monochromatischen Licht in der gröfsten verfügbaren Intensität, diese Empfindung bei ihm absichtlich auszulösen.

Die Unsicherheit der Einstellung auf Ebenmerklichkeit ist zwar beträchtlich, aber wenn man sich längere Zeit an völlige Dunkelheit adaptirt hat, doch immerhin unvergleichlich geringer, als man nach den ersten Versuchen, die stets recht mangelhaft ausfallen, erwarten sollte.

Hr. R. RITTER und ich haben die unteren Reizschwellen auch für die anderen spectralen Lichter genauer bestimmt. Es ist ersichtlich, dafs man die „ebenmerkliche Helligkeit" als eine bestimmte Helligkeitsstufe auffassen kann, und dafs demgemäfs für diese sich ebensogut, wenn auch mit einem viel gröfseren Beobachtungsfehler eine „Curve gleichwerthiger Spaltbreiten" und eine „Curve der Helligkeitswerthe" bestimmen läfst, wie bei den anderen Helligkeitsstufen. Das, was man eben wahrnehmen kann, hat stets dieselbe Helligkeit, gleichviel von welchem Licht der Reiz ausgeübt wird. Hr. RITTER hatte bei der Reizschwelle niemals die Empfindung irgend einer Farbe, während ich bei den Wellenlängen 650 $\mu\mu$ und 670 $\mu\mu$ stets den schwachen Eindruck von Roth bekam.

Die in solcher Weise gemachten Bestimmungen der Spaltbreiten und Helligkeitswerthe für unser Spectrum sind in den oben bereits abgedruckten Tabellen auf S. 168, 170 u. 173 schon enthalten und als Helligkeitsstufe S eingeordnet. Da der Verlauf der Zahlen kein so glatter ist wie in den übrigen Columnen, so habe ich die entsprechenden Curven in den Tafeln I und II nicht eingezeichnet; sie würden die Uebersichtlichkeit beeinträchtigt haben.

Hr. R. RITTER wurde bei der Bestimmung der unteren Reizschwellen durch das starke Eigenlicht seiner Netzhaut sehr oft gestört und mufste dann mehrere Minuten lang seine Einstellungen unterbrechen, um die aufgetretenen subjectiven Erscheinungen langsam abklingen zu lassen. Hieraus ist es auch zu erklären, dafs der Verlauf seiner Curve der Helligkeitswerthe bei den Reizschwellen viel unglatter ist als bei mir. An vier Stellen sind die Werthe im Widerspruch mit dem PURKINJE'schen Phänomen und daher in den obigen Tabellen mit einem Sternchen (*) versehen. Da aber gerade diese Werthe aufserhalb eines glatten Verlaufes der Curve liegen, so glaube ich mich ohne Bedenken berechtigt, sie als fehlerhaft zu bezeichnen und aus den neun übrigen Werthen auf das regelmäfsige Vorhandensein des PURKINJE'schen Phänomens auch beim Uebergang der Helligkeitsstufe *A* zu der Helligkeitsstufe *S* zu schliefsen.

Die folgende Tabelle enthält eine nochmalige Zusammenstellung der Spaltbreiten und Helligkeitswerthe für die untere Reizschwelle bei Hrn. RITTER und mir; nur habe ich jetzt bei Hrn. RITTER an zwei von den oben erwähnten vier Stellen (505 *μμ* und 470 *μμ*) die früheren Mittelwerthe durch solche Einzeleinstellungen ersetzt, welche im glatten Curvenverlaufe liegen. Die ersetzten Mittelwerthe sind in Klammern mit kleinen Zahlen nochmals beigefügt.

Helligkeitsstufe der unteren Reizschwelle (Stufe *S*).

Wellen-länge $\mu\mu$	Gleichwerthige Spaltbreiten		Helligkeitswerthe	
	A. KÖNIG	R. RITTER	A. KÖNIG	R. RITTER
670	296,1	271,8*	0,00338	0,00368*
650	178,35	121,2	0,00561	0,00825
625	34,78	22,35	0,0288	0,0447
605	12,12	13,85 ·	0,0825	0,0722
590	5,66	6,07	0,177	0,165
575	2,76	2,30	0,362	0,435
555	1,40	1,24*	0,713	0,806*
535	1,—	1,—	1,—	1,—
520	1,071	1,01	0,934	0,990
505	1,539	{ 1,20 } (1,85*)	0,650	{ 0,833 (0,541*)
490	2,342	2,16	0,427	0,463
470	5,974	{ 4,80 } (7,28*)	0,167	{ 0,208 (0,138*)
450	19,21	13,58	0,0521	0,0736
430	131,6*	89,50	0,0076*	0,0112

In einer früher gemeinsam mit Hrn. E. BRODHUN gemachten Untersuchung[1] haben wir unter anderem auch die Gröfse der unteren Reizschwelle zu bestimmen gesucht. Die Einheit der Helligkeit war damals zwar dieselbe wie jetzt, aber es wurde bei dem Uebergang von einer Wellenlänge auf die andere das PURKINJE'sche Phänomen nicht berücksichtigt. Da wir dieses jetzt in Rechnung ziehen können, so sind wir in der Lage, die

---

[1] A. KÖNIG und E. BRODHUN. *Sitzungsber. der Berliner Akad.*, Sitzung vom 26. Juli 1888. [Vgl. Nr. XVII der vorliegenden Samml.]

früher bei mir gewonnenen Resultate mit den·jetzigen zu vergleichen, indem wir sie in Helligkeitswerthen, Licht von 535 $\mu\mu$ bei der Stufe S gleich 1 gesetzt, ausdrücken.

Wellenlänge $\mu\mu$	Frühere Resultate		Jetzige Resultate in Helligkeitswerthen (535 $\mu\mu = 1$)
	in früheren Helligkeitseinheiten	in Helligkeitswerthen (535 $\mu\mu = 1$)	
670	0,060	0,00342	- 0,00338
605	0,056	0,152	0,0825
575	0,0029	0,195	0,362
505	0,00017	0,317	0,650
470	0,00012	0,0749	0,167
430	0,00012	0,0133	0,0076

Die Uebereinstimmung ist scheinbar keine gute; nur die Werthe für 670 $\mu\mu$ sind dieselben, bei den übrigen ist der jetzige Werth entweder ungefähr das Doppelte oder die Hälfte des früheren. Berücksichtigt man aber, dafs in der früheren Untersuchung die Schwächung des Lichtes, die an einzelnen Stellen des Spectrums bis auf $^1/_{1000}$ der ursprünglichen Intensität vorgenommen werden mufste, zum gröfsten Theile durch Absorptionsgläser geschah, deren Auslöschungscoefficienten vermittels besonderer spectralphotometrischer Messungen bestimmt waren, so glaube ich, dafs jeder in derartigen Messungen erfahrene Beobachter keine bessere Uebereinstimmung erwarten wird. Die jetzigen Bestimmungen der unteren Reizschwellenwerthe sind den früheren in der Zuverläfsigkeit der Methode unvergleichlich überlegen, und die damals von Hrn. BRODHUN und mir gemachten Messungen sind nur als die ersten Versuche einer annähernden Auffindung der Gröfsenordnung dieser Werthe anzusehen.

Hr. W. UHTHOFF[1] hat früher auf meine Veranlassung die Abhängigkeit der Sehschärfe von der Beleuchtungsintensität untersucht und dabei auch festgestellt, wie weit man die Beleuchtung verringern mufste, um noch¨ eben etwas zu sehen,

---

[1] W. UHTHOFF. *Verhandl. der Physiol. Gesellschaft zu Berlin*, Sitzung vom 13. Februar 1885. (Abgedr. in *du Bois' Arch. f. Physiol.*, Jahrg. 1885.) — *Gräfe's Arch. f. Ophthalm.* 32 (1), S. 198. 1886.

d. h. um bei gröfster Annäherung des Auges an einen schwarzen, auf einer weifsen Tafel befindlichen, grofsen SNELLEN'schen Probehaken dessen Stellung noch eben wahrnehmen zu können. Es ist ersichtlich, dafs die hierzu erforderliche Beleuchtung etwas oberhalb der unteren Reizschwelle liegen mufs. Da ich mich damals selbst bei diesen Versuchen betheiligte, so ist ein Vergleich mit dem jetzt bei mir für die untere Reizschwelle erhaltenen Werthe möglich. Die bei den früheren Versuchen für mich nothwendige Minimalbeleuchtung war gleich derjenigen von einer Kerze in ca. 360 m Entfernung. Berücksichtigt man nun, dafs damals mit freiem Auge, d. h. ohne irgend ein vorgesetztes Diaphragma, beobachtet wurde, und dafs (wie ich durch eine nachträglich gemachte Messung fand) meine Pupillenöffnung in solcher Dunkelheit ca. 60 qmm grofs ist, und dafs endlich das zur Definition unserer jetzigen Helligkeitseinheit benutzte Platinlicht ungefähr gleich 1,7 Kerzen ist, so ergiebt sich die damalige Beleuchtungsintensität zu ca. 0,00030 unserer jetzigen Helligkeitseinheit. Wir haben aber soeben (S. 189) gesehen, dafs sich jetzt für meine untere Reizschwelle der Werth von 0,00024 Einheiten fand. Die Uebereinstimmung ist besser, als man sie unter den vorliegenden Umständen nur erwarten kann. In Wirklichkeit wird der Unterschied beider Werthe wohl etwas gröfser sein.

§ 9. Bestimmung der Helligkeitswerthe in einem Spectrum mit gleichmäfsiger Energievertheilung.

Die bisher angeführten Curven gleichwerthiger Spaltbreiten und der Helligkeitswerthe haben nur Bezug auf das von dem benutzten Spectralapparat gelieferte Dispersionsspectrum der Triplexgasbrenner. Eine absolute Bedeutung kommt ihnen erst dann zu, wenn man sie reducirt auf ein Spectrum mit gleichmäfsiger Vertheilung der Energie, so dafs man also den relativen Helligkeitswerth der verschiedenen, nur in der Wellenlänge sich unterscheidenden Formen der Lichtenergie bestimmt. Der directeste Weg zu einer solchen Umrechnung würde in einer experimentellen Messung der Energievertheilung in dem hier benutzten Spectrum bestehen. Ihn zu betreten, war ich jetzt noch nicht in der Lage; ich hoffe jedoch, derartige Messungen bei der beabsichtigten Wiederholung und Erweiterung der vorliegenden Untersuchung in den Beobachtungsplan aufnehmen zu können.

Um jedoch jetzt schon einigermaafsen einen Ueberblick über das Ergebnifs einer solchen Umrechnung zu gewinnen, habe ich anderweitig vorliegende Messungen der spectralen Energiever- theilung zu Hülfe genommen, und zwar benutzte ich die letzte der von Hrn. S. P. LANGLEY [1] gemachten Bestimmungen, welche wohl als die zuverläfsigste der bisher ausgeführten betrachtet werden mufs. Unter der Voraussetzung, dafs das von Hrn. LANGLEY untersuchte Sonnenlicht dieselbe Beschaffenheit hat wie dasjenige, welches Hr. C. DIETERICI und ich bei der Reduction unserer früher gemeinsam gemachten Beobachtungen spectral- photometrisch mit dem Gaslicht verglichen haben, findet sich die folgende relative Energievertheilung in dem in der vorliegen- den Untersuchung benutzten Dispersionsspectrum des Lichtes der Triplexgasbrenner, wobei der Werth für die Wellenlänge 535 $\mu\mu$ gleich 1 gesetzt ist.

Tabelle der Energievertheilung im Dispersionsspectrum des Gaslichtes.

Wellenlänge $\mu\mu$	Energie	Wellenlänge $\mu\mu$	Energie
670	13,00	535	1,—
650	8,88	520	0,720
625	5,58	505	0,488
605	3,99	490	0,370
590	2,97	470	0,251
575	2,27	450	0,169
555	1,48	430	0,114

Multiplicirt man mit diesen Coefficienten die Ordinaten in den Curven gleichwerthiger Spaltbreiten, so erhält man diejenigen Energiemengen, welche zur Erzeugung der betreffenden Hellig-

---

[1] S. P. LANGLEY. *Sill. Journ.* (3), 36, S. 359. 1888. — Die „Energy and Vision" betitelte Abhandlung verfolgt ungefähr dasselbe Ziel, welches in diesem Paragraphen angestrebt ist. Ich möchte nicht auf eine vergleichende Kritik dieser Arbeit eingehen, so lange ich selbst noch keine Energie- messungen ausgeführt habe.

keitsstufe gleichwerthig sind; ich werde die so entstehenden Curven bezeichnen als „Curven gleichwerthiger Energiemengen". Berechnet man die Reciproken, so ergeben sich die „Curven der Energie-Helligkeitswerthe".

Da diese Beziehung auf absolute Energie nur zu einem vorläufigen Ueberblick dienen soll, so habe ich nicht alle gewonnenen Curven in dieser Weise umgerechnet, sondern mich auf die Helligkeitsstufen *S*, *A* und *H* beschränkt, und zwar bei der Stufe *H* ausschliefslich auf die mein Farbensystem betreffenden Curven.

Bei den Helligkeitsstufen *S* und *A* habe ich von den zwei, resp. vier „Curven gleichwerthiger Energiemengen" die Mittelwerthe gebildet und von diesen dann erst die „Curven der Energie-Helligkeitswerthe" berechnet. Derartige Durchschnittswerthe halte ich bei den Stufen *S* und *A* für völlig berechtigt, da hier nur geringe individuelle Verschiedenheiten vorzukommen scheinen, während, wie wir in § 6 gesehen haben, bei den höheren Helligkeitsstufen gröfsere, den ganzen Charakter der Curve beeinflussende Abweichungen vorkommen.

Bei den Reizschwellen des Hrn. R. RITTER habe ich hier für die Wellenlängen 505 $\mu\mu$ und 470 $\mu\mu$ die in der Tabelle auf S. 191 an Stelle der Mittelwerthe eingeführten und dort schon besprochenen Werthe ausschliefslich berücksichtigt.

Helligkeitsstufe *H*.
A. König.

Wellenlänge $\mu\mu$	Gleichwerthige Energiemengen	Helligkeitswerthe der Energie
670	15,21	0,066
650	3,73	0,27
625	1,61	0,62
605	1,09	0,92
590	0,98	1,02
575	0,96	1,04
555	0,87	1,15
535	1,—	1,—
520	1,30	0,77
505	2,18	0,46
490	3,72	0,27

Helligkeitsstufe *A.*

Wellen- länge μμ	Gleichwerthige Energiemengen					Helligkeits- werthe der Energie (Mittelwerthe)
	A. König	E. Köttgen	E. Brodhun	R. Ritter	*Mittel- werthe*	
670	2457	1151	1837	2504	1987	0,0005
650	778	350	525	982	659	0,0015
625	115	95	107	111	107	0,0093
605	34,3	27,3	28,5	28,5	29,6	0,034
590	12,7	9,3	11,1	12,7	11,45	0,087
575	4,54	4,74	4,29	5,18	4,69	0,21
555	1,82	1,71	1,80	1,91	1,81	0,55
535	1,—	1,—	1,—	1,—	1,—	1,—
520	0,78	0,76	0,75	0,75	0,76	1,32
505	0,77	0,66	0,74	0,64	0,70	1,43
490	1,11	0,96	0,92	0,86	0,96	1,04
470	1,63	1,35	1,55	1,28	1,45	0,69
450	3,64	2,82	3,55	2,60	3,15	0,32
430	13,16	9,5	11,7	10,4	11,2	0,089

Helligkeitsstufe *S* (untere Reizschwelle).

Wellen- länge μμ	Gleichwerthige Energiemengen			Helligkeits- werthe der Energie (Mittelwerthe)
	A. König	R. Ritter	*Mittelwerthe*	
670	3849	3533	3691	0,00027
650	1584	1076	1330	0,00075
625	194	125	159	0,0063
605	48,4	55	51,7	0,019
590	16,80	18	17,4	0,057
575	6,27	5,22	5,74	0,17
555	2,07	1,84	1,95	0,51
535	1,—	1,—	1,—	1,—
520	0,77	0,72	0,75	1,33
505	0,75	0,60	0,68	1,47
490	0,87	0,80	0,83	1,20
470	1,50	1,20	1,35	0,74
450	3,25	2,30	2,77	0,36
430	15,00	10,2	12,6	0,079

In Tafel III habe ich zu den oben schon besprochenen Curven auch meine, auf die Helligkeitsstufe *H* bezügliche Curve der Helligkeitswerthe der Energie eingetragen. Dafs dieselbe in ihrem mittleren Theile einen etwas unglatten Verlauf zeigt, liegt ohne Zweifel an der Unsicherheit der benutzten Umrechnungs-coefficienten.

Die Curven der (mittleren) Helligkeitswerthe der Energie sowohl für die Stufe A als auch für die unteren Reizschwellen (Stufe S) sind auf Tafel IV eingezeichnet.

Ich will nicht unterlassen, mit besonderem Nachdruck darauf hinzuweisen, dafs alle diese auf die Energie bezüglichen Werthe einen grofsen tiefeingreifenden Fehler besitzen, indem nämlich die Absorption in der Macula lutea vernachlässigt ist. Ob es später gelingen wird, diesen Fehler durch Ausführung derselben Beobachtungen in der unmittelbaren Nachbarschaft der Macula lutea, wo das Farbensystem wohl noch dasselbe wie im Fixationspunkt sein wird, zu beseitigen, mufs erst die Erfahrung lehren. Trotz dieses Mangels der Curve der Energie-Helligkeitswerthe habe ich doch noch eine Rechnung an dieselbe angeknüpft, welche uns eventuell einen Einblick in das Wesen der mit der Lichtempfindung verknüpften peripheren Vorgänge hätte thun lassen. Auf der Helligkeitsstufe A, wo mit Ausnahme des rothen Endes des Spectrums von allen übrigen sichtbaren Schwingungen des Lichtäthers die Empfindung von Grau ausgelöst wird, wo also auf einem weiten Bereiche die von den verschieden schnell schwingenden Aetherwellen veranlafsten peripheren Vorgänge nur durch die Intensität sich unterscheiden, dürfte der Gedanke nicht ausgeschlossen sein, die letzteren als rein mechanische Mitschwingungen gewisser, freilich noch unbekannter Elemente anzunehmen. Die Mechanik lehrt uns, dafs die Intensität, d. h. die lebendige Kraft derartig ergänzter Schwingungen am gröfsten ist, wenn die Eigenschwingungen der erregten Masse dieselbe Schwingungszahl besitzen wie die erregenden Schwingungen, und dafs die Intensität in bestimmter Weise abnimmt, wenn die Differenz der Schwingungszahlen beider sich vergröfsert. Die Schnelligkeit dieser Abnahme ist abhängig von der Art der Dämpfung. Ich habe nun unter der Annahme, dafs die Reibung der in der Netzhaut entstehenden Bewegungsvorgänge der Geschwindigkeit proportional ist, diejenige Curve der spectralen Vertheilung der Mitschwingungsintensität gesucht, welche sich den Curven der Energie-Helligkeitswerthe am besten anschmiegt, fand aber stets, dafs der Abfall der berechneten Mitschwingungscurven in der Nähe des Maximums (ca. 512 $\mu\mu$) zu schnell und dann nach den Enden des Spectrums hin zu langsam vor sich ging.

Ich sehe davon ab, hier auf die Einzelheiten dieses Rechnungsversuches näher einzugehen, behalte mir aber vor, denselben Gedanken auf Grund besseren Beobachtungsmaterials nicht nur an der fast monochromatischen Curve der Helligkeitsstufe *A*, sondern auch an den Grundempfindungscurven der übrigen Helligkeitsstufen, vielleicht mit Abänderung der jetzigen Annahme über die Gröfse der Reibung, wiederaufzunehmen.

§ 10. Die partielle Farbenblindheit und ihre Erklärung nach der Theorie der Gegenfarben.

Die Theorie der Gegenfarben mufs folgerichtig die partielle Farbenblindheit, d. h. die Farbensysteme zweifacher Mannigfaltigkeit durch den Ausfall einer der drei von ihr angenommenen Sehsubstanzen erklären. Da die sicher beobachteten partiell Farbenblinden nun unter gewissen Umständen Roth und Grün miteinander verwechseln, hingegen Gelb und Blau ohne irgend welche Schwierigkeit unterscheiden können, so nimmt jene Theorie bei ihnen einen Ausfall der Rothgrünsubstanz an und bezeichnet sie demgemäfs als „Rothgrünblinde".[1] Beim weiteren Ausbau dieser Theorie machte nun die Erfahrungsthatsache, dafs die partiell Farbenblinden in zwei völlig oder fast völlig von einander gesonderte Gruppen zerfallen, einige Schwierigkeit. Hr. HERING[2] hat die individuellen Verschiedenheiten in den Absorptionsverhältnissen der Augenmedien und des Pigmentes der Macula lutea zu Hülfe nehmen müssen, um hier die Uebereinstimmung mit der Erfahrung aufrecht zu erhalten. Nach unseren bisherigen Kenntnissen konnte die Unrichtigkeit dieser HERINGschen Annahme nicht ohne Weiteres nachgewiesen werden, obgleich es doch wohl als ziemlich unwahrscheinlich anzusehen war, dafs die mittleren Grade der Absorption gar nicht oder wenigstens fast gar nicht vorkommen sollten, während die ganz geringen und die hohen Grade in ungefähr gleichem Procentsatz vertreten sind.

So lange man die von Hrn. C. DIETERICI und mir an partiell

---

[1] E. HERING. Grundzüge einer Theorie des Farbensinnes. *Sitzungsber. der Wiener Akad.*, Sitzung vom 15. Mai 1874.

[2] E. HERING. Ueber individuelle Verschiedenheiten des Farbensinnes. *Lotos*, Neue Folge 6. 1885.

Farbenblinden und an Farbentüchtigen gemachten Messungen [1] nicht als unrichtig nachweist, mufs es als eine höchst unwahrscheinliche Tücke der Natur betrachtet werden, dafs sie die beiden fast ausschliefslich hier vorkommenden Grade der Absorption in den Augenmedien genau so gewählt hat, dafs die von uns gefundene Beziehung zwischen partieller Farbenblindheit und den normalen trichromatischen Systemen sich als das Ergebnifs einer vorurtheilsfrei ausgeführten Rechnung einstellen konnte und bei den die Möglichkeit eines solchen Zufalles nicht ahnenden Rechnern auch einstellen mufste. Wären die Absorptionsverhältnisse auch nur etwas andere, so hätten wir die (nach Hrn. HERING's Auffassung nur scheinbare) Beziehung gar nicht finden können.

In der genannten Untersuchung haben wir die Intensitätscurven der „warmen Elementarempfindung" bei vier partiell Farbenblinden bestimmt, und zwar bei einer Helligkeit, die im Mittel etwa unserer jetzigen Stufe F entspricht. Dieser Bestimmung lag durchaus keine hypothetische Annahme zu Grunde, wie sich aus unserer Darstellung ohne Weiteres ergiebt. Je zwei und zwei jener vier Personen besafsen beinahe denselben Verlauf dieser Curven. Bildet man bei jeder Gruppe das Mittel aus den beiden fast gleichen Curven und dividirt die (z. T. durch graphische Interpolation gewonnenen) Ordinaten, welche den in der vorliegenden Untersuchung benutzten Wellenlängen entsprechen, so bekommt man das Verhältnifs der Absorptionscoefficienten, welche unter Annahme des HERING'schen Erklärungsversuches den Augenmedien und dem Pigment der Macula lutea zugeschrieben werden müssen.

Eine derartige Rechnung habe ich jetzt ausgeführt und gebe hier das Resultat derselben an. Da man nur die relativen Werthe der Absorption bestimmen kann, nicht aber ihren absoluten Betrag, so setze ich den Werth für 535 $\mu\mu$ gleich 1; dann erhält man

---

[1] A. KÖNIG und C. DIETERICI. *Sitzungsber. der Berliner Akad.*, Sitzung vom 29. Juli 1886. [Vgl. Nr. XIV der vorliegenden Samml.]

Wellenlänge $\mu\mu$	Verhältnifs der durchgelassenen Lichtmengen
670	14,97
650	9,94
625	6,88
605	3,25
590	2,16
575	1,49
555	1,14
535	1,—
520	0,90
505	0,80
490	0,61

Ist die Anschauung von Hrn. HERING richtig, so müssen also die Augenmedien und das Pigment der Macula lutea für Licht von der Wellenlänge 670 $\mu\mu$ bei der einen Gruppe der partiell Farbenblinden 14,97 Mal so durchlässig sein, als für Licht von der Wellenlänge 535 $\mu\mu$ bei der anderen Gruppe. Noch extremere Verhältnisse ergeben sich, wie aus der Tabelle ersichtlich, wenn man 670 $\mu\mu$ und 490 $\mu\mu$ miteinander vergleicht. Ich überlasse den Anatomen und Ophthalmologen die Entscheidung, ob diese in der HERING'schen Hülfshypothese implicite vorausgesetzten Absorptionsverhältnisse, d. h. Färbungen vorkommen können, und enthalte mich selbst jeglichen Urtheils.

Nunmehr wende ich mich zu einer mehr physikalischen Behandlung und Untersuchung der vorliegenden Frage.

Wenn der Unterschied in den beiden Gruppen der partiell Farbenblinden im Wesentlichen durch verschiedene Absorptionsverhältnisse in den Augen verursacht ist, so mufs sich derselbe, da die Absorptionscoefficienten unabhängig von der Intensität des auffallenden Lichtes sind, gleichmäfsig auf allen Helligkeitsstufen zeigen. Das in § 4 mitgetheilte Beobachtungsmaterial ermöglicht aber bereits, eine derartige Prüfung und Vergleichung anzustellen.

Die Hrn. RITTER und BRODHUN, welche den beiden verschiedenen Gruppen der partiell Farbenblinden angehören, haben die spectrale Vertheilung der Helligkeitswerthe sowohl bei der sehr niedrigen Helligkeitsstufe A, als auch bei der Helligkeitsstufe H, resp. der gleichwerthigen Helligkeitsstufe FGH bestimmt.

Dividiren wir nun auf derselben Helligkeitsstufe bei derselben Wellenlänge den dem BRODHUN'schen Farbensystem zukommenden Helligkeitswerth durch den RITTER'schen, so giebt uns der Quotient an, wie viel Mal gröfser in dem BRODHUN'schen Auge die Durchläfsigkeit für Licht der betreffenden Wellenlänge ist als in dem RITTER'schen. Ist nun die Verschiedenheit der Absorptionsverhältnisse die wesentliche Ursache des Unterschiedes beider Farbensysteme, so mufs für dieselbe Wellenlänge bei allen Helligkeitsstufen, also auch bei den beiden hier zur Prüfung heranzuziehenden, jener Quotient d e r s e l b e sein.

Die nachfolgende Tabelle enthält diese Quotienten.

Wellenlänge	Helligkeitswerthe von BRODHUN, dividirt durch Helligkeitswerthe von RITTER	
$\mu\mu$	Helligkeitsstufe A	Helligkeitsstufe H resp. FGH
670	2,06	10,4
650	1,87	8,83
625	1,03	5,33
605	1,00	3,02
590	1,14	1,83
575	1,21	1,35
555	1,06	1,18
535	1,—	1,—
520	1,01	0,95
505	0,87	0,72
490	0,93	0,56

Bei der Helligkeitsstufe A schwanken, abgesehen von den Wellenlängen 670 $\mu\mu$ und 650 $\mu\mu$, wo auch noch nicht immer völlige Farblosigkeit der Empfindung eingetreten war, die Quotienten stets hin und her, hingegen nehmen sie bei der Helligkeitsstufe H in der Richtung von Roth nach Blau stets ab; in Folge dessen ist der Quotient im Rothen (670 bis 625 $\mu\mu$) für die Helligkeitsstufe H ungefähr fünf Mal so grofs wie für die Helligkeitsstufe A, während er im Grünblauen (490 $\mu\mu$) nur etwa $^3/_5$ beträgt.[1]

---

[1] Die nahe Uebereinstimmung dieser Quotienten der Helligkeitswerthe mit den auf S. 200 berechneten Quotienten der Intensitätswerthe der „warmen Elementarempfindung" zeigt, dafs die Helligkeit einer Farbenempfindung jedenfalls nur sehr unwesentlich von dem Blauwerth des betreffenden Lichtes abhängt.

Dieser Thatsache gegenüber mufs der von Hrn. HERING gemachte bisherige Versuch, die partielle Farbenblindheit mit der Theorie der Gegenfarben in Einklang zu bringen, für mifslungen erachtet werden. So lange Hr. HERING also keine andere und haltbarere Hülfshypothese zu diesem Zwecke aufstellt, wird man daher genöthigt sein, der YOUNG-HELMHOLTZ'schen Farbentheorie für die Berechtigung ihres Daseins noch etwas mehr zuzugestehen als das Gewohnheitsrecht, und es dürfte nicht zutreffen, ihre gegenwärtige Bedeutung mit der Werthschätzung eines ehrwürdigen Erbstückes zu vergleichen.

§ 11. Die totale Farbenblindheit und ihre Erklärung aus der Theorie der Gegenfarben.

Die totale Farbenblindheit entsteht nach der Theorie der Gegenfarben durch den Ausfall sowohl der rothgrünen als der blaugelben Sehsubstanz. Es ist dann nur die schwarzweifse Sehsubstanz vorhanden, und die Gesammtheit der Gesichtsempfindungen, welcher ein total Farbenblinder fähig ist, mufs in den verschiedenen Abstufungen der Reihe Schwarz-Grau-Weifs bestehen.

Als Hr. HERING zum ersten Male [1] die totale Farbenblindheit besprach, konnte er bereits an dem bekannten von O. BECKER [2] beobachteten und beschriebenen Falle einer derartigen unilateralen angeborenen Anomalie, wo also die Empfindungen des anomalen Auges mit den Empfindungen des normalen verglichen werden konnten, darauf hinweisen, dafs diese Erklärung, was die Qualität der Empfindungen anbetrifft, völlig richtig war. Die Empfindungen des total farbenblinden Auges waren nämlich, verglichen mit denjenigen des normalen, Schwarz-Grau-Weifs. Aber auch die Intensitätsverhältnisse der Empfindungen bereiteten keine Schwierigkeiten. Hr. HERING legte damals den verschiedenen Grundfarben seiner Theorie die gleiche Helligkeit bei, und so mufste trotz des Fortfalles der farbigen Valenzen die Helligkeits-vertheilung im Spectrum unverändert bleiben, d. h. es mufste für das total farbenblinde Auge das Maximum der Helligkeit im Spectrum ebenso wie für das farbentüchtige Auge im Gelb liegen.

---

[1] E. HERING. Zur Erklärung der Farbenblindheit aus der Theorie der Gegenfarben. *Lotos*, Neue Folge 1. 1880.

[2] O. BECKER. *Gräfe's Arch. f. Ophthalm.* 25 (2), S. 205. 1879.

Die Beobachtungen BECKER's waren auch mit dieser theoretischen Erwartung Hrn. HERING's in völliger Uebereinstimmung. Seitdem hat nun aber Hr. HERING die Theorie der Gegenfarben dahin ausgebildet, dafs er den Begriff der specifischen Helligkeit einführt und nunmehr den verschiedenen Grundfarben auch verschiedene Helligkeiten beilegt. Wie schon in § 5 ausgeführt worden, ist in Folge dessen die spectrale Vertheilung der Helligkeit nunmehr eine mehrgliedrige lineare Function der einzelnen Urvalenzen und es fällt das Maximum der weifsen Valenz nicht an diejenige Stelle im Spectrum, welche bei den gewöhnlich benutzten Intensitäten den Eindruck der gröfsten Helligkeit macht; es fällt nicht in das Gelb, sondern in das Grün. Nach dieser Auffassung kann also die spectrale Helligkeitsvertheilung des total Farbenblinden nicht mit der normalen Helligkeitsvertheilung des Farbentüchtigen übereinstimmen. In § 7 ist oben bereits ausführlicher über diesen Punkt gesprochen worden und wir haben dort gesehen, dafs die spectrale Helligkeitsvertheilung bei drei genau untersuchten Fällen totaler Farbenblindheit diese neue Auffassung des Hrn. HERING bestätigt. Es kann uns nicht wundern, dafs Hr. HERING [1] in seiner letzten, schon oft citirten Abhandlung auf diese für seine Anschauung ja so erfreuliche Uebereinstimmung seiner Theorie mit der erst nachträglich gewonnenen Erfahrung hinweist; wohl aber mufs es erstaunen, dafs nunmehr der BECKER'sche Fall, der doch eine a n d e r e Helligkeitsvertheilung aufweist, noch immer ohne weitere Erläuterung als vollgültige Stütze der Theorie der Gegenfarben aufgeführt wird. Eine Ausfüllung dieser Lücke seiner Darstellung würde Hrn. HERING sicherlich Manche, unter denen auch ich mich befinde, zu grofsem Danke verpflichten, die sich jetzt vergeblich an der Hebung dieses scheinbaren Widerspruches abmühen.

Da die Zuverläfsigkeit der Angaben in dem BECKER'schen Fall von DONDERS angezweifelt worden ist, so möchte ich an dieser Stelle noch auf andere Fälle totaler Farbenblindheit, sowohl angeborener als erworbener, hinweisen, bei denen die Erklärung der Helligkeitsvertheilung auf Grund der neuesten Form der Theorie der Gegenfarben (mir wenigstens) ähnliche Schwierigkeiten bereitet.

---

[1] E. HERING. *Pflüger's Arch.* 49, S. 563. 1891.

1. Ein von Hrn. H. Magnus [1] beschriebener Fall angeborener totaler Farbenblindheit.

Obgleich hier dieselben Begleiterscheinungen (Lichtscheu, geringe Sehschärfe u. s. w.) vorhanden sind, welche stets der oben in § 7 näher besprochenen Form totaler Farbenblindheit zukommen, und obgleich hier keine wirklichen Helligkeitsmessungen im Spectrum angestellt worden sind, glaube ich doch, daſs man in diesem Falle eine Helligkeitsvertheilung annehmen muſs, welche im Wesentlichen mit derjenigen des Becker'schen Falles übereinstimmt. Bei jener in den Curven unserer Tafel IV dargestellten Vertheilung der spectralen Helligkeitswerthe besteht die charakteristischste Eigenschaft des (hier monochromatischen) Spectrums in einem nach beiden Seiten völlig symmetrischen Abfall der Helligkeit. Hr. Magnus sagt aber hier ausdrücklich, daſs „der Uebergang aus dem Hellen zu den dunkleren Partien auf der rothen Seite des Spectrums schneller erfolge, als nach dem violetten Ende hin". Ferner wird bestimmt angegeben, daſs „für beide Augen die gröſste Helligkeit ziemlich genau in der Natronlinie lag". Daſs eine Verkürzung des Spectrums nicht beobachtet wurde, hat nach meinen Erfahrungen wenig Werth, so lange man hier keine besonderen Vorsichtsmaaſsregeln zur Abblendung des diffusen Lichtes trifft; so ist z. B. neuerdings in dieser Weise noch Hr. F. Kreyssig [2] zweifellos irre geführt worden.

2. Ein von den Hrn. H. Schöler und W. Uhthoff [3] beschriebener Fall erworbener totaler Farbenblindheit.

Ein 68 jähriger Mann erblindete plötzlich unter heftigem Kopfschmerz und starkem Blutandrang zum Kopfe. Nach etwa 24 Stunden begann eine allmähliche Besserung, welche nach

---

[1] H. Magnus. *Centralbl. f. prakt. Augenheilkunde*, 4. Jahrg., S. 373. 1880.

[2] F. Kreyssig. Genuine totale Farbenblindheit. Eine Beitrag zur Charakteristik derselben. *Mittheilungen aus der ophthalmiatrischen Klinik in Tübingen*, herausgegeben von Prof. Nagel, 2 (3), S. 332. 1890. — Vergl. mein Referat über diese Arbeit in: *Zeitschrift für Psychologie und Physiologie der Sinnesorgane* 2, S. 122. 1891.

[3] Schöler und Uhthoff. Beiträge zur Pathologie des Sehnerven und der Netzhaut bei Allgemeinerkrankungen, S. 69—74. Berlin 1884. — Dieser Fall ist ebenfalls erwähnt und ausführlich beschrieben in: H. Wilbrand. Die hemianopischen Gesichtsfeldformen und das optische Wahrnehmungscentrum. Wiesbaden 1890. S. 142—143 und Taf. XI, Fig. 35.

mehreren Tagen bei der Aufnahme in die Klinik folgenden Zustand des Sehvermögens herbeigeführt hatte:

rechts Finger in 10 Fuſs Entfernung

links „ „ 12 „ „

Ophthalmoskopisch kein abnormer Befund.

Rechts centrale Maculae corneae.

„Die Gesichtsfeldprüfung erweist:

1. den Verlust jeder Farbenempfindung auf beiden Augen.
Gleichzeitig kann durch Aussage des Patienten wie seiner Angehörigen mit Sicherheit der Beweis erbracht werden, daſs Patient
bisher ein ungestörtes Farbenempfindungsvermögen besessen hat;

2. den Verlust der Raumempfindung auf den rechten Gesichtsfeldhälften und in dem oberen linken Gesichtsfeldquadranten
zwei congruente Defecte;

3. in den sub 2 angegebenen Theilen ist noch Lichtempfindung
objectiv nachweisbar vorhanden. Patient empfindet subjectiv
Flimmern in denselben.“

In Folge geeigneter klinischer Behandlung besserte sich das
Sehen allmählich, und etwa 5 Wochen nach der Erkrankung
war auf dem linken Auge die Sehschärfe auf $1/_2$ gestiegen (auf
dem rechten Auge ist die Sehschärfe von jeher in Folge der
Hornhauttrübung sehr gering gewesen).

„Auch in den für Farben- und Raumempfindung unempfind-
lichen Netzhauthälften wurde die Lichtempfindung lebhafter.
Hingegen blieb Patient für die Gesammtnetzhaut absolut farben-
blind. — Am Farbenkreisel geprüft ergaben:

$$200^0 \text{ weiſs} + 160^0 \text{ schwarz} = \text{hellgrau}$$
$$20^0 \text{ „} + 340^0 \text{ „} = \text{blau } (E.\,1)$$
$$352^0 \text{ „} + 38^0 \text{ „} = \text{gelb}^1$$
$$60^0 \text{ „} + 300^0 \text{ „} = \text{roth } (G.\,5).$$

Ferner wurden nach DAAE als gleich folgende Farben bezeichnet:

$$6\,C = 10\,C = 7\,F;$$
$$6\,D = 5\,B = 4\,F;$$
$$8\,D = 10\,C;$$
$$4\,E = 4\,B = 9\,B = 9\,C = 10\,C;$$
$$7\,G = 10\,G = 8\,B = 7\,C.$$

Für $2\,C$ wurde keine andere gleiche Farbe gefunden. In
den PFLÜGER'schen Tafeln werden die Buchstaben nur nach der
Helligkeit erkannt.“

---

[1] Hier ist der im Original vorhandene Druckfehler beibehalten.

Der Patient wird aus der Klinik entlassen und erliegt nach einigen Monaten einem schon länger bestehenden Herzleiden, ohne dafs in seinem Sehen eine fernere Aenderung sich bemerkbar gemacht hatte.

Prüft man die hier angegebenen Helligkeitsgleichungen, so zeigt sich, dafs ein normales trichromatisches Auge sie bei mittlerer Tagesbeleuchtung im Allgemeinen anerkennen kann; jedenfalls stimmen sie aber nicht mehr bei stark herabgesetzter Beleuchtung; und das müfste doch sein, wenn die hier entstandene totale Farbenblindheit derselben Art wäre, wie bei dem von Hr. HERING näher beschriebenen Fall.

Da ich aber sehr wohl weifs, wie leicht bei Versuchen, wo aus einer Anzahl vor dem Patienten ausgebreiteter Pigmentproben die gleich hellen ausgesucht werden sollen, besonders aber bei der DAAE'schen Tafel, falsche Resultate, mindestens aber grofse Unsicherheiten unvermeidlich sind, so lege ich auf diese Beobachtungen kein grofses Gewicht.

3. Ein von Hrn. E. SIEMERLING[1] und mir beobachteter Fall erworbener totaler Farbenblindheit (verbunden mit homonymer Hemianopsie).

Ein 54 Jahre alter Zimmermann wurde während der Arbeit plötzlich schwindlig. Die Besinnung verlor er nicht ganz, die Sprache war nicht merklich beeinträchtigt und nach einer halben Stunde war er bereits wieder im Stande, allein nach Hause zu gehen. Seitdem bemerkte er, dafs er zwar „die Gegenstände sehen, aber nicht erkennen konnte; erst wenn er sie anfafste,

---

[1] E. SIEMERLING. *Arch. für Psychiatrie* 21, S. 284. 1889. (Vergl. auch H. WILBRAND, Die hemianopischen Gesichtsfeldformen u. s. w., S. 144.) Ueber diesen Fall hat Hr. E. SIEMERLING in der Sitzung der Gesellschaft der Charité-Aerzte am *l.* Februar 1889 einen Vortrag gehalten, der zu einer längeren Discussion Veranlassung gab. An dieser habe ich mich damals auch betheiligt, und meine Ausführungen sind nach stenographischer Aufzeichnung dann später in der *Berl. klin. Wochenschrift* (Jahrg. 1889, Nr. 33 und 34) veröffentlicht worden, ohne dafs ich, nachdem das Manuscript gesetzt war, die erbetene Revision erhalten. Aus dem Wortlaut dieser so entstandenen Publication hat sich dann die Ansicht herausgebildet, dafs ich Anhänger der Theorie der Gegenfarben geworden sei. Da diese Mifsdeutung meiner Worte in weite Kreise, sogar in die Tagespresse (vergl. *Berliner Tägliche Rundschau*, 25. Februar 1890) übergegangen, nehme ich hier Veranlassung, jene Auslegung als unrichtig zu erklären, was ja der Inhalt der vorliegenden Abhandlung ohnehin beweist.

wuſste er, was er vor sich hatte". Diese Störung hob sich nicht, und der Patient ließ sich Anfang Januar 1889 in die Charité in Berlin aufnehmen.

Die Untersuchung des Gesichtsfeldes ergab, daſs in der rechten Hälfte beiderseits ein symmetrischer absoluter Defect vorhanden war. In den erhaltenen Gesichtsfeldhälften wurden alle Farben als grau bezeichnet; sie unterschieden sich nur durch ihre gröſsere oder geringere Helligkeit. Der Fixationspunkt war noch erhalten, und es ergab sich eine Sehschärfe von ungefähr $^1/_{30}$. Beiderseits besteht Emmetropie.

Hr. SIEMERLING hatte die groſse Liebenswürdigkeit, mir die genaueste Untersuchung der Gesichtsempfindungen und -wahrnehmungen dieses Patienten zu gestatten, und ich erfreute mich dabei stets seiner bereitwilligsten Unterstützung, wofür ich ihm auch an dieser Stelle meinen besten Dank sage.

Aus einer Unterhaltung mit dem Patienten gewann ich zunächst die völlige Gewiſsheit darüber, daſs er sich der verschiedenen Farben noch sehr gut erinnerte und sich dieselben noch lebhaft vorstellen konnte. Er war sich, soweit man derartige Ueberlegungen von einem Manne seines Bildungsgrades erwarten kann, ganz klar darüber, daſs er jetzt von all jenen früher wahrgenommenen Farben nur noch Weiſs, Grau und Schwarz sah. Damit war eine erworbene totale Farbenblindheit an einem vorher farbentüchtigen Individuum constatirt, und zwar hatte sich die frühere dreifache Mannigfaltigkeit der Farben auf die einfache Mannigfaltigkeit der Reihe Schwarz-Grau-Weiſs reducirt, nicht auf die Helligkeitsabstufungen etwa von Roth oder Grün oder Blau. Die wichtigste Frage war nun, ob durch diese völlige Umgestaltung des Farbensystems auch eine Aenderung in der Helligkeitsschätzung der verschiedenen Farben eingetreten war. Nach einigen vorläufigen Versuchen, die im Aussuchen von scheinbar gleich hellen farbigen Wollbündeln bestanden, schlug ich folgendes Verfahren ein.

Vor den Patienten wurde ein mit grüner Oelfarbe mittlerer Helligkeit angestrichener Carton hingelegt und dafür gesorgt, daſs alles oberflächlich reflectirte Licht vermieden war. Vor seinen Augen begann ich dann einen anderen Carton roth anzustreichen, und zwar in einem sehr hellen Farbentone. Der Patient bemerkte bald, daſs dieser zweite Carton viel heller wurde als der erste (grüne); ich mischte dem Roth nun Schwarz bei; darauf wurde er für dunkler erklärt. Es wurde nun etwas weniger Schwarz genommen u. s. f., bis der Patient endlich behauptete, die beiden Flächen könnten gar nicht mehr von einander unterschieden werden. Dasselbe Verfahren wurde nun auch bei anderen Farben benutzt; bei Blau mufste Weifs zugemischt werden, um die gleiche Helligkeit zu erhalten. — Ich ging dann auch einmal von dem ungemischten Blau aus und erhielt nun natürlich eine zweite Reihe von Tafeln, die zu ihrer Herstellung alle viel mehr Schwarz erforderten.

Diese beiden Reihen mit Oelfarbe bestrichener Tafeln habe ich nun nachher selbst möglichst unbefangen auf ihre Helligkeit untereinander verglichen und auch unbetheiligten farbentüchtigen Personen (mit normalen trichromatischen Farbensystemen) zur Beurtheilung vorgelegt: Das einstimmige Urtheil ging dahin, dafs jede Reihe unter sich nahezu gleiche Helligkeit besafs.[1] Zufällig war das Roth der helleren Reihe beinahe identisch mit einem Roth, für welches Hr. A. BEYSSELL, der oben S. 188 erwähnte total Farbenblinde, vor einigen Jahren ein ihm völlig gleiches Grün ausgesucht hatte, so dafs man nun in der Lage war, dieses BEYSSELL'sche Grün mit dem Grün jener helleren Reihe leicht und sicher vergleichen zu können: Die beiden Grün waren in ihrer Helligkeit ungemein verschieden, und zwar mufste das von Hrn. BEYSSELL ausgesuchte etwa zwanzig Mal so stark beleuchtet werden, um die gleiche Helligkeit zu erhalten.

Aus der Gesammtheit dieser Beobachtungen geht also zweifellos hervor, dafs in dem hier beschriebenen Falle erworbener totaler Farbenblindheit die Helligkeitswerthe der verschiedenen Farben durch den Wegfall der eigentlichen Farbenempfindung und die damit erfolgte Einschränkung des ganzen Gebietes der Gesichtsempfindungen auf die eindimensionale Reihe Schwarz-Grau-Weifs nicht beeinflufst wurden.

Die Sehschärfe des Patienten begann bald sich zu bessern; Ende Januar war sie bereits auf $^1/_2$ gestiegen; dann aber war nur noch ein langsamer Fortschritt zu constatiren. Bei der letzten Prüfung, mehrere Monate später, betrug sie $^3/_5$. Gleichzeitig mit dieser Besserung begann auch die normale Farbenempfindung sich wieder einzustellen. Nach der Aussage des

---

[1] Leider sind die Farben inzwischen verschieden stark nachgedunkelt, so dafs sie nicht als dauernde Beweisstücke dienen können.

Patienten wurden die Farben zuerst „ganz weifslich, ganz matt" gesehen, dann erschienen sie immer „lebhafter", bis nach einigen Monaten ihr früheres Aussehen beinahe, doch „nicht ganz so lebhaft, so glänzend" wieder vorhanden war. Sie erschienen „wie unter einem dünnen Schleier, in einem weifsen Dunst". In diesem Stadium konnte ich mich durch die mannigfaltigsten Versuche davon überzeugen, dafs ein trichromatisches Farbensystem bestand.

Leider war der Patient (wahrscheinlich in Folge der hemianopischen Gesichtsfeld-Beschränkung, verbunden mit seiner gänzlichen Ungeübtheit in derartigen Beobachtungen) nicht im Stande, an einem spectralen „Farbenmischapparat" hinreichend genaue Angaben zu machen, um aus ihnen irgend welche Schlüsse zu ziehen. Er verlor die relativ kleinen leuchtenden Flächen immer aus dem Gesichtsfeld.[1]

4. Ein von mir beobachteter Fall erworbener totaler Farbenblindheit, entstanden durch Ablösung und nachherige Wiederanlegung der Netzhaut.

Bereits in § 6 (S. 179 und 180) habe ich des hier näher zu besprechenden Falles gedacht. — H. X. erlitt vor etwa vier Jahren an seinem linken Auge, welches, wie oben schon erwähnt, dem anderen Auge bis dahin völlig gleich war, eine Netzhautablösung, die bis auf eine schmale peripherische Sichel das ganze Gesichtsfeld umfafste. Er hatte das Glück, dafs nach einer längeren sorgfältigen Behandlung die Netzhaut sich wieder anlegte und er ein skotomfreies Gesichtsfeld wiedererhielt. Etwa ein Jahr später, nachdem der Heilungsprocefs abgelaufen und der seitdem unverändert gebliebene Zustand bereits eingetreten war, habe ich die ersten Versuche vorgenommen, die dann mehrfach wiederholt wurden und stets dasselbe Resultat ergaben.

Das r e c h t e (gesunde) Auge besitzt ein Myopie von ungefähr 4 Dioptrien und normale Sehschärfe (ca. 1 mit SNELLEN-

---

[1] Neben den hier erwähnten Beobachtungen über die Farbenempfindungen konnte man an dem Patienten noch höchst interessante Studien darüber machen, wie ungemein leicht eine grofse Herabsetzung der Sehschärfe, vereinigt mit plötzlich erworbener totaler Farbenblindheit, die Erscheinungen der „Seelenblindheit" vortäuschen kann. Ich beabsichtige an anderer Stelle später darauf näher einzugehen und verweise vorläufig auf die bezüglichen Mittheilungen in der oben citirten SIEMERLING'schen Abhandlung.

schen Haken). Es ist, wie oben schon erwähnt, dichromatisch und zwar gehört sein Farbensystem der sogenannten „rothblinden" Gruppe an. Eine Bestimmung der „Elementarempfindungscurven" nach denselben Methoden und an demselben Apparat, wie sie in der gemeinsam mit Hrn. C. DIETERICI ausgeführten und hier schon oft erwähnten Arbeit benutzt wurden, ergab für die Curven dieselbe Gestalt, welche wir damals für diese Gruppe gefunden hatten. Der „neutrale Punkt", d. h. die weifs erscheinende Stelle im Spectrum fand sich nach dem früher von mir zu seiner Aufsuchung angegebenen Verfahren [1] je nach der benutzten Helligkeit zwischen 495,6 $\mu\mu$ und 498,4 $\mu\mu$.

Die aus zwei Beobachtungsreihen (welche, wie schon früher erwähnt, ungefähr bei der Helligkeitsstufe F ausgeführt wurden) gewonnenen Curven der Helligkeitswerthe sind bereits oben in der letzten Columne der auf S. 181 abgedruckten Tabelle enthalten. Es ist dort schon darauf hingewiesen, dafs die Werthe sehr nahe mit denjenigen des ebenfalls „rothblinden" Hrn. RITTER übereinstimmen, wie auch ein Blick auf Tafel III zeigt.

Bei dem linken (kranken) Auge besteht Metamorphopsie. Die Gegenstände erscheinen so, als wenn man sie durch ein Glas mit unregelmäfsig-welliger Oberfläche betrachtet. Die Sehschärfe im Fixationspunkt ist zwar nur gleich $1/_{20}$; aber da Hr. X. mit physikalischen Beobachtungen vertraut ist, so gelingt es trotzdem, recht ausgiebige Versuchsreihen mit spectralem Lichte anzustellen.

Hr. X. erklärt, dafs er mit diesem Auge (abgesehen natürlich von dem oben erwähnten peripheren sichelförmigen Theile des Gesichtsfeldes) die Gegenstände nur in den Abstufungen von Hell und Dunkel sehe und keinerlei Farbenunterschiede wahrnehme, was auch an spectral erleuchteten Feldern sich bestätigt fand. Stets gelingt es durch blofse Aenderung der Helligkeit völlige Gleichheit herzustellen, wenn die beiden in dem Spectralapparate aneinander stofsenden Halbkreise mit Licht der verschiedensten Wellenlängen erleuchtet sind, selbst bei Benutzung der äufsersten noch sichtbaren Enden des Spectrums. Hierdurch war die völlige Monochromasie der Empfindungen des linken Auges aufser jeden Zweifel gestellt.

---

[1] A. KÖNIG. *Gräfe's Archiv f. Ophthalm.* 30 (2), S. 162. 1884 und *Wiedem. Ann.* 22, S. 572. 1884. [Vgl. Nr. V der vorliegenden Sammlung.]

Um nun die Qualität der Empfindung des linken Auges (im Vergleich zu den Empfindungen des rechten Auges) so objectiv als möglich zu bestimmen, wurden folgende Wege eingeschlagen.[1]

Hr. X. suchte zuerst, indem er abwechselnd mit dem rechten und linken Auge in den jetzt nur auf dem e i n e n Halbkreise erleuchteten Apparat hineinblickte, diejenige Wellenlänge, welche ihm auf beiden Augen denselben Eindruck machte. Die Einstellungen schwankten zwischen 494 $\mu\mu$ und 498 $\mu\mu$, fielen also mit der Stelle des „neutralen Punktes" zusammen. Ferner betrachtete Hr. X. mit dem linken Auge die verschiedensten Gegenstände seiner Umgebung (weißes Papier, die gelbliche Tischplatte, hellblauen Carton u. s. w.), sowohl bei Sonnen- als auch bei Gasbeleuchtung, und suchte für jeden Gegenstand mit dem rechten Auge im Spectralapparat diejenige Wellenlänge, welche, auf ungefähr dieselbe Helligkeit gebracht, ebenso aussah. Das Urtheil war hier viel unsicherer; er kamen Schwankungen bis zu 6 $\mu\mu$ vor. Das Mittel aller Einstellungen betrug 496,3 $\mu\mu$, fiel also ebenfalls in die „neutrale" Stelle des Spectrums. Damit war also nachgewiesen, daß alle Empfindungen des linken Auges völlig farblos waren, d. h. nur aus den Uebergangsstufen von Schwarz-Grau-Weiß bestanden.

Ich bestimmte nun die Curve der Helligkeitswerthe in diesem monochromatischen System und zwar bei derselben Helligkeitsstufe, welche für das rechte dichromatische Auge benutzt worden war.

Der mittlere Fehler bei der Einstellung auf gleiche Helligkeit der hier ja stets farbengleichen beiden Halbkreise war viel größer als bei normalen Augen unter gleichen Umständen. Es muß dieses hauptsächlich darauf geschoben werden, daß in Folge der geringen Sehschärfe die verticale Trennungslinie der beiden Felder niemals scharf gesehen wurde.[2]

---

[1] Hr. E. HERING hatte damals noch nicht sein äußerst einfaches Verfahren veröffentlicht (*Gräfe's Arch.* 36 (3), S. 1. 1890), welches uns jetzt in den Stand setzt, derartige binoculare Farbenvergleiche so ungemein sicher und schnell ausführen zu können.

[2] Wenn ich meine eigene Sehschärfe durch gefettete und mit Lykopodiumsamen bestreute Gläser auf das gleiche Maaß herabsetze, so sinkt auch meine Empfindlichkeit für Helligkeitsunterschiede bedeutend, freilich nicht bis zu derjenigen, welche Hr. X. auf dem linken Auge besitzt.

14*

Es wurde aber doch eine glatte Curve der spectralen Vertheilung der Helligkeitswerthe für dieses Auge erzielt und es stellte sich das höchst beachtenswerthe Ergebnifs heraus, dafs die hier, also an dem total farbenblinden linken Auge, erhaltenen Helligkeitswerthe bis auf Abweichungen, die im Maximum 7 % betrugen, mit denjenigen des partiell farbenblinden rechten Auges übereinstimmten. Ich unterlasse es, die Zahlen mitzutheilen, und bemerke nur noch, dafs die Abweichungen ganz unregelmäfsig vertheilt waren.

Endlich machte Hr. X. noch folgende Versuche: Mit dem rechten partiell farbenblinden Auge wurden Farbengleichungen zwischen einer Mischung der Lichter aus den beiden Endstrecken des Spectrums einerseits und den dazwischen gelegenen homogenen Lichtern andererseits hergestellt; jede dieser Farbengleichungen wurde dem linken total farbenblinden Auge zur Beurtheilung vorgelegt und von diesem, wie freilich nicht anders zu erwarten war, als richtig befunden; nur bei einer der vielen derartigen Gleichungen, als eine Mischung von 590 $\mu\mu$ und 470 $\mu\mu$ homogenem Lichte von 530 $\mu\mu$ für das rechte Auge gleich gemacht worden war, erschien dem linken Auge das homogene Feld etwas dunkler. Bei einer Wiederholung derselben Gleichung an einem anderen Tage trat diese Abweichung nicht mehr hervor. Worin sie ihre Ursache gehabt hat, vermag ich nicht anzugeben.

Ebenso wie in dem unter 3 (und wahrscheinlich auch wie in dem unter 2) mitgetheilten Falle hat also auch hier der Verlust der eigentlichen Farbenempfindung keine Aenderung in den Helligkeitswerthen der verschiedenen Lichter zur Folge gehabt, und doch war die Natur der eingetretenen Störung in beiden Fällen so verschieden wie nur denkbar. Das eine Mal ist die Ursache ein cerebraler, das andere Mal ein peripherer, sich in der Netzhaut abspielender Procefs.

§ 12. Schlufsbemerkung.

Indem ich meine Darlegungen hiermit der Oeffentlichkeit übergebe, bin ich mir wohl bewufst, — was ich auch schon an mehreren Stellen nachdrücklich hervorgehoben habe, — dafs dieselben durchaus keinen abschliefsenden Charakter tragen. Eine grofse Anzahl von Fragen konnte mehr angedeutet als gelöst werden; und fast überall trat das Lückenhafte des Beobachtungsmaterials hervor. Trotzdem denke ich aber doch, dafs meine Arbeit nicht ganz ohne Werth ist.

Einerseits weist sie eindringlicher, als es bisher geschehen ist, darauf hin, dafs die Young-Helmholtz'sche Farbentheorie, wie aber auch wohl zur Zeit von allen ihren Vertretern zugestanden wird, die Form der Grundempfindungscurven als Variable der Helligkeit ansehen mufs, und dafs in der Bestimmung dieser Abhängigkeit ihre nächste Weiterentwickelung zu suchen ist.

Andererseits sind aber auch Beobachtungen mitgetheilt, welche mit. der Hering'schen Farbentheorie, soviel ich sehen kann, zunächst noch in unvereinbarem Widerspruch stehen und die früher oder später dazu nöthigen werden, mindestens eine durchgreifende Umgestaltung derselben vorzunehmen.

Ohne Abneigung und ohne Vorliebe für die eine oder die andere der auf dem Gebiete der Farbenlehre noch mit einander streitenden Auffassungen habe ich aufrichtig versucht, nur die Thatsachen reden zu lassen, und ich bin gewifs, damit voll und ganz im Sinne und als Schüler des grofsen Meisters gehandelt zu haben, dem diese Arbeit als festlicher Grufs gewidmet ist.[1]

[1 Der Verfasser bemerkt hierzu, dafs er immer vorgehabt habe, die Versuche mit dem verbesserten Apparate zu wiederholen und unter Berücksichtigung der neuen von ihm anerkannten Gesichtspunkte, welche Hr. Hering in seiner Abhandlung: Ueber das Purkinje'sche Phänomen, *Pflüger's Archiv* 60, S. 519, ausgesprochen hat.]

XXI.

Die Grundempfindungen in normalen und anomalen Farbensystemen und ihre Intensitätsvertheilung im Spectrum.

Seiner Excellenz dem Wirklichen Geheimen Rath HERMANN VON HELMHOLTZ
zum fünfzigjährigen Doctor-Jubiläum gewidmet.

(In Gemeinschaft mit CONRAD DIETERICI.)

Aus der Zeitschrift für Psychologie und Physiologie der Sinnesorgane
Bd. 4, S. 241—347. 1892.

Inhaltsverzeichnifs.   Seite

. I. Einleitung 215
§ 1. Präcisirung der Aufgabe 215. — § 2. Der Farbenmischapparat und die Beleuchtungslampen 217. — § 3. Umrechnung auf das Interferenz-Spectrum des Sonnenlichtes 223. — § 4. Die untersuchten Farbensysteme 226.

II. Monochromatische Farbensysteme 226
§ 5. Allgemeine Eigenschaften monochromatischer Farbensysteme 226. — § 6. Bestimmung und Gestalt der Elementar-Empfindungs-Curve 227.

III. Dichromatische Farbensysteme 231
§ 7. Allgemeine Eigenschaften dichromatischer Farbensysteme 231. — § 8. Bestimmung der Elementar-Empfindungs-Curven. Erste Methode 233. — § 9. Bestimmung der Elementar-Empfindungs-Curven. Zweite Methode 242. — § 10. Folgerungen aus der Gestalt der Elementar-Empfindungs-Curven 245.

IV. Trichromatische Farbensysteme. 254
§ 11. Allgemeine Eigenschaften trichromatischer Farbensysteme 254. — § 12. Die Complementärfarben und ihre Bestimmung 258. — § 13. Die beiden Gruppen trichromatischer Farbensysteme 265.

a) Normale trichromatische Farbensysteme 268
§ 14. Die Auswahl der Farbengleichungen und die unmittelbaren Ergebnisse der Beobachtung 268. — § 15. Die Berechnung der Elementar-Empfindungs-Curven R und G 273. — § 16. Die Berechnung der Elementar-Empfindungs-Curve V 279. — § 17. Zusammenstellung und Umrechnung der Ergebnisse. — Prüfung der er-

Seite
haltenen Elementar-Empfindungs-Curven durch die Complementärfarben 284.
  b) **Anomale trichromatische Farbensysteme** 290
    § 18. Die Farbengleichungen, ihre unmittelbaren Ergebnisse und
    die Berechnung der Elementar-Empfindungs-Curven 290. — § 19. Zu-
    sammenstellung und Umrechnung der Ergebnisse. — Prüfung ver-
    mittelst der Complementärfarben 290. — § 20. Vergleich mit den
    normalen trichromatischen Farbensystemen 294.
 V. **Die Grundempfindungen** 298
    § 21. Definition der Grundempfindungen und ihre Beziehung zu
    den Elementarempfindungen 298. — § 22. Die Beziehung der ver-
    schiedenen Farbensysteme zu einander 300. — § 23. Die Be-
    ziehung der erhaltenen Grundempfindungen zu den Elementar-
    empfindungen und ihre Intensitäts-Curven im Spectrum 303. —
    § 24. Die Farbentafel und die Qualität der Grundempfindungen 312.

I. Einleitung.[1]

§ 1. **Präcisirung der Aufgabe.** Die Einsicht in die
Function der den Lichtreiz percipirenden Elemente des Gesichtssinnes muſs angebahnt werden durch Reduction der unendlichen Menge von Farbenempfindungen auf eine möglichst
kleine Anzahl von „Elementarempfindungen", deren alleinige
oder gleichzeitige Auslösung in wechselnder Intensität und
wechselndem Verhältniſs die übrigen Farbenempfindungen entstehen läſst, von denen aber gar nicht vorausgesetzt wird, daſs

---

[1] Im Auszuge wurde diese Abhandlung bereits am 22. Juli 1886 der
Akademie der Wissenschaften zu Berlin vorgelegt und in deren Sitzungsberichten vom 29. Juli 1886, S. 805, veröffentlicht. [S. Nr. XIV der vorl.
Samml.] Eine Darstellung der Young'schen Farbentheorie auf Grundlage
dieser Untersuchungen wurde von Einem von uns auf der Versammlung
der British Association im Herbste 1886 zu Birmingham gegeben. (Vergl.
A. König, *Report of the British Assoc. Birmingham* 1886, S. 431.) Dieser Vortrag erschien in deutscher Uebersetzung mit erläuternden und ergänzenden
Anmerkungen als Extrabeilage zur „*Naturwissenschaftlichen Rundschau*" 1886,
Nr. 50. [S. Nr. XV d. vorl. Samml.]
Das späte Erscheinen der vorliegenden ausführlichen Darstellung ist
durch eine Reihe persönlicher Momente veranlaſst worden. Die Kritiken,
welche die vorläufigen Mittheilungen erfahren haben und für welche wir
uns den Autoren zu Danke verpflichtet fühlen, werden wir an den betreffenden Stellen dieser Abhandlung erwähnen, sofern ihr Inhalt uns zu
einer Erwiderung Veranlassung giebt.
Rechnungs- und Druckfehler, welche in den Zahlenangaben der vorläufigen Mittheilung enthalten sind, haben wir hier ohne Weiteres berichtigt, da sie niemals von irgend welchem Einfluſs auf die von uns gemachten Schluſsfolgerungen waren.

ihnen ein einfacher Procefs in der Peripherie des Opticus entspricht,
sondern welche nur so gewählt sind, dafs sich die an die Beobachtungen unmittelbar anschliefsenden Rechnungen und analysiren-
den Darstellungen der Farbensysteme möglichst einfach gestalten. Es ist dieses eine Aufgabe der rein experimentellen
Forschung, deren Lösung von jeder theoretischen Annahme
freigehalten werden m u f s und k a n n, und im Folgenden auch
freigehalten i s t. Aus diesem Grunde ist auch die Bezeichnung
„Elementarempfindung" im Unterschiede von DONDERS' Zerlegung der Farbensysteme in „Fundamentalfarben" gewählt
worden. DONDERS nämlich definirt[1] eine fundamentale Farbe
als eine solche, welche einen einfachen Procefs in der Peripherie
repräsentirt, und identificirt dieselbe dann mit dem, was wir
als „Elementarempfindung" bezeichnen. Darin liegt jedoch ein
Ueberschreiten der Erfahrung, welches hier um so strenger
vermieden werden mufs und soll, als sich im Verlaufe unserer
Untersuchung ein Unterschied zwischen „Elementarempfindung"
und „Fundamental-Farbe" ergeben wird. Es mag hier schon
im voraus erwähnt werden, dafs unsere weiter unten eingeführten und definirten „Grundempfindungen" identisch mit den
DONDERS'schen „Fundamental-Farben" sind.

Die erste wesentliche Vereinfachung unserer Aufgabe ergiebt sich dadurch, dafs bei a l l e n Farbensystemen sämmtliche
Empfindungen durch Spectralfarben und deren Mischungen
erzeugt werden können, so dafs also mit der Reduction der
Spectralfarben auf Elementarempfindungen bereits das vorgesteckte Ziel erreicht ist.

Die Curven, welche entstehen, wenn wir die Intensität
der Elementarempfindungen in dem Interferenz-Spectrum des
Sonnenlichtes als Ordinaten auftragen, während wir ein Interferenz-Spectrum als Abscissenaxe benutzen, wollen wir immer
als „Elementar-Empfindungs-Curven" bezeichnen.

Der allgemein befolgte Gang für die Bestimmung einer
solchen Curve war der folgende: Zuerst wurde der Curvenverlauf für das in dem von uns verwendeten Spectralapparat
entstehende Dispersions-Spectrum des benutzten Gaslichtes aus
den angestellten Beobachtungen berechnet; dann wurde die
Reduction der Ordinaten zunächst auf ein Interferenz-Spectrum

---

[1] F. C. DONDERS, *Gräfe's Archiv* 27 (1), S. 176. 1881.

derselben Lichtquelle und endlich auf Sonnenlicht vorgenommen. Wir haben daher vor einem näheren Eingehen auf die erhaltenen Resultate Folgendes darzulegen:

1. Die Construction des Spectralapparates (Farbenmischapparat).

2. Die Reductionen des mit unserem Farbenmischapparat erzeugten Dispersions-Spectrum auf das Interferenz-Spectrum.

3. Das Intensitätsverhältnifs bei den verschiedenen Wellenlängen zwischen Gaslicht einerseits und Sonnenlicht andererseits.

§ 2. D e r   F a r b e n m i s c h a p p a r a t   u n d   d i e   B e l e u c h t u n g s l a m p e n. Der genannte Apparat ist bereits vor mehreren Jahren von Hrn. von HELMHOLTZ zu Farbenmischversuchen construirt worden, ohne jedoch bis jetzt zu genaueren Messungen benutzt worden zu sein. Er enthält (Fig. 1) auf dem feststehenden Tischchen T ein gleichseitiges, auf allen drei Seiten geschliffenes Prisma P. Die beiden Collimatorrohre C_1 und C_2 können vermittelst der Schrauben R_1 und R_2 in ihrer Stellung geändert werden, während das Rohr B in solcher Lage an dem Tischchen T festgeklemmt ist, dafs die der Fläche 3 gegenüberliegende Prismenkante die Axe des Rohres schneidet und senkrecht auf ihr steht in der zur Zeichnung vertikalen Ebene.

Die beiden Collimatoren C_1 und C_2 enthalten die achromatisirten Linsen L_1 und L_2 und an ihren anderen Enden die sorgfältig gearbeiteten Spalte S_1 und S_2. Es können diese Spalte durch die Schrauben Q_1 und Q_2 bilateral verengert und verbreitert werden, so dafs die Mitte des Spaltes genau an derselben Stelle bleibt. Die Breite dieser Spalte läfst sich vermittelst der mit einer Theilung versehenen Schraubenköpfe bis auf 0,001 mm schätzen. Es wurde die Genauigkeit der Theilung und des Schraubenganges am Beginn, in der Mitte und am Schlusse der ganzen Untersuchung durch besondere Messungen controllirt und bis auf die angegebene Grenze richtig befunden. Ein todter Gang der Schraube war nicht zu berücksichtigen. Der Nullpunkt hingegen zeigte mehrfache Aenderung und wurde daher oftmals neu bestimmt. Zwischen den Spalten S_1 und S_2 und den Linsen L_1 und L_2 kann in jedem Collimatorrohre ein achromatisirtes, doppelbrechendes Kalkspathprisma (K_1 und K_2) verschoben werden.

Das Rohr B enthält die achromatisirte Linse L_3 und in der Brennebene ein Diaphragma dd, in dem sich ein verticaler

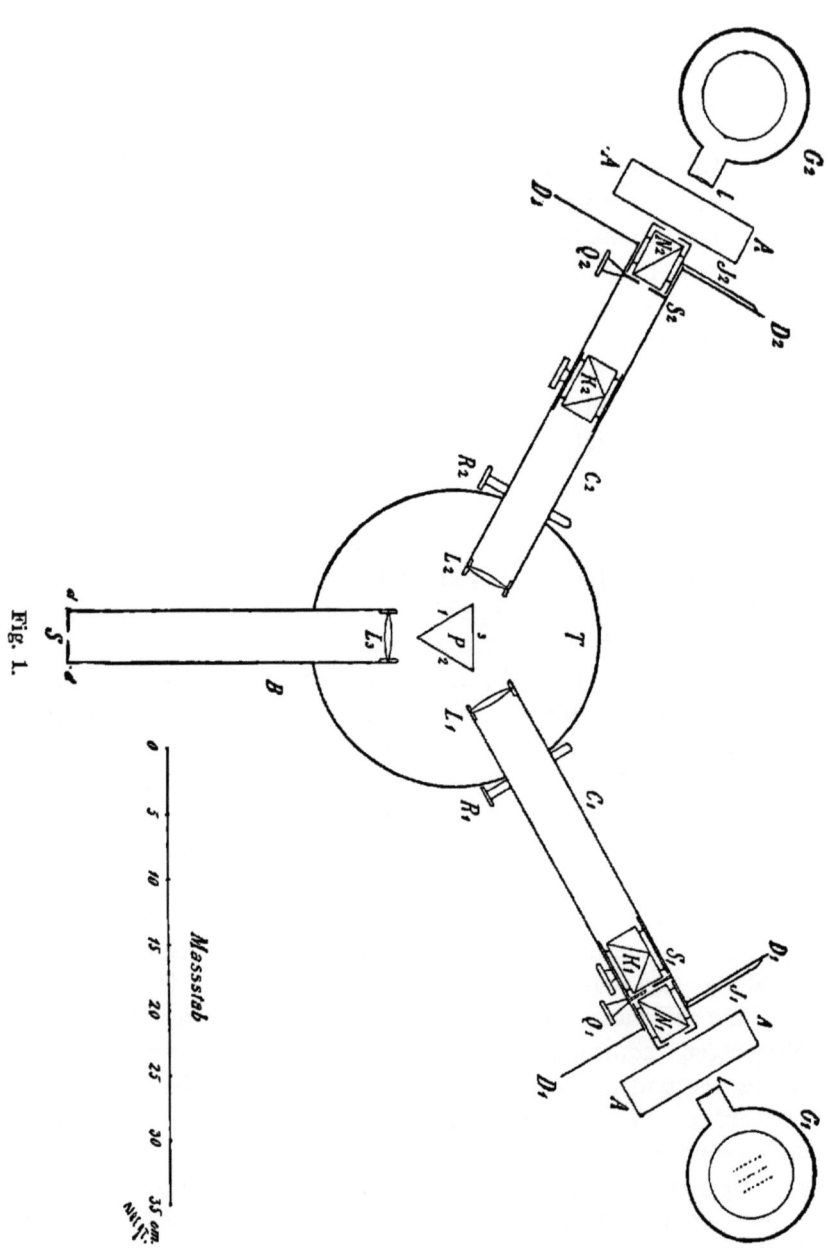

Fig. 1.

Spalt S von ca. 2 mm Höhe und $^3/_4$ mm Breite befindet. Es kann aufserdem noch ein Ocular vorgeschoben werden, welches den Spalt S in starker Vergröfserung zu betrachten erlaubt.

Nehmen wir an, der Doppelspath K_1 sei dicht an den Spalt S_1 herangeschoben (wie es in der Figur gezeichnet ist) und dieser durch eine vorgesetzte Lichtquelle erleuchtet, so tritt, wenn S_1 in der Brennebene der Linse L_1 steht, aus dieser ein paralleles Strahlenbündel, von welchem der durch die Fläche 3 in das Prisma eintretende Theil letzteres nach abermaliger Brechung an der Fläche 1 als ein für jede Farbe paralleles Bündel verläfst. Diese Bündel werden durch die Linse L_3 in der Ebene des Diaphragma dd zu einem Spectrum vereinigt, von dem nun durch den Spalt S ein schmaler Streifen herausgeschnitten wird.

Blickt der Beobachter, ohne dafs das Ocular aufgesetzt wird, jetzt durch den Spalt S in das Beobachtungsrohr hinein, so sieht er die Fläche 1 des Prisma, soweit er sie durch die Fassung der Linse L_3 überblicken kann und sie mit dem Strahlenbündel erfüllt ist, gleichmäfsig erleuchtet. Die Farbe ist in dem ganzen Felde gleich derjenigen einer Mischung des in dem schmalen durch S hindurchgelassenen Spectrumausschnitte enthaltenen Lichtes und kann daher mit ungemein grofser Annäherung gleich derjenigen des mittleren durchgelassenen Spectrallichtes betrachtet werden. Sie hängt ab von der Stellung des Collimatorrohres C_1 und ist daher mit dieser veränderlich.

Wird bei gleicher Stellung des Doppelspathes K_2 auch der Spalt S_2 erleuchtet, so erblickt man die Prismenfläche 2 in einer durch die Stellung des Collimators C_2 gegebenen Spectralfarbe.

Der gesammte Anblick, der sich dann darbietet, ist dargestellt in Fig. 2, wo die beiden in verschiedener Richtung schraffirten Felder im Allgemeinen verschieden gefärbt zu denken sind. Die verticale mittlere Trennungslinie rührt her von der vorderen Prismenkante (gebildet durch die Flächen 1 und 2); die beiden seitlichen Umgrenzungen sind gegeben

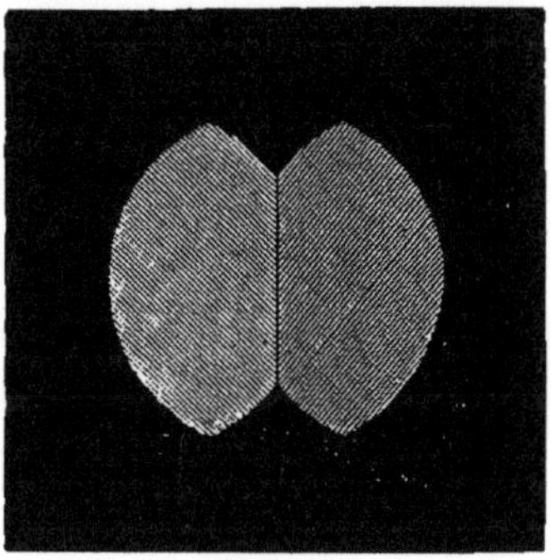

Fig. 2.

durch die Fassung der Linse L_3, während die vier kleinen Bogenstücke, welche die übrige Umgrenzung bilden, von den Fassungen der Linsen L_1 und L_2 herrühren.

Um nun die mittleren Wellenlängen der beiden Spectralfarben, in denen die Prismenflächen *1* und *2* leuchten, genau zu bestimmen, wurde folgendes Verfahren eingeschlagen, welches bei diesem Apparate schon früher benutzt worden ist.[1] An jedem Collimatorrohre war ein kleines Spiegelchen angekittet. Hierin wurden mit Fernrohren die Spiegelbilder einer Scala betrachtet, die in ca. 5 m Entfernung an der Wand angebracht war. Der Spalt S_1 wurde nun bei sehr geringer Breite nach einander mit Kalium-, Lithium-, Natrium-, Thallium- und Strontiumlicht erleuchtet, während das Ocular aufgeschoben war und dem Collimatorrohre C_1 nach einander solche Stellungen gegeben wurden, dafs die entstehenden hellen Linien K_α, K_β, Li_α, $Na\ Tl$ und Sr_δ sich in der Mitte des Spaltes S befanden. In dem Fernrohre wurde dann jedesmal der hierbei mit dem Fadenkreuz zusammenfallende Scalentheil abgelesen. In den zwischen den genannten Linien liegenden Intervallen konnte man hinreichend genau vermittels der Formel

$$T = A + \frac{B}{\lambda^2}$$

interpoliren, wo T den Scalentheil, λ die Wellenlänge und A und B zwei Constanten bezeichnen, die aus den Werthen von T und λ für die beiden das Intervall begrenzenden Spectrallinien zu berechnen waren. In dieser Weise wurde eine Tabelle aufgestellt, aus welcher für jeden in dem Fernrohr abzulesenden Scalentheil die entsprechende mittlere Wellenlänge des durch S hindurchgehenden Lichtes und umgekehrt für jede gewünschte mittlere Wellenlänge der einzustellende Scalentheil zu entnehmen war. Trotzdem der Apparat und die Fernrohre auf Steinpfeilern festgekittet waren und die Scala, wie oben schon erwähnt, an der Wand angebracht war, zeigte sich, wahrscheinlich als Folge geringer Temperaturschwankungen, dafs diese

---

[1] A. König, *Gräfe's Archiv* 30 (2), S. 155. 1884, und *Wied. Ann.* 22, S. 567. 1884. [S. Nr. V der vorl. Samml.] — A. König und C. Dieterici, *Gräfe's Archiv* 30 (2), S. 171. 1884, und *Wied. Ann.* 22, S. 579. 1884. [Siehe Nr. VI der vorl. Samml.

Tabelle vor jeder Beobachtungsreihe aufs Neue durch Einstellung e i n e r der genannten Spectrallinien zu controlliren war. Es wurde hierzu meistens die *Na*-Linie benutzt und im erforderlichen Falle die Scala an der Wand um so viel verschoben, dafs der entsprechende Scalentheil der Tabelle im Fernrohr einstand. Für das zweite Collimatorrohr C_2 konnte in gleicher Weise eine Tabelle entworfen werden, doch wurde hier oftmals die hohe Empfindlichkeit des Auges gegen Wellenlängenänderung im Spectrum [1] benutzt und das in dem anderen Felde (also von C_1 herrührende) gleich erscheinende Licht eingestellt, dessen Wellenlänge dann aus jener Tabelle bestimmt wurde.

Liegt in einem Collimatorrohre der Kalkspath nicht dicht vor dem Spalte, sondern ist er in der Richtung nach der Linse verschoben (wie dieses in. Fig. 1 bei dem Collimator C_2 dargestellt ist), so entstehen von dem e i n e n Spalte in der Ebene des Diaphragma *dd* z w e i Spectren, welche senkrecht zu einander polarisirt und umsomehr gegen einander verschoben sind, je weiter der Kalkspath von dem Collimatorspalt entfernt ist. Der Diaphragmenspalt *S* schneidet also zwei Stücke verschiedener Farbe aus den beiden Spectren heraus. Blickt man nun ohne Ocular durch den Spalt *S*, so sieht man im Allgemeinen die betreffende Prismenfläche in der Mischung der beiden durch *S* hindurchgehenden Spectralfarben leuchten. Die relative Helligkeit der beiden annähernd als monochromatisch zu betrachtenden Componenten der Mischung kann man durch Drehen eines zwischen Collimatorspalt und Lichtquelle befindlichen NICOL'schen Prismas beliebig ändern. In Fig. 1 sind diese an den Collimatoren angebrachten NICOL'schen Prismen mit N_1 und N_2 bezeichnet. Ihre Stellung kann vermittels der Indices J_1 und J_2 an den Theilkreisen $D_1 D_1$ und $D_2 D_2$ bis auf 0,1° abgelesen werden. Es ist ersichtlich, dafs durch Aenderung der Richtung des Collimatorrohres, durch Verschiebung des Doppelspathes und durch Drehung des NICOL-schen Prismas die Lage der beiden Componenten im Spectrum und ihr Mischungsverhältnifs beliebig gewählt werden kann. Die Bestimmung der Wellenlängen der beiden Mischungscompo-

---

[1] A. KÖNIG und C. DIETERICI, *Gräfe's Archiv* 30 (2), S. 171. 1884 und *Wied. Ann.* 22, S. 579. 1884. [S. Nr. VI der vorl. Samml.]

nenten geschieht, indem man nach einander vermittels des Nicol'schen Prismas die eine und dann die andere Componente völlig auslöscht und jedesmal das oben ausführlich beschriebene Verfahren benutzt. In der Wahl der Componenten tritt allerdings für die praktische Ausführung eine gewisse Einschränkung ein, worauf an geeigneter Stelle weiter unten eingegangen werden soll.

Die Beleuchtung der Collimatorspalte geschah vermittels sogenannter „Triplex-Gasbrenner" G_1 und G_2 aus der optisch-mechanischen Werkstatt der Hrn. F. Schmidt & Hänsch in Berlin (aus der auch der Farbenmischapparat herstammt). Sie bestehen aus drei parallel gestellten Flachbrennern, die zunächst von einem gemeinsamen, geeignet geformten Glascylinder und dann von einem Thoncylinder umgeben sind. Der letztere enthält ungefähr in der Mitte der Flammenhöhe einen kleinen röhrenförmigen Ansatz, senkrecht zu der Richtung der Flachbrenner. An dem äußeren Ende ist er mit einer Convexlinse l versehen, deren Focus in der Ebene des mittleren Brenners liegt. Das benutzte Leuchtgas wurde einem sehr weiten Gasrohre entnommen, durch einen Elster'schen Druckregulator geleitet und dann vermittels eines T-Rohres den beiden benutzten Triplex-Brennern zugeführt.

Um die Nicol'schen Prismen, sowie die Doppelspathe vor starker Erwärmung thunlichst zu schützen, war noch an jedem Collimatorrohre, zwischen ihm und dem Triplex-Brenner, ein kleiner, mit Alaunlösung gefüllter, Glastrog $A\,A$ fest angebracht, so daß trotz der Richtungsänderungen des Collimators die in die Spalte eintretenden Lichtstrahlen immer dieselben Stellen seiner Glaswandungen passirten. Damit die Stellung des Triplex-Brenners zu dem Collimatorrohre immer dieselbe blieb, war folgende Vorkehrung getroffen. Der Collimator trägt an seinem äußeren Ende einen zweiten, vertical gerichteten Spiegel und eine mit der Spitze nach oben gekehrte Nadel. Ein an der Lampe fest angebrachter Arm ist ebenfalls mit einem solchen Spiegel und einer nach unten gekehrten Nadel versehen. Die Lampe wird immer so gestellt, daß die Spitzen der beiden Nadeln sich berühren und die Spiegel parallel stehen, was sehr leicht zu controlliren ist; dann ist die Stellung der Lampe zum Collimatorrohr eindeutig bestimmt.

§ 3. Umrechnung auf das Interferenz-Spectrum des Sonnenlichtes. Wenn wir von derselben Lichtquelle verschiedene Spectren (z. B. ein Dispersions- und ein Interferenz-Spectrum) entwerfen, so verhalten sich bei gleichen Wellenlängen und unter sonst gleichen Umständen in den beiden Spectren die Helligkeiten wie die Quotienten von $\frac{d\lambda}{dl}$, wo dl diejenige Strecke im Spectrum bezeichnet, auf der sich die Wellenlänge λ um $d\lambda$ ändert. Bei einem Interferenz-Spectrum ist $\frac{d\lambda}{dl}$ constant, bei einem Dispersions-Spectrum hingegen mit λ veränderlich. Der Factor, mit dem wir die Ordinatenwerthe in den für das Dispersions-Spectrum gewonnenen Empfindungscurven zu multipliciren haben, um die Ordinaten in Bezug auf das Interferenz-Spectrum zu erhalten, ist also dem Quotienten $\frac{dl}{d\lambda}$ des Dispersions-Spectrum proportional. Da in unserem Apparate die Strahlen des Prisma fast in dem Minimum der Ablenkung durchliefen, so konnte man, ohne einen merklichen Fehler zu begehen, $\frac{dl}{d\lambda}$ direct aus der im vorigen Paragraphen für die Bestimmung der mittleren Wellenlängen erwähnten Tabelle entnehmen. Es wurden aus ihr die Werthe von $\frac{dl}{d\lambda}$ in Abständen von je 10 $\mu\mu$ entnommen und die übrigen Werthe graphisch interpolirt.

Die Umrechnung der Curven auf die Intensitätsverhältnisse von weifsem Licht hängt hauptsächlich von der Definition des letzteren ab. Ohne uns auf den bestehenden Gegensatz der hierüber herrschenden Ansichten einzulassen, wollen wir als „weifses" Licht dasjenige Sonnenlicht bezeichnen, welches bei möglichst durchsichtiger Atmosphäre auf der Erdoberfläche anlangt. „Weifse" Pigmentfarben sind solche, bei denen der Reflexions-Coefficient für Licht aller Wellenlängen derselbe ist. Es wird sehr schwer sein, durch photometrische Messungen ein solches Pigment mit Sicherheit herauszufinden; vorläufig genügt es aber, wenn man ein bestimmtes, leicht reproducirbares Pigment, welches jene Bedingung mit grofser Annäherung erfüllt, als „weifs" definirt. Es hat nun schon vor einiger Zeit Einer von uns bei der Bestimmung des „neutralen

Punktes" im Spectrum der Farbenblinden für physiologisch-optische Versuche als empfehlenswerthes derartiges Pigment Magnesiumoxyd vorgeschlagen und als „Normalweifs" bezeichnet.[1] Man erhält dieses sehr schön und gleichmäfsig aufgetragen, wenn man ein Papier- oder Glimmerblatt über brennenden Magnesiumdraht hält.

Die eine Spalthälfte eines KÖNIG'schen Spectralphotometers[2] wurde nun mit dem Lichte des „Triplex-Brenners" erleuchtet, während in die andere Hälfte Licht eindrang, das von der am unbewölkten Himmel stehenden Mittagssonne an einer mit „Normalweifs" überzogenen Fläche diffus reflectirt wurde. Es liefsen sich dann mit ziemlicher Schärfe in den verschiedenen Theilen beider Spectren die relativen Intensitätsverhältnisse bestimmen. Die nachfolgende Tabelle I giebt die gemessenen Werthe an, wobei das Verhältnifs für 590 $\mu\mu$ willkürlich gleich 1 gesetzt ist.

Die für die Rechnung erforderlichen Werthe wurden aus den angegebenen durch graphische Interpolation gewonnen.

Zur Controlle der im Folgenden mitgetheilten Berechnungen geben wir in Tabelle II von allen Wellenlängen, welche überhaupt bei unseren Beobachtungen in Betracht gekommen sind, die Reductions-Coefficienten sowohl für die Umrechnung des Dispersions-Spectrum auf das Interferenz-Spectrum wie auch des Gaslichtes auf Sonnenlicht.

Tabelle I.

λ (in $\mu\mu$)	Sonnenlicht / Gaslicht
670	0,370
623	0,652
590	1,000
561	1,474
535	2,180
511,5	3,468
489	5,585
461	9,641
442	14,810

---

[1] A. KÖNIG, *Verhandl. der Physikal. Gesellsch. in Berlin*, Sitzung vom 2. März 1883. — *Wied. Ann.* 22, S. 572. 1884. — *Gräfe's Arch.* 30 (2), S. 162. 1884. [S. Nr. V der vorl. Samml.]

[2] A. KÖNIG, *Verhandl. der Physikal. Gesellsch. in Berlin* vom 22. Mai 1885 und 19. März 1886.

Tabelle II.

λ (in $\mu\mu$)	Interferenz-Spectrum / Dispersions-Spectrum	Sonnenlicht / Gaslicht	λ (in $\mu\mu$)	Interferenz-Spectrum / Dispersions-Spectrum	Sonnenlicht / Gaslicht
720	0,540	0,25	520	1,554	2,88
700	0,576	0,27	516,5	1,593	3,12
685	0,608	0,30	515	1,610	3,22
670	0,649	0,37	512	1,650	3,43
660	0,682	0,40	510	1,672	3,59
655	0,700	0,43	505	1,730	4,00
650	0,718	0,47	503	1,754	4,16
645	0,736	0,48	500	1,792	4,43
642,5	0,746	0,50	495	1,850	4,91
640	0,757	0,53	490	1,919	5,40
632	0,787	0,58	487,5	1,950	5,65
631	0,790	0,60	487	1,956	5,70
630	0,796	0,60	485	1,984	5,90
620	0,839	0,68	480	2,016	6,52
619	0,844	0,68	479	2,060	6,66
610	0,886	0,78	475	2,110	7,25
605	0,907	0,80	474	2,125	7,42
600	0,930	0,86	467,5	2,222	8,40
590	0,980	1,00	465	2,248	8,90
580	1,035	1,12	464	2,260	9,08
577	1,055	1,18	463	2,273	9,25
575	1,067	1,21	455	2,390	11,05
570	1,102	1,31	454	2,405	11,40
563,5	1,154	1,43	450	2,462	12,45
560	1,180	1,50	448	2,490	13,05
556	1,212	1,59	445	2,534	13,90
555	1,222	1,63	440	2,612	15,40
550	1,269	1,76	439	2,631	15,72
545	1,307	1,87	438	2,645	15,95
540	1,353	2,01	437	2,660	16,20
536	1,393	2,12	436	2,680	16,65
535	1,402	2,20	433	2,730	17,67
530	1,448	2,37	430	2,775	18,70
525	1,500	2,61	426	2,900	21,00
521	1,540	2,81	420	2,950	21,80

§ 4. Die untersuchten Farbensysteme. Dem bisherigen Gebrauche uns anschliefsend, nennen wir „Farbensystem"
die Gesammtheit der Farbenempfindungen, deren ein bestimmtes
Individuum fähig ist. Die Erfahrung hat das Vorhandensein
von Farbensystemen nachgewiesen, die sich auf eine, resp.
zwei, resp. drei Elementarempfindungen zurückführen lassen.
Nach Donders' Vorgang haben wir dieselben hier als monochromatisch, dichromatisch und trichromatisch bezeichnet.
Trotz der Tautologie, welche in dieser Benennung liegt, ist
dieselbe noch immer als die beste der bisher benutzten anzusehen. Wir hatten das grofse Glück, nicht nur Personen zu
finden, welche mit allen diesen Farbensystemen (und zwar mit
allen ihren später noch zu erwähnenden Typen) begabt waren,
sondern es waren dieselben auch fast alle in exacten Beobachtungen wohl geschult. Wir haben an dieser Stelle die an-
genehme Pflicht, jenen Herren, die wir im weiteren Verlaufe
der Darstellung noch namhaft machen werden, unseren
wärmsten Dank auszusprechen für die oftmals recht weit-
gehenden Opfer, die sie uns an Zeit und Mühe dargebracht
haben; insbesondere weilt aber unsere dankbare Erinnerung
bei zweien von ihnen, die, selber mathematische und medici-
nische Forscher, der Tod inzwischen der Wissenschaft schon
entrissen hat.

II. Monochromatische Farbensysteme.

§ 5. Allgemeine Eigenschaften monochromatischer Farbensysteme. Es giebt Personen, welche
keine Farbennuancen unterscheiden können, und denen daher,
soweit die Farben in Betracht kommen, die Welt erscheint,
wie dem normalen Auge eine Photographie oder ein Stahlstich
Die Literatur weist etwa 40 Personen nach, welche man dieser
Classe, den total Farbenblinden, zugerechnet hat. Bei
einer eingehenderen Prüfung würde sich aber wahrscheinlich ein Theil derselben als nicht hierher gehörig erweisen.
Aufser dem völligen Mangel des Farbenunterscheidungs-
Vermögens zeigen die näher untersuchten Personen dieser Classe
noch einige andere, an das Pathologische angrenzende Eigenthümlichkeiten des Gesichtssinnes. Herabgesetzte Sehschärfe,

manchmal nur $\frac{1}{10}$, sowie grofse Lichtscheu sind hier in erster Reihe zu erwähnen.[1]

Der von uns untersuchte Monochromat, der inzwischen gestorbene Gewerbeschul-Director Dr. A. BEYSSELL, hatte auf dem einen Auge die Sehschärfe $\frac{1}{6}$, auf dem anderen $\frac{1}{7}$, besafs auf beiden Augen eine Hyperopie von zwei Dioptrieen und litt aufserdem an einem geringen Nystagmus. Das Farbensystem war auf beiden Augen vollkommen identisch und, soweit sich Hr. BEYSSELL erinnern konnte, stets unverändert geblieben. Aus Untersuchungen, welche gleichzeitig Hr. W. UHTHOFF an Hrn. BEYSSELL angestellt hat[2], mag hier noch Folgendes citirt sein: „Hr. BEYSSELL zeigt ophthalmoskopisch einen mäfsigen, aber deutlichen Grad von Albinismus. Schon bei einer Beleuchtungssteigerung, wo beim normalen Gesichtssinn die Sehschärfe noch zunimmt, sinkt hier dieselbe bereits wegen Ueberblendung, während bei geringen Beleuchtungsintensitäten die Sehschärfe im Verhältnifs zu der geringen Höhe, welche sie überhaupt erreicht, unverhältnifsmäfsig hoch ist."

Die Empfindlichkeit für Helligkeits-Differenzen war, wie sich aus unseren Beobachtungen ergab, ziemlich herabgesetzt.

§ 6. Bestimmung und Gestalt der Elementar-Empfindungs-Curve. Weil hier in dem Spectrum nur Intensitäts- und keine Farbenunterschiede vorhanden sind, so genügt die Annahme einer Elementarempfindung. Um die Gestalt der Elementar-Empfindungs-Curve zu finden, war es nur nöthig, von Hrn. BEYSSELL die Intensitätsvertheilung im Spectrum bestimmen zu lassen.

Diese Messungen geschahen, indem das Collimatorrohr C_1 des Farbenmischapparates, während beide Doppelspathe dicht an die Spalte herangeschoben waren, nach einander bei unverändertem Spalte S_1 auf die in der ersten Columne der Tabelle III angegebenen Wellenlängen des Intervalles von 610 $\mu\mu$ bis 480 $\mu\mu$ eingestellt und dann durch Aenderung der Spaltbreite an dem anderen Collimatorrohr C_2 Gleichheit der beiden Theile des Gesichtsfeldes hergestellt wurde. Für die übrigen an den Enden des Spectrum

---

[1] Die von DONDERS (*Gräfe's Arch.* 30 (1), S. 80. 1884) als typisch hervorgehobene Erhöhung der unteren Reizschwelle ist nicht regelmäfsig vorhanden; vergl. den neuerdings von Hrn. E. HERING beobachteten Fall *Pflüger's Arch.* 49, S. 575. 1891).

[2] W. UHTHOFF, *Gräfe's Arch.* 32 (1), S. 200. 1886.

(655 $\mu\mu$ bis 619 $\mu\mu$ und 474 $\mu\mu$ bis 426 $\mu\mu$) gelegenen Wellenlängen wurde wegen der geringen Intensität der Spalt S_1 auf das Zehnfache verbreitert und von den Ablesungen an dem Spalte S_2 nur der zehnte Theil in Rechnung gezogen. Die so erhaltenen Spaltbreiten waren der Stärke der Elementarempfindung in den verschiedenen Theilen des benutzten Spectrum proportional. Die Messung wurde so oft (mindestens aber zehnmal) wiederholt, dafs überall der wahrscheinliche Fehler des Mittelwerthes der eingestellten Spaltbreiten nur wenige Procente seines absoluten Betrages erreichte. In der zweiten Columne der Tabelle III sind diese Werthe der Elementarempfindung H eingetragen, wobei eine willkürliche Maafseinheit zu Grunde gelegt worden ist.

Die Berechtigung zu jener erwähnten Reduction auf ein Zehntel der Spaltbreite an den Enden des Spectrum, sowie zu der späteren Umrechnung auf das Interferenz-Spectrum und weiter auf das Sonnenlicht wurde durch besondere Versuche in der Art nachgewiesen, dafs in dem Dispersions-Spectrum des Gaslichtes das Intensitätsverhältnifs zwischen einer Anzahl von Paaren in dem Spectrum weit aus einander gelegener Stellen bei geänderten Spaltbreiten mehrfach bestimmt und bei demselben Paare stets gleich erhalten wurde. Es war damit nachgewiesen, dafs in dem benutzten Intensitätsintervall die Relation zwischen der Stärke der Empfindung und der Intensität des Lichtes sich nicht mit der Wellenlänge ändert.[1]

Die dritte und vierte Columne der Tabelle III geben die Resultate dieser Umrechnung mit Benutzung einer solchen Maafseinheit für die Elementarempfindung H, dafs immer

$$\int H \cdot d\lambda = 1000,$$

---

[1] Es wäre höchst wünschenswerth, dafs diese Versuche bei gröfseren Intensitätsänderungen, als wir sie ausgeführt haben, an total Farbenblinden wiederholt würden, um zu sehen, ob auch dann die hier von uns gefundene Unabhängigkeit der spectralen Helligkeitsvertheilung von der absoluten Intensität noch bestehen bleibt. Als die neueren Versuche des Hrn. E. Brodhun, die sich auf dichromatische und trichromatische Farbensysteme beziehen, diesen Wunsch nahegelegt hatten, war Hr. Brissell bereits schwer erkrankt. Die Richtigkeit und die Berechtigung unserer Umrechnungen wird aber durch das Fehlen dieser Beobachtung, wenn überhaupt, so doch nur in einem so geringen Grade beeinflufst, dafs die Fehler für uns hier zu vernachlässigen sind.

wobei wir H als Function der Wellenlänge betrachten und $1 \, \mu\mu$ als Einheit der Integrationsvariable festsetzen.

Es ist diese selbe Maaſseinheit bei den auf Interferenz-Spectren bezüglichen Empfindungs-Curven in **allen folgenden Tabellen** festgehalten worden.

Tabelle III.

(Hr. A. BEYSSELL.)

λ (in $\mu\mu$)	H Dispersions-Spectrum des Gaslichtes	H Interferenz-Spectrum des Gaslichtes	H Interferenz-Spectrum des Sonnenlichtes
655	0,049	0,034	0,006
631	0,241	0,188	0,045
619	0,582	0,484	0,133
610	1,43	1,248	0,392
600	2,53	2,417	0,836
590	3,46	3,341	1,345
580	5,17	.5,272	2,376
570	6,97	7,639	3,989
560	8,10	9,417	5,684
550	9,06	11,327	8,025
540	9,36	12,477	10,093
530	8,83	12,597	12,016
520	7,76	11,881	13,772
510	5,38	8,862	12,801
500	3,42	6,038	10,765
490	1,64	3,100	6,737
480	1,00	2,016	5,290
474	0,518	·1,085	3,239
464	0,284	0,633	2,312
454	0,101	0,239	1,097
448	0,035	0,085	0,446
437	0,008	0,017	0,110
420	0,003	0,008	0,070

In Fig. 3 stellt die ausgezogene Curve die Elementar-Empfindungs-Curve für das Interferenz-Spectrum des Sonnenlichtes dar. An ihrer Gestalt ist vor Allem die Lage des

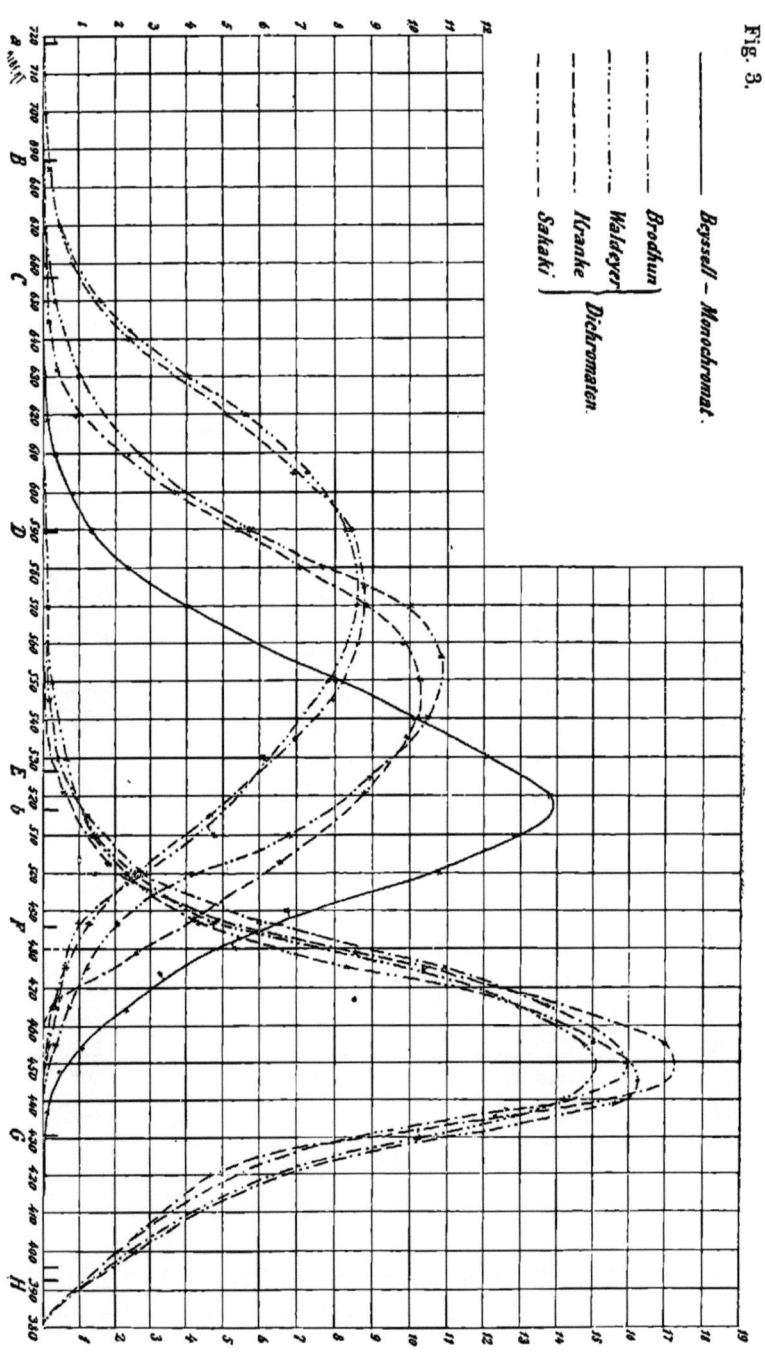

Fig. 3.

——— *Beyssell – Monochromat.*

——— *Brodhun*
——·—— *Waldeyer* } *Dichromaten.*
——·——· *Kranke*
——·——· *Sakaki* }

Maximum im Grünen auffallend. Es steht dieses aber auch in vollem Einklange mit der Aussage von Hrn. BEYSSELL, daſs für ihn die gewöhnlichen Darstellungen von Landschaften in Stahlstich niemals eine richtige Wiedergabe der Helligkeitsverhältnisse enthielten, da ihm Wiesen und Wälder fast immer die hellsten Gegenstände in einer Landschaft seien, dieses aber nicht mit der bildlichen Darstellung stimme. Es muſs für total farbenblinde Augen diese falsche Vertheilung der Helligkeit noch viel auffallender sein, als für normale Augen der ähnliche Fehler in den gewöhnlichen Photographien, bei denen ja die blauen Gegenstände stets zu hell wiedergegeben sind; denn jenen erscheint beides, Gegenstand und Bild, im bloſsen Unterschied von Hell und Dunkel, während normale Augen bei den Gegenständen erst von der Mannigfaltigkeit der Farben absehen müssen, um sie mit dem Bilde zu vergleichen.

Bisher sind nur von DONDERS [1] und Hrn. E. HERING [2] bei je einem Falle angeborener Monochromasie gleiche Messungen, wie die vorliegenden, gemacht. Das Ergebniſs derselben stimmt, soweit sich aus den nur in Zeichnungen und nicht in Zahlen veröffentlichten Daten schlieſsen läſst, ziemlich gut mit den obigen Resultaten überein.[3] Es ist daher Berechtigung vorhanden, den von uns beobachteten Fall als typisch zu betrachten.

III. Dichromatische Farbensysteme.

§ 7. Allgemeine Eigenschaften dichromatischer Farbensysteme. Seit dem Ende des vorigen Jahrhunderts hat sich die Aufmerksamkeit immer mehr auf die Thatsache gerichtet, daſs neben den die grofse Mehrzahl bildenden nor-

---

[1] F. C. DONDERS, New researches on the systems of coloursense. *Onderzoek, gedaan in het Physiol. Laborat. der Utrecht'sche Hoogeschool*, 3 de Reeks D. VII, Bl. 95, und *Gräfe's Arch.* 30 (1), S. 15. 1884.

[2] E. HERING, *Pflüger's Arch.* 49, S. 563. 1891.

[3] Eine Vergleichung hat neuerdings Einer von uns genauer durchgeführt: A. KÖNIG, Ueber den Helligkeitswerth der Spectralfarben bei verschiedener absoluter Intensität. Hamburg 1891. S. 51; (auch enthalten in „*Beiträge zur Psychologie und Physiologie der Sinnesorgane*" (*Helmholtz-Festschrift*) S. 359, Hamburg 1891). [S. Nr. XX der vorl. Samml.]

malen (d. h. trichromatischen) Farbensystemen, sowie den oben näher besprochenen Personen, welche überhaupt keine Farben unterscheiden können, auch solche Farbensysteme vorhanden sind, bei denen gewisse Farben mit vollkommener Sicherheit erkannt werden, während andere häufigen Verwechselungen unterliegen. TH. YOUNG [1] hat zuerst darauf hingewiesen, dafs hier alle Farben aus zwei geeignet zu wählenden Grundfarben zu mischen sind. Seit den Beobachtungen von A. SEEBECK [2] und G. WILSON [3] ist das Vorhandensein von zwei ziemlich scharf abgegrenzten Typen in dieser Classe von Farbensystemen nur selten bezweifelt worden. Man hat sie als „Rothblinde" resp. „Grünblinde" bezeichnet. Hr. E. HERING hat auf Grund seiner Farbentheorie beide Typen als „Roth-Grün-Blinde" aufgefafst. Eine dritte hierher gehörige Form der Farbenanomalie ist bisher nur von Hrn. HOLMGREN und DONDERS beobachtet worden. Es sind dieses die sog. „Violett-Blinden" (Blau-Gelb-Blinden nach Hrn. HERING), deren Zusammengehörigkeit zu einem scharf abgegrenzten Typus trotz der Beobachtung so hervorragender Forscher wohl noch nicht ganz sicher festgestellt erscheint.[4]

Einer genaueren quantitativen Messung sind von uns daher nur Vertreter der erstgenannten Typen unterzogen worden. Wenn also im Folgenden von dichromatischen Farbensystemen gesprochen wird, so sind darunter nur die „Rothblinden" und „Grünblinden" zu verstehen.

Bei den dichromatischen Systemen bestehen an den Enden des Spectrum ziemlich scharf abgegrenzte Strecken, die „End-

---

[1] TH. YOUNG, Note zu DALTON's Abhandlung: „On some facts relating to the vision of colours" in dem von ihm herausgegebenen *Catalogue of works relating to natural philosophy and the mechanical arts.* Abgedruckt in TH. YOUNG, *Lectures on Natural Philosophy and the Mech. Arts.* Vol. II, p. 315, London 1807.

[2] A. SEEBECK, *Pogg. Ann.* 42, S. 177. 1837.

[3] G. WILSON, *Monthly Journ. of Med. Science,* 1853—1855.

[4] Wir selbst hatten vor einiger Zeit Gelegenheit, einen Knaben zu untersuchen, dessen Beschreibung der Farbenfolge im Spectrum mit derjenigen der als „violetblind" bezeichneten Personen vollkommen übereinstimmte, und trotzdem ergab sich bei weiterer Untersuchung das Vorhandensein eines trichromatischen Farbensystems, das jedoch von den weiter unten zu erwähnenden Formen derselben ohne Zweifel sehr beträchtlich abwich. Leider liefsen häufige Widersprüche in den Angaben sowie andere Umstände keine völlige Klarheit und Sicherheit gewinnen.

strecken", wie wir sie nennen wollen, innerhalb welcher keine, Farben-, sondern nur Intensitätsunterschiede vorhanden sind, und durch deren Mischung sämmtliche Nuancen des dazwischengelegenen Theiles des Spectrum, der „Mittelstrecke", erzeugt werden können. Auf Grund dieser Thatsache können wir die den beiden Endstrecken zukommenden Empfindungen als Elementarempfindungen annehmen und bezeichnen sie nach DONDERS' Vorgang als warm W, bezw. kalt K. Diese Annahme ist die einfachste, aber nicht die allein mögliche, denn man könnte den Thatsachen auch durch die Annahme genügen, dafs innerhalb einer oder beider Endstrecken zwei Elementarempfindungen in constantem Verhältnifs erregt werden. Die Durchführung einer solchen Annahme wird uns später (Abschnitt V) von den Elementarempfindungen zu den Grundempfindungen überleiten.

Da in der Mittelstrecke sich die Nuance continuirlich ändert, so mufs auch das Verhältnifs der Componenten in den gleich aussehenden, aus Licht der Endstrecken hergestellten Mischungen sich continuirlich ändern und alle möglichen Werthe annehmen. Daher sind bei einem dichromatischen Farbensystem sämmtliche überhaupt zur Empfindung gelangenden Farbennuancen in dem Spectrum vertreten, was auch mit der Erfahrung völlig übereinstimmt.

Diejenige Stelle im Spectrum, welche die Empfindung Weifs, d. h. die mit der Einwirkung des unzerlegten Sonnenlichtes auf das Auge verbundene Empfindung, erzeugt, nennt man den „neutralen Punkt".

§ 8. Bestimmung der Elementar-Empfindungs-Curven. Erste Methode. Der einfachste Weg zur Bestimmung der Elementar-Empfindungs-Curven ist der folgende.[1]

Bezeichnen wir mit L die in gleich breiten Ausschnitten

---

[1] Es ist dieses dem Princip nach dieselbe Methode, welche Hr. VAN DER WEYDE auf DONDERS' Vorschlag bei dichromatischen Systemen angewandt hat. — Vergl. F. C. DONDERS, *Proces-verbal der K. Akad. von Wetenschappen, Amsterdam. Afd. Natuurkunde.* Zitting van 26. Febr. 1881. — F. C. DONDERS, *Gräfe's Arch.* 27 (1), S. 155. 1881. — J. A. VAN DER WEYDE. Methodisch onderzoek der Kleurstelsels van Kleurblinden. *Onderzoekingen gedaan in het Physiol. Laboratorium der Utrecht'sche Hoogeschool* 3de Reeks D. VII. Bl. 1. 1881. J. A. VAN DER WEYDE, *Gräfe's Arch.* 28 (1), S. 1. 1882.

des Spectrum enthaltenen Lichtmengen, ferner mit W und K die beiden darin vorkommenden Elementarempfindungen und beziehen die Indices λ_1 und λ_2 auf zwei bestimmte, in den Endstrecken gelegene, den Index λ auf eine beliebige in der Mittelstrecke gelegene Stelle des Spectrum, so läfst sich eine Farbengleichung darstellen durch die Relation

$$L_\lambda = a \cdot L_{\lambda_1} + b \cdot L_{\lambda_2}$$

worin a und b zwei nach einer weiter unten angeführten Methode experimentell zu bestimmende Coefficienten bedeuten.

Weil nun in zwei gleich aussehenden Farben jede Elementarempfindung in gleicher Stärke enthalten sein mufs, so können wir in der Farbengleichung L sowohl durch W wie durch K ersetzen.

Da nach der obigen Festsetzung über die Elementarempfindungen

$$W_{\lambda_2} = 0$$
$$\text{und} \quad K_{\lambda_1} = 0,$$

so ergiebt sich

$$W_\lambda = a \cdot W_{\lambda_1}$$
$$\text{und} \quad K_\lambda = b \cdot K_{\lambda_2}$$

Weil nun aber die Lage des Ausschnittes ganz beliebig ist, so kann man für jede gewünschte Stelle in der Mittelstrecke die Werthe von W und K bestimmen, wobei die Maafseinheit für jede Curve zunächst willkürlich festzusetzen ist.

Die experimentelle Bestimmung der Coefficienten a und b geschieht in folgender Weise:

Der Doppelspath K_1 bleibt am Ende des Collimators C_1. Die Spaltbreite sei an diesem Rohre s_0. Dem Collimatorrohre C_2 und dem Doppelspathe K_2 seien solche Stellungen gegeben, dafs die Componenten der entstehenden Mischung die Wellenlängen λ_1 und λ_2 besitzen. Der Nullpunkt an der Kreistheilung für das Nicol'sche Prisma N_2 sei so gerechnet, dafs, wenn auf ihn der Index weist, die Prismenfläche 2 erleuchtet sei mit Licht der Wellenlänge λ_1; dann ist bei einer Drehung um 90° Licht der Wellenlänge λ_2 vorhanden.

Machen wir nun die für L noch erforderliche Festsetzung der Maafseinheit, indem von jetzt an L diejenige Lichtintensität

bezeichne, mit der, durch den Ocularspalt S gesehen, die Prismenfläche *1* resp. *2* erleuchtet scheint, wenn der betreffende Collimatorspalt die Breite von $s = 1$ hat. Die gestrichenen Buchstaben beziehen sich im Folgenden auf den Collimator C_2, die
ungestrichenen auf C_1.

Es werden nun experimentell die Farbengleichungen

$$L'_{\lambda_1} \cdot s_1 = L_{\lambda_1} \cdot s_0$$
$$L'_{\lambda_2} \cdot s_2 = L_{\lambda_2} \cdot s_0$$

durch Bestimmung der Spaltbreiten s_1 und s_2 an dem Rohre C_2
hergestellt.

Auf den ersten Anblick mag es scheinen, als wenn s_1 und s_2
stets einander gleich sein müfsten, sobald nur, was hier thatsächlich der Fall war, das Licht, welches zur Erleuchtung der
beiden Collimatoren dient, dieselbe spectrale Zusammensetzung
hat. Berücksichtigt man aber, dafs je nach der Polarisations-
richtung der Verlust durch Reflexion an den verschiedenen
Flächen sich ändert, so sieht man sofort ein, dafs s_1 und s_2
nicht gleich sein können. Ihr Unterschied mufs auch von der
Wellenlänge abhängig sein. Diese Reflexionsverluste lassen sich
in Bezug auf das Prisma P, dessen Brechungs-Coefficienten
uns bekannt waren, genau berechnen, nicht aber in Bezug auf
die Doppelspathe K_1 und K_2, da hier Kittflächen, kleine innere
Sprünge u. s. w. in Betracht kommen.

Die Intensitätsverschiedenheit der b e i d e n Spectren, welche
durch d a s s e l b e Collimatorrohr erzeugt wurden, nötbigte nun
auch bei dem Collimatorrohre C_1, wo der Doppelspath K_1 dicht
an den Spalt herangeschoben blieb, die Stellung des NICOL'schen
Prismas N_1 stets unverändert zu lassen, damit sämmtliche
Messungen und Mischungen auf dasselbe Spectrum bezogen
waren. Wir wählten hierzu diejenige Einstellung des NICOL'schen
Prismas, durch welche bei einer eventuellen Verrückung des
Doppelspathes das nach der kurzwelligen Richtung hin verschobene Spectrum ausgelöscht gewesen wäre.[1]

---

[1] Für die an dieser Stelle besprochene Untersuchung der dichromatischen Systeme ist es gleichgültig, welche constante Einstellung des NICOL-
schen Prismas benutzt wird; weiter unten, (in § 14) werden wir aber sehen,
dafs die Wahl für die Untersuchung trichromatischer Farbensysteme durchaus nicht ohne Bedeutung ist.

Für die beliebige zwischen λ_1 und λ_2 gelegene Farbe λ sei nun gefunden, daſs, um durch Mischung von λ_1 und λ_2 den ihr gleichen Farbeneindruck, sowohl in Bezug auf Nuance wie Helligkeit, hervorzubringen, das NICOL'sche Prisma N_2 auf den Winkel α und der Spalt S_2 auf die Breite s gebracht werden müsse; es ist dann

$$ L'_{\lambda_1} \cdot s \cdot cos^2\, \alpha + L'_{\lambda_2} \cdot s \cdot sin^2\, \alpha = L_\lambda \cdot s_0 $$

oder mit Berücksichtigung der letzten Gleichungen:

$$ L_{\lambda_1} \cdot \frac{s}{s_1} \cdot cos^2\, \alpha + L_{\lambda_2} \cdot \frac{s}{s_2} \cdot sin^2\, \alpha = L_\lambda . $$

Diese Gleichung verwandelt sich aber in die oben aufgestellte allgemeine Form der Farbengleichung

$$ a \cdot L_{\lambda_1} + b \cdot L_{\lambda_2} = L_\lambda , $$

sobald man

$$ \frac{s}{s_1} \cdot cos^2\, \alpha = a $$

und $\dfrac{s}{s_2} \cdot sin^2\, \alpha = b$ setzt.

Da sämmtliche drei Werthe von L sich auf das eine vom Collimatorrohre C_1 herrührende Spectrum beziehen, so ist durch die vorgenommenen Bestimmungen **eine Farbengleichung zwischen Theilen desselben Spectrum hergestellt**. Zugleich ergiebt sich, daſs die Gleichung in **mathematischer** Beziehung unabhängig von der Spaltbreite s_0, d. h. von der absoluten Intensität ist. Die Frage, ob die hergestellten Farbengleichungen in **physiologischer** Hinsicht unabhängig von der absoluten Intensität seien, d. h. ob bei Vergröſserung oder Verkleinerung der Spaltbreite s_0 aus den dann eingestellten Werthen von s, s_1, s_2 und α sich dieselben Werthe von a und b ergeben, wurde sowohl bei dieser Methode, wie auch bei der zweiten Methode (§ 9) einer sorgfältigen Prüfung unterworfen. Es zeigte sich, daſs im Allgemeinen eine solche Unabhängigkeit vorhanden war, wobei wir uns freilich

darauf beschränkten, den Spalt s_0 auf die Hälfte zu verkleinern
oder auf das Doppelte zu vergröfsern.[1]

In jeder der beiden Endstrecken ist der Verlauf der Elementar-
Empfindungs - Curven (ebenso wie es bei dem monochromatischen
System geschah) durch Intensitätsvergleichung zu ermitteln.

---

[1] In der oben erwähnten vorläufigen Mittheilung über die Resultate
dieser Untersuchung (*Sitzungsber. der Berl. Akad.* vom 29. Juli 1886, S. 808)
[s. Nr. XIV der vorl. Samml.] ist hier folgende Anmerkung gemacht:

„Nur wenn die Farbengleichungen solches Spectrallicht enthielten,
welches stark von dem Pigment der Macula lutea absorbirt wird, zeigte
sich eine bisher noch nicht näher bestimmte Abhängigkeit. Es wurde ihr
Einflufs möglichst dadurch beseitigt, dafs man in diesem Theile des Spectrums
die Intensität des in verschiedenen Mischungen benutzten Lichtes thunlichst
gleich wählte. — Es darf hier ferner nicht unerwähnt bleiben, dafs bei
einem fünften dichromatischen Systeme auch in anderen Theilen des Spectrums eine solche Unabhängigkeit von der Intensität nicht ganz sicher vorhanden zu sein schien. Es ist dieses System hier nicht weiter berücksichtigt worden, weil seine Durcharbeitung von dem Besitzer selbst, einem
jungen Physiker, beabsichtigt wird, derselbe jedoch bisher die dazu erforderliche Mufse nicht gefunden hat."

Inzwischen hat einer der von uns untersuchten Dichromaten, Hr. Dr.
EUGEN BRODHUN, wie in mehreren anderen Richtungen, so auch in dieser,
sein eigenes Farbensystem auf das sorgfältigste untersucht und, freilich bei
viel gröfserer Aenderung der Intensität, auch eine stärkere Abhängigkeit
der Farbengleichungen von der Intensität gefunden, als wir. (Vgl. A. KÖNIG,
Sitzungsber. der Berl. Akad., Sitzung vom 31. März 1887, S. 311.) [S. Nr. XVI
der vorl. Samml.] Sodann hat Hr. E. TONN in einer in der nächsten Zeit zu
veröffentlichenden Untersuchung bei mehreren dichromatischen Systemen
eine durchgehende Abhängigkeit der Coefficienten a und b von der absoluten
Intensität der benutzten Farben sicher constatirt. Diese Abhängigkeit zeigt
sich besonders bei niederen Intensitäten und schwindet asymptotisch bei
der Zunahme der Intensität. Bei unseren hier angeführten Versuchen
haben wir fast ausschliefslich mit ziemlich hohen Intensitäten und, wie
schon gesagt, mit verhältnifsmäfsig geringen Intensitätsänderungen ge-
arbeitet, und es ist uns daher diese Abhängigkeit fast völlig entgangen.
Das oben erwähnte fünfte dichromatische Farbensystem, bei dem wir die
einzige derartige Beobachtung machten, ist auch von Hrn. E. TONN untersucht und mit allen übrigen in Uebereinstimmung gefunden worden. Wie
es gekommen ist, dafs wir ausschliefslich hier und nicht auch bei den
übrigen Farbensystemen die nur bedingte Richtigkeit des NEWTON'schen
Mischungsgesetzes fanden, ist jetzt nachträglich nicht mehr klar zu stellen.
— Die noch ausstehende Veröffentlichung der vollständigen Beobachtungsergebnisse der Hrn. E. BRODHUN und E. TONN wird die hier weiter in Betracht kommenden Einzelheiten ergeben, vor Allem aber erweisen, dafs die
von uns früher vermuthete Beziehung zum Pigment der Macula lutea nicht
vorhanden ist.

Sämmtliche Farbengleichungen wurden so oft (mindestens aber zehnmal) aufs Neue hergestellt, dafs in der Mittelstrecke der wahrscheinliche Fehler für die Coefficienten a und b, in den Endstrecken der für die Spaltbreiten nicht mehr als einige Procent ihres Werthes betrug.

Die beiden so erhaltenen Elementar-Empfindungs-Curven bezogen sich auf das Dispersions-Spectrum der Leuchtgasflamme und wurden dann in derselben Weise wie bei dem monochromatischen Farbensystem auf das Interferenz-Spectrum des Gas- und Sonnenlichtes umgerechnet. Der bisher noch willkürliche Maafsstab der Ordinaten wurde dann ebenfalls in der Art geändert, dafs unter den oben festgesetzten Annahmen für die Längeneinheit die von jeder Curve und der Abscissenachse umschlossene Fläche in den Interferenz-Spectren den Inhalt 1000 erhielt.

Es ist wohl zu beachten, dafs die Gleichsetzung der beiden Flächen, d. h. der Auslösungsstärke der beiden Elementarempfindungen durch das Gas- resp. Sonnenlicht hier nur eine rein rechnerische Operation ist, da wir gänzlich davon absehen, die Helligkeit der Elementarempfindungen zu bestimmen und in unsere Rechnung einzuführen.[1]

Nach der hier beschriebenen Methode haben wir nur ein dichromatisches Farbensystem, das des Hrn. Assessor L. KRANKE, untersucht.

In der Tabelle IVa sind zuerst die Beobachtungen mitgetheilt. Der Beobachtungssatz I bezieht sich auf die langwellige Endstrecke des Spectrum, wobei die Coefficienten a in beliebiger Festsetzung so angegeben sind, dafs für die Wellenlänge $\lambda = 632\ \mu\mu$ der Werth $a = 1$ angenommen ist. Es mufs hier ausdrücklich bemerkt werden, dafs Hr. KRANKE das Intervall 590 $\mu\mu$ bis 550 $\mu\mu$ nicht mehr für völlig gleichfarbig erklärte. Es hätte dieser Theil des Spectrum also bereits der Mittelstrecke zugerechnet werden müssen, aber ein Versuch, die dann erforderlichen Coefficienten a und b zu bestimmen, mifslang wegen der jedenfalls sehr geringen Beträge von b, welche zu ihrer Bestimmung sicherere Einstellungen erforderten, als sie Hr. KRANKE bei der Kürze der Zeit, die er unserer Untersuchung

---

[1] Vgl. E. BRODHUN, *Beiträge zur Farbenlehre.* Inaugural-Dissertation. Berlin 1887.

widmen konnte, sich einzuüben vermochte. Der Satz II umfafst hauptsächlich die Mittelstrecke, doch enthält er in den
Wellenlängen 535 $\mu\mu$ und 455 $\mu\mu$ noch solche Punkte, welche mit
Rücksicht auf die eben genannten Umstände bei der Berechnung als Punkte der Endstrecken zu behandeln waren. Der
Satz III endlich bezieht sich nur auf die kurzwellige Endstrecke,
wobei die Intensität bei 430 $\mu\mu$ als Einheit zu Grunde gelegt
worden ist. In den Ueberschriften zu diesen Tabellen ist bereits
die im Folgenden ständig benutzte Bezeichnung eingeführt,
wonach eine an L, W, K u. s. w. als Index zugefügte Zahl
angiebt, auf welche Wellenlänge (in $\mu\mu$ gemessen) der betreffende Werth Bezug hat. Die aufserdem bei W benutzten
Indices 1 und 2 beziehen sich auf die beiden Typen der
dichromatischen Farbensysteme und werden weiter unten besprochen werden.

In der Berechnung ist $W_{632} = 2{,}000$ angenommen
worden und dann aus dem Beobachtungssatze I der ganze Zug
der Empfindungscurve W von 670 $\mu\mu$ bis 550 $\mu\mu$ berechnet. Aus
diesen Werthen wurde dann W_{555} graphisch interpolirt und zu
11,200 gefunden. Hieraus und mit Benutzung der Thatsache,
dafs $W_{436} = 0$ ist, wurde sodann aus Satz II der weitere Verlauf der Curve nach einer oben angegebenen Formel berechnet.
Die Elementar-Empfindungs-Curve K wurde zunächst nach Satz II
in der Mittelstrecke unter Annahme von $K_{436} = 4{,}600$ in analoger Weise berechnet, dann $K_{440} = 5{,}468$ durch graphische
Interpolation gefunden und nunmehr der Verlauf der K-Curve
in der kurzwelligen Endstrecke nach Satz III bestimmt.

Hier und in allen folgenden Berechnungen ist jedesmal
die Nummer des betreffenden Beobachtungssatzes, welcher die
benutzten Farbengleichungen enthält, oben links in Klammern
beigefügt.

Die so erhaltenen Werthe sind dann in der zweiten und
dritten Columne der Tabelle IVb zusammengestellt. Die folgenden Columnen enthalten die auf das Interferenz-Spectrum des
Gas- resp. Sonnenlichtes, unter Zugrundelegung des oben erwähnten Maafsstabes, umgerechneten Werthe von W und K.
Bei dem Interferenz-Spectrum des Sonnenlichtes sind noch die
Werthe W_{720}, W_{700}, W_{655} und K_{400} hinzugefügt. Wie dieselben
erhalten worden sind, soll weiter unten (S. 251, 284 und 285)
noch besonders erwähnt werden.

Tabelle IVa.

(Hr. L. Kranke.)

Beobachtungen

Berechnung

I.

$$L_\lambda = a \cdot L_{632}$$

λ (in μμ)	a
670	0,1245
660	0,2075
645	0,5995
632	1,0000
620	1,7740
610	3,7735
600	5,1025
590	6,0925
580	6,695
570	6,705
560	6,100
550	5,045

II.

$$L_\lambda = a \cdot L_{555} + b \cdot L_{436}$$

λ (μμ)	a	b
555	1,—	0,—
535	0,6325	0,—
521	0,4712	0,595
503	0,1779	0,895
487,5	0,0767	1,644
479	0,0374	2,256
467,5	0,00477	2,601
455	0,—	2,278
436	0,—	1,—

III.

$$L_\lambda = a \cdot L_{430}$$

λ (in μμ)	a
440	1,604
430	1,—
420	0,3522

Elementarempfindung W_2

(I.)

λ (μμ)	Annahme	Berechnung
670	—	0,249
660	—	0,415
645	—	1,199
632	2,00	—
620	—	3,548
610	—	7,547
600	—	10,205
590	—	12,185
580	—	13,390
570	—	13,410
560	—	12,200
550	—	10,090

(II.)

λ (μμ)	Annahme aus I.	Berechnung
555	11,20	—
535	—	7,084
521	—	5,277
503	—	1,993
487,5	—	0,859
479	—	0,419
467,5	—	0,053
455	—	0,—
436	0,—	0,—

Elementarempfindung K

(II.)

λ (μμ)	Annahme	Berechnung
555	0,—	—
535	—	0,000
521	—	2,740
503	—	4,120
487,5	—	7,564
479	—	10,376
467,5	—	11,966
455	—	10,720
436	4,60	—

(III.)

λ (μμ)	Annahme aus II.	Berechnung
440	5,468	—
430	—	3,407
420	—	1,200

Tabelle IVb.

(Hr. L. KRANKE.)

λ (in μμ)	Ordinaten der Elementar-Empfindungs-Curven					
	Dispersions-Spectrum des Gaslichtes		Interferenz-Spectrum des Gaslichtes		Interferenz-Spectrum des Sonnenlichtes	
	W_2	K	W_2	K	W_2	K
720	—	—	—	—	(0,002)	—
700	—	—	—	—	(0,006)	—
685	—	—	—	—	(0,012)	—
670	0,249	—	0,126	—	0,027	—
660	0,415	—	0,221	—	0,051	—
645	1,199	—	0,689	—	0,192	—
632	2,000	—	1,231	—	0,414	—
620	3,548	—	2,328	—	0,919	—
610	7,547	—	5,230	—	2,367	—
600	10,205	—	7,423	—	3,703	—
590	12,185	—	9,339	—	5,418	—
580	13,390	—	10,839	—	7,043	—
570	13,410	—	11,558	—	8,784	—
560	12,200	—	11,259	—	9,798	—
550	10,090	—	10,014	—	10,225	—
535	7,084	—	7,758	—	9,901	—
521	5,277	2,740	5,403	2,196	8,806	0,581
503	1,993	4,120	2,734	4,424	6,555	1,804
487,5	0,859	7,564	1,310	9,030	4,226	4,921
479	0,419	10,376	0,674	13,085	2,604	8,542
467,5	0,053	11,966	0,093	16,277	0,451	13,401
455	—	10,720	—	15,685	—	16,982
436	—	4,600	—	7,547	—	12,317
430	—	3,407	—	5,590	—	10,213
420	—	1,200	—	2,166	—	4,628
400	—	—	—	—	—	(2,288)

In Fig. 3 sind die für die beiden Elementarempfindungen des Hrn. KRANKE erhaltenen Werthe (Interferenz-Spectrum des Sonnenlichtes) eingezeichnet und die Punkte durch möglichst glatte Curvenführung (— —·— —·— —·— —·) mit einander verbunden.

§ 9. Bestimmung der Elementar-Empfindungs-Curven. Zweite Methode. Die im vorigen Paragraphen beschriebene Methode leidet praktisch an zwei Uebelständen. Erstens sind in Folge des weiten Abstandes der beiden mit den Indices λ_1 und λ_2 belegten Stellen im Spectrum die numerischen Werthe der Coefficienten a und b nicht immer mit der wünschenswerthen Genauigkeit zu bestimmen, da bereits eine kleine Aenderung in der Gröfse des in diesen Coefficienten (siehe Seite 236) enthaltenen Winkels α ihren Werth nicht unbeträchtlich ändert und die Ablesung von α an dem vorhandenen Apparate nicht über eine gewisse Genauigkeit gesteigert werden konnte. Ferner liegen bei weitem Abstande eines Doppelspathes von dem betreffenden Collimatorspalt (und das ist hier der Fall) die beiden in dem Rohre B erzeugten Spectren nicht mehr in einer Ebene; dadurch werden sowohl die Bestimmungen der Wellenlänge der Mischungs-Componenten etwas unsicher, wie auch die von dem Ocularspalte S durchgelassenen Theile der Spectren weniger homogen. Bei dem nach der ersten Methode untersuchten dichromatischen Farbensystem traten diese Uebelstände nicht so sehr hervor, weil dort aus den früher angegebenen Gründen der Beobachtungssatz II, welcher die Mittelstrecke umschlofs, nur mäfsig weit auseinanderliegende Mischungs-Componenten enthielt.

Bei den drei übrigen näher untersuchten Systemen, deren Besitzer alle in genauer Beobachtung bereits geschult waren, wurde daher eine theoretisch verwickeltere, praktisch aber ergiebigere Methode eingeschlagen.

In schematischer Darstellung ist dieses Verfahren, welches von Fall zu Fall aus äufseren Gründen etwas modificirt wurde, das folgende:

L, W und K haben dieselbe Bedeutung wie oben; die Indices I und VII bezeichnen bestimmte Wellenlängen in den Endstrecken, II bis VI solche in der Mittelstrecke. Es wurden dann gebildet die Farbengleichungen

$$L_{II} = a_2 \cdot L_I + b_2 \cdot L_V \qquad \qquad 1)$$
$$L_{III} = a_3 \cdot L_I + b_3 \cdot L_V \qquad \qquad 2)$$
$$L_{IV} = a_4 \cdot L_I + b_4 \cdot L_V \qquad \qquad 3)$$
$$L_{IV} = a'_4 \cdot L_{III} + b'_4 \cdot L_{VII} \cdot \qquad \qquad 4)$$
$$L_V = a_5 \cdot L_{III} + b_5 \cdot L_{VII} \cdot \qquad \qquad 5)$$
$$L_{VI} = a_6 \cdot L_{III} + b_6 \cdot L_{VII} \cdot \qquad \qquad 6)$$

Aus den Gleichungen 4), 5) und 6) ergiebt sich, wenn L durch W ersetzt wird und man berücksichtigt, dafs $W_{VII} = 0$ ist,

$$W_{IV} = a'_4 \cdot W_{III} \qquad \qquad 7)$$
$$W_V = a_5 \cdot W_{III} \qquad \qquad 8)$$
$$W_{VI} = a_6 \cdot W_{III} \qquad \qquad 9)$$

Ersetzt man in den Gleichungen 2) und 3) L durch W und benutzt die Gleichungen 7) und 8), so kann man drei verschiedene Ausdrücke für W_I ableiten, nämlich

$$W_I = \frac{a'_4 - b_4 \cdot a_5}{a'_4} \cdot W_{III}$$

$$W_I = \frac{1 - b_3 \cdot a_5}{a_3} \cdot W_{III}$$

$$W_I = \frac{b_4 - a'_4 \cdot b_3}{a_3 \cdot b_4 - a_4 \cdot b_3} \cdot W_{III},$$

welche bei vollkommen genauer Bestimmung der Coefficienten a und b numerisch gleiche Werthe ergeben müfsten, was jedoch in Folge der Beobachtungsfehler nicht mit voller Strenge der Fall sein wird. Dafs die Abweichungen trotz der gleichzeitigen Benutzung von Farbenmischungen, welche oftmals Licht derselben Wellenlänge in verschiedenen Intensitäten enthielten, nur gering waren, ist der beste Beweis für die bei unseren Mischungen jedenfalls nur unbedeutende Abhängigkeit der Farbengleichungen von der absoluten Intensität.

Unter Benutzung des aus den drei Einzelwerthen gewonnenen Mittelwerthes von W_I wurde dann aus Gleichung 1) der Werth von W_{II} berechnet. In der Endstrecke, welche die mit dem Index I bezeichnete Stelle enthält, wurde der Verlauf der

16*

(zunächst noch in der Maafseinheit des beliebig anzunehmenden Werthes W_{III} dargestellten) Elementar-Empfindungs-Curve W wie bei der ersterwähnten Methode durch Intensitäts-Vergleichungen erhalten.

Die Bestimmung der Elementar-Empfindungs-Curve K geschah in völlig analoger Weise.

Diese Methode wurde benutzt bei den dichromatischen Farbensystemen der Hrn. Geh. Rath W. WALDEYER, E. BRODHUN und Dr. HASIMÈ SAKAKI. Die Beobachtungen, Berechnungen und Resultate dieser Untersuchungen sind in den Tabellen V a., V b., VI a., VI b., VII a. und VII b. enthalten.

Die Anordnung der Beobachtungen bei Hrn. W. WALDEYER (Tabelle V a. und V b.) schliefsen sich am nächsten an die oben gegebene schematische Darstellung an. Die Wellenlängen 510 $\mu\mu$, 500 $\mu\mu$ und 487 $\mu\mu$ kommen in den beiden Beobachtungssätzen II und III vor, sie entsprechen den obigen mit den Indices III, IV und V versehenen Stellen im Spectrum. Man sieht, dafs bei der Berechnung die drei für $W_{642.5}$ erhaltenen Werthe nicht wesentlich von einander differiren: die drei Werthe für K_{440} stimmen noch besser. Der wahrscheinliche Fehler des Mittelwerthes von $W_{642.5}$ beträgt ungefähr 2 %, der von K_{440} ungefähr $^3/_4$ %. Abgesehen davon, dafs diese Fehler von derselben Gröfsenordnung sind wie die Fehler der Coefficienten a und b, kommt auch noch in Betracht, dafs sie für den Haupttheil der betreffenden Curve nur den Maafsstab beeinflussen, also durch die spätere Reduction auf gleiche Fläche wieder im Wesentlichen herausfallen.

Die Beobachtungen des Hrn. E. BRODHUN (Tabelle VI a. und VI b.) sind in ähnlicher Weise geordnet; es sind hier vier Punkte des Spectrum in beiden Beobachtungssätzen enthalten (es mufs freilich jedesmal ein Werth durch graphische Interpolation gewonnen werden). Der wahrscheinliche Fehler für W_{640} beträgt ungefähr 1 %, der für K_{438} ungefähr $1^1/_3$ %.

Bei Hrn. H. SAKAKI (Tabelle VII a. und VII b.) sind drei Beobachtungssätze gemacht worden, welche auf die Mittelstrecke Bezug haben. Es ist daher hier das dieser Methode eigenthümliche Verfahren zur Berechnung der Ordinate einer der Mischungs-Componenten z w e i mal für jede Elementarempfindung erforderlich. An der einen Stelle sind drei Punkte gemeinsam, und der wahrscheinliche Fehler der Mittelwerthe berechnet sich sowohl für W_{590} wie für K_{439} auf ungefähr 1 %. An der zweiten

Stelle ist nur ein Punkt gemeinsam und daher über den wahrscheinlichen Fehler der so erhaltenen Werthe von W_{670} und K_{487} nichts auszusagen, doch ist ersichtlich, daſs selbst Fehler, wie sie im Maximum den sonstigen Einzelbestimmungen dieser Art zukommen, keinen solchen Einfluſs auf die Form der beiden Elementar-Empfindungs-Curven haben können, daſs irgend eine der später gezogenen Schluſsfolgerungen dadurch berührt würde.

Der Verlauf der Elementar-Empfindungs-Curve W in dem Intervall von 670 $\mu\mu$ bis 720 $\mu\mu$ wurde nur bei den Hrn. E. BRODHUN und H. SAKAKI bestimmt, und da er (unter Annahme von $W_{670} = 1$) in beiden Fällen als der gleiche befunden wurde, so haben wir dieses auch für den in Bezug auf dieses Intervall nicht untersuchten Hrn. WALDEYER, sowie den im vorigen Paragraphen besprochenen Hrn. KRANKE angenommen und dementsprechend W_{685}, W_{700} und W_{720} für das Interferenz-Spectrum des Sonnenlichtes berechnet.[1] Wegen der Werthe von K_{400} verweisen wir auf § 17 (S. 284 und 285). Daſs die betreffenden Zahlen nicht auf directer Beobachtung beruhen, ist durch ihre Einklammerung angedeutet.

Ebenso wie bei Hrn. KRANKE sind auch bei diesen drei Farbensystemen die erhaltenen Werthe der Elementarempfindungen für das Interferenz-Spectrum des Sonnenlichtes in Fig. 3 (S. 230) eingetragen und die Punkte durch Curven (E. BRODHUN —·—·—, W. WALDEYER —··—··—, H. SAKAKI ··—··—··—) unter einander verbunden.

§ 10. Folgerungen aus der Gestalt der Elementar-Empfindungs-Curven. Bei einer graphischen Aufzeichnung der acht Elementar-Empfindungs-Curven, wie sie in Fig. 3 geschehen ist, zeigt sich sofort, daſs die vier Curven K bis auf geringe individuelle und von Beobachtungsfehlern herrührende Abweichungen bei allen vier Personen die gleiche Gestalt haben, während bei den Curven W zwei Formen heraustreten. Der ersten Form gehören die Curven der Hrn. W. WALDEYER und E. BRODHUN an, der zweiten Form diejenigen der Hrn. L. KRANKE und H. SAKAKI. Weniger genau durchgeführte

---

[1] Ueber den Verlauf des Intensitätsabfalles in dem Intervall von 660 $\mu\mu$ bis 720 $\mu\mu$ bei dichromatischen und trichromatischen Farbensystemen wird demnächst Einer von uns besondere Beobachtungen veröffentlichen.

Tabelle Va.

(Hr. W. Waldeyer.)

Beobachtungen | **Berechnung**

Beobachtungen

I.

$$L_\lambda = a \cdot L_{670}$$

λ (in μμ)	a
670	1,—
650	1,775
630	4,310

II.

$$L_\lambda = a \cdot L_{642\cdot5} + b \cdot L_{487}$$

λ (in μμ)	a	b
642,5	1,—	0,—
630	1,317	0,—
620	1,525	0,0473
605	1,537	0,0936
590	1,307	0,0881
570	0,9208	0,1716
550	0,5437	0,2252
530	0,2701	0,4246
510	0,1180	0,5821
500	0,0344	0,7614
487	0,—	1,—

III.

$$L_\lambda = a \cdot L_{510} + b \cdot L_{440}$$

λ (in μμ)	a	b
510	1,—	0,—
500	0,3779	0,6649
487	0,1120	1,114
475	0,0488	1,890
465	0,0218	1,819
455	0,0075	1,586
440	0,—	1,—

Berechnung — Elementarempfindung W₁

(III.)

λ (in μμ)	Annahme	Berechnung
440	0,—	—
455	—	0,0075
465	—	0,0218
475	—	0,0488
487	—	0,1120
500	—	0,3779
510	1,—	—

(II.)

λ (in μμ)	Annahmen aus III.	Berechnung
487	1) 0,1120	—
500	2) 0,3779	—
510	3) 1,—	—
642,5		(1,2) 8,516
		(1,3) 7,924
		(2,3) 7,752
		Mittel 8,064
530	—	2,226
550	—	4,409
570	—	7,444
590	—	10,549
605	—	12,401
620	—	12,300
630	—	10,620

(I.)

λ (in μμ)	Annahme aus II.	Berechnung
630	10,620	—
650	—	5,983
670	—	2,465

Berechnung — Elementarempfindung K

(II.)

λ (in μμ)	Annahme	Berechnung
642,5	0,—	—
620	—	0,236
605	—	0,468
590	—	0,440
570	—	0,858
550	—	1,126
530	—	2,123
510	—	2,910
500	—	3,807
487	5,00	—

(III.)

λ (in νμ)	Annahmen aus II.	Berechnung
510	1) 2,910	—
500	2) 3,807	—
487	3) 5,000	—
440		(1,2) 4,0713
		(1,3) 4,1957
		(2,3) 4,2237
		Mittel 4,164
475	—	8,011
465	—	7,637
455	—	6,621

Tabelle Vb.

(Hr. W. Waldeyer.)

λ	Ordinaten der Elementar-Empfindungs-Curven					
	Dispersions-Spectrum des Gaslichtes		Interferenz-Spectrum des Gaslichtes		Interferenz-Spectrum des Sonnenlichtes	
(in $\mu\mu$)	W_1	K	W_1	K	W_1	K
720	—	—	—	—	(0,026)	—
700	—	—	—	—	(0,099)	—
685	—	—	—	—	(0,204)	—
670	2,465	—	1,423	—	0,471	—
650	5,983	—	3,821	—	1,610	—
642,5	8,064	—	5,351	—	2,398	—
630	10,620	—	7,521	—	4,045	—
620	12,300	0,236	9,190	0,170	5,600	0,001
605	12,401	0,468	10,009	0,359	7,234	0,029
590	10,549	0,440	9,199	0,367	8,244	0,038
570	7,444	0,858	7,295	0,816	8,567	0,110
550	4,409	1,126	4,978	1,173	7,852	0,212
530	2,226	2,123	2,867	2,523	6,090	0,615
510	1,000	2,910	1,487	3,993	4,784	1,475
500	0,378	3,807	0,603	5,599	2,392	2,552
487	0,112	5,000	0,195	8,026	0,996	4,707
475	0,049	8,011	0,092	13,872	0,596	10,348
465	0,022	7,637	0,044	14,089	0,348	12,903
455	0,007	6,621	0,016	12,990	0,157	14,768
440	—	4,164	—	8,925	—	14,142
400	—	—	—	—	—	(2,343)

Tabelle VIa.
(Hr. E. BRODHUN.)

Beobachtungen

Berechnung

Elementarempfindung W_1 | **Elementarempfindung K**

Beobachtungen

I.

$$L_\lambda = a \cdot L_{670}$$

λ (in μμ)	a
720	0,1142
700	0,3231
685	0,5705
670	1,—
660	1,4618
640	3,005

II.

$$L_\lambda = a \cdot L_{640} + b \cdot L_{487}$$

λ (in μμ)	a	b
640	1,—	0,—
620	1,496	0,0170
605	1,581	0,0768
590	1,424	0,1086
575	1,123	0,0975
560	0,8067	0,1095
545	0,5380	0,1351
530	0,3035	0,2392
515	0,1362	0,4412
500	0,04286	0,6588
487	0,—	1,—

III.

$$L_\lambda = a \cdot L_{535} + b \cdot L_{438}$$

λ (in μμ)	a	b
535	1,—	0
515	0,3930	0,617
500	0,1427	1,191
487	0,0523	1,752
475	0,0189	2,382
465	0,0058	2,302
450	0,—	1,768
438	0,—	1,—

Berechnung — Elementarempfindung W_1

(III.)

λ (in μμ)	Annahme	Berechnung
438	0,—	—
450	—	0,000
465	—	0,014
475	—	0,047
487	—	0,131
500	—	0,357
515	—	0,983
535	2,50	—

(II.)

λ (in μμ)	Annahmen aus III.	Berechnung
530	1) 2,040	
515	2) 0,983	
500	3) 0,357	
487	4) 0,131	
640	—	(1,2) 6,564
		(1,3) 6,634
		(1,4) 6,617
		(2,3) 6,916
		(2,4) 6,788
		(3,4) 6,310
		Mittel 6,638
545	—	3,590
560	—	5,370
575	—	7,468
590	—	9,464
605	—	10,505
620	—	9,932

(I.)

λ (in μμ)	Annahme aus II.	Berechnung
640	6,638	—
660	—	3,229
670	—	2,209
685	—	1,260
700	—	0,713
720	—	0,252

Berechnung — Elementarempfindung K

(II.)

λ (in μμ)	Annahme	Berechnung
640	0,—	—
620	—	0,085
605	—	0,384
590	—	0,543
575	—	0,487
560	—	0,548
545	—	0,676
530	—	1,196
515	—	2,206
500	—	3,294
487	5,00	—

(III.)

λ (in μμ)	Annahmen aus II.	Berechnung
535	1) 1,00	
515	2) 2,206	
500	3) 3,294	
487	4) 5,00	
438	—	(1,2) 2,939
		(1,3) 2,646
		(1,4) 2,824
		(2,3) 2,579
		(2,4) 2,820
		(3,4) 2,883
		Mittel 2,782
475	—	6,646
465	—	6,410
450	—	4,919

Tabelle VIb.
(Hr. E. Brodhun.)

Ordinaten der Elementar-Empfindungs-Curven

λ (in $\mu\mu$)	Dispersions-Spectrum des Gaslichtes W_1	K	Interferenz-Spectrum des Gaslichtes W_1	K	Interferenz-Spectrum des Sonnenlichtes W_1	K
720	0,252	—	0,140	—	0,031	—
700	0,713	—	0,423	—	0,100	—
685	1,260	—	0,789	—	0,208	—
670	2,209	—	1,477	—	0,480	—
660	3,229	—	2,270	—	0,797	—
640	6,638	—	5,176	—	2,407	—
620	9,932	0,085	8,583	0,071	5,122	0,005
605	10,505	0,384	9,814	0,348	6,891	0,030
590	9,464	0,543	9,553	0,532	8,385	0,057
575	7,468	0,487	8,207	0,520	8,716	0,068
560	5,370	0,548	6,527	0,647	8,594	0,104
545	3,590	0,676	4,833	0,884	7,932	0,178
535	2,500	—	3,610	—	6,971	—
530	—	1,196	—	1,732	—	0,409
515	0,983	2,206	1,630	3,552	4,608	1,228
500	0,357	3,294	0,659	5,903	2,562	2,809
487	0,131	5,000	0,264	9,780	1,319	5,988
475	0,047	6,646	0,103	14,023	0,656	10,920
465	0,014	6,410	0,032	14,410	0,250	13,775
450	—	4,919	—	11,879	—	15,886
438	—	2,782	—	7,358	—	12,605
400	—	—	—	—	—	(2,048)

Tabelle VIIa.

(Hr. H. SAKAKI.)

Beobachtungen	Berechnung	
	Elementarempfindung W_2	Elementarempfindung K

Beobachtungen

I.

$$L_\lambda = a \cdot L_{670}$$

λ (in μμ)	a
720	0,1145
700	0,2967
685	0,5563
670	1,—

II.

$$L_\lambda = a \cdot L_{670} + b \cdot L_{556}$$

λ (μμ)	a	b
670	1,—	0,—
650	3,773	0,—
630	7,928	0,—
610	14,598	0,—
600	17,795	0,—
590	20,30	0,0575
580	19,83	0,2165
570	19,56	0,2910
556	0,—	1,—

III.

$$L_\lambda = a \cdot L_{590} + b \cdot L_{487}$$

λ (μμ)	a	b
590	1,—	0,—
556	0,9601	0,1150
540	0,6498	0,2422
525	0,3779	0,4101
510	0,1801	0,6203
500	0,0665	0,7593
487	0,—	1,—

IV.

$$L_\lambda = a \cdot L_{510} + b \cdot L_{439}$$

λ (μμ)	a	b
510	1,—	0,—
500	0,4585	0,4692
587	0,1626	0,9276
475	0,07142	1,391
465	0,03087	1,624
455	0,01138	1,498
445	0,—	1,224
439	0,—	1,—

Berechnung — Elementarempfindung W_2

(IV.)

λ (μμ)	Annahme	Berechnung
439	0,—	—
445	—	0,—
455	—	0,023
465	—	0,062
475	—	0,143
487	—	0,325
500	—	0,917
510	2,00	—

(III.)

λ (μμ)	Annahmen aus IV.	Berechnung
487	1) 0,325	—
500	2) 0,917	—
510	3) 2,000	—
590	—	(1,2) 10,074 / (1,3) 9,988 / (2,3) 10,484 / Mittel 10,182
525	—	3,981
540	—	6,695
556	—	9,813

(II.)

λ (μμ)	Annahmen aus III.	Berechnung
556	9,813	—
590	10,182	—
670	—	0,474
570	—	12,129
580	—	11,521
600	—	8,433
610	—	6,918
630	—	3,757
650	—	1,788

(I.)

λ (μμ)	Annahme aus II.	Berechnung
670	0,474	—
685	—	0,264
700	—	0,141
720	—	0,054

Berechnung — Elementarempfindung K

(II)

λ (in μμ)	Annahme	Berechnung
670	0,—	—
590	—	0,058
580	—	0,216
570	—	0,291
556	1,00	—

(III.)

λ (in μμ)	Annahmen aus II.	Berechnung
590	0,058	—
556	1,000	—
487	—	8,155
540	—	2,014
525	—	3,366
510	—	5,069
500	—	6,196

(IV.)

λ (in μμ)	Annahmen aus III.	Berechnung
510	1) 5,069	—
500	2) 6,169	—
487	3) 8,155	—
439	—	(1,2) 8,251 / (1,3) 7,902 / (2,3) 7,828 / Mittel 7,993
475	—	11,485
465	—	13,140
455	—	12,040
445	—	9,785

Tabelle VIIb.

(Hr. H. SAKAKI.)

λ (in $\mu\mu$)	Ordinaten der Elementar-Empfindungs-Curven					
	Dispersions-Spectrum des Gaslichtes		Interferenz-Spectrum des Gaslichtes		Interferenz-Spectrum des Sonnenlichtes	
	W_2	K	W_2	K	W_2	K
720	0,054	—	0,026	—	0,004	—
700	0,141	—	0,072	—	0,013	—
685	0,264	—	0,143	—	0,027	—
670	0,474	—	0,275	—	0,065	—
650	1,788	—	1,145	—	0,345	—
630	3,757	—	2,666	—	1,026	—
610	6,918	—	5,465	—	2,785	—
600	8,433	—	6,993	—	3,854	—
590	10,182	0,058	8,897	0,027	5,708	0,003
580	11,521	0,216	10,632	0,108	7,639	0,012
570	12,129	0,291	11,918	0,154	10,016	0,020
556	9,813	1,000	10,605	0,582	10,817	0,091
540	6,695	2,014	8,083	1,311	10,423	0,259
525	3,981	3,366	5,324	2,426	8,914	0,622
510	2,000	5,069	2,982	4,073	6,867	1,436
500	0,917	6,196	1,465	5,336	4,163	2,321
487	0,325	8,155	0,567	7,666	2,074	4,290
475	0,143	11,485	0,269	11,694	1,251	8,324
465	0,062	13,140	0,124	14,196	0,736	12,892
455	0,023	12,040	0,049	13,829	0,347	15,004
445	—	9,785	—	11,916	—	16,262
439	—	7,993	—	10,107	—	15,600
400	—	—	—	—	—	(2,585)

Messungen an mehreren anderen dichromatischen Farbensystemen ergaben immer eine Zugehörigkeit zu einer dieser
beiden Formen, so dafs man dieselben als typisch ansehen
mufs, umsomehr, als auch bei anderen Untersuchungs-Methoden
eine Scheidung sämmtlicher dichromatischen Systeme in zwei
Gruppen vorgenommen werden mufs, welche mit der hier sich
zeigenden Trennung zusammenfällt.

Die beiden Typen der Curven W wollen wir von jetzt an
(was in den Ueberschriften der Tabellen schon geschehen ist)
durch die zugefügten Indices 1 und 2 unterscheiden.

Wir haben also, soweit unsere Untersuchungen und die
bisher veröffentlichten, auf genauen quantitativen Messungen
beruhenden Ergebnisse anderer Beobachter reichen, scharf und
bestimmt z w e i Formen dichromatischer Farbensysteme zu unterscheiden.

Bei näherer Betrachtung der Elementar-Empfindungs-
Curven ergiebt sich ferner noch, (dafs in der Gegend von ca.
500 $\mu\mu$—470 $\mu\mu$ ganz unverkennbar eine Abweichung von dem
glatten Curvenverlaufe vorhanden ist. Die Verringerung der
Ordinaten in diesem Bereiche rührt von der Absorption des
Lichtes in dem Pigmente der Macula lutea her. Die Stärke
dieser Absorption ist bei den verschiedenen Personen sehr verschieden.

Bezeichnen wir mit λ_n die Wellenlänge desjenigen Spectrallichtes, welches als Abscisse dem Schnittpunkt der beiden
Elementar-Empfindungs-Curven in einem dichromatischen
Farbensystem zukommt, so gilt in Folge des für die Ordinaten
eingeführten Maafsstabes die Gleichung

$$\frac{W_{\lambda_n}}{\int W \cdot d\lambda} = \frac{K_{\lambda_n}}{\int K \cdot d\lambda}$$

oder

$$\frac{\int W \cdot d\lambda}{\int K \cdot d\lambda} = \frac{W_{\lambda_n}}{K_{\lambda_n}}$$

Es ist also λ_n die Wellenlänge desjenigen Spectrallichtes,
welches dieselbe Empfindung verursacht wie das unzerlegte
Licht, d. h. für das betreffende Farbensystem liegt bei λ_n der
oben schon erwähnte neutrale Punkt, wenn die Werthe von W
und K sich auf das Sonnenlicht beziehen.

Bei den untersuchten dichromatischen Systemen läfst sich die annähernde Uebereinstimmung[1] der Wellenlänge dieses durch Rechnung und Zeichnung gewonnenen Schnittpunktes sowohl für Gas- wie auch für Sonnenlicht mit der Wellenlänge des aus directer Beobachtung (Vergleichung des unzerlegten Lichtes mit monochromatischem) gefundenen als Bestätigung für die Richtigkeit der erhaltenen Elementar-Empfindungs-Curven ansehen.

Dafs die Lage des neutralen Punktes nicht unter die sicheren Unterscheidungsmerkmale der beiden Typen aufgenommen werden kann[2], ist eine Folge des durch die Absorption in der Macula verursachten Ueberwiegens der individuellen Verschiedenheiten der Curven W über die typischen Verschiedenheiten gerade an der hier in Betracht kommenden Stelle des Spectrum.

DONDERS identificirt, ohne direct mit der Erfahrung in Widerspruch zu kommen, bei den dichromatischen Farbensystemen das, was hier Elementarempfindung genannt ist, mit seinen „Fundamentalfarben"; und die in den oben citirten Arbeiten des Hrn. VAN DER WEYDE angegebenen Intensitäts-Curven der Fundamentalfarben in dichromatischen Systemen zeigen ein völliges Zusammenfallen der Curven für die „kalte Fundamentalfarbe" mit unseren Curven K. Hingegen weichen die beiden Curven der „warmen Fundamentalfarben" von unseren Curven W_1 und W_2 in der Weise ab, dafs ihre Maxima nach dem kurzwelligen Ende des Spectrum verschoben sind. Die Unterschiede sind jedoch derart, dafs sie zum kleineren Theile durch Beobachtungsfehler, zum gröfseren Theile aber wohl durch eine Verschiedenheit in der Zusammensetzung des

---

[1] Eine genaue Uebereinstimmung kann nicht erwartet werden, weil sowohl bei Gas- wie auch bei Sonnenlicht diese aus directer Beobachtung gefundene Stelle mit steigender Intensität nach dem blauen Ende des Spectrums sich verschiebt. Der Austrag der Controverse, die sich über die von der Intensität abhängige Lage des neutralen Punktes zwischen Hrn. E. HERING und Einem von uns (K) entsponnen hat, mufs einem anderen Orte vorbehalten bleiben. In der schon oben erwähnten Arbeit des Hrn. E. TONN wird demnächst das diese Frage klärende Beobachtungsmaterial veröffentlicht werden.

[2] A. KÖNIG, *Wied. Ann.* Bd. 22, S. 567. 1884, und *Gräfe's Archiv* Bd. 30 (2) S. 155. 1884. [S. Nr. V der vorliegenden Samml.]

Sonnenlichtes zu erklären sind.[1] Bei den schlank sich erhebenden Curven K wird der letztere Umstand fast gar keinen
Einfluſs haben.

IV. Trichromatische Farbensysteme.

**§ 11. AllgemeineEigenschaftentrichromatischer
Farbensysteme.** Diese Farbensysteme sind die weitaus
häufigsten, indem fast allen Frauen und etwa $96^o/_0$ der
Männer ein solches System zukommt. Die natürliche Folge
hiervon ist, daſs die Farbenbezeichnungen und -unterschei-
dungen der Sprachen aller Völker sich den Empfindungen
angepaſst haben, welche bei trichromatischen Farbensystemen
entstehen. Hierauf beruht ein groſser Theil der Schwierigkeiten,
mit welchen die genaue Untersuchung der bisher besprochenen
Systeme zu kämpfen gehabt hat und gegenwärtig auch wohl
bei solchen Beobachtern noch zu kämpfen hat, die sich über
den psychologischen Ursprung der Farbenbezeichnungen nicht
völlig klar sind.

Zuerst durch Lord RAYLEIGH[2] und später durch DONDERS[3]
ist nachgewiesen worden, daſs aber auch die trichromatischen
Farbensysteme unter einander beträchtlich verschieden sind und
mindestens in zwei bisher durch keine nachweisbaren Uebergänge verbundene Gruppen zu scheiden sind. Die erste Gruppe
ist die weitaus zahlreichste, während die zweite sicher constatirte Gruppe nicht häufiger vertreten zu sein scheint als
die dichromatischen Systeme, da wir unter 70 darauf untersuchten Trichromaten nur drei Vertreter dieser Gruppe fanden.
Daſs solche Verschiedenheiten der trichromatischen Systeme
erst in dem letzten Jahrzehnt beobachtet sind, beruht in noch
weit höherem Maaſse auf der Schwierigkeit der Untersuchung,

---

[1] Hr. VAN DER WEYDE benutzte als Lichtquelle eine in den Fensterrahmen eingesetzte matte Glasscheibe, welche wahrscheinlich unter den
von ihm angegebenen Verhältnissen Licht von bläulicherem Farbenton
ausstrahlte, als das bei uns von directem Sonnenlicht beleuchtete Magnesiumoxyd.

[2] RAYLEIGH, *Nature* Vol. XXV S. 64 1881. (Gelesen vor der Section
A der British Association. Sept. 2. 1881.)

[3] F. C. DONDERS, *Onderzoek. u. s. w.* 3de REEKS D. VIII Bl. 170 und
du Bois-Reymonds Archiv für Physiol. Jahrg. 1884. S. 518.

die wir soeben hinsichtlich der Dichromaten erwähnt haben, da hier die Abweichungen unvergleichlich geringer sind als dort. Ja, es ist sogar sehr unwahrscheinlich, daſs durch die alltägliche Erfahrung des Lebens ohne besondere darauf hinzielende Farbenmischversuche eine Verschiedenheit der trichromatischen Farbensysteme je gefunden wäre.

Ehe wir an eine gesonderte Besprechung dieser beiden Gruppen gehen, wollen wir uns mit ihren gemeinsamen Eigenschaften beschäftigen. Wir werden hierbei eine wesentliche Erleichterung dadurch haben, daſs wir uns an den allgemeinen Sprachgebrauch anlehnen können.

Bereits NEWTON [1] hat angedeutet, daſs sich die Gesammtheit der Farben — er kannte nur trichromatische Systeme — auf einer Ebene, der sogenannten Farbentafel, anordnen läſst, und zwar in einer solchen Weise, daſs das nach ihm benannte Gesetz der Farbenmischung Gültigkeit bekommt. Später haben dann GRASSMANN, MAXWELL, Hr. v. HELMHOLTZ und Hr. E. HERING die Theorie dieser Farbentafel weiter entwickelt bezw. durch Experimente geprüft.

Da wir uns bei unseren Versuchen im Wesentlichen auf die Benutzung von nur einer Intensität beschränkten und auch alle Gleichungen bei thunlichst ausgeruhtem Auge herstellten, so hat die neuerdings aufgeworfene Frage [2], ob es gerechtfertigt ist, „die geometrische Anordnung der objectiven Lichter nach der Qualität ihrer Reizwerthe oder optischen Valenzen mit einer geometrischen Anordnung der Qualitäten der Lichtempfindungen" zu identificiren, für uns an dieser Stelle keine Bedeutung; denn was wir „Elementarempfindung" nennen, ist nach Hrn. HERING's Bezeichnung nichts anderes als eine „optische Valenz". Erst ganz am Schlusse unserer Darlegung werden wir uns mit weitergehenden Fragen zu beschäftigen haben.

Aus der Schwerpunkts-Construction in der NEWTON'schen Farbentafel ergiebt sich nun ohne Weiteres, daſs wir hier wenigstens drei Elementarempfindungen annehmen müssen. Wir wollen uns nun aber auch auf die Annahme von nur drei Elementarempfindungen beschränken, da wir oben als leitenden

---

[1] J. NEWTON, *Optice.* Lib. I. P. II. Prop. VI.

[2] E. HERING, Ueber NEWTON's Gesetz der Farbenmischung. *Lotos.* Bd. VII. 1887.

Grundsatz die Reduction auf eine möglichst geringe Zahl solcher Empfindungselemente ausgesprochen haben.

Die einzige Einschränkung, welche sich uns für die Wahl der Elementarempfindungen aus der NEWTON'schen Farbentafel ergiebt, besteht darin, dafs das von den drei Punkten, welche den gewählten Elementarempfindungen entsprechen, gebildete Dreieck die Curve der homogenen Lichter völlig enthält. Letztere ist eine ungeschlossene Curve; verbinden wir ihre beiden Enden durch eine Gerade, so entspricht diese den Purpurfarben, und die nunmehr umgrenzte Fläche enthält alle Farben, welche durch Mischungen von Spectrallichtern, also überhaupt durch Licht, zu erzielen sind. Die Theile des Elementar-Empfindungs-Dreieckes, welche aufserhalb dieser Fläche liegen, sind also ideal, d. h. kein objectiv vorhandenes Licht entspricht ihnen.

Da in einem sehr grofsen Theile des Spectrum die Mischung zweier Lichter stets geringere Sättigung zeigt, als die zwischenliegenden an Nuance gleichen homogenen Lichter, woraus sich eine convexe Gestalt dieses Theiles der Curve der Spectrallichter in der Farbentafel ergiebt, so läfst sich das oben erwähnte ideale Gebiet der Farbentafel nicht völlig vermeiden; und es können — welche Wahl wir auch treffen — höchstens zwei Elementarempfindungen wirklich im Spectrum vertreten sein. Es ist deshalb die Analyse trichromatischer Farbensysteme in experimenteller Hinsicht besonders schwierig.

Ebenso wie bei den dichromatischen Farbensystemen zeigt sich auch bei den trichromatischen, dafs an den Enden des Spectrum die Farbe sich in einem ziemlich ausgedehnten Bereiche n u r der Intensität nach ändert. Diese beiden Theile des Spectrum wollen wir wieder als „E n d s t r e c k e n" bezeichnen und die durch sie ausgelösten Empfindungen, also spectrales Roth und Violet, als zwei der erforderlichen drei Elementarempfindungen wählen. Dieselben seien mit R und V bezeichnet.

An die beiden Endstrecken schliefst sich dann nach der Mitte des Spectrum hin je eine Region an, in der jeder Farbenton durch Mischung der an der inneren Grenze gelegenen Spectralfarbe mit Licht der anstofsenden Endstrecke erzeugt werden kann. Es sind dieses gewissermaafsen dichromatische Bezirke, die wir „Z w i s c h e n s t r e c k e n" nennen. Zu der in der anstofsenden Endstrecke vorhandenen reinen Elementarempfindung ist hier die dritte Elementarempfindung, welche wir mit *G* bezeichnen wollen, hinzugetreten, so dafs also in der ersten Zwischenstrecke die Elementarempfindungen *R* und *G*, in der zweiten *G* und *V* vorhanden sind. In dem von beiden Zwischenstrecken umschlossenen Theil des Spectrum, den wir „Mittelstrecke" nennen, werden alle drei Elementarempfindungen ausgelöst.

Dafs die in einer Zwischenstrecke zu der Elementarempfindung der anstofsenden Endstrecke hinzutretende Elementarempfindung nicht diejenige der anderen Endstrecke sein kann, geht aus der Erfahrungsthatsache hervor, dafs man keine Nuance der Zwischenstrecken aus Licht der beiden Endstrecken mischen kann. Es mufs also eine von diesen beiden verschiedene Elementarempfindung sein, und zwar in beiden Zwischenstrecken dieselbe, weil wir sonst im ganzen vier Elementarempfindungen hätten, deren Vorhandensein (bei den von uns gemachten Festsetzungen) einem Farbensystem von vierfacher Mannigfaltigkeit entsprechen würde, was mit der Erfahrung im Widerspruch steht.

Die Grenzen dieser Strecken ergeben sich aus unseren Beobachtungen mit sehr geringen individuellen Unterschieden als die folgenden:[1]

Erste Endstrecke .... Aeufserstes Roth — 655 $\mu\mu$
„ Zwischenstrecke .... 655 $\mu\mu$ — 630 „
Mittelstrecke .... 630 „ — 475 „
Zweite Zwischenstrecke ...... 475 „ — 430 „
„ Endstrecke .... 430 „ — Aeufserstes Violet,

wobei hervorgehoben werden mufs, dafs die Grenze zwischen der ersten Zwischenstrecke und der Mittelstrecke (630 $\mu\mu$) und besonders die Grenze zwischen der zweiten Zwischenstrecke und der zweiten Endstrecke (430 $\mu\mu$) nur ungenau zu bestimmen sind, erstere in Folge der Unempfindlichkeit des Auges für kleine Sättigungsunterschiede in dieser Gegend des Spectrum, letztere wegen der geringen Intensität am kurzwelligen Ende des benutzten Lampen - Dispersions - Spectrum.[2]

---

[1] Die von J. J. MÜLLER (*Gräfe's Arch.* 15 (2), S. 208. 1869, hierüber gemachten Angaben stehen mit unseren Erfahrungen und denjenigen sämmtlicher übrigen Beobachter im Widerspruch.

[2] Es ist sogar möglich, dafs für trichromatische Farbensysteme eine kurzwellige Endstrecke überhaupt nicht existirt, so dafs also das

Der erstere dieser beiden Umstände war uns insofern noch sehr hinderlich, als wir dadurch, wie wir weiter unten sehen werden, genöthigt waren, die Bestimmung der Elementar-Curve V nach einer ganz abweichenden Methode auszuführen.

Eine vollkommene Durcharbeitung des Farbensystems haben wir an vier Personen vorgenommen, an uns beiden selbst, dann an Hrn. Dr. L. ZEHENDER und an dem inzwischen verstorbenen Prof. O. BECKER. Die Untersuchungs-Methoden wurden natürlich zuerst an unserem eigenen Farbensystem herausgefunden und erprobt. Dann erst wandten wir sie auf die beiden anderen Personen an. Es zeigte sich jedoch, daß bei ihnen mehrere Verein-fachungen vorgenommen werden mußten, weil die Untersuchung sonst zu zeitraubend geworden wäre, und auch vorgenommen werden konnten, da eine gleiche Schärfe der Einstellung, ins-besondere hinsichtlich der Vermeidung von spurweisen Sätti-gungsunterschieden, bei den im Vergleich zu uns naturgemäß in solchen Beobachtungen Ungeübten doch nicht zu erzielen war. Hier mag aber bereits mit Nachdruck darauf hingewiesen sein, daß hierdurch (vergl. § 23, S. 311) die Schlußergebnisse der vorliegenden Abhandlung durchaus nicht beeinflußt werden.

Wie oben schon erwähnt, haben wir außerdem die zur Unterscheidung der verschiedenen Gruppen der Trichromaten besonders geeignete Farbengleichung noch von etwa 70 anderen Personen herstellen lassen.

Wir beide, die fortan in den Tabellen nur mit K. und D. bezeichnet sind, gehören, wie sich weiter unten ergeben wird, den normalen Trichromaten, Hr. L. ZEHNDER und Prof. O. BECKER den anomalen Trichromaten an.

§ 12. Die Complementärfarben und ihre Bestim-mung. Als complementär gefärbt werden zwei Lichter be-zeichnet, welche, in geeignetem Verhältniß mit einander gemischt, Weiß ergeben. Wir schließen uns nun hier der oben in § 3 gegebenen Definition von „weißem" Licht an und bezeichnen also nunmehr als „Complementärfarben" ein Farbenpaar, welches, in erforderlichem Verhältniß gemischt, dieselbe Empfindung

Spectrum bis zum letzten sichtbaren Ende seinen Farbenton stets ändert. Versuche mit einer viel helleren Lichtquelle, als wir sie benutzen konnten, vermögen hierüber allein Aufklärung zu schaffen. Es würde sich in diesem Falle auch die G-Curve bis an das Ende des Spectrum erstrecken, freilich mit sehr kleinen Ordinaten.

erzeugt, wie das von einer mit „Normalweifs" überzogenen
Fläche reflectirte Licht der am unbewölkten Himmel stehenden
Mittagssonne.

Zu einer bestimmten Farbe, z. B. zu einem spectralen rothen
Lichte ist nicht nur eine bestimmte andere spectrale Farbe
complementär, sondern auch jede Mischung dieser Farbe mit
Weifs; und umgekehrt ist zu jeder dieser Farben nicht nur jenes
spectrale rothe Licht, sondern eine beliebige seiner unendlich
vielen Mischungen mit Weifs complementär. Man hat also
homogene und zusammengesetzte Complementärfarben zu unterscheiden. Im Folgenden wollen wir aber, wenn nichts anderes
ausdrücklich bemerkt ist, unter „Complementärfarben" ausschliefslich homogene Complementärfarben verstehen.

In der NEWTON'schen Farbentafel sind zu Weifs diejenigen
Lichter mischbar, welche auf einer jeden durch den Weifs-Punkt
gehenden Geraden zu verschiedenen Seiten des Weifs-Punktes
liegen. Die homogenen Complementärfarben sind die Schnittpunkte einer solchen Geraden mit der die Spectralfarben enthaltenden Curve. Da diese Curve nicht geschlossen ist, so ergiebt sich unmittelbar, dafs der mittlere Theil des Spectrum
keine homogenen Complementärfarben haben kann.

Wenn wir an Stelle des Sonnenlichtes das unzerlegte Licht
der bei unserer Untersuchung benutzten Triplex-Gaslampe
setzen, so erhalten wir analoge Farbenpaare, die wir als
„Lampen-Complementärfarben" bezeichnen wollen. Ihre Anordnung auf der Farbentafel ist eine ganz ähnliche; nur ist
der gemeinsame Schnittpunkt der unendlich vielen Geraden, von
welchen jede die einander complementären Lichter enthält,
nicht der Weifs-Punkt, sondern derjenige Punkt, der der Farbe
des gelblich-weifsen Gaslichtes entspricht. Die Kenntnifs der
„Lampen-Complementärfarben" war, wie sich weiter unten ergiebt, für die Durchführung unserer Untersuchung von grofser
Bedeutung, und die Bestimmung ist in experimenteller Hinsicht
wegen der gröfseren Constanz der Lichtquelle und der steten
Verfügbarkeit über dieselbe leichter auszuführen als diejenige
der „Complementärfarben für Sonnenlicht".

Die experimentelle Anordnung zur Ermittelung der Wellenlänge complementärer homogener Farben, sowohl für Sonnen-
als auch für Gaslicht, war die folgende: An die Prismenfläche *1* (Fig. 1) wurde ein mit „Normalweifs" überzogenes

Glimmerblatt so angeklebt, dafs, durch den Spalt S des Ocularrohres betrachtet, sein rechter geradlinig abgeschnittener Rand genau mit der vorderen Kante des Prismas zusammenfiel. Ein Strahlenbündel directen Sonnenlichts oder ein Kegel von Gaslicht wurde dann so auf dasselbe gelenkt, dafs der durch S sichtbare Theil desselben völlig gleichmäfsig beleuchtet war. Vermittelst des Collimatorrohres C_2 wurde nun die Prismenfläche 2 mit einem solchen Mischlicht erfüllt, dafs sie mit dem Glimmerblatte völlig gleich erschien. Es wurde dann das Glimmerblatt entfernt, und nunmehr, während das Nicol'sche Prisma N_2 nacheinander auf die beiden Polarisationsrichtungen von K_2 gedreht war, durch Vergleich mit dem jetzt erleuchteten und . in der oben angegebenen Weise calibrirten · Collimatorrohre C_1, dessen Doppelspath K_1 dicht an S_1 herangeschoben war, die Wellenlänge der beiden Mischungs-Componenten bestimmt. Damit war ein Paar Complementärfarben gewonnen.

Durch Wiederholung dieser Farbengleichung bei geeigneter Aenderung in der Stellung von K_2 konnte eine beliebige Anzahl von Paaren gewonnen werden.

Wir beide haben vollständige Reihen für Sonnen- und für Gaslicht ausgeführt. Hingegen haben Prof. O. Becker und Hr. L. Zehnder die Bestimmungen wegen des grofsen Zeitaufwandes, den sie erforderten, nur für Gaslicht und auch hier nur in sehr geringer Zahl ausgeführt.

Die erhaltenen Resultate sind in den Tabellen VIII und IX zusammengestellt.

In Fig. 4 ist eine graphische Darstellung dieser Complementärfarben-Paare in der bekannten Weise ausgeführt, dafs jedes Paar durch einen Punkt repräsentirt ist, als dessen Abscisse die Wellenlänge λ_1 des einen Lichtes und als dessen Ordinate diejenige λ_2 des anderen genommen ist. Die Punkte liegen bei jeder der vier gröfseren Reihen in einer ziemlich glatten Curve. Die Gestalt dieser Curve hat, wie dieses auch bei den früheren von den Hrn. H. v. Helmholtz [1], M. v. Frey und J. v. Kries [2] ausgeführten völlig analogen Bestimmungen der

---

[1] H. Helmholtz, *Pogg. Ann.* 94, S. 1. 1855 (Abgedr. in Wiss. Abhandl. Bd. II. S. 45. Leipzig 1883.)

[2] M. v. Frey und J. v. Kries, *du Bois-Reymonds Arch.* Jahrg. 1881. S. 336.

Tabelle VIII.
Complementärfarben für Sonnenlicht.

A. König		C. Dieterici	
λ_1	λ_2	λ_1	λ_2
$\mu\mu$	$\mu\mu$	$\mu\mu$	$\mu\mu$
675,0	496,5	670,0	494,3
663,0	495,7	660,0	494,0
650,0	496,7	650,0	494,3
638,0	495,9	635,0	494,0
615,3	496,0	626,0	493,1
582,6	483,6	610,0	492,2
578,0	476,6	588,0	485,9
576,0	467,0	585,7	485,7
574,5	455,0	578,0	476,6
573,0	450,0	575,6	470,0
		571,5	455,0
		571,3	448,0
		571,4	442,0

Fall ist, sehr grofse Aehnlichkeit mit einem Zweige einer gleichseitigen Hyperbel; nur ist hier der Verlauf schon im Endlichen,
nämlich da, wo die eine Componente des Complementärfarben-
Paares einer der beiden Endstrecken angehört, geradlinig. Da
diese geradlinigen Theile, wie wir sogleich sehen werden, für
uns von besonderem Werthe waren, so haben wir uns bei
Prof. Becker und bei Hrn. L. Zehnder lediglich auf ihre
Bestimmung beschränkt und den mittleren Theil der Curven,
aus dem wir beim gegenwärtigen Stand unserer Kenntnisse
doch keine Schlufsfolgerungen ziehen können, vernachlässigt.
In Fig. 4 konnten wir von diesen beiden Beobachtern nur diejenigen Bestimmungen eintragen, bei welchen wir für b e i d e
Componenten des Complementärfarben-Paares die Wellenlänge
genau bestimmt hatten. Wie aus der Tabelle IX hervorgeht,
ist für die rothen Componenten nur constatirt worden, dafs sie
in der langwelligen Endstrecke lagen. Zur Einzeichnung in
Fig. 4 fehlt uns also die Kenntnifs des Abscissenwerthes.

Tabelle IX.
Complementärfarben für Gaslicht.

A. König		C. Dieterici		L. Zehnder		O. Becker	
λ_1	λ_2	λ_1	λ_2	λ_1	λ_2	λ_1	λ_2
$\mu\mu$	$\mu\mu$	$\mu\mu$	$\mu\mu$	$\mu\mu$	$\mu\mu$	$\mu\mu$	$\mu\mu$
711,3	516,2	713,0	511,6	>670	506,0	>660	512,4
701,0	516,2	697,5	512,0	>670	504,5	635,7	512,4
688,0	516,8	680,6	511,7	>670	505,1	—	—
678,0	516,3	679,0	512,7	>670	504,3	606,6	485,0
669,0	516,9	667,0	512,4	—	—	602,8	470,0
640,0	515,2	662,0	511,3	600,0	477,0	603,1	465,7
632,0	514,3	655,0	512,1	601,7	467,5		
626,8	513,7	645,4	512,5	601,2	459,0		
615,0	510,8	626,4	510,0				
602,1	505,0	604,6	504,7				
596,4	499,0	595,8	498,9				
593,8	492,0	595,0	498,8				
592,2	487,2	591,5	490,7				
591,8	486,5	591,0	490,4				
590,9	481,0	590,5	485,5				
590,0	476,0	588,6	484,0				
589,5	464,0	588,5	478,7				
590,0	450,0	587,5	473,0				
590,0	444,0	586,9	463,0				
588,2	440,0	585,7	443,0				

Bei den nach unten gehenden Hyperbel-Aesten für die Hrn. Zehnder und Becker liegen die Punkte in Fig. 4 keineswegs in einem so glatten Verlauf wie bei unseren eigenen auf derselben Figur eingetragenen Curven, aber die Führung der Curven ist doch ziemlich eindeutig gegeben, da sie in ihrem allgemeinen Charakter nicht viel von den unsrigen abweichen können.

Bezeichnen wir mit λ_1 und λ_2 die Wellenlängen eines Paares von Spectralfarben, die nach der oben benutzten Bezeichnung für Lampenlicht complementär sind, und nennen wir c einen nur von diesen beiden Wellenlängen abhängigen

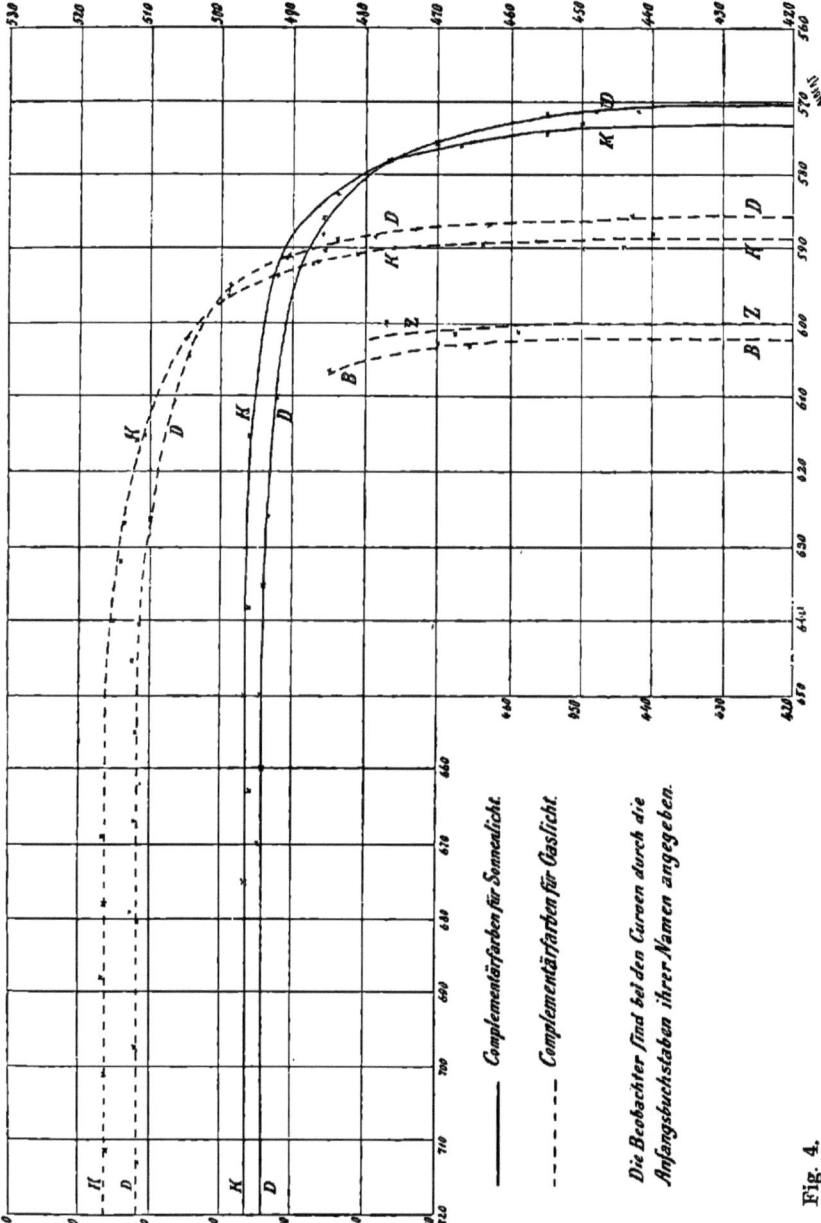

Complementärfarben für Sonnenlicht.

Complementärfarben für Gaslicht.

Die Beobachter sind bei den Curven durch die Anfangsbuchstaben ihrer Namen angegeben.

Fig. 4.

Factor, so gilt, wenn wir die drei Elementarempfindungen R, G und V in dem Maaſsstabe ausdrücken, daſs

$$\int R \cdot d\lambda = \int G \cdot d\lambda = \int V \cdot d\lambda$$

ist (und einen solchen Maaſsstab haben wir ja stets benutzt), für jedes Paar von Complementärfarben die Doppelgleichung

$$R_{\lambda_1} + c \cdot R_{\lambda_2} = G_{\lambda_1} + c \cdot G_{\lambda_2} = V_{\lambda_1} + c \cdot V_{\lambda_2}.$$

Setzen wir nun

$$R_{\lambda_2} = G_{\lambda_2} = 0$$

d. h. wählen wir λ_2 aus der zweiten Endstrecke, so folgt aus dem ersten Theil der Doppelgleichung, daſs bei einem endlichen Werthe von c

$$R_{\lambda_1} = G_{\lambda_1}.$$

Giebt es also zu der zweiten Endstrecke complementär gefärbtes monochromatisches Licht, und das ist, wie aus unseren Tabellen VIII und IV (S. 261 u. 262) hervorgeht, der Fall, so entspricht dessen Wellenlänge dem Schnittpunkte der in dem eben erwähnten Maaſsstabe aufgezeichneten Elementar-Empfindungs-Curven R und G. Wir wollen die Wellenlänge dieses Schnittpunktes mit λ_{rg} bezeichnen.

Aus einer völlig analogen Betrachtung folgt, daſs die erste Endstrecke complementär gefärbt ist zu dem Lichte des Schnittpunktes der Curven G und V, dessen Wellenlänge wir analog mit λ_{gv} bezeichnen wollen.

Dieselben Schluſsfolgerungen lassen sich natürlich auch auf die Complementärfarben für das Sonnenlicht anwenden.[1]

---

[1] Diese Entwickelung ist in einer etwas allgemeineren, aber auch weniger scharfen Weise bereits durchgeführt in: A. König, *Verhandl. der Physikal. Gesellsch. in Berlin.* Sitzung vom 2. März 1883 (Fortschritte der Physik für 1880. Jahrg. 36. 3. Abthl. Anhang S. 24.) [S. Nr. I der vorliegenden Sammlung.] Mit Hülfe der Newton'schen Farbentafel ist das Ergebniſs der obigen Ableitung selbstverständlich und naheliegend; denn legt man die beiden Elementarfarben R und V in zwei Eckpunkte eines gleichseitigen Dreieckes, so ist unsere obige Beziehung zwischen den complementären Farben eine unmittelbare Folge davon, daſs in einem gleichseitigen Dreieck jeder Punkt einer Transversalen, die durch einen Eckpunkt und den Mittelpunkt des Dreiecks geht, von den beiden anderen Eckpunkten gleich weit entfernt ist.

Da diese Werthe von λ_{rg} und λ_{gv} sowohl bei unseren Berechnungen im folgenden Paragraphen benutzt werden als auch zur Controle für die Genauigkeit unserer Beobachtungen dienen, so stellen wir sie hier aus den Tabellen VIII und IX (unter Ausgleichung der Beobachtungsfehler mit Hülfe der Curven in Fig. 4) zusammen.

Tabelle X.

	Für Sonnenlicht		Für Lampenlicht	
	λ_{rg}	λ_{gv}	λ_{rg}	λ_{gv}
	$\mu\mu$	$\mu\mu$	$\mu\mu$	$\mu\mu$
KÖNIG	573,0	496,3	588,8	516,5
DIETERICI	570,6	494,1	585,5	512,0
ZEHNDER	—	—	ca. 600	505,0
BECKER	—	—	ca. 602	512,4

§ 13. Die beiden Gruppen trichromatischer Farbensysteme. Es ist oben in § 11 schon darauf hingewiesen worden, dafs in den trichromatischen Farbensystemen mindestens zwei Gruppen abzugrenzen sind, zwischen denen man bisher noch keine Uebergänge aufgefunden hat. Lord RAYLEIGH fand diese Verschiedenheit der Trichromaten, als er von einer gröfseren Anzahl Personen Roth und Grün zu Gelb mischen liefs, und es sich ergab, dafs die Farbengleichung, welche eine Person hergestellt hatte, nicht immer von der anderen anerkannt wurde. DONDERS hat dieser Thatsache dann gröfsere Aufmerksamkeit zugewandt und zur schärferen Prüfung die Herstellung einer Farbengleichung zwischen Lithiumroth und Thalliumgrün einerseits und Natriumgelb andererseits vorgeschlagen. Wir haben diese Farbengleichung bei etwa 70 Personen benutzt und können sie für das Auffinden von individuellen Unterschieden in trichromatischen Farbensystemen bei derartigen Untersuchungen, auch wenn sie sich auf eine sehr grofse Anzahl von Personen erstrecken, als verhältnifsmäfsig leicht ausführbar sehr empfehlen. Selbst bei Solchen, welche gar nicht im Beobachten geschult sind (— wir haben eine Anzahl Soldaten mit dieser Methode geprüft —) ist die

Einstellung noch immer hinreichend sicher. — Genauere Beobachter merken freilich, daſs keine vollkommene Farbengleichung erzielt werden kann, indem das gemischte Feld immer etwas weniger gesättigt ist als das monochromatische. Die Ungleichheit ist aber so gering, daſs die Sicherheit der Einstellung auf gleiche Nuance kaum beeinträchtigt wird.

Leider sind die Resultate, welche an verschiedenen Orten mit dieser Methode erhalten werden, nicht ohne Weiteres mit einander vergleichbar, denn das zur Herstellung der Farbengleichung erforderliche Mischungsverhältniſs von Lithiumroth zu Thalliumgrün ist sowohl von der Zusammensetzung des zerlegten Lichtes als auch von der Art der Dispersion in dem benutzten Spectrum abhängig.

Schreiben wir die hier besprochene Farbengleichung

$$a \cdot L_{670} + b \cdot L_{535} = L_{590}$$

und setzen $\dfrac{a}{b} = c$, so enthält die folgende Tabelle XI für die vier von uns näher untersuchten trichromatischen Farbensysteme die Werthe des Quotienten c sowohl für das Dispersions-Spectrum des Gaslichtes als für die Interferenz-Spectren des Gas- und des Sonnenlichtes.

Tabelle XI.

	Dispersions-Spectrum des Gaslichtes	Interferenz-Spectrum des Gaslichtes	Interferenz-Spectrum des Sonnenlichtes
KÖNIG	1,362	2,936	16,904
DIETERICI	1,674	3,620	20,967
ZEHNDER	0,504	1,087	5,808
BECKER	0,322	0,695	4,134

Aus dieser Zusammenstellung zeigt sich der groſse Unterschied in der Beschaffenheit der Farbensysteme dieser beiden hier durch je zwei Personen vertretenen Gruppen, besonders wenn man noch berücksichtigt, daſs sämmtliche von uns untersuchten Personen der ersten Gruppe einen Werth von c einstellten, der zwischen den uns beiden (K und D) zukommenden lag, unsere eigenen Werthe also die Extreme bildeten. Der dritte

Vertreter der zweiten Gruppe war nahe bei Hrn. ZEHNDER (etwas nach BECKER hin) einzuordnen.

Da die erste Gruppe, wie oben schon erwähnt, die weitaus zahlreichste ist, so ist es angebracht, die betreffenden Farbensysteme als „normale trichromatische Farbensysteme" zu bezeichnen, während auf die zweite Gruppe, solange sie die einzige aufserdem scharf abgegrenzte ist, der Name: „anomale trichromatische Farbensysteme" angewandt werden mag. Finden sich später mehrere derartige von der grofsen Mehrzahl abweichende Gruppen, so ist natürlich eine andere Bezeichnung zu wählen.

Wenn es auch aus verschiedenen Gründen wünschenswerth gewesen wäre, für normale und anomale trichromatische Farbensysteme dieselben Farbengleichungen zur Bestimmung der Elementar-Empfindungs-Curven anzuwenden, so haben wir doch für beide Gruppen verschiedene Farbengleichungen hierzu benutzt. Es zeigte sich nämlich, dafs bei anomaler Trichromasie störende Sättigungsunterschiede viel seltener auftreten als bei normaler, und dafs man daher die Componenten der einzelnen Beobachtungssätze im Spectrum viel weiter aus einander legen kann, ohne die Genauigkeit der Beobachtung wesentlich zu beeinträchtigen. Wir mufsten nun leider diesen Vortheil benutzen, weil uns zur Untersuchung unserer beiden anomalen Trichromaten viel weniger Zeit zur Verfügung stand, als wir für die Untersuchung unserer eigenen Farbensysteme verwenden konnten. Bei Prof. O. BECKER konnten wir aus Mangel an Zeit keine vollständige Durcharbeitung des Farbensystems vornehmen, sondern mufsten uns auf die charakteristischsten Theile desselben beschränken. Auch bei Hrn. ZEHNDER ist die Sicherheit der Beobachtung nicht so grofs wie bei unseren eigenen Systemen, zu deren Bestimmung wir aber auch mehr als die sechsfache Arbeitszeit verbraucht haben.

Wir selbst haben jedoch oftmals die von den anomalen Trichromaten hergestellten Farbengleichungen betrachtet und fanden, dafs wir sie mit unseren „normalen trichromatischen Farbensystemen" fast ausnahmslos anerkennen konnten, wenn sie sich nur auf den blauen und violetten Theil des Spectrum bezogen, hingegen erschienen uns die Felder stets höchst ungleich, sobald rothes, gelbes und grünes Licht als Componenten oder als Vergleichsfarbe benutzt wurde.

a) Normale trichromatische Farbensysteme.

§ 14. Die Auswahl der Farbengleichungen und die unmittelbaren Ergebnisse der Beobachtung. Wie schon erwähnt, wurde der Verlauf der Elementar-Empfindungs-Curven in den beiden Farbensystemen der Verfasser dieser Abhandlung bestimmt.

Die Auffindung geeigneter Farbenmischungen war sehr schwierig und gelang erst nach mannigfachen fehlgeschlagenen Versuchen. Es können nur solche Farbenmischungen benutzt werden, bei welchen die Gleichheit der erhaltenen Farben nach Ton und Sättigung scharf beurtheilt werden kann, und bei deren Combination zugleich die Beobachtungsfehler keinen großen Einfluß auf die Ergebnisse der numerischen Rechnung gewinnen. Mit Rücksicht auf den ersten Umstand müssen weißliche Farben vermieden, also im Allgemeinen nur einander ziemlich nahegelegene Theile des Spectrum mit einander gemischt werden, während die Sicherheit der Berechnung es wünschenswerth macht, daß die Componenten einer Mischung im Spectrum möglichst weit aus einander liegen. Nur durch sorgfältiges Abwägen dieser beiden einander widerstreitenden Umstände für jede einzelne Mischung konnte die im Allgemeinen erfreuliche Sicherheit der nachfolgend angegebenen Resultate erzielt werden. Doch blieb in dem orangefarbenen bis grünen Theile des Spectrum insofern eine Ausnahme bestehen, als hier eine beträchtliche Zumischung von blauem Lichte das Aussehen ungemein wenig beeinflußt.

Zuerst versuchten wir, auch in der Mittelstrecke die Componenten der Mischungssätze so nahe an einander zu legen, daß keine merkbaren Sättigungsunterschiede auftraten. Es zeigte sich jedoch bald, daß in Folge der dann erforderlichen sehr großen Anzahl von Mischungssätzen, welche nach der in § 9 entwickelten Methode mit einander zu verknüpfen waren, die Unsicherheit in den berechneten Werthen so groß wurde, daß die schließlichen Resultate gar kein Vertrauen mehr verdienten. Wir waren daher genöthigt, auch auf dem bisher stets monochromatischen linken, von dem rechten Collimatorrohre C_1 her erleuchteten Felde eine zweite Componente, die ungefähr der Complementärfarbe entsprach, einzuführen und durch deren Zumischung die Sättigungsunterschiede auszugleichen, welche sonst bei weitere Intervalle umfassenden Mischungssätzen auftraten. Zu diesem Zwecke mußte auch der Doppelspath K_1 in dem Collimator C_1 von dem Spalte abgerückt werden. Damit nun aber sämmtliche Messungen auf dasselbe Spectrum bezogen wurden (siehe § 8, S. 235 und 236), mußte untersucht werden, ob die relative Intensitätsvertheilung in den beiden Spectren, welche von C_1 herrühren, sich ändert, wenn man K_1 immer mehr von dem Spalte entfernt. Eine sorgfältige Prüfung ergab nun, daß dieses bei dem nach dem langwelligen Ende hin verschobenen Spectrum nicht, wohl aber bei dem anderen der Fall war. Dieses eine constant bleibende Spectrum wurde nun nicht nur, wie es bisher geschehen war, als Norm für die beiden Spectren des Collimatorrohres C_2, sondern auch für das zweite Spectrum von C_1 zu Grunde gelegt. Die Beziehung der Spectren aufeinander geschah in völlig analoger Weise, wie wir es oben dargelegt haben; doch mußte, um die Intensität der dem zweiten Spectrum von C_1 entnommenen Componenten durch das erste Spectrum ausdrücken zu können, ein drittes Spectrum (von C_2 her) als Zwischenglied bei den Vergleichungen benutzt werden, da die zwei Spectren desselben Collimators ja nicht unmittelbar miteinander verglichen werden konnten.[1]

Wir haben also bei trichromatischen Systemen drei verschiedene Formen von Farbengleichungen:

1. Form: in den Endstrecken

$$L_\lambda = a \cdot L_{\lambda_1}$$

2. Form: wo eine Mischung zweier Componenten ohne merkbaren Sättigungsunterschied einer zwischen ihnen liegenden Spectralfarbe gleich wird

$$L_\lambda = a \cdot L_{\lambda_1} + b \cdot L_{\lambda_2}$$

3. Form: wo auf jeder Seite der Farbengleichung zwei Componenten in die Mischung eingehen

$$L_\lambda + c \cdot L_{\lambda'} = a \cdot L_{\lambda_1} + b \cdot L_{\lambda_2}$$

oder

$$L_\lambda = a \cdot L_{\lambda_1} + b \cdot L_{\lambda_2} - c \cdot L_{\lambda'}$$

---

[1] Ein Spectrum von C_2 war natürlich zu Hülfe genommen worden, als wir das Constantbleiben des **einen** Spectrum von C_1 beim Vorrücken des Doppelspates K_1 prüften.

Die Bestimmung der Wellenlänge λ' geschah stets durch eine eben solche Calibration, wie wir sie für die Wellenlänge λ machen mufsten.

Die Tabelle XII auf S. 271 und 272 enthält nun die gewonnenen Werthe der Coefficienten a, b und c in den von uns hergestellten Farbengleichungen. Jede Farbengleichung wurde so oft (in dem hellen Theile des Spectrum aber mindestens zehn-, in dem dunklen (blauen) mindestens zwanzigmal) wiederholt, dafs der wahrscheinliche Fehler der Coefficienten nur wenige Procent betrug. Die benutzten Wellenlängen sind mit einer einzigen Ausnahme, auf die wir später zurückkommen werden, für uns beide die gleichen; es geht daher die Verschiedenheit unserer Farbensysteme schon unmittelbar aus diesen Tabellen hervor.

Ueber die neun Sätze von Farbengleichungen ist folgendes zu bemerken:

Satz I bezieht sich auf die langwellige Endstrecke (1. Form).

Satz II umfafst die Region 670 $\mu\mu$ bis 563,5 $\mu\mu$, enthält aber nur Gleichungen (3. Form) für Lichter von der Wellenlänge 590 $\mu\mu$ und 577 $\mu\mu$, da wir nicht ohne zwingende Nothwendigkeit die verwickelteste Form der Farbengleichung benutzen wollten, und, wie Satz III zeigt, zwischen 670 $\mu\mu$ und 590 $\mu\mu$ sich Gleichungen der 2. Form ohne merkbare Sättigungsunterschiede herstellen liefsen.

Satz IV umschliefst das Intervall 590 $\mu\mu$ bis 536 $\mu\mu$ und enthält neben Farbengleichungen (2. Form) für die schon berücksichtigten Lichter von 577 $\mu\mu$ und 563,5 $\mu\mu$ noch solche für 555 $\mu\mu$ und 545 $\mu\mu$, während Satz V die Region von 590 $\mu\mu$ bis 512 $\mu\mu$ bei D., bis 516,5 $\mu\mu$ bei K. umspannend, nur auf die beiden ersteren (3. Form) beschränkt ist.

Satz VI besteht aus einer einzigen Farbengleichung (3. Form) für 512 $\mu\mu$ bei D. und für 516,5 $\mu\mu$ bei K. aus den Componenten 536 $\mu\mu$ und 475 $\mu\mu$.

Satz VII füllt dann durch drei Farbengleichungen (3. Form) das Intervall zwischen 512 $\mu\mu$ (resp. 516,5 $\mu\mu$) und 475 $\mu\mu$ aus. Dafs wir die Sätze VI und VII nicht zu einem das ganze Intervall von 536 $\mu\mu$ bis 475 $\mu\mu$ umschliefsenden Satze vereinigten, war veranlafst durch die eigenthümliche Berechnungsart der Elementar-Empfindungs-Curve V, welche wir weiter unten in § 16 besprechen werden.

Tabelle XII.
Beobachtungen.

Für K.	Für D.

I.
$$L_\lambda = a \cdot L_{670}$$

λ (in $\mu\mu$)	a	λ (in $\mu\mu$)	a
720	0,1126	720	0,1173
700	0,3269	700	0,3207
685	0,5893	685	0,6077
670	1,000	670	1,000
660	1,534	660	1,491

II.
$$L_\lambda = a \cdot L_{670} + b \cdot L_{563 \cdot 5} - c \cdot L_{\lambda'}$$

λ ($\mu\mu$)	a	b	λ' ($\mu\mu$)	c	λ ($\mu\mu$)	a	b	λ' ($\mu\mu$)	c
670	1,—	0,—	—	—	670	1,—	0,—	—	—
590	1,667	0,8500	478	0,1281	590	1,8190	0,7907	478	0,1055
577	0,671	0,9964	471,5	0,0432	577	0,7257	0,9938	471,5	0,0322
563,5	0,—	1,—	—	—	563,5	0,—	1,—	—	—

III.
$$L_\lambda = a \cdot L_{670} + b \cdot L_{590}$$

λ (in $\mu\mu$)	a	b	λ (in $\mu\mu$)	a	b
670	1,—	0,—	670	1,—	0,—
645	2,479	0,0621	645	2,392	0,0424
630	3,035	0,2010	630	2,898	0,1501
620	2,889	0,3430	620	2,952	0,2800
610	2,244	0,5551	610	2,358	0,5040
600	1,055	0,8206	600	1,264	0,7615
590	0,—	1,—	590	0,—	1,—

IV.
$$L_\lambda = a \cdot L_{590} + b \cdot L_{536}$$

λ (in $\mu\mu$)	a	b	λ (in $\mu\mu$)	a	b
590	1,—	0,—	590	1,—	0,—
577	0,5639	0,9237	577	0,5619	0,9353
563,5	0,2445	1,411	563,5	0,2402	1,337
555	0,1397	1,370	555	0,1228	1,342
545	0,04173	1,240	545	0,0281	1,228
536	0,—	1,—	536	0,—	1,—

Tabelle XII.
(Fortsetzung.)

Für K.	Für D.

V.

$$L_\lambda = a \cdot L_{500} + b \cdot L_{516.5} - c \cdot L_\lambda, \qquad L_\lambda = a \cdot L_{500} + b \cdot L_{512} - c \cdot L_\lambda,$$

λ (μμ)	a	b	λ' (μμ)	c	λ (μμ)	a	b	λ' (μμ)	c
590	1,—	0,—	—	—	590	1,—	0,—	—	—
577	0,6485	1,976	471,5	1,007	577	0,6905	1,978	471,5	0,9298
563,5	0,3774	2,992	464	1,503	563,5	0,4135	2,896	464	1,111
516,5	0,—	1,—	—	—	512	0,—	1,—	—	—

VI.

$$L_\lambda = a \cdot L_{536} + b \cdot L_{475} - c \cdot L_\lambda,$$

λ (μμ)	a	b	λ' (μμ)	c	λ (μμ)	a	b	λ' (μμ)	c
536	1,—	0,—	—	—	536	1,—	0,—	—	—
516,5	0,4029	0,2454	673	0,0991	512	0,3775	0,2822	661	0,0922
475	0,—	0,—	—	—	475	0,—	1,—	—	—

VII.

$$L_\lambda = a \cdot L_{516.5} + b \cdot L_{475} - c \cdot L_\lambda, \qquad L_\lambda = a \cdot L_{512} + b \cdot L_{475} - c \cdot L_\lambda,$$

λ (μμ)	a	b	λ' (μμ)	c	λ (μμ)	a	b	λ' (μμ)	c
516,5	1,—	0,—	—	—	512	1,—	0,—	—	—
505	0,4083	0,2657	650	0,00673	505	0,6241	0,2315	650	0,001324
495	0,1690	0,3771	628	0,00744	495	0,2849	0,4319	628	0,001324
485	0,0640	0,6792	606	0,00051	485	0,1160	0,6324	606	0,000740
475	0,—	1,—	—	—	475	0,—	1,—	—	—

VIII.

$$L_\lambda = a \cdot L_{485} + b \cdot L_{463}$$

λ (in μμ)	a	b	λ (in μμ)	a	b
485	1,—	0,—	485	1,—	0,—
475	0,4545	0,7490	475	0,4300	0,7406
463	0,—	1,—	453	0,—	1,—

IX.

$$L_\lambda = a \cdot L_{475} + b \cdot L_{433}$$

λ (in μμ)	a	b	λ (in μμ)	a	b
475	1,—	0,—	475	1,—	0,—
465	0,4123	1,397	465	0,4994	1,327
455	0,1576	1,567	455	0,1878	1,664
445	0,0556	1,373	445	0,0445	1,520
433	0,—	1,—	433	0,—	1,—

Satz VIII besteht in einer Farbengleichung (2. Form) aus den Komponenten 485 $\mu\mu$ und 463 $\mu\mu$ für Licht von 475 $\mu\mu$.

Der letzte Satz IX endlich bezieht sich auf die Region von 475 $\mu\mu$ bis 433 $\mu\mu$ und enthält drei Gleichungen (2. Form) für 465 $\mu\mu$, 455 $\mu\mu$ und 445 $\mu\mu$.

Die ungemein geringe Intensität des Lampen-Dispersions-Spectrum in der kurzwelligen Endstrecke verhinderte es, dafs wir hier ebenso, wie es auch bei den dichromatischen Systemen der Fall war, Messungen über den Abfall der *V*-Curve anstellen konnten, wie wir dieses in Satz I für die langwellige Endstrecke gethan haben. Wir werden weiter unten (S. 284 und 285) sehen, in welcher Weise wir zur Ausfüllung dieser Lücke ältere Beobachtungen von FRAUNHOFER benutzt haben. Da dieser Theil des Spectrum für alle aus unseren Beobachtungen gezogenen Schlüsse völlig belanglos ist, so glaubten wir, auf eigene Beobachtungen verzichten zu dürfen.

§ 15. Die Berechnung der Elementar-Empfindungs-Curven *R* und *G*. Eine Farbengleichung ist zur Berechnung einer Elementar-Empfindungs-Curve um so geeigneter, je empfindlicher die hergestellte Farbe gegen Zumischung der betreffenden Elementarempfindung ist. In den rothen bis blaugrünen Theilen des Spectrum ist diese Empfindlichkeit für die Elementarempfindungen *R* und *G* ungefähr gleich, und der Verlauf der Curven für beide kann daher auch mit annähernd derselben Sicherheit aus den im vorigen Paragraphen mitgetheilten Gleichungen berechnet werden. Anders ist es aber für die Elementarempfindung *V*. Man kann, wie schon oben (§ 14. S. 268) erwähnt, in der langwelligen Hälfte des Spectrum den Farbengleichungen auf einer beliebigen Seite noch eine beträchtliche Quantität blauen Lichtes zumischen, ohne dafs die Gleichung gestört wird. Wenn man daher analog wie wir es früher bei den Berechnungen der Elementar-Empfindungs-Curven der Dichromaten gethan haben, hier bei den Trichromaten $L = V$ und $V_{\lambda > 630} = 0$ setzt, so läfst sich aus den so entstandenen Gleichungen doch noch keineswegs der Verlauf von *V* in den betreffenden Theilen des Spectrum berechnen. Da nun die bisher geschilderte Methode der Berechnung der Elementar-Empfindungs-Curve nicht an einem Ende beginnen kann, welches mit dem Ende des Spectrum zusammenfällt, und da der weitere Verlauf der Curve völlig abhängig ist von den vorausgehenden Strecken, so ist diese Methode für die Elementar-Empfindungs-Curve V völlig unbrauchbar. Im nächsten Paragraphen werden wir zeigen, dafs gerade die eigenthümliche Gestalt dieser Curve es ermöglicht, eine andere Methode zu benutzen, welche zur Berechnung der Elementar-Empfindungs-Curven R und G nicht anwendbar ist.

Hier wollen wir uns nunmehr zunächst mit der Berechnung dieser beiden letzten Curven beschäftigen, wobei wir uns, wie schon erwähnt, im Allgemeinen der in § 9 dargelegten Methode bedienen; nur da, wo eine Farbengleichung der 3. Form zu Grunde liegt, trat eine Abweichung ein. Hier mufste man nämlich für $L_{\chi'}$ Ordinaten in die Rechnung einführen, die zunächst einem noch nicht berechneten, sondern nur durch tastende Vorversuche annäherungsweise bekannten Theile der Curve angehörten. Nachdem nun die Berechnung der ganzen Curve durchgeführt war, konnte man mit Hülfe graphischer Interpolation bessere Werthe für diese fast ausnahmslos kleinen Correctionsglieder erhalten und nunmehr die Curve in zweiter Annäherung berechnen. Dieses wurde so lange fortgesetzt, bis eine nochmalige Durchrechnung den Curvenverlauf nicht mehr änderte, d. h. bis die Curve völlig mit den Farbengleichungen stimmte und damit e i n d e u t i g gefunden war.

Das Verfahren, welches in der praktischen Ausführung sehr viel Zeit erforderte, wird klarer werden, wenn wir uns auf die nachfolgende Tabelle XIII. beziehen, welche das Zahlenmaterial für die letzte in sich stimmende Durchrechnung der Elementar-Empfindungs-Curve G enthält. Ebenso wie in den früheren entsprechenden Tabellen bei den dichromatischen Farbensystemen bezeichnen die oben links eingeklammerten römischen Ziffern die Farbengleichungs-Sätze, welche bei der Berechnung benutzt sind.

Als erläuterndes Beispiel wählen wir die Berechnung für K.

Wir müssen, da die Elementar-Empfindungs-Curve G in dem Bereiche des Satzes II beginnt, von diesem ausgehen. Weil wir seine Farbengleichungen, welche die Form

$$L_\lambda = a \cdot L_{670} + b \cdot L_{563 \cdot 5} - c \cdot L_{\chi'}$$

haben, hier auf G beziehen, so ist G statt L zu setzen, und wir haben dann, weil $G_{670} = 0$ ist,

Tabelle XIII.

Berechnung der Elementar-Empfindungs-Curve *G*.

Für K.			Für D.		

(II.)

λ (in $\mu\mu$)	Annahmen	Berechnung	λ (in $\mu\mu$)	Annahmen	Berechnung
670	0,—	—	670	0,—	—
590	—	8,473	590	—	7,876
478	0,210	—	478	0,305	—
577	—	9,958	577	—	9,938
471,5	0,133	—	471,5	0,194	—
563,5	10,000	—	563,5	10,000	—

(III.)

λ (in $\mu\mu$)	Annahme	Berechnung	λ (in $\mu\mu$)	Annahme	Berechnung
670	0,—	—	670	0,—	—
645	—	0,526	645	—	0,334
630	—	1,703	630	—	1,182
620	—	2,906	620	—	2,205
610	—	4,703	610	—	3,970
600	—	6,953	600	—	5,997
590	8,473	—	590	7,876	—

(IV.)

λ (in $\mu\mu$)	Annahmen	Berechnung	λ (in $\mu\mu$)	Annahmen	Berechnung
590	1) 8,473	—	590	1) 7,876	—
577	2) 9,958	—	577	2) 9,938	—
563,5	3) 10,000	—	563,5	3) 10,000	—
		(1,2) 5,608			(1,2) 5,954
		(1,3) 5,619			(1,3) 6,064
536	—	(2,3) 5,623	536	—	(2,3) 6,112
		Mittel: 5,617			Mittel: 6,043
555	—	8,879	555	—	9,077
545	—	7,317	545	—	7,642

18*

Tabelle XIII.
(Fortsetzung.)
Berechnung der Elementar-Empfindungs-Curve G.

Für K.

(V.)

λ (in μμ)	Annahmen	Berechnung
590	1) 8,473	—
577	2) { 9,958	—
471,5	{ 0,133	—
563,5	3) { 10,000	—
464	{ 0,054	—
516,5	—	{ (1,2) 2,327 / (1,3) 2,301 / (2,3) 2,284 / Mittel: 2,304

(VI.)

λ (in μμ)	Annahmen	Berechnung
536	5,617	—
516,5	2,304	—
673	0,000	—
475	—	0,167

(VII.)

λ (in μμ)	Annahmen	Berechnung
516,5	2,304	—
505	—	0,984
650	0,350	—
495	—	0,451
628	1,880	—
485	—	0,258
606	0,167	—

(VIII.)

λ (in μμ)	Annahmen	Berechnung
485	0,258	—
475	0,167	—
463	—	0,0663

(IX.)

λ (in μμ)	Annahmen	Berechnung
475	0,167	—
465	0,077	—
455	—	0,026
445	—	0,009
433	—	0,000

Für D.

(V.)

λ (in μμ)	Annahmen	Berechnung
590	1) 7,876	—
577	2) { 9,938	—
471,5	{ 0,194	—
563,5	3) { 10,000	—
464	{ 0,100	—
512	—	{ (1,2) 2,390 / (1,3) 2,354 / (2,3) 2,329 / Mittel: 2,358

(VI.)

λ (in μμ)	Annahmen	Berechnung
536	6,043	—
512	2,358	—
475	—	0,272

(VII.)

λ (in μμ)	Annahmen	Berechnung
512	2,358	—
505	—	1,534
650	0,200	—
495	—	0,787
628	1,330	—
485	—	0,442
606	4,600	—
475	0,272	—

(VIII.)

λ (in μμ)	Annahmen	Berechnung
485	0,442	—
475	0,272	—
463	—	0,110

(IX.)

λ (in μμ)	Annahmen	Berechnung
475	0,272	—
465	0,126	—
455	—	0,051
445	—	0,012
433	—	0,000

$$G_\lambda = b \cdot G_{563\cdot5} - c \cdot G_{\lambda'}\,.$$

Für $\lambda = 590\ \mu\mu$ ist nun $\lambda' = 478\ \mu\mu$. Da in dem blauen Theile des Spectrum G jedenfalls sehr klein, so erhalten wir als erste Annäherung, indem wir $G_{478} = 0$ annehmen,

$$G_{590} = 0{,}85 \cdot G_{563\cdot5}\,.$$

Als blofsen Maafsstab für die Rechnung setzen wir $G_{563\cdot5} = 10$ und erhalten somit

$$G_{590} = 8{,}500.$$

Ganz entsprechend ergiebt sich

$$G_{577} = 9{,}964.$$

Mit diesen Werthen wurde nun zunächst weiter gerechnet und durch die Sätze III und IV die Curve bis 545 $\mu\mu$ ermittelt. Für die Anwendung von Satz V war die Kenntnifs von $G_{471\cdot5}$ und G_{464} erforderlich, wofür wir in erster Annäherung aus denselben Gründen wie vorhin wieder den Werth Null annehmen. Der Satz VI benutzt zwar Licht von der Wellenlänge 673 $\mu\mu$; dieses Glied fällt aber hier fort, da G_{673}, als in der langwelligen Endstrecke gelegen, gleich Null ist. Die bei Satz VII in die Rechnung eingehenden Werthe von G_{650}, G_{628} und G_{606} sind durch die schon ausgeführte Berechnung nach Satz III mittels graphischer Interpolation bereits in erster Annäherung zu finden. Nachdem in solcher Weise die Curve bis 485 $\mu\mu$ berechnet war, wurde sie aufgezeichnet und der letzte Theil unter Berücksichtigung, dafs $G_{433} = 0$ sein mufs, glatt ausgezogen. Nun wurde die Rechnung wieder mit Satz II begonnen, aber jetzt für G_{478} und $G_{471\cdot5}$ die aus der Curve entnommenen Werthe eingesetzt; dadurch wurden G_{590} und G_{577} etwas verändert u. s. w. In dieser Art wurde die ganze Rechnung so oft wiederholt, bis sich am Schlusse einer Rechnung dieselben Werthe für G_{478}, $G_{471\cdot5}$ und G_{464} ergaben, welche am Anfang dafür angenommen waren.

Die Richtigkeit der so gewonnenen Curven wurde noch dadurch bestätigt, dafs sich bei dieser letzten Rechnung für G_{433}, welches ja Null werden mufste, thatsächlich auch nur ein ganz verschwindender Werth (wenige Tausendstel der gewählten Einheit) ergab. Dieses wurde endlich aber auch noch ausgeglichen, indem wir den Satz IX noch einmal unter der Annahme $G_{433} = 0$ berechneten.

Es ist ersichtlich, daſs man die Berechnung von G auch in der umgekehrten Richtung, bei 433 $\mu\mu$ mit Satz IX beginnend, hätte ausführen können. Dieser Weg wäre aber viel zeitraubender gewesen, weil man in Satz VII die noch gänzlich unbekannten, jedenfalls aber nicht kleinen Werthe von G_{606} und G_{628} hätte einführen müssen. Die Zahl der erforderlichen vollständigen Durchrechnungen der Curve wäre bedeutend gröſser gewesen, ehe man durch Annäherung zu einem mit allen Sätzen stimmenden Curvenverlauf gekommen wäre. Das endliche Ergebniſs könnte aber kein anderes gewesen sein, als das, was wir auf dem kürzeren Wege erlangten, da die Curve durch die Gesammtheit der ihren ganzen Verlauf umspannenden Gleichungen und die Annahme über ihre Endpunkte eindeutig bestimmt ist.

Bei der Berechnung der Elementar-Empfindungs-Curve R, welche bei der Wellenlänge 475 $\mu\mu$ beginnen und von hier aus nach dem rothen Ende hin ausgeführt werden muſste, waren wir leider genöthigt, dieses umständlichere Verfahren zu benutzen. Wie aus der nachfolgenden Tabelle XIV., welche in völlig derselben Weise wie die vorige angeordnet ist, hervorgeht, sind schon in dem zweiten (VII) der verwendeten Sätze sehr groſse Werthe für R_λ einzuführen. Wir konnten uns die Rechnungsarbeit einigermaſsen dadurch erleichtern, daſs wir zuerst unter Benutzung der aus der Bestimmung der Complementärfarben gewonnenen Kenntniſs des Schnittpunktes der R- und G-Curve im Interferenz-Spectrum des Gaslichtes (siehe § 12. S. 264) eine Curve von gleichem Flächeninhalt wie die G-Curve aufzeichneten, deren Ordinaten bei 720 $\mu\mu$ und 430 $\mu\mu$ gleich Null waren, und aus ihr dann die Werthe für R_λ bei der ersten Annäherungs-Rechnung ablasen. (Bei dem zweiten von uns haben wir natürlich die R-Curve des ersten zum Ausgang genommen.)

Die einzige principielle Abweichung bei der Berechnung der R-Curve von derjenigen der G-Curve besteht bei der Benutzung der Sätze V und IV. Aus den Sätzen VII und VI sind durch Annahme und Berechnung $R_{516.5}$ und R_{536} bei K. (R_{512} und R_{536} bei D.) bestimmt; nun enthält aber weder Satz V noch Satz IV diese beiden Spectrallichter zugleich, was zur

Weiterführung der Rechnung erforderlich wäre; es mußte daher eine Verknüpfung der Gleichung beider Sätze stattfinden, die in folgender Weise geschah:

Die Gleichungen von Satz IV haben die Form

$$L_\lambda = a \cdot L_{590} + b \cdot L_{536}$$

die von Satz V

$$L_\lambda = a \cdot L_{590} + b \cdot L_{516 \cdot 5} - c \cdot L_{\lambda'}.$$

Setzen wir nun überall R für L ein, versehen die Coefficienten a und b, um sie als dem betreffenden Satze entnommen zu kennzeichnen, mit den Indices IV und V und berücksichtigen endlich, daß in Satz V stets $R_{\lambda'} = 0$ ist, so verwandeln sich die beiden obigen Gleichungen in

$$R_\lambda = a_{IV} \cdot R_{590} + b_{IV} \cdot R_{536}$$

und

$$R_\lambda = a_V \cdot R_{590} + b_V \cdot R_{516 \cdot 3}.$$

Da nun λ sowohl in Satz IV als in Satz V die Werthe 577 $\mu\mu$ und 563 $\mu\mu$ annehmen kann, so können wir die rechten Seiten gleich setzen und erhalten daraus

$$R_{590} = \frac{b_V \cdot R_{516 \cdot 5} - b_{IV} \cdot R_{536}}{a_{IV} - a_V}.$$

Indem wir nun einmal $\lambda = 577 \mu\mu$, dann $\lambda = 563.5 \mu\mu$ setzen und die entsprechenden Coefficienten a und b benutzen, erhalten wir zwei Werthe für R_{590}, die aber, wie aus der Tabelle XIV. hervorgeht, sehr wenig voneinander abweichen.

Die ungefähr gleichen Werthe für R_{720} (bei gleicher Annahme für R_{536}) in unseren beiden Farbensystemen geben in Verbindung mit der Thatsache, daß für uns beide die sichtbare Grenze des Spectrum am langwelligen Ende an derselben Stelle liegt, eine zwar nicht völlig sichere, aber doch immerhin beachtenswerthe Controle für unsere Beobachtungen und die darauf begründeten Rechnungen.

§ 16. Die Berechnung der Elementar-Empfindungs-Curve V. Das hierbei benutzte Verfahren knüpft an folgende Ueberlegung an. Denken wir uns, der Verlauf der V-Curve

Tabelle XIV.

Berechnung der Elementar-Empfindungs-Curve R.

Für K.			Für D.		

(VI.)

λ (in $\mu\mu$)	Annahmen	Berechnung	λ (in $\mu\mu$)	Annahmen	Berechnung
475	0,—	—	475	0,—	—
516,5	—	1,638	512	—	1,381
673	3,80	—	661	5,50	—
536	5,00	—	536	5,00	—

(VII.)

λ (in $\mu\mu$)	Annahmen	Berechnung	λ (in $\mu\mu$)	Annahmen	Berechnung
475	0,—	—	475	0,—	—
485	—	0,096	485	—	0,148
606	18,10	—	606	16,98	—
495	—	0,265	495	—	0,375
628	16,30	—	628	14,17	—
505	—	0,603	505	—	0,851
650	9,85	—	650	8,23	—
516,5	1,638	—	512	1,381	—

(IV u. V.)

λ (in $\mu\mu$)	Annahmen	Berechnung	λ (in $\mu\mu$)	Annahmen	Berechnung
516,5	1,638	—	512	1,381	—
471,5	0,—	—	471,5	0,—	—
464	0,—	—	464	0,—	—
536	5,00	—	536	5,00	—
590	—	(577) 16,335 / (563,5) 16,211 / Mittel: 16,273	590	—	(577) 15,130 / (563,5) 15,504 / Mittel: 15,317
545	—	6,877	545	—	6,580
555	—	9,123	555	—	8,581
563,5	—	11,034	563,5	—	10,364
577	—	13,795	577	—	13,283

Tabelle XIV.

(Fortsetzung.)

Berechnung der Elementar-Empfindungs-Curve R.

Für K.			Für D.		

(II.) — **(II.)**

λ (in $\mu\mu$)	Annahmen	Berechnung	λ (in $\mu\mu$)	Annahmen	Berechnung
563,5	1) 11,034	—	563,5	1) 10,364	—
577	2) { 13,795	—	577	2) { 13,283	—
471,5	{ 0,—	—	471,5	{ 0,—	—
590	3) { 16,273	—	590	3) { 15,317	—
478	{ 0,—	—	478	{ 0,—	—
670	—	{ (1,2) 4,174 (1,3) 4,136 (2,3) 4,115 ‾‾‾‾‾‾ Mittel: 4,142	670	—	{ (1,2) 3,866 (1,3) 3,915 (2,3) 4,023 ‾‾‾‾‾‾ Mittel: 3,934

(III.) — **(III.)**

λ (in $\mu\mu$)	Annahmen	Berechnung	λ (in $\mu\mu$)	Annahmen	Berechnung
590	16,273	—	590	15,317	—
600	—	17,723	600	—	16,627
610	—	18,328	610	—	16,988
620	—	17,548	620	—	15,903
630	—	15,842	630	—	13,701
645	—	11,213	645	—	10,060
670	4,142	—	670	3,934	—

(I.) — **(I.)**

λ (in $\mu\mu$)	Annahme	Berechnung	λ (in $\mu\mu$)	Annahme	Berechnung
670	4,142	—	670	3,934	—
660	—	6,354	660	—	5,866
685	—	2,441	685	—	2,391
700	—	1,354	700	—	1,262
720	—	0,466	720	—	0,462

sei bekannt, und man habe sie zugleich mit der G-Curve, beide
auf das Interferenz-Spectrum des Gaslichtes bezogen, auf derselben Abscissenaxe aufgezeichnet. Dann wird bei einer solchen
Wahl des Maßstabes der Zeichnung, daß die beiden von den
Curven und der Abscissenaxe umschlossenen Flächen einander
gleich sind, die Wellenlänge des Schnittpunktes (wie wir oben
auf S. 264 dargelegt haben) die Complementärfarbe für Gaslicht
zu der rothen Endstrecke angeben; wir haben sie schon mit λ_{gv}
bezeichnet. Es ist also

$$G_{\lambda_{gv}} = V_{\lambda_{gv}}.$$

Da wir die G-Curve schon bestimmt haben, so kennen wir
von der V-Curve schon den einen Werth $V_{\lambda gv}$; und von
diesem ausgehend, können wir dann mit Hülfe unserer Farbengleichungen eine Curve berechnen, welche die gleiche Fläche
wie die Curve G mit der Abscissenaxe einschließt.

In der praktischen Ausführung gestaltete sich dieses Verfahren folgendermaßen:

Für $V_{516 \cdot 5}$ bei K, für V_{512} bei D und für V_{475} wurden
zuerst zwei beliebige Annahmen gemacht, wobei wir freilich
von vornherein schon berücksichtigten, daß der Violetwerth
des Lichtes von $\lambda = 475\ \mu\mu$ größer als derjenige des Lichtes
von $\lambda = 516,5\ \mu\mu$ sein wird, und demgemäß $V_{475} > V_{516 \cdot 5}$ (resp.
V_{512}) wählten.

Mit Hülfe der Sätze VII, VIII und IX wurde dann die
Curve bis 433 $\mu\mu$ nach der kurzwelligen und vermittelst des
Satzes VI bis 536 $\mu\mu$ nach der langwelligen Seite hin berechnet.
Die in dieser Weise gefundenen Werthe für V wurden vermittelst
der Coefficienten in Tabelle II. auf das Interferenz-Spectrum des
Lampenlichtes umgerechnet und für die Aufzeichnung ein
solcher Maßstab gewählt, daß $V_{516 \cdot 5} = G_{516 \cdot 5}$ war. Da nun
die Intensität bei 400 $\mu\mu$ im Lampenlicht verschwindend klein,
so wurde $V_{400} = 0$ gesetzt und zwischen 433 $\mu\mu$ und 400 $\mu\mu$ die
Curve, dem übrigen Verlaufe sich anschließend, glatt ausgezogen. Unserer Festsetzung nach ist aber V_{630} ebenfalls gleich
Null; wir können daher zwischen dem schon kleinen Werthe
von V_{536} und diesem Endpunkte der Mittelstrecke auch glatt
ausziehen, wobei wir zur Führung der Curve noch den Anhaltspunkt haben, daß hier die Mischung zweier Lichter niemals

Tabelle XV.

Berechnung der Elementar-Empfindungs-Curve *V.*

	Für K.			Für D.	

(VII.) / **(VII.)**

λ (in $\mu\mu$)	Annahmen	Berechnung	λ (in $\mu\mu$)	Annahmen	Berechnung
516,5	2,438	—	512	2,535	—
505	—	2,762	505	—	3,087
650	0,—	—	650	0,—	—
495	—	2,920	495	—	3,529
628	0,—	—	628	0,—	—
485	—	4,673	485	—	4,405
606	0,—	—	606	0,—	—
475	6,650	—·	475	6,50	—

(VI.) / **(VI.)**

λ (in $\mu\mu$)	Annahmen	Berechnung	λ (in $\mu\mu$)	Annahmen	Berechnung
475	6,650	—	475	6,500	—
516,5	2,438	—	512	2,535	—
673	0,—	—	661	0,—	—
536	—	2,000	536	—	1,865

(VIII.) / **(VIII.)**

λ (in $\mu\mu$)	Annahmen	Berechnung	λ (in $\mu\mu$)	Annahmen	Berechnung
485	4,673	—	485	4,405	—
475	6,650	—	475	6,500	—
463	—	6,043	463	—	6,219

(IX.) / **(IX.)**

λ (in $\mu\mu$)	Annahmen	Berechnung	λ (in $\mu\mu$)	Annahmen	Berechnung
475	6,650	—	475	6,500	—
465	6,210	—	465	6,440	—
433	—	2,483	433	—	2,407
455	—	4,938	455	—	5,226
445	—	3,778	445	—	3,948

gesättigter ist, als das in der Nuance gleiche, zwischen ihnen liegende homogene Licht.

Die von dieser Curve und der Abscissenaxe umschlossene Fläche, also $\int V \cdot d\lambda$, wurde nunmehr bestimmt. War sie kleiner als $\int G \cdot d\lambda$, so wurde bei demselben anfänglichen Werth von $V_{516\cdot5}$ bezw. V_{512} jetzt eine gröfsere Annahme für V_{475} gemacht und die ganze eben beschriebene Rechnung nochmals ausgeführt. Aus dem sich jetzt ergebenden Integralwerthe wurde auf eine weitere Annäherung für V_{475} geschlossen und in dieser Art so lange fortgefahren, bis endlich

$$\int V \cdot d\lambda = \int G \cdot d\lambda$$

war.

Die vorstehende Tabelle XV. enthält die Zahlenangaben für diese letzte Berechnung, aber nur soweit, wie sie auf das Dispersions-Spectrum Bezug haben.

Aus dieser Darlegung ist ersichtlich, weshalb der Bestimmung der Elementar-Empfindungs-Curven die Bestimmung der Complementärfarben (wenigstens für Gaslicht) vorausgehen mufste.

§ 17. Zusammenstellung und Umrechnung der Ergebnisse. — Prüfung der erhaltenen Elementar-Empfindungs-Curven durch die Complementärfarben. Die bisher mitgetheilten Werthe für die Ordinaten der Elementar-Empfindungs-Curven waren die unmittelbaren Ergebnisse der Berechnung; sie beziehen sich also auf das Dispersions-Spectrum des Lampenlichtes. In den nachfolgenden Tabellen XVI. und XVII. sind nun aufser einer Zusammenstellung dieser Werthe auch die Umrechnungen auf das Interferenz-Spectrum des Lampenlichtes und des Sonnenlichtes enthalten, wobei für die beiden letzteren die mehrfach erwähnte Reduction des Maafsstabes auf Flächengleichheit vorgenommen ist.

Bei dem Interferenz-Spectrum des Sonnenlichtes konnte aber, ohne mit der Erfahrung in Widerspruch zu kommen, die Intensität bei 400 $\mu\mu$ nicht gleich Null angenommen werden. Da wir nun aus äufseren Gründen nicht in der Lage waren, selbst die erforderlichen Messungen anzustellen, so haben wir die Fraunhofer'schen Angaben [1] über die Helligkeits-Vertheilung

---

[1] J. Fraunhofer, *Denkschriften d. bayer. Akad.* Bd. V. 1817.

im Sonnenspectrum zu Hülfe genommen und den aus ihnen berechneten Werth von $\dfrac{V_{488}}{V_{400}} = 4{,}46$ in unsere Rechnung eingeführt.

Da wir uns durch annähernde Messungen mehrfach davon überzeugten, dafs die Helligkeits-Abnahme am kurzwelligen Ende des Spectrum bei Dichromaten und Trichromaten nur wenig, vielleicht gar nicht voneinander verschieden war, so haben wir die Fraunhofer'schen Beobachtungen auch zur Berechnung von K_{400} bei den Dichromaten verwerthet. Es ist dieses auf S. 239 und S. 245 schon angedeutet und bei der Zusammenstellung der Tabellen IVb, Vb, VIb und VIIb benutzt werden.

Weil wir an den Verlauf der V-Curve in der kurzwelligen Endstrecke keinerlei Folgerungen anknüpfen, so glauben wir für diese nicht einwurfsfreie Uebernahme fremder Beobachtungen in unsere Tabellen Entschuldigung zu finden.

Fig. 5 enthält die auf das Interferenz-Spectrum des Sonnenlichtes bezüglichen Elementar-Empfindungs-Curven für unsere beiden normalen trichromatischen Farbensysteme. Die aufserdem noch eingetragenen Curven eines anomalen trichromatischen Systems werden weiter unten besprochen.

Bei den Curven von K. macht sich die Absorption in der Macula lutea deutlich als ein den glatten Verlauf störender Ausschnitt im blau-grünen Theile des Spectrum bemerkbar. Bei D. ist dieses in weit geringerem Maafse der Fall. Sucht man diese Ungleichheit durch glattes Ausziehen der Curven in der genannten Spectralregion zu beseitigen und reducirt dann wieder auf gleiche Fläche, so fallen die entsprechenden Curven für K. und D. beinahe völlig zusammen, so dafs also die scheinbar beträchtliche Verschiedenheit der Curven, welche besonders bei der Elementarempfindung G hervortritt, jedenfalls zum gröfsten Theil durch die Absorption in der Macula lutea veranlafst wird.

In § 12 haben wir dargelegt, dafs das Licht einer Endstrecke complementär gefärbt sein mufs zu dem Lichte, welches dem Schnittpunkte der Curven derjenigen beiden Elementarempfindungen entspricht, die in dieser Endstrecke gleich Null sind. Die Complementärfarben der Endstrecken für Sonnen- und Lampenlicht haben wir nun bereits oben in Tabelle VIII. und IX. angegeben; und aus unseren in den letzten Paragraphen ent-

Tabelle XVI.

Für K.

λ (μμ)	Dispersions-Spectrum des Gaslichtes			Interferenz-Spectrum des Gaslichtes			Interferenz-Spectrum des Sonnenlichtes		
	R	G	V	R	G	V	R	G	V
720	0,466	—	—	0,145	—	—	0,033	—	—
700	1,354	—	—	0,447	—	—	0,110	—	—
685	2,441	—	—	0,850	—	—	0,233	—	—
670	4,142	—	—	1,541	—	—	0,519	—	—
660	6,354	—	—	2,485	—	—	0,905	—	—
645	11,213	0,526	—	4,732	0,426	—	2,170	0,124	—
630	15,842	1,703	—	7,230	1,494	—	3,988	0,543	—
620	17,548	2,906	—	8,442	2,687	(0,02)	5,227	1,106	(0,001)
610	18,328	4,703	—	9,311	4,591	(0,07)	6,704	2,168	(0,006)
600	17,723	6,953	—	9,451	7,125	(0,18)	7,400	3,711	(0,016)
590	16,273	8,473	—	9,144	9,150	(0,33)	8,326	5,541	(0,034)
577	13,795	9,958	—	8,345	11,581	(0,65)	8,965	8,275	(0,079)
563,5	11,034	10,000	—	7,301	12,717	(1,15)	9,505	11,011	(0,169)
555	9,123	8,879	—	6,382	11,937	(1,55)	9,471	11,782	(0,260)
545	6,877	7,317	—	5,155	10,537	(2,05)	8,776	11,933	(0,394)
536	5,000	5,617	2,000	3,994	8,623	2,786	7,709	11,070	0,608
516,5	1,638	2,304	2,438	1,437	3,884	3,884	4,081	7,338	1,247
505	0,603	0,984	2,762	0,597	1,875	4,400	2,174	4,542	1,811
495	0,265	0,451	2,920	0,241	0,878	5,402	1,078	2,610	2,729
485	0,096	0,258	4,673	0,120	0,564	9,271	0,587	2,015	5,629
475	—	0,167	6,650	—	0,388	14,031	—	1,703	10,469
463	—	0,066	6,043	—	0,165	13,736	—	0,925	13,075
455	—	0,026	4,938	—	0,068	11,802	—	0,457	13,421
445	—	0,009	3,778	—	0,025	9,573	—	0,213	13,693
433	—	0,000	2,483	—	0,000	6,777	—	0,000	12,323
400	—	—	—	—	—	—	—	—	(2,763)

Tabelle XVII.

Für D.

$\lambda(\mu\mu)$	Dispersions-Spectrum des Gaslichtes			Interferenz-Spectrum des Gaslichtes			Interferenz-Spectrum des Sonnenlichtes		
	R	G	V	R	G	V	R	G	V
720	0,462	—	—	0,154	—	—	0,033	—	—
700	1,262	—	—	0,449	—	—	0,104	—	—
685	2,391	—	—	0,898	—	—	0,232	—	—
670	3,935	—	—	1,578	—	—	0,502	—	—
660	5,866	—	—	2,472	—	—	0,852	—	—
645	10,060	0,334	—	4,575	0,264	—	1,891	0,071	—
630	13,701	1,182	—	6,739	1,011	—	3,481	0,339	—
620	15,903	2,205	—	8,244	1,989	(0,02)	4,827	0,755	(0,001)
610	16,988	3,970	—	9,300	3,781	(0,07)	6,246	1,648	(0,006)
600	16,627	5,997	—	9,555	5,995	(0,18)	7,076	2,880	(0,016)
590	15,317	7,876	—	9,276	8,297	(0,33)	7,988	4,635	(0,034)
577	13,283	9,938	—	8,659	11,271	(0,65)	8,799	7,430	(0,067)
563,5	10,364	10,000	—	7,390	12,406	(1,15)	9,100	9,911	(0,168)
555	8,581	9,077	—	6,480	11,924	(1,55)	9,095	10,858	(0,259)
545	6,580	7,642	—	5,314	10,737	(2,05)	8,557	11,217	(0,392)
536	5,000	6,043	1,865	4,304	9,050	2,598	7,857	10,718	0,564
512	1,381	2,358	2,535	1,408	4,183	4,183	4,158	8,016	1,469
505	0,851	1,534	3,087	0,910	2,853	5,340	3,134	6,376	2,187
495	0,375	0,787	3,529	0,429	1,566	6,529	1,813	4,296	3,283
485	0,148	0,442	4,405	0,182	0,943	8,739	0,925	3,107	5,280
475	—	0,272	6,500	—	0,617	13,715	—	2,497	10,182
463	—	0,110	6,219	—	0,270	14,136	—	1,393	13,401
455	—	0,051	5,226	—	0,131	12,490	—	0,810	14,143
445	—	0,012	3,948	—	0,033	10,004	—	0,256	14,250
433	—	—	2,407	—	—	6,571	—	—	11,900
400	—	—	—	—	—	—	—	—	(2,668)

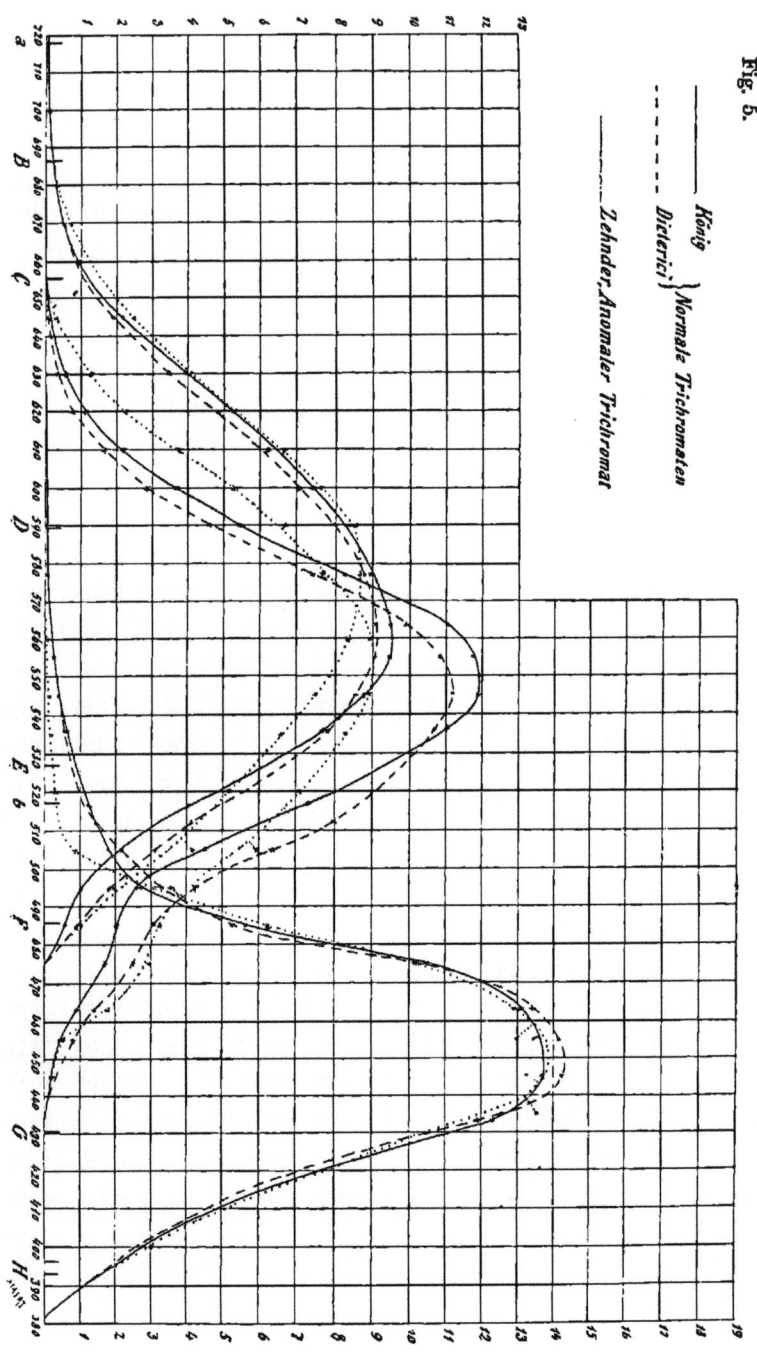

Fig. 5.

——— König ⎫
– – – – – Dieterici ⎬ Normale Trichromaten
——— Zehnder, Anomaler Trichromat

haltenen Messungen können wir die Schnittpunkte der Curven entnehmen. Für Sonnenlicht sind sie in der Fig. 5 bereits abzulesen, und für Lampenlicht haben wir ebenfalls die entsprechende Figur aufgezeichnet.[1] Indem wir beide Werthe, die theoretisch identisch sein müssen, miteinander vergleichen, erhalten wir eine Controle für die Richtigkeit unserer Elementar-Empfindungs-Curven; nur bei den Werthen von λ_{gv} für Lampenlicht ist die absolut genaue Uebereinstimmung selbstverständlich, da wir von ihr ja bei der Berechnung der Elementar-Empfindungs-Curve V ausgegangen sind.

Die folgende Tabelle XVIII. enthält für uns beide die Zusammenstellung dieser Werthe und die Angabe der thatsächlich vorhandenen Differenzen (Werth aus den Curven minus Werth aus den Complementärfarben).

Tabelle XVIII.

Beobachter	Lampenlicht						Sonnenlicht		
	λ_{rg}			λ_{rg}			λ_{gv}		
	Schnittpunkt der Curven	Complementärf. d. Endstrecke	Differenz	Schnittpunkt der Curven	Complementärf. d. Endstrecke	Differenz	Schnittpunkt der Curven	Complementärf. d. Endstrecke	Differenz
	$\mu\mu$	$\mu\mu$	$\mu\mu$	$\mu\mu$	$\mu\mu$	$\mu\mu$	$\mu\mu$	$\mu\mu$	$\mu\mu$
K.	589,8	588,8	+ 1,0	573,0	573,0	0,0	495,6	496,3	− 0,7
D.	586,0	585,5	+ 0,5	569,2	570,6	− 1,4	491,9	494,1	− 2,2

Wie man sieht, sind die Differenzen sehr gering. Ob man aus dem Umstand, daſs sie beim Lampenlicht gröſser als Null, beim Sonnenlicht aber gleich oder kleiner als Null sind, einen Schluſs auf eine durchgehend vorhandene, freilich kleine Unrichtigkeit in den benutzten Umrechnungscoefficienten ziehen darf, lassen wir dahingestellt. Sei es, daſs hierin, sei es, daſs in blos zufälligen Beobachtungsfehlern der hergestellten

---

[1] Um die Schnittpunkte genau zu bestimmen, wurden die hier allein in Betracht kommenden Theile der Curven in einem bedeutend gröſseren Maaſsstabe aufgezeichnet, als er der Fig. 5 zu Grunde liegt.

Farbengleichungen die Ursache liegt, jedenfalls weicht der that-
sächliche Verlauf der von uns definirten Elementar-Empfindungs-
Curven nur unbedeutend von dem durch unsere Rechnungen
gefundenen ab.

b) Anomale trichromatische Farbensysteme.

**§ 18. Die Farbengleichungen, ihre unmittel-
baren Ergebnisse und die Berechnung der Elementar-Empfindungs-Curven.** Dem, was wir in den §§ 13 und 14
über die Auswahl der Farbengleichungen gesagt haben, ist hier
nichts mehr hinzuzufügen. Die folgende Tabelle XIX. enthält in
genau derselben Anordnung, die wir bei unseren eigenen Farbensystemen benutzt haben, die Coefficienten der von Hrn. ZEHNDER
hergestellten Gleichungen. Bei Prof. BECKER wurden nur einzelne
Theile der Curven näher untersucht. Die Zahl der Sätze ist aus
den schon früher erörterten Gründen geringer, und nur ein Satz
enthält Gleichungen der 3. Form.

Aus diesen Farbengleichungen wurden nun die Elementar-
Empfindungs-Curven, die wir hier mit R', G' und V' bezeichnen
wollen, in derselben Weise berechnet, wie es oben für die normalen trichromatischen Systeme ausführlich dargelegt worden
ist. Nur bei der Curve für V' trat insofern eine Abweichung
ein, als die hier etwas gröfsere Unsicherheit der Gleichungen
nicht mehr gestattete, die Berechnung von dem Schnittpunkte
λ_{gv} nach dem rothen Ende hin auch nur theilweise auszuführen,
sondern man mufste von λ_{gv}, welches hier den Werth 505 $\mu\mu$
hat, die Curve bis zum langwelligen Ende der Mittelstrecke
(ca. 630 $\mu\mu$) in derselben Weise auszuziehen, wie es bei uns erst
von 536 $\mu\mu$ an geschah.

Die folgende Tabelle XX. enthält die Zahlenangaben über
die Berechnung. Die Beobachtungen waren so angeordnet,
dafs nur für den in den Gleichungen der 3. Form vorkommenden
und die Ergebnisse wenig beeinflussenden Werth von L_{ν} graphische
Interpolationen erforderlich wurden, was bei den hier ohnehin
etwas unsicheren Werthen der Coefficienten von besonderem
Vortheil ist.

**§ 19. Zusammenstellung und Umrechnung der
Ergebnisse. — Prüfung vermittelst der Complementärfarben.** Da wir über den Verlauf der R'-Curve in
der langwelligen Endstrecke bei Hrn. ZEHNDER keine besonderen

Tabelle XIX.
(Hr. L. Zehnder.)

I.
$$L_\lambda = a \cdot L_{670} + b \cdot L_{577}$$

λ (in $\mu\mu$)	a	b
670	1,—	0,—
645	2,107	0,1388
630	1,975	0,3930
620	1,655	0,5927
610	1,192	0,8202
600	0,7508	0,9781
590	0,3401	1,0150
577	0,—	1,—

II.
$$L_\lambda = a \cdot L_{620} + b \cdot L_{520}$$

λ (in $\mu\mu$)	a	b
620	1,—	0,—
610	0,8976	1,183
600	0,7683	2,153
590	0,5970	2,797
577	0,3567	3,186
560	0,1669	2,753
545	0,0697	2,119
535	0,0209	1,700
520	0,—	1,—

III.
$$L_\lambda = a \cdot L_{535} + b \cdot L_{475} - c \cdot L_{\lambda'}$$

λ (in $\mu\mu$)	a	b	λ' (in $\mu\mu$)	c
535	1,—	0,—	—	—
520	0,5557	0,2103	685	0,02570
505	0,2858	0,3000	650	0,00137
475	0,—	1,—	—	—

IV.
$$L_\lambda = a \cdot L_{505} + b \cdot L_{475}$$

λ (in $\mu\mu$)	a	b
505	1,—	0,—
495	0,3502	0,4500
485	0,1467	0,7681
475	0,—	1,—

V.
$$L_\lambda = a \cdot L_{485} + b \cdot L_{463}$$

λ (in $\mu\mu$)	a	b
485	1,—	0,—
475	0,3379	0,7920
463	0,—	1,—

VI.
$$L_\lambda = a \cdot L_{475} + b \cdot L_{433}$$

λ (in $\mu\mu$)	a	b
475	1,—	0,—
465	0,42500	1.244
455	0,08857	1,538
445	0,03571	1,256
433	0,—	1,—

19*

Tabelle XX.

Elementarempfindung R'

(III.)

λ (in μμ)	Annahmen	Berechnung
475	0,—	—
505	—	0,936
650	7,50	—
520	—	1,777
685	2,60	—
535	3,32	—

(IV.)

λ (in μμ)	Annahmen	Berechnung
475	0,—	—
485	—	0,137
495	—	0,328
505	0,936	—

(II.)

λ (in μμ)	Annahmen	Berechnung
520	1,777	—
535	3,320	—
620	—	14,310
545	—	4,763
560	—	7,280
577	—	10,766
590	—	13,513
600	—	14,820
610	—	14,947

Elementarempfindung G'

(I.)

λ (in μμ)	Annahmen	Berechnung
670	0,—	—
645	—	1,388
630	—	3,930
620	—	5,927
610	—	8,202
600	—	9,781
590	—	10,150
577	10,00	—

(II.)

	λ (in μμ)	Annahmen	Berechnung
1)	620	5,927	
2)	610	8,202	
3)	600	9,781	
4)	590	10,150	
5)	577	10,000	

Berechnung:

(1,2)	2,436
(1,3)	2,428
(1,4)	2,358
(1,5)	2,475
(2,4)	2,386
(2,5)	2,482
(3,4)	2,268
(3,5)	2,418
(4,5)	2,497
(4,5)	(2,600)

Mittel¹: 2,382

λ (in μμ)	Annahmen	Berechnung
560	—	7,547
545	—	5,460
535	—	4,173

Elementarempfindung V

(IV.)

λ (in μμ)	Annahmen	Berechnung
505	1,339	—
495	—	3,619
485	—	5,573
475	7,000	—

(V.)

λ (in μμ)	Annahmen	Berechnung
485	5,573	—
475	7,000	—
463	—	6,461

(VI.)

λ (in μμ)	Annahmen	Berechnung
475	7,00	—
465	6,66	—
455	—	5,163
445	—	3,600
433	—	2,954

¹ Siehe Note auf der folgenden Seite.

Tabelle XX.

(Fortsetzung der beiden ersten Hauptspalten.)

Elementarempfindung R''			Elementarempfindung G'		

(I.)

λ (in $\mu\mu$)	Annahmen	Berechnung
577	1) 10,766	—
590	2) 13,513	—
600	3) 14,820	—
610	4) 14,947	—
620	5) 14,310	—
		(1,2) (7,603)
		(1,3) (5,714)
		(1,4) (5,131)
		(1,5) (4,791)
		(2,3) 4,250
670	—	(2,4) 4,391
		(2,5) 4,407
		(3,4) 4,481
		(3,5) 4,441
		(4,5) 4,422
		Mittel:[1] 4,440
630	—	13,000
645	—	10,849

(III.)

λ (in $\mu\mu$)	Annahmen	Berechnung
535	4,173	—
520	2,382	—
685	0,—	—
475	—	0,300
505	—	1,283
650	0,750	—

(IV.)

λ (in $\mu\mu$)	Annahmen	Berechnung
505	1,283	—
495	—	0,584
485	—	0,419
475	0,300	—

(V.)

λ (in $\mu\mu$)	Annahmen	Berechnung
485	0,419	—
475	0,300	—
463	—	0,127

(VI.)

λ (in $\mu\mu$)	Annahmen	Berechnung
475	0,300	—
465	0,136	—
433	—	0,000
455	—	0,027
445	—	0,001

---

[1] Diejenigen Werthe, zu deren Berechnung Farbengleichungen, welche Licht von der Wellenlänge 577 $\mu\mu$ enthalten, benutzt sind, weichen nach derselben Richtung von allen übrigen ab. Vermuthlich ist im Beobachtungssatz II ein Fehler untergelaufen, den wir nachher nicht mehr auffinden konnten, und zur Wiederholung war keine Zeit mehr. Wir haben daher die betreffenden Werthe eingeklammert und von dem Mittel ausgeschlossen. Obschon bei G'_{520} (siehe Anfang dieser Tabelle auf der vorigen Seite) diese Werthe keine merkliche Abweichung von den übrigen zeigten, mufsten sie auch dort der Gleichmäfsigkeit halber vom Mittel ausgeschlossen werden.

Messungsreihen angestellt haben, sondern uns nur durch ver-
einzelte Versuche davon überzeugten, daſs der Intensitätsabfall
in dieser Spectralregion im Allgemeinen mit dem unsrigen
übereinstimmte, so haben wir die Mittelwerthe der bei uns gemachten Messungen für ihn angenommen und danach R'_{720},
R'_{700} und R'_{685} aus dem von ihm beobachteten Werthe R'_{670}
berechnet. Sie sind in der nachfolgenden Tabelle XXI. in
Klammern angegeben. Dasselbe gilt für den Werth V_{400} im Interferenz-Spectrum des Sonnenlichtes. Während wir in dieser Tabelle
die Werthe für die Elementar - Empfindungs-Curven des Hrn.
ZEHNDER in derselben Vollständigkeit und derselben Anordnung
wie in den entsprechenden auf uns bezüglichen Tabellen XVI. und
XVII. (S. 286 und 287) mittheilen, enthält die Tabelle XXII. für
Prof. BECKER die Curven nur so weit, als sie (unter gleichen Annahmen wie bei Hrn. ZEHNDER für die Ordinaten an den Enden
der mitgetheilten Regionen) sicher berechnet werden konnten.
Durch Vergleich der Curven beider Beobachter ergiebt sich,
daſs die einzelnen Unebenheiten, d. h. die einzelnen Punkte,
welche auſserhalb eines glatten Verlaufes liegen, nur zufällige
Beobachtungsfehler sind, denn fast nirgendwo zeigt sich eine
derartig auffallende Stelle bei beiden Beobachtern für dieselbe
Wellenlänge.

Die Prüfung durch die Complementärfarben der Endstrecken
ist hier, da wir nur die Complementärfarben für Gaslicht bestimmt haben, auf einen einzigen Vergleich beschränkt. Bei
Hrn. ZEHNDER ergiebt sich aus den Complementärfarben
$\lambda_{rg} =$ ca. 600 $\mu\mu$, während der Schnittpunkt der Curven bei
599 $\mu\mu$ liegt; die Differenz ist also hier in demselben Sinne wie
oben (S. 289) berechnet, gleich ca. $+ 1 \mu\mu$. Bei Prof. BECKER
liegt der Schnittpunkt unter den soeben mitgetheilten Annahmen
bei ca. 600 $\mu\mu$, während die Complementärfarben für die kurzwellige Endstrecke ca. 602 $\mu\mu$ ergeben; die Differenz ist also
hier ungefähr gleich $- 2 \mu\mu$.

Es ist bereits oben erwähnt, daſs die drei Elementar-
Empfindungs-Curven von Hrn. ZEHNDER in Fig. 5 eingetragen
sind.

§ 20. Vergleich mit den normalen trichromatischen Farbensystemen. Beim ersten Anblick der aufgezeichneten Curven zeigt sich bei den anomalen Trichromaten
ein viel unglatterer Verlauf als bei den normalen Trichromaten

Wir müssen hierbei aber bedenken, dafs kleine Beobachtungsfehler durch die Umrechnung vom Dispersions-Spectrum des
Gaslichtes auf das Interferenz-Spectrum des Sonnenlichtes um
so mehr hervortreten, je kürzer die Wellenlänge des betreffenden Lichtes ist, da die Multiplicationscoefficienten nach dieser
Richtung sehr stark anwachsen. Es zeigt sich nun auch, dafs
die Unebenheiten gerade in der kurzwelligeren Hälfte des
Spectrum besonders auffällig sind. Zeichnet man aber eine
Curve für die aus den Beobachtungen direct erhaltenen Werthe
im Dispersions-Spectrum des Gaslichtes auf, so sind die Fehler
nicht nur gleichmäfsig vertheilt, sondern auch viel geringer
geworden. Daraus geht hervor, dafs wir es hier nur mit
Beobachtungsfehlern zu thun haben, zu deren Ausgleichung wir
durch glattes Ausziehen der Curve berechtigt sind.

Ueber die einzelnen Curven ist Folgendes zu bemerken:

1. Die Curve R' weicht einigermaafsen von der normalen
Curve R ab, obschon ihr Maximum an derselben Stelle liegt.
— Es soll hier nicht verschwiegen werden, dafs eine kritische
Betrachtung über die Abhängigkeit der Gestalt der Curve von
der Unsicherheit der Beobachtung eine merklich andere Form
noch als innerhalb der Grenzen der möglichen Beobachtungsfehler liegend ergiebt. Die wesentlichste, weiter unten im Abschnitt V zu erwähnende charakteristische Eigenthümlichkeit der
Curve ist jedoch völlig unabhängig von dieser Unsicherheit.

2. Die G'-Curve zeigt grofse Unterschiede von der normalen
Curve G. Im Dispersions- und Interferenz-Spectrum des Gas-
lichtes ist ihr Maximum beträchtlich nach dem langwelligen
Ende hin verschoben, und ihre Gestalt könnte als Uebergangs-
form zwischen den normalen R- und G-Curven derselben
Spectren bezeichnet werden. Im Interferenz-Spectrum des
Sonnenlichtes liegt ihr Maximum freilich beinahe an derselben
Stelle wie das der normalen R-Curve, aber ihre Form ist, wie
aus Fig. 5 hervorgeht, eine ganz andere.

3. Da die Curve V' sich fast ausschliefslich über den
kurzwelligen Theil des Spectrum erstreckt, so wird sie besonders von den im vorigen Paragraphen besprochenen Uebelständen, welche von der Umrechnung der unmittelbaren Beob-
achtungs- und Rechnungsergebnisse herrühren, betroffen. Aus
der Fig. 5 ist aber ersichtlich, dafs eine Führung der Curve,
welche sich ziemlich genau an den Verlauf der normalen

Tabelle XXI.

(Hr. L. ZEHNDER.)

λ (μμ)	Dispersions-Spectrum des Gaslichtes			Interferenz-Spectrum des Gaslichtes			Interferenz-Spectrum des Sonnenlichtes		
	R'	G'	V'	R'	G'	V'	R'	G'	V'
720	(0,51)	—	—	(0,192)	—	—	(0,044)	—	—
700	(1,43)	—	—	(0,578)	—	—	(0,145)	—	—
685	(2,53)	—	—	(1,125)	—	—	(0,311)	—	—
670	4,440	—	—	2,008	—	—	0,689	—	—
645	10,850	1,388	—	5,566	0,941	—	2,481	0,291	—
630	13,000	3,930	—	7,214	3,265	—	4,020	1,259	—
620	14,310	5,927	—	8,371	5,191	—	5,287	2,269	—
610	14,947	8,202	—	9,235	7,586	(0,05)	6,690	3,804	(0,004)
600	14,820	9,781	—	9,605	9,496	(0,16)	7,672	5,250	(0,013)
590	13,513	10,150	—	9,228	10,387	(0,27)	8,571	6,678	(0,026)
577	10,766	10,000	—	7,918	11,013	(0,37)	8,678	7,684	(0,041)
560	7,280	7,547	—	5,987	9,296	(0,60)	8,341	8,964	(0,086)
545	4,763	5,460	—	4,339	7,450	(0,82)	7,536	8,956	(0,146)
535	3,320	4,173	—	3,244	6,108	(0,98)	6,618	8,274	(0,198)
520	1,777	2,382	—	1,931	3,867	(1,21)	5,147	7,135	(0,331)
505	0,936	1,283	1,339	1,128	2,317	2,317	4,191	5,958	0,882
495	0,328	0,584	3,619	0,423	1,127	6,695	1,929	3,558	3,129
485	0,137	0,419	5,573	0,190	0,867	11,056	1,041	3,288	6,210
475	—	0,300	7,000	—	0,661	14,770	0,000	3,081	10,194
463	—	0,127	6,461	—	0,300	14,686	—	1,784	12,931
455	—	0,027	5,163	—	0,071	12,330	—	0,507	12,971
445	—	0,001	3,600	—	0,025	10,034	—	0,223	13,280
433	—	—	2,954	—	—	8,064	—	—	13,570
400	—	—	—	—	—	—	—	—	(3,043)

Tabelle XXII.

(Hr. O. Becker.)

λ (μμ)	Dispersions-Spectrum des Gaslichtes			Interferenz-Spectrum des Gaslichtes			Interferenz-Spectrum des Sonnenlichtes		
	R'	G'	V''	R'	G'	V''	R'	G'	V''
670	4,440	—	—	2,008	—	—	0,689	—	—
645	11,193	1,349	—	5,740	1,038	—	2,555	0,319	—
630	13,442	3,770	—	7,455	3,135	—	4,148	1,205	—
620	14,510	5,994	—	8,483	5,253	—	5,349	2,288	—
610	15,751	8,273	—	9,724	7,657	—	7,033	3,826	—
600	14,969	9,621	—	9,700	9,347	—	7,736	5,149	—
590	12,855	10,293	—	8,778	10,538	—	8,140	6,750	—
577	10,735	9,905	—	7,891	10,917	—	8,634	8,252	—
560	7,483	7,907	—	6,152	9,746	—	8,557	9,364	—
535	3,320	3,803	—	3,244	5,570	—	6,618	7,850	—
520	—	2,382	—	—	3,867	—	—	7,135	—
510	—	—	0,983	—	—	1,700	—	—	0,565
495	—	—	3,604	—	—	6,876	—	—	3,116
485	—	—	5,626	—	—	11,499	—	—	6,274
475	—	—	6,693	—	—	14,564	—	—	9,748
463	—	—	5,571	—	—	13,059	—	—	11,154
455	—	—	5,280	—	—	13,015	—	—	13,280
433	—	—	2,786	—	—	7,969	—	—	13,760
400	—	—	—	—	—	—	—	—	(3,085)

V.-Curve anschliefst, nur sehr wenig von den thatsächlich berechneten Punkten abweicht. Zu der Annahme einer völligen
Gleichheit der normalen *V*-Curve und der anomalen *V'*-Curve
sind wir aber vor Allem durch den Umstand berechtigt, dafs
alle Farbengleichungen, in denen ausschliefslich Licht von
kleinerer Wellenlänge als 500 *μμ* verwendet wird, von normalen
und anomalen Trichromaten gegenseitig anerkannt werden.

V. Die Grundempfindungen.

§ 21. **Definition der Grundempfindungen und
ihre Beziehung zu den Elementarempfindungen.**
Nachdem wir bisher die Analyse der Farbenempfindungen
gänzlich frei von theoretischen Annahmen ausgeführt haben,
geht die weitere Frage dahin, ob sich aus dem bisher Gewonnenen irgend welche Schlüsse auf die physiologischen Vorgänge
machen lassen, welche die Farbenempfindungen auslösen. Wir
wollen nunmehr unter „Grundempfindung“ eine solche Empfindung verstehen, der ein einfacher (d. h. durch keine Art des
Reizes weiter zerlegbarer) Procefs in der Peripherie des Nervus
opticus entspricht.[1] Die Anzahl der Grundempfindungen kann
in keinem Farbensystem kleiner als diejenige der von uns
eingeführten Elementarempfindungen sein, da es sonst unmöglich wäre, durch sie die Gesammtheit der in dem betreffenden
Farbensystem auslösbaren Empfindungen eindeutig zu definiren.
Wäre sie aber gröfser, so müfsten, wenigstens bei den thatsächlich bestehenden Farbenempfindungen, stets bestimmte,
durch Gleichungen darstellbare Verknüpfungen zwischen den
Intensitäten der ausgelösten Grundempfindungen vorhanden
sein, und zwar müfste die Zahl dieser Verknüpfungen ebenso
grofs sein wie die Differenz zwischen der Anzahl der Grundempfindungen und der Anzahl unserer Elementarempfindungen.
Wenn man also eine derartige bisher durch keine sichere Erfahrungsthatsache gestützte Hypothese vermeiden will, so mufs
man die Zahl der Grundempfindungen und Elementarempfindungen in jedem Farbensystem gleichsetzen.

---

[1] Dieser Begriff der Grundempfindung ist völlig identisch mit dem,
was DONDERS, wie oben (§ 1) schon erwähnt, unter Fundamentalfarbe
versteht.

Wir wollen nunmehr für die Grundempfindungen folgende Bezeichnungen einführen:

bei monochromatischen Systemen .... $\mathfrak{H}$

bei dichromatischen Systemen:

erster Typus .... $\mathfrak{W}_1$ und $\mathfrak{K}_1$

zweiter Typus .... $\mathfrak{W}_2$ und $\mathfrak{K}_2$

bei trichromatischen Systemen:

normal .... $\mathfrak{R}$, $\mathfrak{G}$ und $\mathfrak{B}$

anomal .... $\mathfrak{R}'$, $\mathfrak{G}'$ und $\mathfrak{B}'$

Da von zwei gleich aussehenden Farben immer die Grundempfindungen in gleicher Stärke ausgelöst werden müssen, so können wir in unseren bisher aufgeführten Farbengleichungen L durch eine der Grundempfindungen des betreffenden Farbensystems ersetzen. Weil nun L aber auch durch die Elementarempfindungen ersetzt werden konnte und die Farbengleichungen sämmtlich homogen und linear sind, so besteht folgende Beziehung:

Die Intensitäten der Grundempfindungen eines Farbensystems sind homogene lineare Functionen der Intensitäten seiner Elementarempfindungen; doch können einzelne Coefficienten dieser Functionen gleich Null sein, so daß im besonderen Falle eine Grundempfindung mit einer unserer Elementarempfindungen identisch sein kann. Wir haben also die Relationen:

1. für monochromatische Systeme:

$$\mathfrak{H} = \alpha \cdot H$$

2. für dichromatische Systeme:

a) vom ersten Typus:

$$\mathfrak{W}_1 = \alpha_1{}' \cdot W_1 + \beta_1{}' \cdot K$$
$$\mathfrak{K}_1 = \alpha_1{}'' \cdot W_1 + \beta_1{}'' \cdot K$$

b) vom zweiten Typus:

$$\mathfrak{W}_2 = \alpha_2{}' \cdot W_2 + \beta_2{}' \cdot K$$
$$\mathfrak{K}_2 = \alpha_2{}'' \cdot W_2 + \beta_2{}'' \cdot K$$

3. für trichromatische Systeme:

a) normale:

$$\mathfrak{R} = a' \cdot R + b' \cdot G + c' \cdot V$$
$$\mathfrak{G} = a'' \cdot R + b'' \cdot G + c'' \cdot V$$
$$\mathfrak{B} = a''' \cdot R + b''' \cdot G + c''' \cdot V$$

b) anomale:

$$\mathfrak{R}' = a_1' \cdot R' + b_1' \cdot G' + c_1' \cdot V$$
$$\mathfrak{G}' = a_1'' \cdot R' + b_1'' \cdot G' + c_1'' \cdot V$$
$$\mathfrak{B}' = a_1''' \cdot R' + b_1''' \cdot G' + c_1''' \cdot V$$

§ 22. Die Beziehung der verschiedenen Farbensysteme zu einander.

Die einfachste Beziehung, welche zwischen den Farbensystemen verschiedenfacher Mannigfaltigkeit gedacht werden kann, besteht in der Annahme, daſs die Grundempfindungen monochromatischer resp. dichromatischer Systeme mit einer resp. mit zweien der Grundempfindungen trichromatischer Systeme identisch sind, oder daſs wenigstens zwischen den monochromatischen und dichromatischen Systemen eine derartige Beziehung vorhanden ist. Ob dieses der Fall, läſst sich experimentell und rechnerisch leicht prüfen.

Experimentell müſste sich diese Beziehung dadurch kund thun, daſs die für Farbensysteme gröſserer Mannigfaltigkeit gültigen Farbengleichungen (abgesehen von den geringen individuellen Abweichungen) von Personen mit Farbensystemen niederer Mannigfaltigkeit stets anerkannt werden; umgekehrt braucht es nur ausnahmsweise der Fall zu sein.

Rechnerisch müſsten sich dann erstens in den Gleichungen des vorigen Paragraphen solche Werthe für die verschiedenen α, β, a, b und c finden lassen, daſs mit Benutzung der experimentell gefundenen Elementar-Empfindungs-Curven die in unserer Annahme vorausgesetzte Identität der Grund-Empfindungs-Curven einträte und zweitens müſsten bei zwei in derartiger Beziehung stehenden Farbensystemen die Farbengleichungen des Systems niederer Mannigfaltigkeit vereinbar sein mit den Elementar-Empfindungs-Curven (und auch mit den aus ihnen zu gewinnenden Grund-Empfindungs-Curven) des Systems höherer Mannigfaltigkeit.

Bei einiger Uebung in derartigen Betrachtungen läſst sich auch sehr leicht aus der graphischen Aufzeichnung der Curven durch bloſse Anschauung finden, ob Relationen der genannten Art wenigstens annähernd vorhanden sind.

Für die einzelnen Farbensysteme ergiebt sich nun Folgendes:

1. Für m o n o c h r o m a t i s c h e S y s t e m e zeigt sich durch Experiment und Rechnung (hier auch besonders leicht durch anschauliche Betrachtung der Curven), dafs eine derartige Beziehung n i c h t besteht. Keine der von Dichromaten und Trichromaten hergestellten Gleichungen wird von den Monochromaten anerkannt. Wir kommen also zu folgendem Ergebnifs: Die bisher genauer untersuchten angeborenen [1] monochromatischen Farbensysteme können nicht entstanden gedacht werden durch Wegfall von einer oder zwei der Grundempfindungen der bisher untersuchten dichromatischen und trichromatischen Systeme. [2] Damit ist aber auch die Annahme hinfällig geworden, dafs die Grundempfindung H des monochromatischen Systems identisch sei mit der Weifs-Empfindung der übrigen Farbensysteme, wie dies von Hrn. E. HERING angenommen wird. [3]

2. Bei den d i c h r o m a t i s c h e n S y s t e m e n ist das Ergebnifs unserer Untersuchung ein ganz anderes. — Alle Farben-

---

[1] Bei pathologisch entstandener Monochromasie liegen vielleicht die Verhältnisse anders. Vergl. A. KÖNIG, *Ueber den Helligkeitswerth der Spectralfarben.* Hamburg 1891. S. 70. [S. Nr. XX d. vorl. Samml.]

[2] In unserer vorläufigen Mittheilung folgte an dieser Stelle der Satz: „Da man mit Hrn. DONDERS (*Gräfe's Archiv*, Bd. 30 (1), S. 15. 1884) die monochromatischen Systeme wegen der übrigen immer gleichzeitig vorhandenen Eigenschaften des Gesichtssinnes als eine pathologische Abnormität zu betrachten hat, so ist der Mangel einer einfachen Beziehung zu den nicht-pathologisch veränderten Farbensystemen ohne weiteren Belang." Wenn damals Hr. E. HERING bereits seine werthvolle Untersuchung über die Beziehung zwischen der Helligkeitsvertheilung im Spectrum der Monochromaten und der bei sehr geringer absoluter Intensität bestimmten Helligkeitsvertheilung im Spectrum der normalen Trichromaten ausgeführt und veröffentlicht hätte (*Pflüger's Arch.*, Bd. 49, S. 563. 1891), die seitdem Einer von uns bestätigt und auch noch auf Dichromaten sich erstreckend gefunden hat, so würden wir jene Zeilen nicht geschrieben haben. Jetzt ist eine Beziehung zwischen den monochromatischen Systemen und den Systemen höherer Mannigfaltigkeit nachgewiesen; dafs sie aber nicht die von Hrn. HERING angegebene ist, geht aus unseren übrigen Darlegungen hervor.

[3] Eine Vereinigung dieser Auffassung mit unseren experimentellen Ergebnissen würde nur dann nicht ausgeschlossen sein, wenn bei den in unseren Farbengleichungen benutzten Helligkeiten die HERING'sche „Weifs-Empfindung" eine so untergeordnete Constituente der mit einander verglichenen Empfindungen bildete, dafs ihre beträchtliche Ungleichheit

gleichungen der normalen Trichromaten werden von beiden Gruppen der Dichromaten anerkannt, womit schon ohne Weiteres der experimentelle Nachweis geliefert ist, daſs die beiden Grundempfindungen eines jeden Dichromaten mit zweien der Grundempfindungen der Trichromaten identisch sind.[1] Es müſsten nun auch eigentlich sämmtliche Farbengleichungen der normalen Trichromaten mit den für die Dichromaten erhaltenen Empfindungscurven vereinbar sein. Thatsächlich ergiebt sich aber, daſs dieses nur bei den Sätzen I, II und VI bis IX der Tabelle XII. der Fall ist, während die Sätze III, IV und V mit der K-Curve der Dichromaten nicht vereint werden können. Wir haben oben (§ 14, S. 268) aber bereits darauf hingewiesen, daſs gerade in diesen Sätzen bei den Trichromaten noch eine beträchtliche Menge blauen Lichtes auf einer beliebigen der beiden Seiten der Farbengleichungen beigemischt werden kann, ohne daſs eine Störung der Gleichheit eintritt. Es ist ersichtlich, daſs unter solchen Umständen eine Uebereinstimmung der Beobachtungssätze mit der K-Curve nicht erwartet werden kann; nur ein Zufall hätte dieses herbeiführen können. Daſs Farbengleichungen der Trichromaten, welche mit der K-Curve sich vereinigen lassen, auch im Bereiche der Sätze III bis V möglich sind, geht aber aus der Thatsache hervor, daſs alle Gleichungen der Trichromaten, also auch die in diesem Spectralgebiete hergestellten, von den Dichromaten anerkannt werden.

Wenn man die Mittelwerthe der erhaltenen Elementar-Empfindungs-Curven zu Grunde legt, so ergiebt sich mit einer in Rücksicht auf die bestehenden (durch Absorption etc. veran-

---

auf beiden Seiten der „Farbengleichung" von Dichromaten und Trichromaten unbemerkt bleiben könnte. Die Folgerungen, die sich hieraus ergeben würden, sind leicht zu übersehen. Wir wollen auf sie hier aber nicht näher eingehen, da das vorliegende Beobachtungsmaterial zur völlig einwurfsfreien Entscheidung dieser Frage nicht ausreicht.

[1] Der theoretischen Vollständigkeit halber sei hier noch darauf hingewiesen, daſs auſser der genannten Beziehung auch noch eine solche bestehen kann, daſs eine von den drei Grundempfindungen der Trichromaten eine homogene lineare Function der beiden Grundempfindungen des einen Typus der Dichromaten und eine andere eine ebensolche Function der beiden Grundempfindungen des anderen Typus ist. Es wäre dieses aber eine so gekünstelte Beziehung, daſs dieselbe wenig wahrscheinlich und nicht weiter zu berücksichtigen ist.

lafsten) geringen individuellen Verschiedenheiten und die vorhandenen Beobachtungsfehler vollkommen genügenden Genauigkeit auch r e c h n e r i s c h dieselbe Beziehung. Die erforderlichen Werthe für die Coefficienten α, β, a, b und c, sowie die Ordinaten der erhaltenen Grundempfindungen werden im folgenden Paragraphen mitgetheilt.

Hrn. HERING's Theorie der Gegenfarben stellt eine ähnliche Beziehung zwischen den dichromatischen und den trichromatischen Systemen auf, indem sie in den ersteren den Wegfall einer der in den letzteren vorhandenen Grundempfindungen annimmt, doch ist bei allen Dichromaten der Ausfall immer derselbe, und die bestehenden Verschiedenheiten unter ihnen, welche wir in zwei scharf getrennte Typen einordnen konnten, betrachtet sie als von secundärer Bedeutung. Diese Auffassung steht in unvereinbarem Widerspruch mit unseren Ergebnissen.[1]

3. Da a n o m a l e T r i c h r o m a t e n und normale Trichromaten die von ihnen hergestellten Farbengleichungen gegenseitig nicht anerkennen (abgesehen von dem schon oben erwähnten Fall, dafs nur blaues Licht in den Gleichungen enthalten ist), und da beide Gruppen die gleiche Zahl (drei) Grundempfindungen haben, so folgt, dafs sie mindestens in e i n e r Grundempfindung derartig von einander abweichen müssen, dafs die nicht übereinstimmende Grundempfindung der einen Gruppe sich in keinerlei Weise als homogene lineare Function der Grundempfindungen der anderen Gruppe darstellen läfst. Die Rechnung ergiebt nun thatsächlich auch, dafs nur zwei gleiche Grundempfindungen möglich sind, und zwar sind sie identisch mit denjenigen, welche durch die soeben durchgeführte Vergleichung mit den dichromatischen Systemen gewonnen wurden, während für die dritte beträchtliche Abweichungen bestehen bleiben.

§ 23. D i e B e z i e h u n g d e r e r h a l t e n e n G r u n d - e m p f i n d u n g e n z u d e n E l e m e n t a r e m p f i n d u n g e n u n d i h r e I n t e n s i t ä t s - C u r v e n i m S p e c t r u m.

Wenn wir die soeben erhaltenen Grundempfindungen in gleicher Weise als Function der Wellenlänge des Lichtes dar-

---

[1] Wir unterlassen es, auf eine an dieser Stelle naheliegende Kritik der Erklärung der Farbenblindheit aus der Theorie der Gegenfarben näher einzugehen, da die vorliegende Abhandlnng nur rein experimentelle Ergebnisse und die unmittelbar daraus abzuleitenden Folgerungen enthalten soll.

stellen, wie es bei den Elementarempfindungen geschehen ist, so zeigt sich, dafs an keiner Stelle des Spectrums negative Ordinaten vorhanden sind.

Wir haben also bei unserer Annahme nicht nöthig, in dem Opticus antagonistisch wirkende Vorgänge vorauszusetzen, sondern können uns auf die Berücksichtigung der Zustände der Ruhe und der Erregung beschränken. Es ist dieses nach unserer Auffassung ein Vortheil gegenüber Hrn. HERING's Theorie, da wir in den motorischen Nerven, die doch mit den Sinnesnerven in allen sonstigen fundamentalen Eigenschaften übereinstimmen, auch nur diese beiden Zustände, nicht aber zwei entgegengesetzte Erregungsprocesse kennen. [1]

Indem wir nun wieder die rein rechnungsmäfsige und die Anschauung erleichternde Annahme für den Maafsstab jeder Grundempfindung machen, dafs (ebenso wie bei den Elementarempfindungen) das über die ganze Ausdehnung des Spectrum genommene Integral gleich 1000 sei, haben wir für diese Reduction die rechten Seiten der Gleichungen auf S. 299 und 300 durch die jedesmalige algebraische Summe der benutzten Coefficienten zu dividiren.

Wir erhalten also (unter Weglassung der Gleichung für monochromatische Systeme):

1. für dichromatische Systeme.

   a) vom ersten Typus:

$$\mathfrak{W}_1 = \frac{\alpha_1' \cdot W_1 + \beta_1' \cdot K}{\alpha_1' + \beta_1'},$$

$$\mathfrak{R}_1 = \frac{\alpha_1'' \cdot W_1 + \beta_1'' \cdot K}{\alpha_1'' + \beta_1''};$$

   b) vom zweiten Typus:

$$\mathfrak{W}_2 = \frac{\alpha_2' \cdot W_2 + \beta_2' \cdot K}{\alpha_2' + \beta_2'},$$

---

[1] Neuerdings hat Hr. E. HERING (Vergl. E. HERING, Zur Theorie der Vorgänge in der lebendigen Substanz. *Lotos.* Bd. IX. 1888) freilich versucht, seine von der herrschenden Auffassung abweichenden Ansichten auch für die Vorgänge in Muskeln und motorischen Nerven durchzuführen.

$$\mathfrak{R}_2 = \frac{\alpha_2'' \cdot W_2 + \beta_2'' \cdot K}{\alpha_2'' + \beta_2''};$$

2. für trichromatische Systeme:

   a) normal:

$$\mathfrak{R} = \frac{a' \cdot R + b' \cdot G + c' \cdot V}{a' + b' + c'},$$

$$\mathfrak{G} = \frac{a'' \cdot R + b'' \cdot G + c'' \cdot V}{a'' + b'' + c''},$$

$$\mathfrak{B} = \frac{a''' \cdot R + b''' \cdot G + c''' \cdot V}{a''' + b''' + c'''};$$

   b) anomal:

$$\mathfrak{R}' = \frac{a_1' \cdot R' + b_1' \cdot G' + c_1' \cdot V}{a_1' + b_1' + c_1'},$$

$$\mathfrak{G}' = \frac{a_1'' \cdot R' + b_1'' \cdot G' + c_1'' \cdot V}{a_1'' + b_1'' + c_1''},$$

$$\mathfrak{B}' = \frac{a_1''' \cdot R' + b_1''' \cdot G' + c_1''' \cdot V}{a_1''' + b_1''' + c_1'''}.$$

Die im vorigen Paragraphen erwähnten Beziehungen zwischen den verschiedenen Farbensystemen werden erhalten, indem wir nunmehr setzen:

1. für dichromatische Systeme:

   a) vom ersten Typus:

$$\alpha_1' = 1 \qquad [\beta_1' = 0{,}1]$$
$$\alpha_1'' = 0 \qquad \beta_1'' = 1$$

   b) vom zweiten Typus:

$$\alpha_2' = 1 \qquad [\beta_2' = 0$$
$$\alpha_2'' = 0 \qquad \beta_2'' = 1$$

2. für trichromatische Systeme:
   a) normal:

$$a' = 1 \qquad b' = -\,0{,}15 \qquad [c' = 0{,}1]$$
$$a'' = 0{,}25 \qquad b'' = 1 \qquad\quad [c'' = 0]$$
$$a''' = 0 \qquad b''' = 0 \qquad\quad c''' = 1$$

b) anomal:

$$a_1' = 1 \qquad b_1' = 0 \qquad [c_1' = 0{,}1]$$
$$a_1''' = 0 \qquad b_1''' = 0 \qquad c_1''' = 1$$

Die Bestimmtheit und Eindeutigkeit, mit der sich diese numerischen Werthe der Coefficienten angeben lassen, ist durchaus nicht bei allen die gleiche.[1] Im Wesentlichen haben wir zwei Gruppen zu unterscheiden:

1. Die nicht eingeklammerten Werthe sind bis auf den Grad der Unsicherheit, welcher durch die Beobachtungsfehler bei der Herstellung der Farbengleichung bedingt ist und welcher also auch unseren Elementar-Empfindungs-Curven zukommt, völlig eindeutig. Diese Unsicherheit verhindert es zu entscheiden, ob man vielleicht, um zu einer noch etwas besseren Uebereinstimmung zu kommen, den hier gleich Null gesetzten Coefficienten a_1'', a_2'', a''', b''', b_1' und b_1''' einen sehr kleinen von Null verschiedenen Werth beizulegen habe.

2. Die eingeklammerten Werthe hingegen sind bis auf gewisse Einschränkungen völlig willkürlich. — Die Coefficienten β_2' und c'' müssen zwar stets gleich angenommen werden, können aber jeden beliebigen nicht negativen Werth erhalten, ohne daſs dadurch die hier gefundene Beziehung gestört wird. Wir haben die einfachste Annahme gemacht und beide gleich Null gesetzt. Etwas anders liegen die Verhältnisse hinsichtlich der Coefficienten β_1', c' und c_1'. Da b' negativ genommen werden muſs, um das Maximum der Curve $\Re$ mit dem Maximum von W_1 und R' an dieselbe Stelle des Spectrum zu bringen, so würde, wenn man $c' = 0$ annähme, die $\Re$-Curve am kurzwelligen Ende negative Ordinaten haben; um diese nun

---

[1] Vergl. die weiter unten § 24, S. 319—321, an der Hand der NEWTON'schen Farbentafel gegebene Darstellung des Inhaltes der folgenden Discussion.

zu beseitigen, mufs man c' einen positiven, einen gewissen Betrag übersteigenden, sonst aber willkürlichen Werth geben; diese untere Grenze für c' ist 0,0244 bei K. und 0,0368 bei D. Dann erhält aber die ℜ-Curve auch in der kurzwelligen Endstrecke positive Werthe, und um dieses auch bei den Curven 𝔚₁ und ℜ' zu erzielen, mufs man für die Coefficienten β_1' und c_1' Werthe annehmen, welche hier einen mit der ℜ-Curve einigermafsen übereinstimmenden Verlauf bewirken. Da die Abweichung zwischen K. und D. ohne Zweifel auf der Unsicherheit der Beobachtungen beruht, so sind wir berechtigt, für beide denselben Werth von c' zu wählen, der dann natürlich auch die gleiche Annahme für β_1' und c_1' zur Folge hat. In unserer vorläufigen Mittheilung über die vorliegende Untersuchung haben wir nun den Betrag von 0,1 angenommen. Seitdem ist, besonders durch Hrn. E. Brodhun's Bestimmung der spectralen Helligkeits-Vertheilung, ein geringerer Betrag wahrscheinlich geworden; da aber eine derartige Aenderung die nachfolgenden Schlüsse nicht beeinflufst, so bleiben wir hier bei unserer alten Annahme.

Indem wir die angegebenen Werthe der Coefficienten in die Gleichungen einsetzen, erhalten wir:

1. für dichromatische Systeme:

  a) vom ersten Typus:

$$\mathfrak{W}_1 = \frac{W_1 + 0{,}1 \cdot K}{1{,}1}$$

$$\mathfrak{K}_1 = K$$

  b) vom zweiten Typus:

$$\mathfrak{W}_2 = W_2$$
$$\mathfrak{K}_2 = K$$

2. für trichromatische Systeme:

  a) normal:

$$\mathfrak{R} = \frac{R - 0{,}15 \cdot G + 0{,}1 \cdot V}{0{,}95}$$

---

[1] E. Brodhun, *Beiträge zur Farbenlehre.* Inaug.-Dissert. Berlin 1887.

$$\mathfrak{G} = \frac{0,25 \cdot R + G}{1,25}$$

$$\mathfrak{B} = V$$

b) anomal:

$$\mathfrak{R}' = \frac{R' + 0,1 \cdot V}{1,1}$$

$\mathfrak{G}'$ unbestimmbar,

$$\mathfrak{B}' = V.$$

Führen wir diese Rechnungen aus, so erhalten wir die in der folgenden Tabelle XXIII angegebenen Werthe für $\mathfrak{B}_1$, $\mathfrak{B}_2$, $\mathfrak{R}$, $\mathfrak{G}$ und $\mathfrak{R}'$, wobei noch zu bemerken ist, dafs bei $\mathfrak{B}_1$ und $\mathfrak{B}_2$ nur die Mittelwerthe der bei den zwei Beobachtern erhaltenen Zahlen angegeben sind.

Die Fig. 6 zeigt die durch diese Zahlen dargestellten Grund-Empfindungs-Curven, und zwar geht hier die Curvenführung stets genau durch die eingetragenen Punkte, damit man ein anschauliches Mafs für die gewonnene Uebereinstimmung erhält. Aufserdem ist noch der Vollständigkeit halber die aus sämmt-lichen Mittelwerthen gebildete Curve für $\mathfrak{B}$ eingezeichnet.

Wir sehen somit, dafs mit einer in Rücksicht auf die vor-handenen Beobachtungsfehler und auf die früher schon er-wähnten Verschiedenheiten in der Lichtabsorption durch das Pigment der Macula lutea vollkommen genügenden Genauigkeit folgende Gleichheiten [1] bestehen:

$$\mathfrak{B}_1 = \mathfrak{R} = \mathfrak{R}'$$
$$\mathfrak{B}_2 = \mathfrak{G}$$
$$\mathfrak{K}_1 = \mathfrak{K}_2 = \mathfrak{B} = \mathfrak{B}'.$$

Wir haben oben (S. 258 und 295) auf die verhältnifsmäfsig grofse Unsicherheit der erhaltenen Elementar-Empfindungs-Curve

---

[1] Nur an dem kurzwelligen Ende des Spectrum bestehen einige Abweichungen, die aber bei der Form der Darstellung, wie sie in Fig. 6 befolgt ist (Intensitätscurven der Grundempfindungen), nicht besonders hervortreten. Im folgenden Paragraphen, wo wir die Configuration der Farbentafel besprechen, wird dieser Punkt noch eingehender erwähnt werden.

Tabelle XXIII.

Ordinaten der Grund-Empfindungs-Curven.

λ (μμ)	Für dichromatische Systeme		Für trichromatische Systeme				
	$\mathfrak{W}_1$	$\mathfrak{W}_2$	K.		D.		Z.
			$\mathfrak{R}$	$\mathfrak{G}$	$\mathfrak{R}$	$\mathfrak{G}$	$\mathfrak{R}'$
720	0,026	0,003	0,035	0,006	0,035	0,006	0,040
700	0,087	0,010	0,116	0,021	0,109	0,020	0,132
685	0,176	0,020	0,243	0,043	0,245	0,043	0,283
670	0,437	0,046	0,546	0,104	0,529	0,100	0,626
650	1,42	0,233	—	—	—	—	—
645	—	—	2,264	0,533	1,979	0,435	2,265
630	3,55	0,76	4,112	1,234	3,610	0,967	3,565
620	4,92	1,48	5,327	1,930	4,962	1,570	4,806
610	6,04	2,55	6,714	3,075	6,316	2,568	6,082
600	7,00	3,78	7,205	4,449	7,000	3,719	6,975
590	7,64	5,56	7,892	6,097	7,680	5,306	7,800
580	7,97	7,34	—	—	—	—	—
577	—	—	8,139	8,413	8,110	7,704	7,893
570	7,99	9,40	—	—	—	—	—
563,5	—	—	8,284	10,709	8,042	9,749	—
560	7,77	10,27	—	—	—	—	7,591
555	—	—	8,137	11,320	7,886	10,507	—
550	7,37	10,55	—	—	—	—	—
545	—	—	7,395	11,300	7,278	10,685	6,865
540	—	10,39	—	—	—	—	—
536	—	—	6,432	10,398	6,637	10,146	—
535	—	—	—	—	—	—	5,790
530	5,80	9,64	—	—	—	—	—
520	5,00	8,50	—	—	—	—	4,711
516,5	—	—	3,269	6,686	—	—	—
512	—	—	—	—	3,266	7,244	—
505	3,31	6,26	1,772	4,014	2,523	5,727	3,890
495	2,02	4,31	1,010	2,303	1,576	3,800	2,038
485	1,49	2,72	0,892	1,730	1,040	2,670	1,511
475	1,39	1,265	0,834	1,362	0,678	2,000	0,927
463	1,42	0,520	1,230	0,740	1,201	1,114	1,165
455	1,42	0,173	1,340	0,366	1,360	0,648	1,179
445	1,35	—	1,407	0,170	1,460	0,200	1,207
433	—	—	1,297	—	1,252	—	1,234
430	1,12	—	—	—	—	—	—
400	0,210	—	0,291	—	0,281	—	0,277

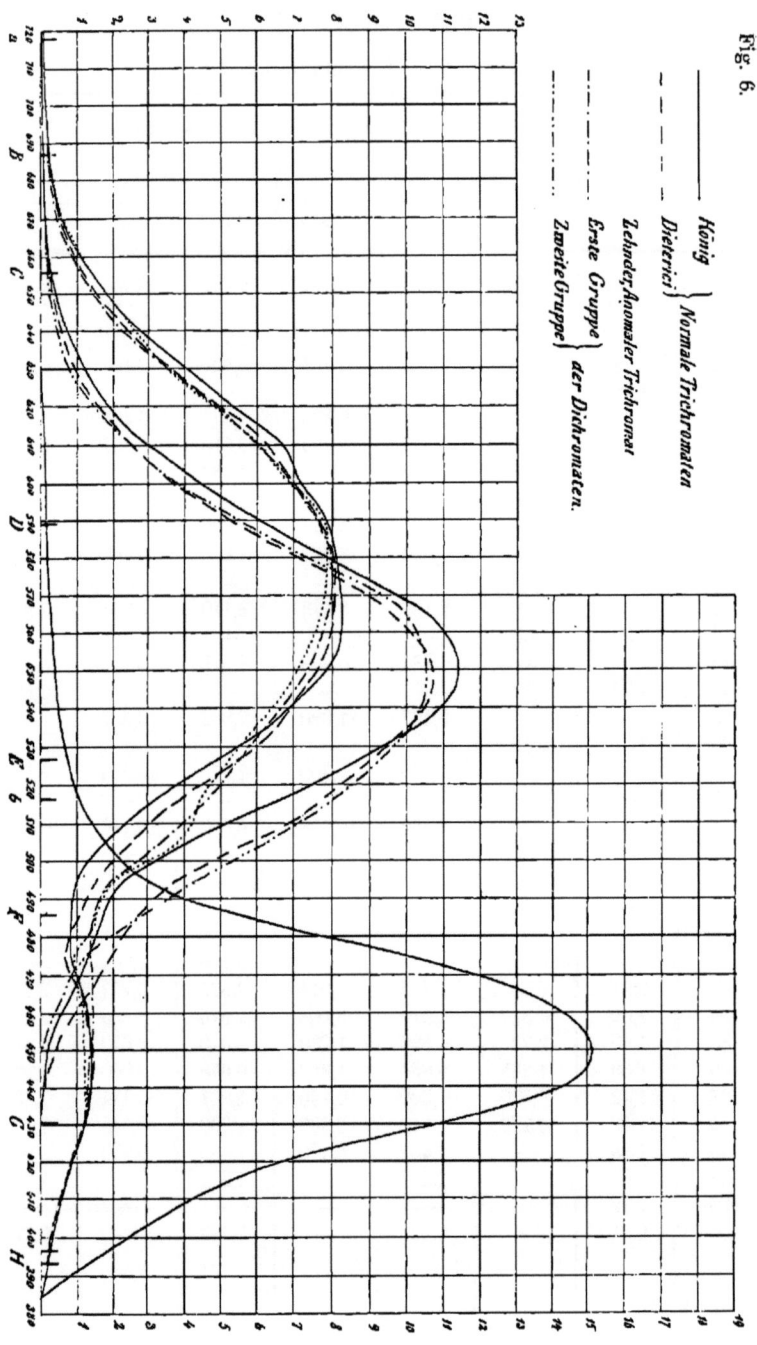

Fig. 6.

—————— Kōnig ⎫
— — — Dieterici ⎬ Normale Trichromaten
— — — Zehnder, Anomaler Trichromat
— · — · — Erste Gruppe ⎫
· · · · · · · · · Zweite Gruppe ⎬ der Dichromaten.

R' der anomalen Trichromaten hingewiesen und müssen daher hier
die Frage erörtern, wieweit hierdurch die gefundene Uebereinstimmung der Grund-Empfindungs-Curven $\Re$ und $\Re'$ in Zweifel
gezogen werden kann. Aus der Art, wie wir die Elementar-Empfindungs-Curven berechnen mußten, ergibt sich, daß jeder einzelne Mischungssatz nicht nur die Führung der Curve auf der
von ihm umschlossenen Strecke bestimmt, sondern, da das durch
ihn Gefundene bei der rechnerischen Verwerthung der übrigen
Mischungssätze wieder zu Grunde gelegt werden muß, den
ganzen übrigen Verlauf der Curve beeinflußt, und zwar so sehr,
daß unter Umständen eine kleine Aenderung der Coefficienten
den ganzen Charakter der Curve modificirt; insbesondere ist
dieses bei den Mischungssätzen der 3. Form der Fall. Es ist
aber ersichtlich, daß in Folge der Anordnung unserer Mischungssätze eine derartige Abweichung fast völlig durch andere
numerische Werthe der in unseren Gleichungen auf S. 305 und 306
vorkommenden Coefficienten a_1, b_1 und c_1 bei der Bildung der
Grund-Empfindungs-Curven wieder ausgeglichen werden kann.
Daher bedingt die Unsicherheit der Farbengleichungen unserer
anomalen Trichromaten fast lediglich die Unsicherheit der zur
Gleichheit von $\Re$ und $\Re'$ erforderlichen numerischen Werthe der
Coefficienten a_1, b_1 und c_1. Die Möglichkeit einer derartigen
Beziehung zwischen den normalen und anomalen Trichromaten,
wie wir sie oben gefunden, geht übrigens unmittelbar daraus
hervor, daß innerhalb der Breite der Beobachtungsfehler die
Farbengleichungen der normalen Trichromaten mit der Curve $\Re'$
und diejenigen der anomalen Trichromaten mit der Curve $\Re$
vereinbar sind.

Wir können die Ergebnisse dieses Paragraphen in folgende
Sätze zusammenfassen:

1. Die beiden bisher genauer untersuchten Typen dichromatischer Farbensysteme kann man aus den normalen trichromatischen Systemen in der Art entstanden denken, daß bei dem
einen Typus die Grundempfindung $\Re$, bei dem anderen die
Grundempfindung $\mathfrak{G}$ fehlt.

2. Von den drei Grundempfindungen der anomalen
Trichromaten können zwei mit denjenigen der normalen
Trichromaten identisch sein. Die dritte Grundempfindung ist
nicht nur in ihrer spectralen Vertheilung in beiden Gruppen
zweifellos verschieden, sondern es kann auch keine durch

eine homogene lineare Gleichung darstellbare Beziehung bestehen.[1]

§ 24. Die Farbentafel und die Qualität der Grundempfindungen. Wir haben oben (S. 255 § 11) schon der allgemeinen Eigenschaften der Newton'schen Farbentafel Erwähnung
gethan und wollen nunmehr auf Grund der benutzten Farbengleichungen und der aus ihnen abgeleiteten Ergebnisse eine solche
Farbentafel construiren, wobei wir die Theorie derselben im Allgemeinen als bekannt voraussetzen.

Der Farbentafel trichromatischer Systeme, (welche Newton
allein bekannt waren), entspricht die Farbengerade der Dichromaten. (Bei den Monochromaten reducirt sich das ganze
Farbensystem in dieser Art der Darstellung auf einen einzigen
Punkt.)

Wir wollen nun für Dichromaten und beide Gruppen der
Trichromaten die Farbengeraden und Farbentafeln (für das
Sonnenlicht) construiren, indem wir zunächst die Elementarempfindungen in die Enden einer Geraden resp. die Ecken
eines gleichseitigen Dreiecks legen.

Wenn wir für die Dichromaten mit ξ die laufenden Coordinaten der Farbengeraden bezeichnen, die W-Empfindung in den
Punkt $\xi = 0$ und die K-Empfindung in den Punkt $\xi = 1$ legen,
so erhalten wir

$$\xi = \frac{K}{W + K}$$

Bei den Trichromaten (normalen und anomalen) denken
wir uns das gleichseitige Dreieck so gelegt, daſs der Eckpunkt,
welcher der R- resp. R'-Empfindung entspricht, mit dem Anfangspunkt des Coordinaten-Systems xy zusammenfällt, und daſs der
zweite Eckpunkt mit der V-Empfindung die Coordinaten $x = 1$
und $y = 0$ hat, dann liegt der dritte Eckpunkt des Dreiecks mit
der G-Empfindung bei $x = 0,5$ und $y = \sqrt{\frac{3}{4}}$.

---

[1] In jüngster Zeit hat Hr. H. v. Helmholtz (*Zeitschrift für Psychologie
und Physiologie der Sinnesorgane* 2, S. 1, 1891 und 3, S. 1, 1892) den Versuch gemacht, mit Benutzung der Beobachtungsresultate der vorliegenden
Untersuchung durch eine Erweiterung des psychophysischen Grundgesetzes von Fechner Schlüsse auf die Grundempfindungen zu machen.
Wir unterlassen es, das Ergebniſs dieses Versuches hier näher zu besprechen.

Wir haben dann

$$x = \frac{0{,}5 \cdot G + V}{R + G + V}$$

$$y = \frac{\sqrt{\tfrac{3}{4}} \cdot G}{R + G + V}$$

Die folgenden Tabellen XXIV und XXV enthalten diese Werthe für die sieben vollständig untersuchten Farbensysteme. Von gröfserem Interesse ist es aber, wenn wir bei der Construction der Farbentafel von den Grundempfindungen ausgehen, wobei wir uns freilich auf die normalen Trichromaten beschränken müssen, da wir über die Grundempfindung $\mathfrak{G}'$ der anomalen Trichromaten nichts Bestimmtes aussagen können. Geben wir dem Farbendreieck dieselbe Lage wie soeben, und vertheilen die Grundempfindungen in der Art auf die Eckpunkte, dafs

für $\mathfrak{R}$ $\begin{cases} x = 0 \\ y = 0 \end{cases}$ für $\mathfrak{G}$ $\begin{cases} x = 0{,}5 \\ y = \sqrt{\tfrac{3}{4}} \end{cases}$ und für $\mathfrak{B}$ $\begin{cases} x = 1 \\ y = 0 \end{cases}$

so haben wir nunmehr

$$x = \frac{0{,}5 \cdot \mathfrak{G} + \mathfrak{B}}{\mathfrak{R} + \mathfrak{G} + \mathfrak{B}}$$

und

$$y = \frac{\sqrt{\tfrac{3}{4}} \cdot \mathfrak{G}}{\mathfrak{R} + \mathfrak{G} + \mathfrak{B}}$$

Die folgende Tabelle XXVI enthält die Werthe von x und y für unsere beiden normalen trichromatischen Farbensysteme.

In Fig. 7 sind die Orte derjenigen Spectralfarben eingetragen, für welche wir die Intensität der Grundempfindungen berechnet haben. Die von einem kleinen Kreise umgebenen Punkte $\odot$ beziehen sich auf das Farbensystem von K., die kleinen Kreuzchen $+$ auf dasjenige von D. Die mit einem $\oplus$ bezeichneten Punkte sind beiden Farbensystemen gemeinsam. Die Wellenlänge ist überall beigefügt. Aufserdem ist der

Tabelle XXIV.

Farbengerade dichromatischer Systeme.

λ (in μμ)	Erster Typus		Zweiter Typus	
	W. WALDEYER $\frac{z}{s}$	E. BRODHUN $\frac{z}{s}$	L. KRANKE $\frac{z}{s}$	H. SAKAKI $\frac{z}{s}$
720 bis 630	0,—	0,—	0,—	0,—
620	0,0002	0,0010	—	—
605	0,004	0,004	—	—
590	0,005	0,007	—	0,0005
580	—	—	—	0,002
575	—	0,008	—	—
570	0,013	—	—	0,002
560	—	0,012	—	—
556	—	—	—	0,008
550	0,026	—	—	—
545	—	0,022	—	—
540	—	—	—	0,024
530	0,092	0,060	—	—
525	—	—	—	0,065
521	—	—	0,062	—
515	—	0,210	—	—
510	0,236	—	—	0,173
508	—	—	0,216	—
500	0,516	0,523	—	0,358
487,5	—	—	0,538	—
487	0,825	0,819	—	0,674
479	—	—	0,766	—
475	0,946	0,943	—	0,869
467,5	—	—	0,967	—
465	0,974	0,982	—	0,946
455	0,989	—	—	0,977
450 bis 400	1,—	1,—	1,—	1,—

Tabelle XXV.

Farbentafel trichromatischer Systeme.
(Elementarempfindungen.)

	Normal				Anomal	
	K.		D.		ZEHNDER	
λ (in µµ)	x	y	x	y	x	y
720	0,—	0,—	0,—	0,—	0,—	0,—
700	0,—	0,—	0,—	0,—	0,—	0,—
685	0,—	0,—	0,—	0,—	0,—	0,—
670	0,—	0,—	0,—	0,—	0,—	0,—
645	0,027	0,047	0,018	0,031	0,052	0,091
630	0,060	0,104	0,044	0,077	0,119	0,206
620	0,087	0,151	0,068	0,117	0,150	0,260
610	0,123	0,211	0,105	0,181	0,182	0,314
600	0,168	0,289	0,146	0,250	0,204	0,352
590	0,202	0,345	0,186	0,317	0,220	0,379
577	0,243	0,414	0,232	0,395	0,237	0,406
563,5	0,274	0,461	0,267	0,447	—	—
560	—	—	—	—	0,263	0,446
555	0,286	0,474	0,281	0,465	—	—
545	0,301	0,490	0,298	0,482	0,278	0,466
536	0,317	0,494	0,309	0,485	—	—
535	—	—	—	—	0,287	0,475
520	—	—	—	—	0,309	0,490
516,5	0,388	0,502	—	—	—	—
512	—	—	0,401	0,509	—	—
505	0,479	0,461	0,460	0,472	0,350	0,468
495	0,629	0,352	0,578	0,396	0,570	0,358
485	0,806	0,212	0,734	0,289	0,745	0,270
475	0,930	0,121	0,902	0,171	0,884	0,201
463	0,967	0,057	0,953	0,082	0,939	0,105
455	0,983	0,030	0,973	0,047	0,981	0,033
445	0,992	0,013	0,990	0,018	0,992	0,014
433	1,—	0,—	1,—	0,—	1,—	0,—

Tabelle XXVI.

Farbentafel trichromatischer Systeme.
(Grundempfindungen.)

λ (in μμ)	Für K.		Für D.	
	x	y	x	y
720	0,080	0,139	0,080	0,139
700	0,080	0,139	0,080	0,139
670	0,080	0,139	0,080	0,139
645	0,095	0,165	0,090	0,156
630	0,115	0,200	0,106	0,183
620	0,133	0,230	0,120	0,208
610	0,158	0,272	0,145	0,250
600	0,192	0,330	0,175	0,300
590	0,219	0,377	0,206	0,353
577	0,258	0,438	0,247	0,423
563,5	0,288	0,484	0,281	0,470
555	0,300	0,497	0,296	0,488
545	0,317	0,513	0,312	0,504
536	0,333	0,516	0,325	0,506
516,5	0,410	0,517	—	—
512	—	—	0,425	0,524
505	0,501	0,456	0,484	0,475
495	0,642	0,330	0,599	0,380
485	0,787	0,182	0,736	0,257
475	0,880	0,093	0,870	0,135
463	0,894	0,043	0,888	0,061
455	0,900	0,021	0,896	0,035
445	0,902	0,010	0,902	0,010
433	0,905	0,000	0,905	0,000
400	0,905	0,000	0,905	0,000

Weifs-Punkt, unserer Festsetzung gemäfs, in den gemeinsamen Schwerpunkt der gleich belasteten Ecken eingezeichnet.

Aus dieser Farbentafel (ebenso wie aber auch aus Fig. 6) ergeben sich als die den Grundempfindungen entsprechenden Nuancen

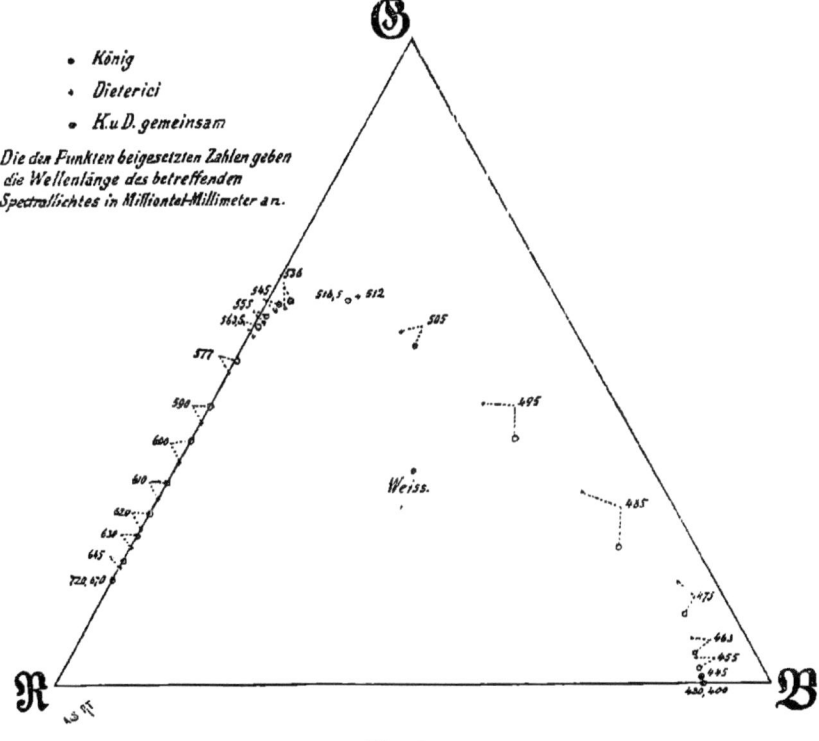

Fig. 7.

für $\mathfrak{R}$ ein R o t h , welches etwas von dem Roth der langwelligen Endstrecke im Spectrum nach dem Purpur abweicht,

für $\mathfrak{G}$ ein G r ü n von der Wellenlänge etwa 505 $\mu\mu$,

für $\mathfrak{B}$ ein B l a u von der Wellenlänge etwa 470 $\mu\mu$.[1]

---

[1] In unserer vorläufigen Mittheilung führen wir an dieser Stelle in folgender Weise fort: „Es sind die somit bestimmten Grundempfindungen g e n a u diejenigen Farben, welche Hr. HERING, auf einer rein psychologischen Analyse der Farbenempfindungen fufsend, als „Ur-Roth", „Ur-Grün" und „Ur-Blau" bezeichnet. Das zu der Grundempfindung $\mathfrak{B}$ complementäre Spectrallicht von der Wellenlänge etwa 575 $\mu\mu$ ist das „Ur-Gelb" des Hrn. HERING und entspricht dem Schnittpunkt der Grund-

Aus der Farbentafel geht ferner hervor, dafs unter den Grundempfindungen $\mathfrak{B}$ am meisten, $\mathfrak{G}$ am wenigsten gesättigt im Spectrum vertreten ist; die Farbentafel steht aufserdem im Einklang mit der Erfahrungsthatsache, dafs das spectrale Violet immer gesättigter ist, als irgend eine Mischung von spectralem Blau mit spectralem Roth.

Wenn wir nunmehr annehmen, die Qualität der Grundempfindung $\mathfrak{G}$ sei beibehalten, die Gestalt ihrer Intensitäts-Curve aber derjenigen von $\mathfrak{R}$ ähnlicher geworden, so haben wir die untersuchten anomalen trichromatischen Systeme. Ist sie dann so weit verändert, bis sie ganz mit derjenigen von $\mathfrak{R}$ zusammenfällt, so werden im Spectrum nur zwei Farbentöne (allerdings in verschiedener Sättigung) vorhanden sein, nämlich Blau $(\lambda = \text{etwa } 470 \ \mu\mu)$ und Gelb $(\lambda = 575 \ \mu\mu)$, und das so entstanden gedachte dichromatische System ist völlig identisch mit dem ersten Typus der untersuchten derartigen Systeme, wenn man annimmt, dafs die Grundempfindung $\mathfrak{B}$, gleich Gelb, und $\mathfrak{R}_1$ gleich Blau sei. Dieses ist aber thatsächlich der Fall, wie die Beobachtungen der Hrn. HIPPEL [1] und HOLMGREN [2] an einem Individuum lehren, dessen rechtes Auge ein dichromatisches, dessen linkes Auge aber ein trichromatisches Farbensystem besafs. Die geäufserte Anschauung von der unveränderten Qualität bei geänderter Intensitäts - Vertheilung der Grundempfindung $\mathfrak{G}$ erweist sich demnach mit der Erfahrung in Einklang. Eine

---

Empfindungs-Curven $\mathfrak{R}$ und $\mathfrak{G}$." Hr. E. HERING hat inzwischen (*Pflüger's Arch.* 41, S. 44. 1887. und 47, S. 425. 1890) die dankenswerthe Freundlichkeit gehabt, uns auf einen hier begangenen Irrthum aufmerksam zu machen: Unsere Grundempfindungen $\mathfrak{R}$ und $\mathfrak{G}$ können nicht beide zwei HERING'schen Gegenfarben (Ur-Roth und Ur-Grün) gleich sein, da diese complementär gefärbt sind, während das für zwei unserer Grundempfindungen den Voraussetzungen der YOUNG'schen Theorie gemäfs unmöglich der Fall sein kann. Nach Hrn. HERING's Angabe ist sein „Ur-Roth" bläulicher als unsere Grundempfindung $\mathfrak{R}$, und es weicht ebenfalls sein „Ur-Grün" von unserer Grundempfindung $\mathfrak{G}$ nach dem Blauen hin ab.

[1] A. VON HIPPEL, *Gräfe's Archiv* 26 (2), S. 176. 1880, und 27 (3), S. 47. 1881.

[2] F. HOLMGREN, *Centralblatt f. d. med. Wissenschaften* 1880, S. 898. — Congrès internat. périodique des sciences médicales. 8me Session. Copenhague 1884. Section d'Ophthalmologie. *Ann. d'Oculistique.* Tome XCII S. 132. 1884.

völlig analoge Auffassung ist hinsichtlich der zweiten Gruppe der Dichromaten möglich.

Inwiefern die übrigen von Hrn. HOLMGREN aufgefundenen und untersuchten Fälle unilateraler „Farbenblindheit" zur Stütze der Lehre von der Veränderlichkeit der Grund-Empfindungs-Curven bei gleichbleibender Qualität der Empfindung dienen können, ist erst sicher zu beurtheilen, wenn sich in anderen Gruppen von anomalen trichromatischen Systemen bisher noch unbekannte Uebergangsformen finden sollten.

Wenn die dargelegte Anschauung über den Zusammenhang der dichromatischen Systeme mit den normalen trichromatischen Systemen richtig ist, so fällt die Farbengerade der ersteren zusammen mit dem Loth, welches von der 𝕭-Ecke der (normalen) Farbentafel (durch den Weifs-Punkt gehend) auf die gegenüberliegende Seite gefällt ist, und die Anordnung der einzelnen Spectrallichter auf dieser Geraden wird erhalten, wenn wir auf sie die entsprechenden Punkte der Farbentafel bei der ersten Gruppe von der Grün-Ecke, bei der zweiten Gruppe von der Roth-Ecke (also jedesmal von dem Orte, der in ihrer spectralen Intensitäts-Vertheilung veränderten Grundempfindung) aus projiciren.

Die Verwechselungsfarben eines Dichromaten liegen auf Geraden, welche den Ort der fehlenden Empfindung zum gemeinsamen Schnittpunkt haben. Diese Geraden schneiden sich nun bei unseren Versuchen für jede Gruppe der untersuchten Dichromaten natürlich nicht mathematisch genau in einem Punkte, sondern die Schnittpunkte sind über eine kleine Fläche zerstreut. Besonders weit abseits liegen die Schnittpunkte derjenigen Verwechselungsfarben, welche viel Blau enthalten, was aus der schon mehrfach hervorgehobenen, durch die geringe Helligkeit in diesem Theile des Spectrum bedingten gröfseren Unsicherheit der Beobachtungen zu erklären ist.[1]

Wir haben nun die Orte von 𝕽 und 𝕲 auf der Farbentafel innerhalb jener kleinen Flächen so gewählt, dafs die Gerade 𝕽 𝕲 möglichst nahe heranrückt an die Curve der Spectralfarben, welche in Fig. 8 durch die stark ausgezogene Linie dargestellt ist.

Ueber den Ort der Grundempfindung 𝕭 können wir keine

---

[1] Vergl. Anmerkung auf S. 308.

bestimmten Angaben machen. Er muſs nur so liegen, daſs das von ihm und den Orten von $\Re$ und $\mathfrak{G}$ gebildete Dreieck den reellen Theil der Farbentafel, d. h. die von der Curve der Spectralfarben und der Verbindungslinie ihrer Endpunkte umgrenzte Fläche, völlig enthält. — Indem wir (Fig. 8) von dem $\Re$-Punkte die Gerade $\Re$ *a b* durch den Ort der kurzwelligen

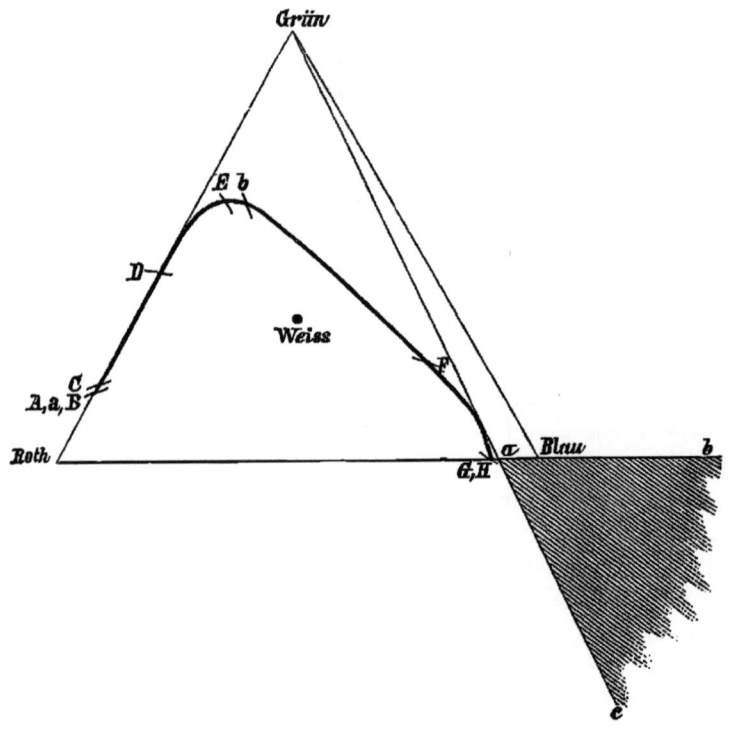

Fig. 8.

Endstrecke (*G, H*) und ferner von dem $\mathfrak{G}$-Punkte die Tangente $\mathfrak{G}$ *a c* an die Curve der Spectralfarben ziehen, entsteht der unendlich groſse Flächensector *c a b*, in dem man (die unendlichen Begrenzungsgeraden *a b* und *a c* sind in die Wahl eingeschlossen) den Ort der Grundempfindung $\mathfrak{B}$ völlig willkürlich wählen kann. Trotzdem der Scheitelpunkt *a* des Sectors vor allen übrigen Punkten in gewisser Beziehung ausgezeichnet ist, haben wir ihn doch nicht als den Ort der Grundempfindung $\mathfrak{B}$ gewählt, weil er infolge der Beobachtungsunsicherheit in unseren beiden Farbensystemen an etwas verschiedenen Stellen liegt. [1]

Dadurch, dafs wir ihn (wie in Fig. 8 angegeben ist) völlig willkürlich auf die Gerade *a b* legten, bekommen unsere Grund-Empfindungs-Curven $\Re$ und $\mathfrak{W}_1$ ein zweites kleines Maximum am blauen Ende des Spectrum; hätten wir einen Punkt der Geraden *a c* gewählt, so wäre dieses bei den Grund-Empfindungs-Curven $\mathfrak{G}$ und $\mathfrak{W}_2$ der Fall; eine Lage im Innern des Sectors hätte ein derartiges zweites Maximum bei $\Re$, $\mathfrak{G}$, $\mathfrak{W}_1$ und $\mathfrak{W}_2$ bewirkt.

---

[1] Vergl. § 23, S. 307.

XXII.

Eine bisher noch nicht beobachtete Form angeborener Farbenblindheit. (Pseudo-Monochromasie.)

Aus der Zeitschr. f. Psychol. u. Physiol. d. Sinnesorgane 7, S. 161—171. 1894.

Im Auszuge auch enthalten in:
Verhandl. d. Physik. Ges. zu Berlin, Jahrg. 13, S. 51—55. 1894.

§ 1. **Einleitung.** Seit dem Abschlusse der gemeinsam mit Hrn. C. Dieterici ausgeführten Analyse aller uns damals bekannten Typen von Farbensystemen[1] habe ich ununterbrochen mein Augenmerk darauf gerichtet, noch weitere Typen aufzufinden. Trotzdem ich durch die dankenswerthe Liebenswürdigkeit der Leiter und Assistenten mehrerer hiesiger Augenkliniken Gelegenheit hatte, Farbenblinde in grofser Zahl zu untersuchen, waren meine Bemühungen bis vor kurzem vergeblich. Ich hatte bereits alle darauf bezügliche Hoffnung aufgegeben, als mir vor einiger Zeit durch Hrn. Dr. Albrand ein hiesiger Kanzleibeamter zugeführt wurde, der die Schöler'sche Augenklinik wegen presbyopischer Beschwerden aufgesucht und dabei dem untersuchenden Arzte, Hrn. Dr. Albrand, mitgetheilt hatte, dafs er fast keine Farben unterscheiden könne.

Bereits die ersten Einstellungen an einem Helmholtz'schen Farbenmischapparate ergaben, dafs hier ein neuer Typus der Farbenblindheit vorlag.

Hr. E. H., Kanzleibeamter, ist 50 Jahre alt. Das rechte Auge ist emmetropisch und besitzt volle Sehschärfe; das linke Auge hat eine Hypermetropie von 1 D., nach deren Correction

---

[1] A. König und C. Dieterici, *Sitzungsber. der Berl. Akad.* vom 29. Juli 1886, S. 805. In ausführlicherer Darstellung in der *Zeitschr. f. Psychologie* 4, S. 241—347. Auch separat erschienen bei L. Vofs, Hamburg 1892. [Vgl. Nr. XXI d. vorl. Samml.]

sich ebenfalls volle Sehschärfe ergiebt. Es besteht große Lichtscheu, und der Patient kann sich bei guter Beleuchtung auf der Straße nur mit einem gewissen Unbehagen zurechtfinden. Nimmt die Beleuchtung ab, so verschwindet die Beschwerde. Im Verlaufe unserer Untersuchung stellte sich aber auch heraus, daß bei etwas zu geringer Intensität alle Aussagen unsicher wurden und Unbehagen bei dem Patienten eintrat. Das Intervall der benutzbaren Helligkeit ist demnach recht eng. Ophthalmoskopisch ergiebt sich ein ganz normaler Befund, insbesondere eine mittlere Pigmentirung des Augenhintergrundes, so daß die Lichtscheu keineswegs auf den Mangel an Pigment zurückzuführen ist.

Trotz der guten Sehschärfe sind die Augen sehr leistungsunfähig, denn bei irgend welcher Anstrengung derselben treten bald heftige Kopfschmerzen auf, welche dem Patienten die Ausübung seines Berufes erschweren und auch bei der hier geschilderten Untersuchung längere Beobachtungsreihen an dem Spectralapparate unmöglich machten. Es mußte daher die Prüfung seines Farbensystems auf mehrere Tage vertheilt und dann auch noch durch größere Pausen unterbrochen werden. Bei diesem Verfahren und unter Benutzung der für den Patienten angenehmsten Helligkeitsgrade der zu vergleichenden Felder waren die Angaben zuverlässig und ergaben unter sich eine gute Uebereinstimmung. Trotzdem mußten aber zwei wichtige Fragen (Bestimmung der Elementarempfindungscurven und das Vorhandensein des PURKINJE'schen Phänomens) ungelöst bleiben, da zu ihrer Beantwortung angestrengtere und sicherere Einstellungen erforderlich gewesen wären, als sie der Patient bei bestem Willen und eigenem Interesse an der Sache zu leisten im Stande war.

§ 2. **Die Qualität der Empfindungen.** Der Patient erklärt fast alle Gegenstände für völlig farblos; nur sehr wenige verursachen ihm eine specifische Farbenempfindung, und auch diese nur bei mittleren Intensitäten der Beleuchtung. Bei der Aufforderung, aus vorgelegten Wollfäden die farbigen heraus zu suchen, bezeichnet er als solche die blauen, rothen und gelben (aber nur stark gesättigte Nuancen). Die beiden letzteren erklärte er eigentlich für gleichfarbig, der Unterschied bestände nur in der verschiedenen Helligkeit. Es kommen hierbei aber oftmals Verwechselungen vor; jedoch wird gesättigtes Blau stets richtig bezeichnet.

In Uebereinstimmung mit dieser Vorprüfung erschien ihm das Spectrum als ein in der Mitte grau, resp. weifs gefärbtes Band, welches nach den Seiten schwach gelbe, resp. blaue Färbung zeigte.

Zwei mit Licht von den Wellenlängen 670 $\mu\mu$ und 430 $\mu\mu$ monochromatisch erleuchtete Felder, zum Vergleich nebeneinander gebracht, werden zwar als merklich, aber doch wenig voneinander verschieden angegeben. Bei unaufmerksamer Betrachtung könnten sie wohl verwechselt werden. Die Farben werden als Gelb und Blau bezeichnet. Dafs die Verschiedenheit in ihrem Aussehen thatsächlich sehr gering ist, ergab sich daraus, dafs sowohl Licht von der Wellenlänge 670 $\mu\mu$ wie 430 $\mu\mu$, mit Licht von der Wellenlänge 490 $\mu\mu$ verglichen, k e i n e n merklichen Unterschied zeigte. Die Verschiedenheit zwischen 670 $\mu\mu$ und 430 $\mu\mu$ kann also nicht mehr als die doppelte Unterschiedsschwelle betragen.

Die schnellste, ja die einzig vorkommende merkliche Aenderung der Nuance mit der Wellenlänge tritt in der Spectralregion von 500 $\mu\mu$ bis 480 $\mu\mu$ ein. Denn, wie soeben erwähnt, wird 490 $\mu\mu$ noch mit 430 $\mu\mu$ stets verwechselt, während 500 $\mu\mu$ schon von 430 $\mu\mu$ (ja bereits von 460 $\mu\mu$) verschieden war. Andererseits war aber 480 $\mu\mu$ schon von 670 $\mu\mu$ verschieden, während 490 $\mu\mu$ bereits mit 670 $\mu\mu$ verwechselt wurde. Dieser Umschlag im Farbenton vollzieht sich also an derselben Stelle, wo auch im Spectrum der „Rothblinden“ und „Grünblinden“ die gröfste Abhängigkeit der Nuance von der Wellenlänge besteht.

Ich hebe ausdrücklich hervor, dafs diese Angaben über die Unterschiedsempfindlichkeit für die Nuance sich auf diejenige Intensität des Spectrums beziehen, bei der Hr. E. H. die relativ g r ö f s t e Empfindlichkeit besitzt, so dafs also seine auffallend geringe Unterschiedsempfindlichkeit für Wellenlängenänderung nicht etwa durch die Benutzung einer ungeeigneten Helligkeitsstufe zu erklären ist.

Da sonst derartige Versuche nur von Personen angestellt worden sind, bei denen bereits mehr oder minder eingehende Prüfungen des Farbensystems vorgenommen waren und bei denen man daher wohl einige Uebung voraussetzen konnte, was bei Hrn. E. H. nicht der Fall war, so habe ich zum Vergleich einen „grünblinden“ Philologie-Studenten, Hrn. A., der noch niemals irgendwelche Farbenvergleichungen gemacht hatte und.

sich nur sehr wenig der Mangelhaftigkeit seines Farbensystems bewufst war, auf seine Empfindlichkeit gegen Wellenlängenänderung geprüft. Es ergab sich, dafs 490 $\mu\mu$ sowohl von 500 $\mu\mu$, wie von 480 $\mu\mu$ bereits so verschieden war, dafs eine Verwechselung für unmöglich erklärt wurde. Daraus geht unzweifelhaft auch für ungeübte „Rothblinde" eine Empfindlichkeit von ganz anderer Gröfsenordnung hervor. Die hochgradige Unempfindlichkeit bei Hrn. E. H. ist also auf die Beschaffenheit seines Farbensystems zurückzuführen.

§ 3. Die Vertheilung der Helligkeit im Spectrum. Wenn man auch aus der Geringfügigkeit der im Spectrum überhaupt vorkommenden Nuancenverschiedenheiten ohne weiteres schliefsen konnte, dafs ein Versuch, die Gestalt der Elementarempfindungscurven zu bestimmen, scheitern mufste, so habe ich doch bei der grofsen Wichtigkeit, welche eine derartige Bestimmung gehabt hätte, einen solchen Versuch wirklich angestellt. Hierbei zeigte sich aber, dafs fast jede durch Drehung des Nicol'schen Prismas bewirkte Störung einer hergestellten Farbengleichung wieder durch Aenderung der Spaltbreiten ausgeglichen werden konnte. Damit war die Unmöglichkeit einer Bestimmung der Elementarempfindungscurven nachgewiesen. Ich mufste mich daher zur weiteren Untersuchung des Farbensystems auf die Ausführung blofser Helligkeitsgleichungen beschränken, die freilich hier fast alle völlige Farbengleichungen waren. Aus den oben angeführten Gründen war es aber auch hierbei unmöglich, für die dunkleren Enden des Spectrums sichere Gleichungen zu gewinnen. Es wurden am ersten Beobachtungstage zwei und an zwei anderen Tagen je eine Versuchsreihe gemacht, welche sich auf die Spectrumregion von 630 $\mu\mu$ bis 490 $\mu\mu$ erstreckte. Die Bestimmungen geschahen in der Art, dafs für jede untersuchte Lichtart solche Spalteinstellungen gemacht wurden, bei denen das betreffende Licht eben merklich zu hell und andere Einstellungen, bei denen es eben merklich zu dunkel war. Beide Einstellungsarten wechselten regelmäfsig miteinander ab und wurden dann an jedem Tage zu einem Mittelwerth vereinigt. Nach einigen Versuchen hatte sich dieses Verfahren als das vortheilhafteste ergeben. Jede der so gewonnenen vier Reihen ergab für sich einen etwas unglatten Verlauf. Da mit dem Fortgang der Beobachtungen deutlich eine wachsende Sicherheit in der Beurtheilung hervortrat, so

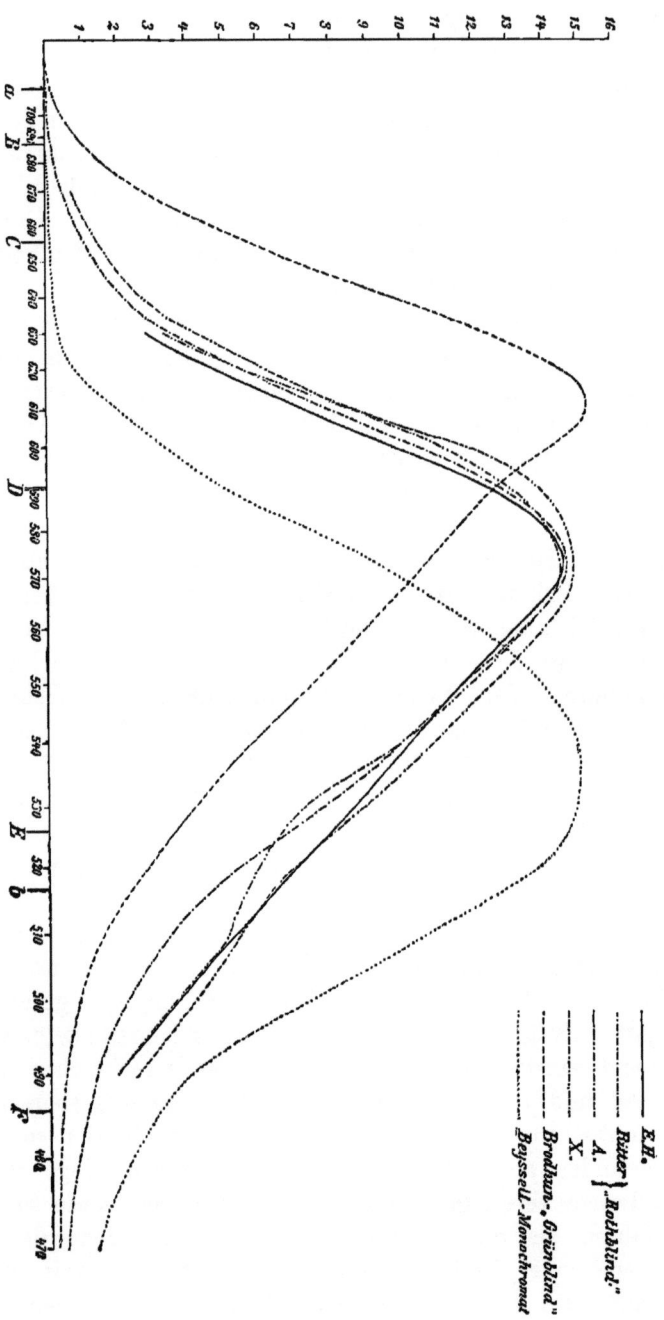

habe ich aus den vier erhaltenen Reihen wiederum das Mittel gebildet, indem ich den beiden Reihen des ersten Tages das Gewicht 1, der des zweiten Tages das Gewicht 2 und der des dritten das Gewicht 3 beilegte. Die so erhaltenen Werthe sind in der nachfolgenden Tabelle in der Columne 1 verzeichnet und als ausgezogene Curve in der nebenstehenden Figur eingetragen. Da sie sich auf das in dem Farbenmischapparat entstehende Dispersionsspectrum des von einem sog. Triplex-Gasbrenner[1] gelieferten Lichtes beziehen, so ist in der Figur auch ein Dispersionsspectrum als Abscissenaxe benutzt worden.

Eine bestimmte Angabe über den wahrscheinlichen Fehler der mitgetheilten Zahlen läfst sich wegen der Art, wie sie gewonnen wurden, nicht machen. Um aber einen Ueberblick über die relative Gröfse der Unsicherheit bei den einzelnen untersuchten Spectralregionen zu geben, habe ich die wahrscheinlichen Fehler der Gesammtmittel aus den Resultaten der einzelnen Beobachtungsreihen unter Berücksichtigung der diesen beigelegten Gewichte berechnet und in der Tabelle hinzugefügt. Sie sind relativ am gröfsten für 630 $\mu\mu$ und 490 $\mu\mu$ und dann für 570 $\mu\mu$; in den beiden ersten Fällen, weil die betreffende Helligkeit für Hrn. E. H. schon etwas zu gering war und auch weniger Einstellungen als an den übrigen Punkten gemacht wurden; in dem letzten Falle wohl, weil die betreffende Helligkeit etwas zu grofs war, um ohne Beschwerde ertragen werden zu können.

Die so gewonnene Curve der Helligkeitsvertheilung hat ungemein grofse Aehnlichkeit mit der Helligkeitscurve der „Rothblinden“; ja sie kann wohl ohne Zweifel innerhalb der Grenzen individueller Abweichungen mit ihr identificirt werden. Zum Beweise hierfür habe ich in der Figur aufserdem noch die Helligkeitscurven zweier anderer „Rothblinden“ eingezeichnet und ihre Ordinatenwerthe aufserdem in der Tabelle eingetragen. Von ihnen ist eine (Columne 3) einer früheren Abhandlung von mir[2] entnommen und bezieht sich auf das Farbensystem des Hrn. R. Ritter. Dafs sie nach einer etwas anderen Methode

---

[1] Angefertigt von der optisch-mechanischen Firma Franz Schmidt & Hänsch in Berlin.

[2] Ueber den Helligkeitswerth der Spectralfarben bei verschiedener absoluter Intensität. *Beitr. z. Psychol. u. Physiol. d. Sinnesorg. (Helmholtz-Festschr.)* S. 309. Hamburg, L. Vofs, 1891. [Vgl. Nr. XX d. vorl. Samml.]

gewonnen, kann nur so geringe Abweichungen zur Folge haben, dafs wir sie nicht weiter zu beachten brauchen. Damit ein Vergleich der Zahlenwerthe leichter ist, habe ich in der Tabelle aufser den Werthen für die von Hrn. RITTER beobachteten Wellenlängen auch noch diejenigen (durch graphische Interpolation gewonnen) eingetragen, welche sich auf die von Hrn. E. H. beobachteten Wellenlängen beziehen. Die andere Curve (Columne 2) habe ich an dem Farbensystem des oben bereits erwähnten Hrn. stud. A. im unmittelbaren Anschlufs an die bereits mitgetheilten Vergleichsbeobachtungen gewonnen.

	1	2	3	4	5	6
Wellen-länge ($\mu\mu$)	E. H.	„Rothblind"		X.	Mono-chromat	„Grün-blind"
		stud. A.	RITTER		BEYSSELL	BRODHUN
670	—	—	0,47	0,71	—	2,70
650	—	—	1,40	1,83	0,11	6,84
630	2,83 ± 0,50	3,33	3,60	–	—	—
625	—	—	4,44	5,17	0,49	13,15
605	—	—	8,96	9,76	2,70	15,01
600	9,52 ± 0,48	10,93	10,16	—	—	—
590	—	—	12,50	13,70	4,95	12,69
575	—	—	14,54	14,77	8,70	10,91
570	14,47 ± 1,06	14,44	14,55	—	—	—
555	—	—	12,71	13,89	12,90	8,30
550	11,81 ± 0,62	12,02	11,92	—	—	—
535	—	—	9,—	10,—	15,—	5,—
530	8,75 ± 0,11	7,36	7,86	—	—	—
520	—	—	5,45	7,—	13,95	2,88
510	5,37 ± 0,34	5,13	3,58	—	—	—
505	—	—	2,83	4,92	9,15	1,12
490	1,96 ± 0,51	1,95	1,37	2,50	4,05	0,42
470	—	—	0,459	—	—	—

Der Maafsstab dieser beiden und auch der übrigen Vergleichscurven ist so gewählt, dafs ihre maximale Höhe ungefähr mit derjenigen der Curve des Hrn. E. H. übereinstimmt. Eine dritte Curve stellt die spectrale Helligkeitsvertheilung für ein Auge dar, das ursprünglich „rothblind" und in Folge einer Netzhautablösung monochromatisch geworden ist. Ich habe diesen bemerkenswerthen Fall früher eingehend beschrieben[1] und unter

---

[1] In der eben citirten Abhandlung.

geeigneter Reduction die Ordinatenwerthe (Columne 4), welche unter der Bezeichnung X eingetragen sind, meiner damaligen Publication entnommen.

Ein Blick auf die Figur zeigt, dafs diese drei Vergleichs-curven mit der Curve des Hrn. E. H. sehr gut übereinstimmen und ohne Zweifel demselben Typus angehören. Damit dieses augenfälliger hervortritt, habe ich aufserdem noch die Helligkeits-curve des „grünblinden" Hrn. E. Brodhun[1] (Columne 6) und die Intensitätscurve des früher von Hrn. C. Dieterici und mir[2] untersuchten angeborenen monochromatischen Farbensystems des Hrn. A. Beyssell (Columne 5) eingezeichnet. Beide haben einen ganz abweichenden Verlauf, der völlig aufserhalb der möglichen Beobachtungsfehler liegt.

Von einem Nachweis des Purkinje'schen Phänomens mufste bei Hrn. E. H. Abstand genommen werden, da der Bereich der Helligkeit, in dem mit einiger Sicherheit Beobachtungen an-gestellt werden konnten, dafür zu eng war.

§ 4. Zusammenfassende Betrachtung. Das Farben-system des Hrn. E. H. ist, was die Qualität seiner Empfindungen anbetrifft, den bisher von Donders, Hrn. E. Hering und Hrn. C. Dieterici und mir genauer untersuchten Systemen angeborener Monochromasie nahe verwandt, während die quantitative Ver-theilung der Helligkeit im Spectrum mit derjenigen der „Roth-blinden" übereinstimmt. Es bildet also gewissermaafsen einen Uebergang zwischen beiden Formen. Die eigentlichen Farben-empfindungen sind sehr schwach und gelangen nur bei günstigen Umständen ohne besondere Aufmerksamkeit zum Bewufstsein. Da sie aber immerhin vorhanden sind, so können wir doch Hrn. E. H. nicht in vollem Sinne als Monochromat bezeichnen, und ich möchte deshalb für sein Farbensystem den Namen „Pseudo-Monochromasie" vorschlagen.[3]

---

[1] A. König. Ueber den Helligkeitswerth u. s. w.

[2] A. König u. C. Dieterici, *Berl. Sitzungsber.* 29. Juli 1886 und *Zeitschr. f. Psychol.* 4, S. 241—347. [Vgl. Nr. XXI d. vorl. Samml.]

[3] Diese Bezeichnung ist eigentlich ebenso unrichtig, wie die Be-zeichnung „Monochromat" für einen Total-Farbenblinden. Letztere sehen eben nicht Alles in einer Farbe, sondern sie sehen es in der einen Reihe Schwarz-Grau-Weifs. Man müfste sie demnach „Achromaten" und den hier beschriebenen Fall „Pseudo-Achromat" nennen. Da die Be-zeichnung Monochromat, Monochromasie sich aber einmal einzubürgern

Sehen wir nunmehr zu, wie sich unsere Beobachtungen mit den verschiedenen Farbentheorien vereinigen lassen.

1. Die HERING'sche Farbentheorie hat die angeborene totale Monochromasie in glücklicher Weise mit der Veränderung in Verbindung gesetzt, welche normale trichromatische Farbensysteme bei stärkster Herabsetzung der äußeren Reizintensität erleiden. Hr. HERING hat auf Grund seiner theoretischen Ansichten vorausgesehen und dann auch durch Beobachtung bestätigt, daß die spectrale Helligkeitsvertheilung bei angeborener Monochromasie mit derjenigen übereinstimmt, welche für normale Systeme dann eintritt, wenn die absolute Intensität des Spectrums so gering ist, daß die Farbennuancen verschwinden und das ganze Spectrum nur in einem mehr oder minder hellen Grau erscheint. Ich selbst habe sehr bald darauf diese Thatsache ebenfalls beobachtet und dieselbe Beziehung auch zwischen monochromatischen und dichromatischen Farbensystemen nachgewiesen. Hr. HERING erklärt sie in der Weise, daß bei dem monochromatischen System die Schwarz-Weiß-Substanz die einzig vorhandene Sehsubstanz ist, während sie in den anderen Farbensystemen die bei geringen Intensitäten allein zur Wirkung kommende Sehsubstanz ist, da die übrigen farbigen Sehsubstanzen höhere Intensitäten erfordern, um in Function zu treten. In beiden Fällen ist die Zersetzung der Schwarz-Weiß-Substanz also allein dasjenige, was die Vertheilung der Helligkeit bewirkt. Bei Hrn. E. H. haben wir nun, wenn wir uns auf den Standpunkt der HERING'schen Theorie stellen, anzunehmen, daß die Roth-Grün-Substanz fehlt, während von der Blau-Gelb-Substanz nur Spuren vorhanden sind. Wie ist dann aber die von uns gefundene Helligkeitsvertheilung zu erklären? Nach Hrn. HERING könnte sie doch nur sehr wenig von derjenigen der Monochromaten abweichen, wie sie in der Zeichnung als Curve des Hrn. BEYSSELL eingetragen ist; denn die nur in geringen Mengen dissimilirte und assimilirte Blau-Gelb-Substanz könnte doch auch nur einen entsprechend geringen Einfluß ausüben. Jedenfalls liegt hier eine Schwierigkeit vor, deren Hebung, soviel ich sehe, auf dem Boden der gegenwärtigen Gestaltung der HERING'schen Theorie nicht zu ermöglichen ist.

——— —

scheint und jeder mit der Sache Vertraute weiß, was er darunter zu verstehen hat, so mag jene unexacte Bezeichnungsweise beibehalten bleiben.

2. Hr. H. EBBINGHAUS hat neuerdings eine Farbentheorie aufgestellt, welche das grofse Verdienst hat, zum ersten Male die bekannten Absorptions- und Zersetzungsvorgänge in dem Sehpurpur, Sehgelb u. s. w. mit den Thatsachen des Farbensehens, der Farbenmischungen u. s. w. versuchsweise in einen Zusammenhang gebracht zu haben. Die in dieser Abhandlung mitgetheilten Beobachtungsthatsachen bereiten der EBBINGHAUS-schen Theorie aber dieselben Schwierigkeiten, wie der HERING-schen, da beide den Zusammenhang zwischen der angeborenen totalen Farbenblindheit und den übrigen Farbensystemen in annähernd gleicher Weise erklären. Nach Hrn. EBBINGHAUS kann freilich noch eine andere Art totaler Farbenblindheit dadurch zu Stande kommen, dafs die von den photochemischen Substanzen der Netzhaut ausgehende specifische Tönung der Erregung irgendwo auf dem Wege zum Gehirn durch einen pathologischen Procefs eine Störung erleidet und dadurch wieder verloren geht (Sehnervenatrophie; hysterische, apoplectische, hypnotische Zustände). Von einer solchen Ursache der Farbenblindheit kann bei Hrn. E. H. absolut keine Rede sein.

3. Die YOUNG-HELMHOLTZ'sche Farbentheorie mufs freilich von ihrer ursprünglichen Form der absoluten Constanz der spectralen Vertheilung der einzelnen Grundempfindungen ablassen, wenn sie eine einigermaafsen befriedigende Erklärung der vorliegenden Beobachtungen geben will. Bereits früher haben Hr. C. DIETERICI und ich gemeinsam darauf hingewiesen, dafs die bisher bekannten Formen der typischen „Rothblindheit" und „Grünblindheit" wohl nicht in der Weise aufzufassen sind, dafs die roth empfindenden, bezw. grün empfindenden Elemente einfach fehlen. Man mufs vielmehr annehmen, dafs sie auch hier ebensogut vorhanden sind, wie bei den Farbentüchtigen; aber es ist die Abhängigkeit ihrer Erregungsstärke von der Wellenlänge des reizenden Lichtes eine andere geworden, und zwar kommen die typischen Formen der „Rothblindheit" und „Grünblindheit" dadurch zu Stande, dafs bei ihnen sowohl die Rothsubstanz wie die Grünsubstanz dieselbe spectrale Vertheilung der Erregbarkeit besitzen; bei der „Rothblindheit" ist es diejenige, welche der Grünsubstanz, bei „Grünblindheit" diejenige, welche der Rothsubstanz bei Farbentüchtigen zukommt. Dadurch werden beide Substanzen stets in gleicher Weise erregt, und es tritt nur die Empfindung Gelb auf. Die Blausubstanz hingegen

ist in beiden Fällen unverändert geblieben. Im Farbensystem des Hrn. E. H. ist nun aber nicht nur die Empfindlichkeit der Rothsubstanz in der eben geschilderten Weise verändert, sondern es hat auch die Blausubstanz eine ähnliche Aenderung erlitten: Die spectrale Vertheilung ihrer Erregbarkeit ist derjenigen der Grünsubstanz sehr ähnlich geworden, und daher wird das Spectrum in seiner ganzen Ausdehnung weifslich erscheinen. Nur an den Enden, wo die gröfsten Abweichungen der normalen Blaucurve von der normalen Grüncurve sind, bleibt eine geringe Abweichung der Blaucurve bestehen, und damit ist eine schwache Gelb-, bezw. Blaufärbung gegeben.[1]

Ich schliefse diese Abhandlung mit dem Ausdrucke des Dankes an Hrn. Dr. ALBRAND, dafs er mich auf diese bisher noch unbekannte Form anomalen Farbensinnes aufmerksam gemacht und mir ihre Untersuchung ermöglicht hat.

---

[1] Ich lasse es zunächst unentschieden, ob diese Aenderungen in der spectralen Vertheilung der Empfindlichkeit der verschiedenen Sehsubstanzen durch Aenderung der Substanzen selbst, oder durch Aenderung ihnen beigemischter Sensibilisatoren bewirkt werden.

XXIII.

Ueber die lichtempfindliche Schicht in der Netzhaut des menschlichen Auges.

(In Gemeinschaft mit Dr. Joh. Zumft.)

Aus den Sitzungsberichten der Akadamie der Wissenschaften zu Berlin, 24. Mai 1894, S. 439—442.

(Vorgelegt von Hrn. E. du Bois-Reymond.)

Seitdem vor vierzig Jahren H. Müller[1] durch Beobachtungen an der Purkinje'schen Aderfigur nachgewiesen hat, dafs die lichtempfindliche Schicht in der Netzhaut des menschlichen Auges jedenfalls sehr nahe der Stäbchen- und Zapfenschicht liege, wenn nicht sogar von den Stäbchen und Zapfen selbst gebildet werde, hat man diese wichtige Frage keiner erneuten experimentellen Untersuchung unterworfen; wenigstens haben wir in der Litteratur keine Nachricht darüber gefunden.

H. Müller's Versuchsanordnung bestand darin, dafs er vermittelst einer Convexlinse das Bild einer hellen Lichtquelle auf der Sclera entwarf und aus der mit der Verschiebung des Bildes gleichzeitig erfolgenden Verschiebung der Aderfigur berechnete, wie weit die den Schatten auffangende Fläche (d. h. die lichtempfindliche Schicht) von dem schattenwerfenden Körper (den Adern der Netzhaut) entfernt war. Die Methode hat zwei Nachtheile, von denen einer auch von H. Müller bereits selbst hervorgehoben wurde; es ist nämlich erstens die Verschiebung des Bildes auf der Sclera nur ungenau zu messen, und zweitens ge-

---

[1] H. Müller, *Sitzungsber. der Würzb. phys.-med. Gesellsch.* 27. Mai und 4. Nov. 1854. Ferner: *Verhandlungen der phys.-med. Gesellsch. zu Würzburg* 5, 411—447. Abgedruckt in H. Müller, Gesammelte Schriften zur Anatomie und Physiologie des Auges. Leipzig 1872. Bd. I, S. 27—50.

stattet die Methode nicht die Verwendung monochromatischen Lichtes. Zu Messungen ist die andere Methode zur Sichtbarmachung der Aderfigur weit vorzuziehen, welche darin besteht, dafs man, gegen eine helle Fläche blickend, dicht vor der Pupille einen Schirm mit einem kleinen Loche hin und her bewegt. Dieses Loch dient dann gewissermaafsen als Lichtquelle und entwirft von dem Adernetz der Retina einen Schatten auf die lichtempfindliche Schicht. Nimmt man zwei ziemlich nahe nebeneinander gelegene Löcher, so entstehen zwei Schattenfiguren, und man kann aus ihrem durch binoculare Vergleichung mit einem geeigneten Maafsstabe bestimmten Abstand und der bekannten Entfernung der Löcher für ein emmetropisches Auge den Abstand der lichtpercipirenden Schicht von der schattenwerfenden Ader sicher berechnen. Monochromatisches Licht ist leicht zu dem Versuche zu verwenden, wenn man die HELMHOTZ-MAXWELL'sche Anordnung benutzt, bei der in einem Spectralapparat das Ocular entfernt ist und in der Ebene des Spectrums sich ein Diaphragma befindet, das in dem vorliegenden Falle die beiden senkrecht zur Längsrichtung des Spectrums von einander abstehenden und auch in dieser Richtung hin und her bewegten Löcher enthalten mufs. Blickt man durch sie hindurch, so ist das durch die Objectivlinse des Ocularrohres gebildete Gesichtsfeld erfüllt mit dem jeweilig durch die beiden Löcher hindurch gehenden monochromatischen Lichte. Auf diesem farbigen Felde erscheint dann die Aderfigur ungemein scharf, viel schärfer, als es bei unzerlegtem Lichte der Fall ist. Aenderung in der Stellung des Ocularrohres ändert auch die Farbe des Lichtes, so dafs man im Stande ist, bei jeder beliebigen Wellenlänge beobachten zu können.

Der Zweite von uns (Z), der beinahe emmetropische Augen besitzt, für die wir also die Constanten des sogenannten schematischen Auges jedenfalls als sehr annähernd gültig voraussetzen können, hat nun je 15 Messungen für monochromatisches Licht von den Wellenlängen 670 $\mu\mu$, 590 $\mu\mu$, 535 $\mu\mu$, 486 $\mu\mu$ und 434 $\mu\mu$ und auch für weifses Licht (d. h. unzerlegtes Licht eines AUER-schen Brenners) ausgeführt, und zwar wurde als schattenwerfender Körper eine Ader benutzt, welche in dem rechten Auge 0,8 mm unterhalb der Fovea centralis horizontal verlief, also in der Aderfigur beinahe 3° oberhalb des Fixirpunktes erschien.

Die erhaltenen Mittelwerthe und ihre wahrscheinlichen Fehler sind die folgenden:

benutztes Licht (*uu*)	Abstand der Ader von der percipirenden Schicht (Millimeter)
670	0,4402 ± 0,0070
590	0,4429 ± 0,0052
535	0,4141 ± 0,0039
486	0,3796 ± 0,0044
434	0,3643 ± 0,0044
Weifs	0,4120 ± 0,0045

Es zeigt sich also, dafs die Perception um so weiter nach aufsen in der Netzhaut erfolgt, je gröfser die Wellenlänge des einfallenden Lichtes ist; nur Gelb und Roth scheinen in derselben Schicht percipirt zu werden; denn die kleine Differenz zwischen den für sie erhaltenen Werthen liegt innerhalb der Grenzen der wahrscheinlichen Fehler.

Nachdem diese Bestimmungen ausgeführt waren, fand sich, dafs H. Müller[1] genau an derselben Stelle (0,8 mm nach oben und unten von der Mitte des gelben Fleckes) den Abstand zwischen der Membrana limitans interna und externa zu 0,388 mm gemessen hat. Da nun die bei unseren Bestimmungen benutzte mitteldicke Ader aller Wahrscheinlichkeit nach in der Nervenfaserschicht oder jedenfalls nahe derselben verläuft, so fällt also auch nach unseren Versuchen die lichtempfindliche Schicht mit der Stäbchen- und Zapfenschicht zusammen. Aus unseren Zahlen geht freilich hervor, dafs sie etwas dicker (0,4429 mm — 0,3643 mm = 0,0786 mm) ist als die Stäbchen- und Zapfenschicht (0,05 mm bis 0,06). Mit Rücksicht hierauf dürfte wohl die von Fr. Boll[2] geäufserte Hypothese, dafs die pigmenthaltigen Zellen der Netzhaut ebenfalls der lichtempfindlichen Schicht zuzurechnen seien, einer erneuten anderweitigen Prüfung zu unterziehen sein.

---

[1] H. Müller. Anatomisch-physiologische Untersuchungen über die Retina des Menschen und der Wirbelthiere. *Zeitschr. f. wissensch. Zoologie* 8, 1—122. 1856. Abgedruckt in H. Müller, Gesammelte Schriften zur Anatomie und Physiologie des Auges. Leipzig 1872. Bd. I, S. 105.

[2] Fr. Boll. Thesen und Hypothesen zur Licht- und Farbenempfindung. *du Bois-Reymond's Archiv*, Jahrg. 1881, S. 1—38. Vgl. besonders die einleitenden Worte des Hrn. v. Helmholtz zu dieser nachgelassenen Arbeit.

Da der Erste von uns (K) stark kurzsichtig ist und die Constanten seiner Augen nicht bestimmt sind, würde die Ausführung gleicher Beobachtungsreihen durch ihn weniger Werth gehabt haben. Doch ergab sich auch bei ihm, daſs die bei der geschilderten Versuchsanordnung auftretende Verschiebung der beiden Aderfiguren gegen einander bei rothem Lichte gröſser war als bei blauem. Wurde rothes und blaues Licht in einem bestimmten Verhältniſs mit einander zu Purpur gemischt, so zeigte sich eine so verwickelte Figur, daſs es unmöglich war an ihr Messungen zu machen. Es entstehen dann eben vier gegeneinander verschobene Aderfiguren, die stetig gemeinsam von oben nach unten hin und her zittern.

Ein weiterer Beweis dafür, daſs die verschiedenen Farben nicht in derselben Schicht percipirt werden, liegt in dem gänzlich verschiedenartigen Aussehen, welches die Fovea centralis und ihre unmittelbare Umgebung bei der von uns ausgeführten Sichtbarmachung der Aderfigur besonders für blaues Licht einerseits und grünes, gelbes und rothes Licht andererseits zeigt. Eine ziemlich für die Augen des Einen (K) von uns stimmende Zeichnung dieser beiden Formen der Erscheinung hat bereits Hr. Sigm. Exner [1] für Blau und Grün gegeben.

Der Erste (K) von uns hat bereits seit vielen Jahren, wenn er die Aderfigur mit einem einfachen dicht vor dem Auge hin und her bewegten Loche und weiſsem Lichte hervorrief, bemerkt, daſs sich in dem aderfreien mittlern Bezirk ein ungemein feiner schwarzer Punkt stets genau an derselben Stelle zeigte. Dieser Punkt ist nun bei der Benutzung blauen monochromatischen Lichtes nicht vorhanden, wohl aber bei der Benutzung von grünem, gelbem und rothem Licht. Es ist dieses aus den vorstehenden Beobachtungen einfach zu erklären, wenn wir annehmen, daſs jener Punkt der Schatten eines kleinen Körperchens ist, welches sich hinter der blauempfindenden, aber vor den grün-, gelb- und rothempfindenden Schichten befindet.

Die hier mitgetheilten Ergebnisse stehen im Widerspruch
1. mit den Farbentheorien der Hrn. E. Hering und H. Ebbinghaus, nach welchen für die Roth- und Grünempfindung

---

[1] S. Exner. Ueber einige neue subjective Gesichtserscheinungen. *Pflüger's Archiv* 1, 375—394. 1868. Siehe insbesondere Fig. 3 und 4 der zu dieser Abhandlung gehörigen Tafel VIII.

einerseits, für die Blau- und Gelbempfindung andererseits
dieselbe Substanz das Substrat bildet,
2. mit den Farbentheorien von DONDERS, Hrn. W. WUNDT
und Fr. C. L. FRANKLIN, nach welchen sämmtliche Farben
in derselben Substanz percipirt werden.

Sie stehen aber in vollem Einklang mit der YOUNG-HELM-
HOLTZ'schen Farbentheorie und können wohl als eine neue Stütze
derselben angesehen werden.

Eine ausführlichere Darstellung des hier Mitgetheilten wird
an anderem Orte erfolgen.[1]

[1 Die Ausführung ist unterblieben.]

XXIV.

Ueber den menschlichen Sehpurpur und seine Bedeutung für das Sehen.

Nach gemeinschaftlich mit Frl. Else Köttgen ausgeführten Versuchen.

Aus den Sitzungsberichten der Akademie der Wissenschaften zu Berlin, 21. Juni 1894, S. 577—598.
(Vorgelegt von Hrn. von Helmholtz.)

Seit dem Abschlusse von Hrn. W. Kühne's Untersuchungen über den von Fr. Boll entdeckten Sehpurpur hatte diese anfänglich mit so grofsen Erwartungen begrüfste Substanz eine unverdiente Zurücksetzung erfahren. Weil die damalige Kenntnifs normaler und anomaler Farbensysteme keine Beziehung des Sehpurpurs und seines Zersetzungsproductes, des Sehgelbs, zu der Beschaffenheit der Farbensysteme hervortreten liefs, vor allem aber, weil der Sehpupur in der Fovea centralis nicht aufgefunden wurde, glaubte man von einer eingreifenden Bedeutung desselben absehen zu müssen.

Der neuerdings von Hrn. H. Ebbinghaus[1] gemachte Versuch, zwischen den Absorptions- und Zersetzungsvorgängen des Sehpurpurs einerseits und den gegenwärtig bekannten Ergebnissen der Farbenmischungen andererseits eine Beziehung nachzuweisen, bildete die äufsere Veranlassung, dafs ich Hrn. G. Abelsdorff und Frl. E. Köttgen aufforderte, die Absorptionscoefficienten des Sehpurpurs und Sehgelbs beim Frosche einer genauen spectralphotometrischen Messung zu unterwerfen und hierdurch eine Lücke in unserer Kenntnifs der Eigenschaften des Sehpurpurs

---

[1] H. Ebbinghaus. *Zeitschr. f. Psychol. u. Physiol. d. Sinnesorgane* 5, S. 145. Auch sep. erschienen unter dem Titel: Theorie des Farbensehens. Hamburg 1893. L. Vofs.

und Sehgelbs auszufüllen. Wir hofften dann später, wenn es das Glück wollte, die erworbene Geschicklichkeit und die gemachten Erfahrungen auf das schwer zugängliche Material des menschlichen Sehpurpurs anwenden zu können. Ehe aber noch die erste Messung an Frosch-Sehpurpur ausgeführt war, bot sich bereits durch Hrn. H. Schöler's dankenswerthe Gefälligkeit die unerwartete Gelegenheit, ein menschliches Auge unmittelbar nach der Enucleation erhalten zu können. Da die zu jener Messung bestimmten Apparate schon fertig waren, so zögerte ich nicht, das kostbare Material trotz des Mangels jeglicher Erfahrung zu der beabsichtigten Messung zu benutzen. Ich erwähne diese Sachlage so ausfürlich, weil vielleicht schon nach kurzer Zeit auf Grund der Messungen am Frosch-Sehpurpur sich ergeben wird, dafs manche experimentelle Einzelheiten viel zweckmäfsiger zu gestalten gewesen wären. Hr. G. Abelsdorff war in jenen Tagen dienstlich ungemein in Anspruch genommen, und so habe ich denn die Messungen allein mit Frl. E. Köttgen durchgeführt.

Die nachfolgende Mittheilung zerfällt in mehrere völlig von einander getrennte Abschnitte. Der erste bringt lediglich die Ergebnisse der spectralphotometrischen Bestimmungen, enthält also nichts Hypothetisches, keinerlei Bezugnahme auf irgendwelche Farbentheorie; während die übrigen Abschnitte diese neu gewonnenen Resultate mit anderen bereits bekannten Thatsachen in Beziehung setzen, wobei an einzelnen Punkten hypothetische Annahmen nicht zu entbehren sind, um über zur Zeit noch bestehende Lücken hinwegzukommen.

I.
Die Absorptionscoefficienten des menschlichen Sehpurpurs und Sehgelbs.

Zur Messung der Absorptionscoefficienten wurde ein zu diesem Zwecke[1] nach meinen Angaben gebautes Spectralphotometer benutzt, welches im Wesentlichen auf dem Vierordt'schen Principe beruht. Um aber die leicht zersetzliche Lösung nicht der Einwirkung des noch unzerlegten Lichtes auszusetzen, wurden die beiden (hier nur 0.1 cbcm enthaltenden, 4 mm tiefen) Absorptionskästen für die zu untersuchende Lösung und das Lösungs-

---

[1] In der optisch-mechanischen Werkstatt der HH. Franz Schmidt & Hänsch in Berlin.

mittel (Galle) in die Ebene des Spectrums gebracht, so dafs nur ein sehr kleiner Ausschnitt aus der jeweilig benutzten Spectralregion die Lösung passirte. [1] Durch diese Anordnung gelang es, jede merkbare Zersetzung während der Messung auszuschliefsen. Zur Erleuchtung des bilateral beweglichen VIERORDT-schen Spaltes diente ein mit mattirtem Cylinder versehenes AUER'sches Glühlicht.

Die Bestimmung der Absorptionscoefficienten geschah in der Spectralregion von 640 $\mu\mu$ bis 420 $\mu\mu$ für zwölf verschiedene Wellenlängen in gleichmäfsig vertheilten Abständen. Jede Einzelmessung ist das Mittel aus mindestens 15 Einstellungen am Spectralphotometer.

Das zur Herstellung der Sehpurpurlösung benutzte menschliche Auge wurde von Hrn. H. SCHÖLER wegen eines linsengrofsen ziemlich nahe an der Ora serrata sitzenden Melano-Sarcoms enucleirt. Die Sehschärfe war, abgesehen von dem der Geschwulst entsprechenden Bezirke, im ganzen Gesichtsfeld die normale. Auf meine Veranlassung war ungefähr 20 Stunden vor der Enucleation ein lichtdichter Verband angelegt worden, der nur einige Male bei fast völliger Dunkelheit für einen kurzen Augenblick behufs Einträufelung von Cocain gelöst wurde. Die Enucleation selbst geschah bei Natriumlicht. Das in völlig lichtdichtem Verschlufs schnell zum Physiologischen Institut gebrachte Auge wurde hier von Hrn. TH. AXENFELD, der sich durch ophthalmoskopische Untersuchung am Tage vorher genau über die Lage und Ausdehnung der Geschwulst orientirt hatte, unter den von Hrn. W. KÜHNE beschriebenen Vorsichtsmaafsregeln geöffnet. Die ganze Netzhaut mit Ausnahme des die Geschwulst bedeckenden Theiles wurde in Gallenlösung gebracht. Nach der Filtration am folgenden Tage diente diese Lösung zweimal zur Füllung des Absorptionsgefäfses. Das erste Mal wurden nur die Absorptionscoefficienten des Sehpurpurs, das zweite Mal auch diejenigen eines Gemisches von Sehgelb und Sehpurpur bestimmt. Der Rest der Lösung, welcher zu einer dritten Füllung noch gerade reichte, war aber inzwischen, obschon die Lösung stets bei einer Temperatur von etwa $+3°$ aufbewahrt wurde, durch Schimmelbildung unbrauchbar geworden.

---

[1] Die genaue mit Abbildung versehene Beschreibung des Apparates soll später von Hrn. G. ABELSDORFF und Frl. E. KÖTTGEN veröffentlicht werden.

1. Die Absorption des Sehpurpurs. Trotz der Filtration war die Lösung nicht ganz klar und zeigte aufserdem nach der Bleichung im Tageslicht eine bleibende gelbliche Färbung. Es mufsten daher ebenfalls die Absorptionsverhältnisse nach der Bleichung bestimmt und bei der Berechnung in Rücksicht gezogen werden.

Die folgende Tabelle I enthält für beide Füllungen die Durchlässigkeitscoefficienten v o r und n a c h der Bleichung und ferner die daraus berechneten Durchlässigkeits- und Absorptionscoefficienten des jedesmal in der Lösung befindlichen Sehpurpurs.

Da bei den meisten Spectralregionen die beiden Werthe der Absorptionscoefficienten nicht mit ihren überall beigefügten wahrscheinlichen Fehlern in einander übergreifen, so hat man die letzteren blos als ein Maafs für die Zuverlässigkeit der erhaltenen Zahlen zu betrachten, und dementsprechend sind die in der letzten Columne angegebenen Mittelwerthe unter Festsetzung der entsprechenden Gewichte für die beiden Einzelwerthe berechnet.

Für die Wellenlänge 420 $\mu\mu$ ergiebt sich bei der ersten Füllung und auch bei dem Mittelwerthe ein negativer Betrag des Absorptionscoefficienten, der allerdings im letztern Falle kleiner ist als der wahrscheinliche Fehler. Diese unmöglichen Werthe sind in Klammern eingeschlossen.

2. Die Absorption eines Gemisches von Sehpurpur und Sehgelb. Bei der zweiten Füllung wurde die Lösung in dem Absorptionskasten nach der ersten Bestimmung ihrer Durchlässigkeitscoefficienten nicht direct dem Tageslicht, sondern zunächst in einem grofsen Spectralapparate grünem Lichte (Wellenlänge gröfser als 520 $\mu\mu$) ausgesetzt. Durch solches Licht wird der Sehpurpur zu Sehgelb zersetzt, dieses aber noch nicht in Sehweifs übergeführt. Es ergab sich nunmehr, dafs das Absorptionsmaximum im Blau lag. Während die erste Füllung, behufs der Bleichung ans Tageslicht gebracht, sich röthlich erwies, hatte diese so behandelte zweite Füllung eine tief bernsteingelbe Färbung, die sehr bald in das weit blassere, oben erwähnte Gelb überging, welches auch bei der ersten Füllung nach der Bleichung eingetreten war. Ob wir hier reines Sehgelb oder ein Gemisch von Sehgelb mit Sehpurpur in der Lösung hatten, wird in Abschnitt II erörtert werden. Wir wollen zunächst von einer »Sehgelbmischung« reden.

Tabelle I.

Wellenlänge μμ	Vor der Bleichung		Nach der Bleichung		Sehpurpur				
	Durchlässigkeits-coefficienten		Durchlässigkeits-coefficienten				Absorptionscoefficienten		
	1. Füllung	2. Füllung	1. Füllung	2. Füllung	1. Füllung	2. Füllung	1. Füllung	2. Füllung	Mittel
640	0,908 ± 0,012	0,941 ± 0,005	0,910 ± 0,007	0,972 ± 0,006	0,997	0,968	0,003 ± 0,015	0,032 ± 0,008	0,022 ± 0,010
620	0,891 ± 0,007	0,933 ± 0,009	0,924 ± 0,007	0,972 ± 0,010	0,964	0,959	0,036 ± 0,011	0,041 ± 0,013	0,038 ± 0,008
600	0,908 ± 0,008	0,984 ± 0,009	0,914 ± 0,007	0,991 ± 0,007	0,994	0,993	0,006 ± 0,012	0,007 ± 0,012	0,007 ± 0,008
580	0,867 ± 0,007	0,914 ± 0,011	0,905 ± 0,008	0,923 ± 0,009	0,968	0,992	0,042 ± 0,011	0,008 ± 0,015	0,028 ± 0,012
560	0,745 ± 0,009	0,846 ± 0,012	0,806 ± 0,007	0,848 ± 0,006	0,925	0,998	0,075 ± 0,014	0,002 ± 0,016	0,042 ± 0,025
540	0,690 + 0,005	0,762 ± 0,007	0,809 ± 0,006	0,833 ± 0,007	0,853	0,915	0,147 ± 0,009	0,065 ± 0,012	0,120 ± 0,021
520	0,638 ± 0,007	0,695 ± 0,009	0,783 ± 0,008	0,808 ± 0,008	0,815	0,860	0,185 ± 0,012	0,140 ± 0,013	0,163 ± 0,015
500	0,574 ± 0,008	0,619 ± 0,006	0,732 ± 0,010	0,774 ± 0,008	0,783	0,800	0,217 ± 0,015	0,200 ± 0,012	0,208 ± 0,009
480	0,590 + 0,008	0,659 ± 0,006	0,735 ± 0,010	0,757 ± 0,010	0,803	0,870	0,197 ± 0,016	0,130 ± 0,027	0,172 ± 0,023
460	0,574 ± 0,013	0,677 ± 0,015	0,679 ± 0,012	0,745 ± 0,010	0,844	0,908	0,166 ± 0,024	0,092 ± 0,023	0,123 ± 0,022
440	0,476 ± 0,009	0,629 ± 0,016	0,508 ± 0,016	0,667 ± 0,010	0,937	0,944	0,063 ± 0,025	0,056 ± 0,028	0,060 ± 0,022
420	0,448 ± 0,008	0,548 ± 0,013	0,424 ± 0,013	0,561 ± 0,014	(1,057)	0,978	(−0,057 ± 0,037)	0,022 ± 0,030	(−0,013 ± 0,027)

Die nachfolgende Tabelle II enthält in ähnlicher Weise wie Tabelle I eine Zusammenstellung der durch Beobachtung und Rechnung gewonnenen Coefficienten für das Sehgelbgemisch. Die Durchlässigkeitscoefficienten nach der Bleichung in Tabelle II sind natürlich identisch mit denen der zweiten Füllung in Tabelle I.

Tabelle II.

Wellen- länge $\mu\mu$	Vor der Bleichung Durchlässigkeits- coefficienten	Nach der Bleichung Durchlässigkeits- coefficienten	Sehgelbgemisch	
			Durch- lässigkeits- coefficienten	Absorptions- coefficienten
640	$0,956 \pm 0,006$	$0,972 \pm 0,006$	0,983	$0,017 \pm 0,009$
620	$0,969 \pm 0,008$	$0,972 \pm 0,010$	0,997	$0,003 \pm 0,013$
600	$0,967 \pm 0,007$	$0,991 \pm 0,007$	0,976	$0,024 \pm 0,010$
580	$0,868 \pm 0,010$	$0,923 \pm 0,009$	0,943	$0,057 \pm 0,014$
560	$0,824 \pm 0,007$	$0,848 \pm 0,006$	0,972	$0,028 \pm 0,011$
540	$0,778 \pm 0,006$	$0,833 \pm 0,007$	0,934	$0,066 \pm 0,011$
520	$0,724 \pm 0,007$	$0,808 \pm 0,008$	0,897	$0,103 \pm 0,012$
500	$0,636 \pm 0,009$	$0,774 \pm 0,008$	0,822	$0,178 \pm 0,015$
480	$0,627 \pm 0,008$	$0,757 \pm 0,010$	0,827	$0,173 \pm 0,016$
460	$0,571 \pm 0,012$	$0,745 \pm 0,010$	0,766	$0,234 \pm 0,019$
440	$0,409 \pm 0,013$	$0,667 \pm 0,010$	0,613	$0,387 \pm 0,022$
420	$0,384 \pm 0,012$	$0,561 \pm 0,014$	0,684	$0,316 \pm 0,026$

II.

Die Beziehung des Sehpurpurs und des Sehgelbs zu der Beschaffenheit der Farbensysteme.

1. Der Sehpurpur. Schon bei oberflächlicher Betrachtung zeigt sich, dafs die Absorptionsvertheilung im Spectrum einigermaafsen zusammenfällt mit der spectralen Helligkeitsvertheilung bei angeborener totaler Farbenblindheit. Mit dieser stimmt nach Hrn. E. HERING's Untersuchungen, welche ich selbst bestätigt habe, die spectrale Helligkeitsvertheilung für alle Dichromaten und Trichromaten bei minimalster Intensität überein. Daher liegt die Vermuthung nahe, dafs unter diesen Umständen die Absorption in dem Sehpurpur ein den Reizwerth des betreffenden Lichtes bedingender und diesem proportionaler Vorgang ist. Zu einem genauern Vergleich ist es aber nöthig, die spectralen

344 Ueber den menschlichen Sehpurpur und seine Bedeutung für das Sehen.

Helligkeitswerthe sowohl für das Sehen der Total-Farbenblinden wie auch für die Reizschwelle auf ein Spectrum zu beziehen, welches mit gleichmäfsiger Energievertheilung die den Sehpurpur enthaltende Schicht erreicht, nachdem es also vorher die Linse und das Pigment der Macula lutea passirt hat.

Für Total-Farbenblinde ist nun die Helligkeitsvertheilung im Sonnenspectrum durch die übereinstimmenden Messungen von DONDERS, den HH. E. HERING, C. DIETERICI und mir bekannt. Im Folgenden lege ich die von Hrn. C. DIETERICI und mir[1] an einem 55jährigen Herrn gemachten Messungen zu Grunde. Die Umrechnungscoefficienten auf gleichmäfsige Energievertheilung sind aus Hrn. S. P. LANGLEY's[2] Messungen entnommen. Für die Absorption in der Macula lutea benutze ich die Bestimmungen von Hrn. M. SACHS[3], indem ich in Ermangelung besonderer Anhaltspunkte die Mittelwerthe seiner Zahlen in die Rechnung einführe. Um nun endlich noch die Absorption in der Linse bei unserem Total-Farbenblinden berücksichtigen zu können, bestimmte ich die Absorptionscoefficienten in einer annähernd gleichaltrigen Linse durch eine besondere Messung. Ueber die Gröfse der Reizschwelle in einem Spectrum mit gleichmäfsiger Energievertheilung habe ich bereits früher[4] von Hrn. R. RITTER und mir ausgeführte Bestimmungen veröffentlicht. Da ich zur Zeit noch keine Bestimmung der Absorption in Linsen unseres Alters habe ausführen können, so ist hier nur die Absorption in der Macula lutea in Betracht gezogen.

Wir können nun mit den in solcher Weise gewonnenen Reizwerthen der verschiedenen Spectralregionen die für den Sehpurpur erhaltenen Absorptionscoefficienten nicht unmittelbar vergleichen, sondern müssen noch berücksichtigen, dafs die Sehpurpurschicht im Auge eine andere Dicke besitzt als in dem Gefäfse, an dem die Absorptionscoefficienten bestimmt wurden.

[1] A. KÖNIG u. C. DIETERICI. Sitzungsber. d. Berliner Akademie. 1886, S. 805. [Vgl. Nr. XLV d. vorl. Samml.] — Und: Die Grundempfindungen in normalen und anomalen Farbensystemen und ihre Intensitätsvertheilung im Spectrum. Hamburg 1892. L. Vofs. Abgedruckt in Zeitschr. f. Psychologie u. Physiol. d. Sinnesorgane 4, S. 241. [Vgl. Nr. XXI d. vorl. Samml.]

[2] S. P. LANGLEY. Sill. Journ. (3), 36, S. 359. 1888.

[3] M. SACHS. Pflüg. Arch. 50, S. 574. 1891.

[4] A. KÖNIG. Ueber den Helligkeitswerth der Spectralfarben (nach gemeinsam mit R. RITTER ausgeführten Versuchen). Hamburg 1891. L. Vofs. [Vgl. Nr. XX d. vorl. Samml.]

Rechnet man die sehpurpurhaltige Netzhautfläche in dem hier
benutzten Auge zu rund 700 qmm, so ergiebt sich, da wir vor
dem durch die Filtration unvermeidlich entstehenden Verluste
etwa $\frac{1}{2}$ cbcm Lösung hatten, also bei der Tiefe von 4 mm unseres
Absorptionsgefäfses 125 qmm damit hätten bedecken können, dafs
die im Auge vorhandene Sehpurpurschicht annähernd ein Sechstel
der in unserem Gefäfs untersuchten beträgt, und dem entsprechend
sind die Absorptionscoefficienten umzurechnen. [1]

Die nachfolgende Tabelle III enthält in Columne 1 bis 5 die
erwähnten Beobachtungsergebnisse und Umrechnungscoefficienten
für den Total-Farbenblinden und die Reizschwelle. In Columne
6 und 7 sind die durch die Umrechnung erhaltenen Werthe,
in Columne 8 die Absorptionscoefficienten der Sehpurpurschicht
im Auge und endlich in den Columnen 9 bis 11 zur besseren
Vergleichung die Zahlen der Columnen 6 bis 8 nochmals in
solcher Reduction angegeben, dafs der jedesmalige gröfste Werth
gleich 10 ist.

In der nachstehenden Fig. 1 stellt die ausgezogene Curve,
für welche der Maafsstab sich an der linken Seite der Figur befindet, diese Absorptionscoefficienten des Sehpurpurs dar, wobei
als Abscissenaxe das Spectrum. dient. Die —·—· Curve zeigt
die Vertheilung der Helligkeitswerthe der Total-Farbenblinden
(Columne 9 in Tabelle III), die — — ·· — — ·· Curve die Vertheilung der Helligkeitswerthe für die Reizschwelle in allen dichromatischen und trichromatischen Farbensystemen (Columne 10
in Tabelle III). Für die beiden letzten Curven ist der Maafsstab
so gewählt, dafs in jeder der höchste Punkt dieselbe Ordinate hat
wie der höchste Punkt in der Curve für die Sehpurpur-Absorption.

Die Uebereinstimmung dieser drei Curven tritt deutlich hervor.
In dem Intervall 600 $\mu\mu$ bis 500 $\mu\mu$ schneidet die Sehpurpurcurve
mehrfach die beiden anderen Curven, und nirgendwo ist die Abweichung gröfser als der Betrag des wahrscheinlichen Fehlers
an der betreffenden Stelle. Wenn in dem Intervall von 500 $\mu\mu$
bis 400 $\mu\mu$ die Uebereinstimmung weniger gut und die Sehpurpurcurve überall die höchste ist, so darf dabei nicht vergessen
werden, dafs das Sonnenlicht, für welches Hrn. LANGLEY's Energie-
messungen gelten, wahrscheinlich im kurzwelligen Theile des

---

[1] Wenn diese Reduction der Concentration auch beträchtlich unrichtig
sein sollte, so hat das doch nur einen geringen Einflufs auf die relative
Vertheilung der Absorption.

Tabelle III.

Spalten 9, 10, 11: reducirt auf gleiche maximale Höhe.

Wellenlänge μμ	1. Helligkeitsvertheilung bei totaler Farbenblindheit (Sonnenlicht)	2. Helligkeitswerthe für die Reizschwelle (Spectrum mit constanter Energievertheilung)	3. Energievertheilung im Sonnenlicht	4. Durchlässigkeitscoefficienten der Linse	5. Durchlässigkeitscoefficienten der Macula lutea	6. Reizwerthe bei totaler Farbenblindheit bezogen auf gleiche Energie	7. Reizschwellenwerthe bezogen auf gleiche Energie	8. Absorptionscoefficienten des Sehpurpurs im Auge	9. Reizwerthe bei totaler Farbenblindheit bezogen auf gleiche Energie	10. Reizschwellenwerthe bezogen auf gleiche Energie	11. Absorptionscoefficienten des Sehpurpurs im Auge
670		0,00027			1,—		0,00027			0,0014	
655	0,006	0,00075	11,09	0,976	1,—	0,006	0,00075		0,002	0,0039	
650					1,—			0,0037			0,97
640	0,045		11,10	0,950	1,—						
631					1,—	0,042			0,015	0,033	
625		0,0063			1,—		0,0063	0,0064			1,68
620					1,—						
619	0,133		11,08	0,930	1,—	0,129			0,046		
610	0,392	0,019	11,04	0,912	1,—	0,389	0,019		0,129	0,039	
605					1,—						
600	0,836		10,95	0,897	1,—	0,852		0,0012	0,304		0,31
590	1,345	0,057	10,87	0,882	1,—	1,402	0,057		0,50	0,30	
580	2,376		10,76	0,856	0,991	2,606		0,0047	0,93		1,23

λ											
575	3,989	0,17	10,65	0,832	0,986	4,501	0,172	0,0071	1,64	0,90	1,86
570	5,684		10,50	0,802	0,981	6,945			2,48		
560	8,025	0,51	10,35	0,781	0,971	10,32	0,530	0,0211	3,58	2,77	5,54
555	10,083		10,14	0,750	0,966	13,35			4,08		
550	12,016	1,-	9,89	0,710	0,962	18,18	1,06	0,0292	6,49	5,55	7,66
540	13,772		9,50	0,680	0,951	23,56			8,41		
535	12,801	1,33	9,10	0,640	0,946	27,47	1,47	0,0361	9,80	7,70	10,-
530					0,941				10,-		
520					0,905				7,62		
510					0,900				7,19		
505	10,765	1,47	8,65	0,600	0,770	28,08	1,91	0,0309	4,93	10,-	10,-
500			8,20	0,550	0,740	21,35			4,31	8,95	8,11
490	6,737	1,20	7,65	0,505	0,700	20,14	1,71		2,60		
480	5,290		7,30	0,474	0,680	13,82		0,0215	1,23	5,76	5,64
474		0,74			0,677		1,10				
470	3,239		6,75	0,421	0,675	12,09			0,45	2,83	2,70
464	2,312	0,36	6,15	0,365	0,572	7,20	0,540	0,0108		0,61	
460					0,670						
454	1,097		5,85	0,330	0,670	3,45					
450					0,670						
446	0,446		5,13	0,255	0,660	1,25	0,118	0,-			
440	0,110	0,079		0,120	0,670						
437					0,670						
430			3,90		0,670	(2,25)					
420	0,070				0,670						

Absorption des
Sehpurpurs

Absorption des
Sehgelbs

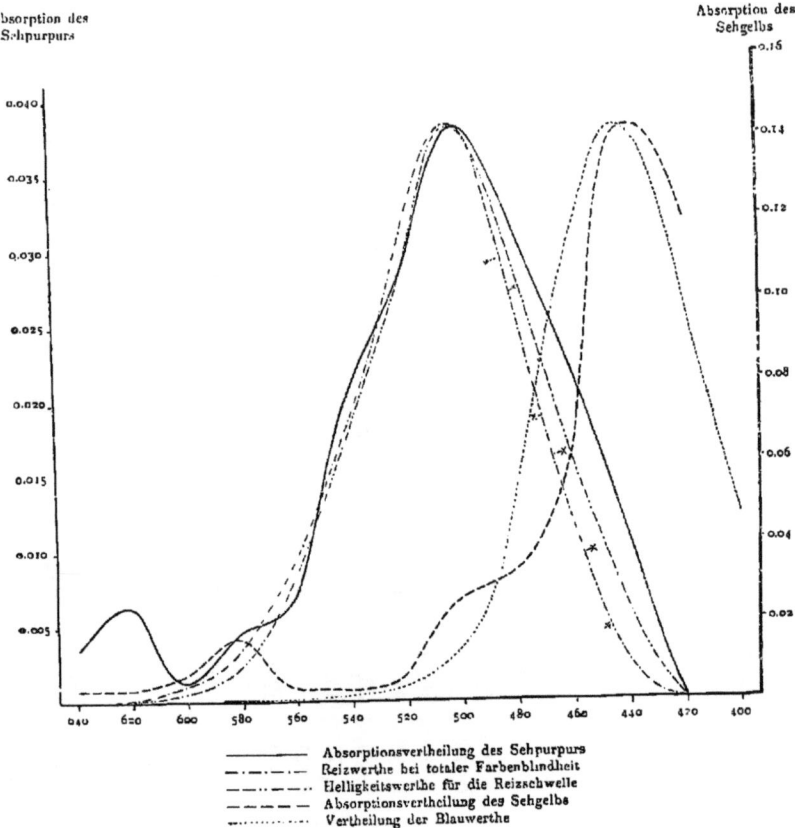

———— Absorptionsvertheilung des Sehpurpurs
—·—·—·— Reizwerthe bei totaler Farbenblindheit
———··———·· Helligkeitswerthe für die Reizschwelle
— — — — Absorptionsvertheilung des Sehgelbs
·············· Vertheilung der Blauwerthe

Spectrums relativ lichtstärker gewesen ist als das Licht, welches
bei der Berechnung dieser Curven als »Sonnenlicht« definirt ist.
Es ist ferner möglich, dafs die Linsenfärbungen sowohl wie die
Absorption in der Macula etwas anders gewesen sind, als wir
angenommen haben; insbesondere möchte ich es für unwahrscheinlich halten, erstens dafs Hrn. RITTER's und meine Linsen
zur Zeit der Reizschwellenbestimmung völlig ungefärbt waren,
und zweitens dafs, wie Hr. M. SACHS gefunden hat, die Absorption in der Macula von der Wellenlänge 460 $\mu\mu$ bis zum violetten
Ende nicht mehr zunimmt; mir ist kein gelb gefärbtes Pigment
bekannt, welches einen solchen Verlauf der Absorption zeigte.
Ein etwas höherer Verlauf der Curven für den Total-Farbenblinden und die Reizschwelle in dem Intervall von 500 $\mu\mu$ bis
420 $\mu\mu$, als wir ihn hier berechnet haben, ist also wahrscheinlich,

und dann läge auch hier eine bessere Uebereinstimmung mit der Curve der Absorptionscoefficienten des Sehpurpurs vor.

Wenn wir aber auch von diesen wahrscheinlichen Fehlern unserer Curven nichts wüfsten, würde doch die Uebereinstimmung grofs genug sein, um nicht als blofser Zufall aufgefafst werden zu können.[1] Es ergiebt sich demnach, dafs die Absorption in dem Sehpurpur proportional ist dem Reizwerthe des Lichtes 1. bei totaler Farbenblindheit und 2. bei Dichromaten und Trichromaten auf so niedriger Helligkeitsstufe, dafs noch keine Farbenunterscheidung möglich ist.

Der Annahme, in dem Sehpurpur in diesen beiden Fällen die lichtpercipirende Substanz zu sehen, stellt sich nun zunächst noch der Umstand entgegen, dafs in der Fovea centralis von Hrn. W. Kühne kein Sehpurpur gefunden worden ist. Im weiteren Verlaufe dieser Mittheilung werden wir aber sehen, dafs das völlige Fehlen desselben an dieser Stelle nicht nur kein Hindernifs, sondern sogar eine werthvolle Stütze für diese Annahme bildet.

2. Das Sehgelb. Unser Sehgelbgemisch hat seine maximale Absorption im blauen Theile des Spectrums, und daher ist es naheliegend, dasselbe als die blau-percipirende Substanz anzusehen. Um diesen Gedanken zu prüfen, haben wir die Curve, welche die Vertheilung des Blauwerthes im Spectrum angiebt, und welche sich nach den von Hrn. C. Dieterici und mir[2] durchgeführten Analysen dichromatischer und trichromatischer

---

[1] Das zweite kleine Maximum, welches die Absorptionscurve des Sehpurpurs zwischen 640 $\mu\mu$ und 600 $\mu\mu$ zeigt, lasse ich hier aufser Acht, da ich es nicht für hinreichend sicher halte, um weitere Schlufsfolgerungen daran zu knüpfen.

[2] In dieser Abhandlung beziehe ich mich ausschliefslich auf die Ergebnisse der von Hrn. C. Dieterici und mir ausgeführten Rechnungen und berücksichtige nicht die von Hrn. H. von Helmholtz auf Grund einer erweiterten Anwendung des Fechner'schen Gesetzes abgeleitete Form der spectralen Vertheilung der Grundempfindungen. Ich hoffe bald an neuem Beobachtungsmaterial zeigen zu können, dafs die erweiterte Form von Fechner's Gesetz unseren Curven nicht widerspricht. Die von Hrn. von Helmholtz gefundenen Abweichungen erklären sich meines Erachtens dadurch, dafs Beobachtungsreihen mit einander combinirt sind, die sich auf sehr verschiedene Helligkeiten, also verschiedene Unterschiedsschwellen beziehen. — Ich bemerke noch, dafs ich jetzt etwas niedrigere Werthe der rothen Grundempfindung am kurzwelligen Ende des Spectrums, als sie von uns angegeben sind, für wahrscheinlich halte.

Farbensysteme stets als dieselbe ergeben hat, ebenfalls auf ein Spectrum gleichmäfsiger Energievertheilung und auf ein ideelles Auge, in dem keine Absorption stattfindet, umgerechnet.

Von einer Berücksichtigung der Linsenfärbung mufs ich in dem vorliegenden Falle leider ebenfalls Abstand nehmen, weil ich zur Zeit noch keine Bestimmung der Absorptionscoefficienten solcher Linsen habe ausführen können, deren Alter ungefähr dem durchschnittlichen Alter der sechs Personen (vier Dichromaten und zwei normaler Trichromaten) entspricht, deren Blaucurven im Mittelwerthe den nachfolgenden Berechnungen zu Grunde gelegt worden sind.

Wenn wir eine solche Umrechnung ausführen und die entstandene Curve mit der Absorptionscurve unseres Sehgelbgemisches vergleichen, so ergiebt sich sofort, dafs die letztere auf ihrem langwelligen Abhange viel zu hoch ist. Ueberdies zeigt ein zweites, wenn auch sehr geringfügiges Maximum bei der Wellenlänge 500 $\mu\mu$ deutlich darauf hin, dafs noch Sehpurpur in dem Sehgelbgemisch vorhanden ist. Da nun ziemlich verschiedene Annahmen über das Verhältnifs von Sehpurpur und Sehgelb in diesem Gemische für den bei unseren späteren Schlufsfolgerungen wesentlich in Betracht kommenden kurzwelligen Theil des Spectrums die Gestalt der Absorptionscurve des reinen Sehgelbs kaum merklich ändern, so wollen wir die einfachste Annahme machen, dafs nämlich Sehgelb und Sehpurpur zu gleichen Theilen vorhanden waren, d. h. dafs durch die oben erwähnte Einwirkung spectralen Lichtes ($\lambda > 520\ \mu\mu$) nur die Hälfte des Sehpurpurs in Sehgelb übergeführt worden, die andere aber unverändert geblieben war.

Die nachfolgende Tabelle IV enthält die Daten für die Berechnung der Absorption des reinen Sehgelbs und die Durchlässigkeits- und Absorptionscoefficienten des letzteren.[1] Für die Wellenlänge 620 $\mu\mu$ ergiebt sich ein unmöglicher Werth, der aber durch die Gröfse des wahrscheinlichen Fehlers erklärt wird.

Um die Vergleichung mit der spectralen Vertheilung des Blauwerthes vorzunehmen, haben wir, ebenso wie beim Sehpurpur, zu berücksichtigen, dafs die zur Messung benutzte Sehgelbschicht wahrscheinlich d r e i Mal so dick war als die in der menschlichen

---

[1] Als Durchlässigkeitscoefficient des Sehpurpurs für 420 $\mu\mu$ ist an Stelle des rechnungsmäfsigen Mittelwerthes 1,013 (Tabelle I) der Werth 1,000 in die Rechnung eingeführt.

Retina befindliche, und eine dem entsprechende Reduction der Absorptionscoefficienten vorzunehmen.

Tabelle IV.

Wellenlänge $\mu\mu$	Sehgelbgemisch Durchlässigkeitscoefficienten	Sehpurpur Durchlässigkeitscoefficienten	Sehgelb Durchlässigkeitscoefficienten	Sehgelb Absorptionscoefficienten
640	0,983 ± 0,009	0,978 ± 0,010	0,994	0,006 ± 0,013
620	0,997 ± 0,013	0,962 + 0,008	(1,016)	(− 0,016 ± 0,016)
600	0,976 ± 0,010	0,993 ± 0,008	0,979	0,021 ± 0,013
580	0,943 ± 0,014	0,972 ± 0,012	0,956	0,044 ± 0,013
560	0,972 ± 0,011	0,958 ± 0,025	0,993	0,007 ± 0,027
540	0,934 ± 0,011	0,880 ± 0,021	0,996	0,004 ± 0,025
520	0,897 ± 0,012	0,837 ± 0,015	0,980	0,020 ± 0,021
500	0,822 ± 0,015	0,792 ± 0,009	0,924	0,076 ± 0,019
480	0,827 ± 0,016	0,828 ± 0.023	0,909	0,091 ± 0,029
460	0,706 ÷ 0,019	0,877 ± 0,022	0,817	0,183 ± 0,028
440	0,613 ± 0,022	0,940 ± 0,022	0,623	0,368 ± 0,030
420	0,684 ± 0,026	(1,000 ± 0,027)	0,684	0,316 ± 0,031

Die nachfolgende Tabelle V ist ganz analog der Tabelle III angeordnet. Die zwei letzten Columnen enthalten die durch Reduction der beiden zu vergleichenden Curven (Vertheilung der Blauempfindung und Absorptionscoefficienten des Sehgelbs) auf gleiche maximale Höhe gewonnenen Ordinatenwerthe.

In der Figur 1 sind diese Curven ebenfalls eingetragen. An der rechten Seite befindet sich der Maafsstab für die Absorption im Sehgelb. Der Maafsstab der Blaucurve ist so gewählt, dafs diese gleiche Höhe mit der ersteren erhält. Die Uebereinstimmung beider Curven ist weniger gut als beim Sehpurpur.[1] Wir müssen dabei aber berücksichtigen, dafs die Unsicherheit der Umrechnungscoefficienten für die Blaucurve hier sehr viel mehr ins Gewicht fällt als früher. Wir brauchen z. B. nur anzunehmen, was bis zu einem gewissen Grade sicherlich berechtigt ist, dafs eine schwache Linsenfärbung der mittleren Blaucurve entspricht, so wird diese am kurzwelligen Ende relativ höher

---

[1] Auch hier tritt wieder ein zweites kleines Maximum bei 580 $\mu\mu$ auf. Ich lasse dasselbe ebenfalls unbeachtet.

und stimmt, wieder auf dieselbe maximale Höhe reduciert, besser mit der Absorptionscurve des Sehgelbs überein.

Tabelle V.

Wellenlänge µµ	Vertheilung der Blauwerthe (Mittel) (Sonnenlicht)	Energievertheilung im Sonnenlicht	Durchlässigkeitscoefficienten in der Macula lutea	Blauwerthe bezogen auf gleiche Energie	Absorptionscoefficienten des Sehgelbs im Auge	Blauwerthe bezogen auf gleiche Energie	Absorptionscoefficienten des Sehgelbs im Auge
						reducirt auf gleiche maximale Höhe	
640					0,0020		0,14
620	0,002	11,08	1,—	0,002		0,0005	
600					0,0070		0,50
590	0,031	10,87	1,—	0,031		0,008	
580					0,0148		1,044
570	0,090	10,65	0,981	0,092		0,023	
560	0,140	10,50	0,971	0,144	0,0022	0,036	0,155
550	0,225	10,35	0,962	0,234		0,059	
540					0,0015		0,105
530	0,585	9,89	0,941	0,622		0,157	
520	0,958	9,50	0,905	1,059	0,0067	0,267	0,473
505	2,186	8,85	0,770	2,839		0,716	
500					0,0259		1,825
495	3,680	8,45	0,720	5,111		1,289	
485	7,11	7,93	0,690	10,30		2,600	
480					0,0812		2,200
475	13,67	7,35	0,677	20,19		5,095	
465	19,74	6,80	0,672	29,37		7,411	
460					0,0649		4,575
455	24,18	6,20	0,670	36,09		9,107	
445	26,45	5,68	0,670	39,63		10,—	
440					0,1418		10,—
430	23,46	4,60	0,670	35,01		8,834	
420					0,1188		8,380
415	15,52	3,55	0,670	23,16		5,844	
400	8,66	2,65	0,670	12,93		3,263	

Wir wären demnach wohl ohne weiteres berechtigt, in dem Zersetzungsproduct des Sehpurpurs, dem Sehgelb, die den Reiz percipirende Substanz für die Grundempfindung Blau zu sehen, wenn nicht hiergegen wiederum zunächst noch das Fehlen von Sehpurpur und damit auch von Sehgelb in der Fovea centralis zu sprechen schiene.

III.
Das Sehen mit der Fovea centralis.

Es ist eine schon lange bekannte Thatsache, daſs die Stelle des deutlichsten Sehens sich von den benachbarten Theilen der Netzhaut durch ihre geringere Empfindlichkeit für schwaches Licht auszeichnet. Als nun vor einiger Zeit Fr. C. L. FRANKLIN in meinem Laboratorium mit der Bestimmung der Reizschwelle für verschiedene Netzhauttheile und für verschiedene monochromatische Lichtarten beschäftigt war, machte sie die auffallende Beobachtung, daſs von einer Anzahl durch sogenannte Leuchtfarbe hergestellter Lichtpunkte, welche in einem völlig dunklen Raume ganz hell erschienen, immer derjenige unsichtbar wurde, der etwas unterhalb des Fixationspunktes lag. Diese Beobachtung wurde sofort von einer groſsen Anzahl von Personen bestätigt; nur waren die Angaben über die Lage des fixirten Punktes zu dem verschwundenen verschieden, sowohl in der Richtung wie auch in der Gröſse des Abstandes.

Hierdurch wurde ich, besonders in Rücksicht auf die im vorigen Abschnitt dargelegten Beziehungen, zu einer genaueren Untersuchung über den Unterschied des Sehens in der Fovea und ihrer unmittelbaren Umgebung veranlaſst. Die Ergebnisse derselben theile ich im Folgenden mit und füge zugleich diejenigen Annahmen hinzu, durch welche ich Zusammenhang in die ganze Fülle der Thatsachen bringen zu können glaube. Sie müssen noch nach vielen Richtungen hin geprüft werden, ehe man sie ihres hypothetischen Charakters für entkleidet halten darf. Wenn ich selbst ihnen auch einen ziemlich hohen Grad von Wahrscheinlichkeit beilegen möchte, so sehe ich ihren hauptsächlichen Werth doch darin, daſs sie uns diejenigen Punkte aufzeigen, deren eingehendere Untersuchung zunächst weitere Fortschritte der Erkenntniſs in Aussicht stellt.

Lassen wir auſserhalb der Fovea monochromatisches Licht, mit Ausnahme des rothen, in minimaler, aber immer steigender Intensität einwirken, so entsteht zuerst die farblose

Empfindung der Reizschwelle (Grau); erst bei höherer Intensität bekommt die Empfindung einen farbigen Charakter; rothes Licht aber hat bei seinem Sichtbarwerden bereits eine deutlich ausgesprochene Farbe. — Innerhalb der Fovea tritt monochromatisches Licht, mit Ausnahme eines bestimmten Gelbs (etwa 580 $\mu\mu$ für mein Auge) sofort mit einem farbigen Charakter über die Schwelle. Es besteht dabei ein ziemlich grofser Unterschied der objectiven Intensität zwischen der eben merklichen Wahrnehmbarkeit aufserhalb der Fovea und innerhalb derselben; nur bei rothem Licht fallen beide Intensitätsstufen zusammen.[1]

Diese selben Verhältnisse treten in einer andern Weise bei folgender Versuchsanordnung in die Erscheinung. Man fixire mit fest aufgestütztem Kopfe einen monochromatisch erleuchteten Punkt von mäfsiger Intensität und setze diese dann in nicht zu langsamem Tempo soweit herab, dafs der Punkt gerade verschwindet. Hierbei wird man bemerken, dafs der Punkt bis zum letzten Augenblick seiner Sichtbarkeit farbig geblieben ist. Bewegt man nun das Auge ein wenig, so dafs das Bild des Punktes nicht mehr in die Fovea fällt, so wird ein rother Punkt nicht wieder auftauchen, während ein grüner stets als farbloser Punkt wieder erscheint; einen blauen Punkt kann man kurz vor seinem Verschwinden in der Fovea nicht mehr von einem grünen unterscheiden, er taucht aber bei Bewegung des Blickes zunächst als blauer Punkt wieder auf und wird bei weiterer Verminderung seiner Intensität vor seinem völligen Verschwinden farblos. Ein etwas abweichendes Verhalten zeigen gelbe Punkte der schon erwähnten Spectralregion, indem sie vor ihrem Verschwinden in der Fovea ebenfalls annähernd farblos werden; ich habe bisher noch nicht beobachtet, dafs sie bei Bewegung des Blickes aufserhalb der Fovea wieder auftauchen.

Alle diese Beobachtungen lassen sich leicht erklären, sobald wir folgende Annahmen machen.

1. **These.** In der Fovea centralis (und allen Zapfen) kommt kein Sehpurpur vor.

2. **These.** Die der Reizschwelle (mit Ausnahme des Roth) allgemein zukommende farblose Empfindung (Grau) wird verursacht durch schwache Zersetzung des Sehpurpurs.

---

[1] Es ist dieses schon von Hrn. A. E. Fick (*Pflüger's Arch.* **43**, S. 441. 1888) gefunden worden.

3. These. Bei stärkerer Zersetzung des Sehpurpurs, die sich dann auch auf das erst gebildete Sehgelb erstreckt, entsteht die Empfindung Blau.

Diese Thesen sind völlig vereinbar damit, daſs in jeder empfindenden Nervenfaser nur eine Art von Erregung vorkommt; denn derselbe Vorgang, der bei geringerer Intensität als Grau empfunden wird, braucht physiologisch nicht von anderer Qualität zu sein als derjenige, welcher bei gröſserer Intensität die Empfindung Blau hervorruft.[1]

4. These. Die noch unbekannten Sehsubstanzen für die beiden anderen Grundempfindungen Roth und Grün sind (ebenso wie das Sehgelb) schwerer zersetzlich als der Sehpurpur.

Aus der 1. und 3. These folgt, daſs die Fovea blaublind ist; es haben also trichromatische Personen hier ein dichromatisches, und dichromatische Personen ein monochromatisches Farbensystem. Die Gröſse dieses Bezirks bestimmt man am besten an einer Reihe von monochromatisch leuchtenden blauen Punkten, deren Bild man quer durch die Fovea legt; von ihnen werden dann bei geeigneter Intensität die auf die Fovea fallenden verschwinden. Mehrere solcher Messungen ergeben an meinem rechten Auge für den Durchmesser der Fovea eine scheinbare Gröſse von 55 bis 70 Winkelminuten. Der Bezirk ist also gröſser als der Mond, und nach längerer Uebung gelingt es mir jetzt auch, diesen in der Fovea verschwinden zu lassen, wenn ich ein nur blaue Strahlen durchlassendes Glas vor mein Auge halte. Die Schwierigkeit des Versuches besteht darin, daſs man nur mit groſser Anstrengung die Blickrichtung hinreichend ruhig hält; sobald der Mond eben den Rand der Fovea berührt, fühlt man einen Zwang, das Auge so zu wenden, daſs er ganz sichtbar wird. Hat man einmal gelernt diesem Zwange zu widerstehen, so gelingt der Versuch fast regelmäſsig. Man hat hierbei aber nicht die Empfindung, daſs man auf die leere, sonst von dem Mond ausgefüllte Stelle blicke, sondern man glaubt dicht daneben

---

[1] Die Aenderungen des Farbentones, welche an weiſsem und mehreren monochromatischen Lichtern bei Aenderung der Intensität wahrgenommen werden, scheinen mir mit physiologischer Qualitätsgleichheit von Grau und Blau in Einklang zu stehen, vielleicht sogar für dieselbe zu sprechen. Ich will jedoch an dieser Stelle nicht näher darauf eingehen.

zu fixiren. Es hat sich gewissermafsen ein vicariirender Fixationspunkt gebildet.

Kleinere blaue, fast punktförmige Flächen kann man verhältnifsmäfsig leicht in der Fovea verschwinden lassen.[1] Am
besten gelingt es, wenn man die in der nebenstehenden
Fig. 2 dargestellte Anordnung von grofsen und kleinen
Punkten benutzt.[2] Man mufs je nach der Lage des
vicariirenden Fixationspunktes einen der Punkte des
innern Kreises oder seine unmittelbare Umgebung
fixiren; dann verschwindet der centrale Punkt, während
die äufsere Punktreihe sichtbar bleibt.

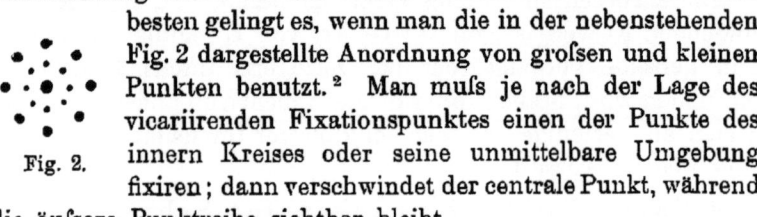

Fig. 2.

Die völlige Dichromasie meiner Fovea habe ich nachgewiesen,
indem ich innerhalb derselben Farbengleichungen zwischen
Mischungen von 650 $\mu\mu$ und 475 $\mu\mu$ einerseits und allen dazwischen liegenden Spectralregionen andererseits herstellte. Es
gelingt mir freilich nur für wenige Secunden, manchmal nur
für Bruchtheile derselben, die beiden zu vergleichenden Felder
in der Fovea festzuhalten. Eine solche Versuchsreihe greift die
Augen ungemein an und ist nur mit Hülfe wohlgeschulter
Assistenz, die alle Manipulationen am Apparat, Ablesungen u. s. w.
macht, auszuführen. Die Ergebnisse stimmten s e h r genau mit
der bei mir früher auf grofsem Farbenmischungsfelde gefundenen
spectralen Vertheilung der grünen Elementarempfindung; hingegen bestand eine b e t r ä c h t l i c h e Abweichung hinsichtlich
der rothen Elementarempfindung. Wie dieses zu erklären ist,
vermag ich noch nicht anzugeben. Die neutrale, d. h. mit dem
unzerlegten Sonnenlicht gleich aussehende Stelle des Spectrums
lag ungefähr bei 580 $\mu\mu$. Es ist dieses dasselbe monochromatische Licht, von dem ich, wie oben erwähnt, schon gefunden
hatte, dafs es bei Verminderung seiner Intensität auch in der
Fovea anscheinend farblos wurde.

In den letzten Monaten habe ich bei zwei an Retinitis
albuminurica leidenden Patienten des Hrn. R. Simon typische
Blaublindheit in einem mehrere Grad im Durchmesser haltenden,

---

[1] Es ist dieses bisher einer gröfseren Anzahl von Personen gelungen,
u. a. Hrn. von Helmholtz, H. Rubens, G. Abelsdorff, O. Lummer, Fr. C. L.
Franklin, Frl. E. Köttgen. Die Lage der vicariirenden Fixationsstelle war
bei allen diesen Personen verschieden.

[2] Die Gröfse der Figur bezieht sich auf einen Abstand von etwa 25 cm
vom Auge.

die Fovea einschliefsenden Gebiet gefunden.[1] Nach den vorstehenden Darlegungen haben wir dieses Krankheitssymptom als ein Schwinden des Sehpurpurs in der Umgebung der Fovea zu deuten.

Wenn man die PURKINJE'sche Aderfigur durch Hin- und Herbewegen eines in blauem oder violettem spectralen Lichte leuchtenden Punktes vor der Pupille erzeugt, so ist die Mitte des aderlosen Bezirkes auffallend dunkel, was durch Fehlen des Sehpurpurs an dieser Stelle leicht erklärt wird.

Nachdem soweit das Fehlen des Sehpurpurs in der Fovea mit den Thatsachen in Einklang gefunden war, mufste nun die totale Farbenblindheit in den Kreis der Untersuchung gezogen werden. Ist hier der Sehpurpur die einzige lichtpercipirende Substanz, so mufs jeder Total-Farbenblinde in seiner Fovea **völlig blind** sein. Besondere Prüfungen, welche ich, von diesem Gedankengang geleitet, an einem mir neuerdings durch Hrn. R. SIMON's Gefälligkeit zugeführten Total-Farbenblinden anstellte, ergaben, in fast unerwarteter Bestätigung meiner Ueberlegung, dafs bei ihm thatsächlich in dem Gesichtsfelde des rechten Auges[2] dicht an der rechten Seite des Fixationspunktes eine selbst für hell leuchtende kleine weifse Flächen blinde Stelle lag. Ich stelle daher folgende weitere Behauptung auf:

5. These. Bei Total-Farbenblinden ist der Sehpurpur die einzige lichtempfindliche Substanz. Das aus ihm entstehende Sehgelb ist hier aber nicht weiter zersetzbar.

Da Hr. W. KÜHNE mehrfach gegen Licht sehr wenig empfindliches Sehgelb gefunden hat[3], so sehe ich in der Voraussetzung dieser Modification bei totaler Farbenblindheit, die übrigens ganz allgemein für die Peripherie der Netzhaut gemacht werden mufs, keine besondere Schwierigkeit.[4]

---

[1] Vgl. R. SIMON. *Centralblatt für praktische Augenheilkunde*, 18. Jahrgang, S. 129. 1894.

[2] Sein linkes Auge ist in Folge starker Hornhauttrübungen seit einiger Zeit für solche Versuche ganz unbrauchbar geworden.

[3] W. KÜHNE in HERMANN's Handbuch der Physiologie, Bd. III, Theil 1, S. 278.

[4] Die von mir vor Kurzem beschriebene neue Form der Farbenblindheit, welche ich als Pseudo-Monochromasie bezeichnet habe (*Zeitschrift für Psychol. u. Physiol. d. Sinnesorgane* 7, S. 161) [vgl. Nr. XXII d. vorl. Samml.]),

Unter den Eigenschaften Total-Farbenblinder finden wir bisher immer auffallend geringe Sehschärfe und oftmals Nystagmus angeführt. Beides erklärt sich jetzt in einfachster Weise. Indem die Fovea hier völlig blind ist, fällt die Stelle der sonstigen höchsten Sehschärfe fort, und diese erreicht bereits am Rande der Fovea ihr Maximum, welches sich nicht sehr von dem hier unter normalen Verhältnissen bestehenden Grade der Sehschärfe unterscheidet. Hat sich auf diesem Fovea-Rande kein Fixationspunkt fest ausgebildet, so wird bald diese, bald jene Randstelle zum Fixiren benutzt, und das Auge macht stetig kleine Bewegungen.[1] Bei dem letzterwähnten, neuerdings von mir untersuchten Total-Farbenblinden war kein Nystagmus vorhanden; es bestand aber auch ein gut ausgebildeter Fixationspunkt, den man hier freilich nicht mehr als vicariirenden bezeichnen kann.

IV.
Das Sehen mit der Umgebung der Fovea centralis.

Wir wollen nunmehr aus den bisherigen Annahmen einige Folgerungen ableiten, welche sich auf das Sehen mit den der Fovea nicht angehörenden Netzhauttheilen beziehen, und sie mit der Erfahrung vergleichen. Ich bemerke, daß hierbei aber nur diejenigen Gebiete berücksichtigt sind, welche nicht mehr als etwa 10° peripher liegen. Es mag sein, daß das darüber Mitgetheilte auch für weiter entfernte Theile gilt, doch habe ich hierüber noch keine ausreichende Erfahrung.

In dem so abgegrenzten Gebiete sind alle bisherigen genaueren Farbengleichungen ausgeführt worden. Man hat dabei nur immer übersehen, daß in seiner Mitte ein blaublinder Fleck

---

würde als typische Rothblindheit mit gleichzeitig sehr herabgesetzter Zersetzlichkeit des Sehgelbs aufzufassen sein. Während ich diese Abhandlung niederschreibe, finde ich durch Hrn. R. SIMON's gefällige Bemühung Gelegenheit, einen zweiten ziemlich analogen Fall zu untersuchen. Die Helligkeitsvertheilung entspricht hier aber der sonst bei typischer Grünblindheit bestehenden.

[1] Es mag daran erinnert werden, daß ABLT die Entstehungsursache des Nystagmus ganz allgemein darin sah, daß im Interesse besseren Sehens nach einander verschiedene Stellen des schwachsichtigen Auges dem Objecte gegenüber gestellt werden. Sollte nicht wenigstens der Nystagmus der Kohlenbergarbeiter in ähnlicher Weise entstehen? Sie arbeiten stets in solcher Dunkelheit, daß ihre Fovea blind sein wird und ihre größte Sehschärfe in den Rand derselben fällt.

liegt.[1] Es ist dieses ein neues lehrreiches Beispiel dafür, in wie hohem Grade Abweichungen und Mängel kleiner Bezirke unserer Netzhaut, so lange sie constant vorhanden sind, übersehen und aus der unmittelbaren Umgebung ergänzt werden.

Da auf diesem extrafovealen Gebiete der Sehpurpur mit steigender Intensität des Lichtes immer mehr in Sehgelb umgewandelt wird, welches dann weiterer Zersetzung unterliegt, so muſs durch genauere Analysen trichromatischer und dichromatischer Farbensysteme hervortreten, daſs mit stets zunehmender Helligkeit die spectrale Vertheilung der anfänglich allein vorhandenen Empfindung, welche von dem Sehpurpur herrührt, sich allmählich in diejenige umwandelt, welche von der Zersetzung des Sehgelbs verursacht wird. Eine solche Untersuchung ist nun bisher bei trichromatischen Systemen noch nicht ausgeführt worden, wohl aber von Hrn. E. Tonn[2] bei dichromatischen, und zwar für die beiden Gruppen der »Rothblinden« und »Grünblinden«. Da nun bei hohen Intensitäten die spectrale Vertheilung des Blauwerthes bei allen Dichromaten und Trichromaten übereinstimmt und dieselbe Beziehung auch zwischen der warmen Grundempfindung der Dichromaten einerseits und entweder der rothen oder der grünen Grundempfindung normaler Trichromaten andererseits besteht, ferner endlich bei minimalster Helligkeit alle Farbensysteme völlig identisch sind, so haben wir in Hrn. E. Tonn's Untersuchungen neben ihrem nächstliegenden Werth für dichromatische Systeme auch einen vorläufigen Ersatz für jene Lücke. Hr. E. Tonn hat die objective Intensität des benutzten Spectrums von 1 bis 240 gesteigert und findet dabei, daſs hinsichtlich der spectralen Vertheilung die kalte Elementarempfindung bei der niedrigsten Intensität fast ganz mit der Helligkeitsempfindung der Total-Farbenblinden übereinstimmt und dann nach stetiger Aenderung bei der höchsten Intensität mit der Blauempfindung zusammenfällt.

In der umstehenden Fig. 3 sind diese Curven für die Intensitäten 1, 10, 30, 60 und 240 schematisch eingezeichnet und mit den betreffenden Zahlen versehen. Die Abscissenaxe ist hier das Dispersionsspectrum eines Gaslichtes, nicht wie in Fig. 1 ein

---

[1] Der Einzige, der hierauf bezügliche Beobachtungen gemacht zu haben scheint, ist Hr. E. Hering. Er hat sie aber meines Erachtens unrichtig gedeutet. Weiter unten werde ich etwas näher darauf eingehen.

[2] E. Tonn. *Zeitschr. f. Psychol. u. Physiol. d. Sinnesorgane* 7, S. 279. 1894.

Interferenzspectrum mit constanter Energievertheilung. Daher liegen die Maxima der Curven 1 und 240 auch an anderen Stellen als bei den entsprechenden Curven der Fig. 1, und zwar ist die Verschiebung genau entsprechend der Verschiedenheit der beiden Spectren. Für die Ordinaten der Curven ist stets ein solcher Maßstab benutzt, daß die von jeder Curve und der Abscissenaxe eingeschlossene Fläche die gleiche ist.

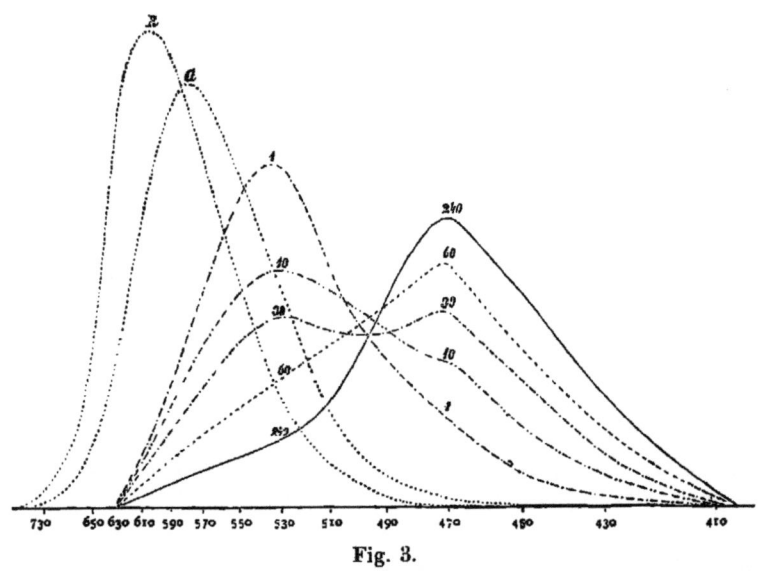

Fig. 3.

Die Art der Gestaltsänderung dieser Curven zeigt bereits augenscheinlich, daß ihre Ursache in einer stetig zunehmenden, neben der Zersetzung des Sehpurpurs gleichzeitig vor sich gehenden Zersetzung des Sehgelbs liegt. Es läßt sich aber auch leicht der Nachweis führen, daß unter diesen Umständen und bei Benutzung des erwähnten Maaßstabes diese Curven alle einen gemeinsamen Schnittpunkt haben müssen. Dieses Letztere ist nun, wie die Figur zeigt, mit großer Annäherung thatsächlich der Fall.

Aus der Abhandlung des Hrn. E. Tonn geht ferner hervor, daß die spectrale Vertheilung der Reizwerthe für die beiden anderen Grundempfindungen bei allen benutzten Intensitäten wahrscheinlich unverändert bleibt. Die betreffenden beiden Curven sind in Fig. 3 punktirt eingetragen.

Es können demnach die mit steigender Intensität in den Farbensystemen auftretenden Aenderungen alle dadurch erklärt werden, daſs die von der Zersetzung des Sehpurpurs herrührende Empfindung immer mehr hinter die mit der Zersetzung des Sehgelbs verbundene Empfindung, sowie hinter die beiden anderen Grundempfindungen zurücktritt. Oberhalb einer gewissen Grenze gilt demnach das Newton'sche Farbenmischungsgesetz mit einer Annäherung, die wohl gröſser ist als die Genauigkeit unserer Beobachtungen. Für diese Helligkeiten, n i c h t aber für niedrigere, sind daher die von Hrn. C. Dieterici und mir ausgeführten Umrechnungen der »Elementarempfindungscurven« in »Grundempfindungscurven« u. s. w. berechtigt.[1]

Wenn also bei steigender Intensität die mit der Zersetzung des Sehpurpurs verbundene Empfindung nicht mehr ihren farblosen Charakter beibehält, sondern sich als Blau davon mehr und mehr differentiirt, so müssen wir die Entstehung des »Weiſs« noch immer im Sinne der Young-Helmholtz'schen Theorie erklären. Völlige Sicherheit hierüber ist aber erst durch genaue quantitive Messungen bei Herstellung von Weiſs aus Complementärfarben zu erhalten.

6. These. Die bisher beobachtete Ungültigkeit des Newton'schen Farbenmischungsgesetzes und die unter dem Namen des Purkinje'schen Phänomens bekannte Erscheinung sind dadurch zu erklären, daſs mit steigender Intensität des einfallenden Lichtes sich die spectrale Vertheilung seines Reizwerthes für die von der Zersetzung des Sehpurpurs und Sehgelbs herrührende Empfindung ändert.

7. These. Der mit der Weiſsempfindung verbundene physiologische Vorgang ist keine Steigerung des Vorgangs bei der Grauempfindung (der Reizschwelle).

Hr. E. Hering[2] hat neuerdings die zonenweise verschiedene Absorption in der Macula als Ursache der von mehreren Beobachtern gefundenen Ungültigkeit des Newton'schen Gesetzes

---

[1] Ich weise hierauf ausdrücklich hin, weil mir von den HH. E. Hering und G. E. Müller mehrfach als Widerspruch vorgeworfen ist, daſs ich einerseits das Newton'sche Gesetz bestritte, andererseits jene Umrechnungen ausführte.

[2] E. Hering. *Pflüger's Arch.* 54, S. 277. 1893.

hingestellt, und gefunden, dafs bei sehr kleinen Farbenfeldern solche Abweichungen nicht vorkommen. Wir können uns jetzt seinen Befund, den ich aus eigner Nachprüfung, wenn nicht ganz, so doch theilweise, bestätigen kann, einigermafsen dadurch erklären, dafs bei solch kleinen scharf und kurze Zeit fixirten Feldern der Einflufs des Foveabezirks überwiegt; in diesem ist kein Sehpurpur vorhanden, und damit fällt auch die Ursache für die Ungültigkeit des Newton'schen Gesetzes fort.

V.
Die Zapfen und das Pigmentepithel der Netzhaut.

Nachdem wir in dem Sehgelb, also in den Aufsengliedern der Stäbchen, das Substrat für die Blauempfindung gefunden haben, müssen wir zufolge der von Hrn. J. Zumft und mir [1] ausgeführten Beobachtungen den Ort für die Perception des Roths und Grüns weiter nach aufsen, also in das Pigmentepithel der Retina verlegen. An dieser Stelle müfsten also die Roth- und Grünsubstanz gesucht werden. Für diese Vermuthung spricht auch die neuerdings von Hrn. Somya [2] gemachte Beobachtung, dafs feine Veränderungen in der Aderhaut mit dem »Grünsehen« verbunden sind. Die Aderhaut liegt dicht an dem Pigmentepithel, und wird durch ihre Erkrankung dieses zunächst in seinen Functionen beeinträchtigen.

Ist diese Annahme über den Ort der Perception von Roth und Grün richtig, so wäre die weitere Hypothese naheliegend, dafs die Zapfen dioptrische Apparate sind, welche das Licht auf die in ihrem Brennpunkt befindlichen percipirenden Elemente des Pigmentepithels concentriren. Nach Hrn. S. Exner's Beobachtungen ruft selbst ein grelles Licht, welches die Netzhaut in umgekehrter Richtung, also von aufsen her, durchdringt, an der betreffenden Stelle eine viel schwächere Lichtempfindung, und zwar stets von grau-bläulicher Nüance, hervor als diejenige Empfindung, welche dabei gleichzeitig an anderen Netzhautstellen, wo dann das Licht wieder in normaler Weise auffällt, in Folge der Beleuchtung durch die erste Netzhautstelle secundär entsteht.

---

[1] A. König u. J. Zumft. *Berliner Sitzungsber.* 1894, S. 439. [S. Nr. XXIII der vorliegenden Samml.]

[2] Somya. *Zeitschr. f. Psychol. u. Physiol. d. Sinnesorgane* 7, S. 305. 1894.

[3] S. Exner. *Wiener Sitzungsber.* 87, Abth. 3, S. 103. 1883.

Ich habe mich selbst von dieser Erscheinung auch unter Benutzung hellen rothen und grünen Lichtes überzeugt; niemals entstand an der von aufsen beleuchteten Stelle die Empfindung Roth bez. Grün. Es fehlte eben die concentrirende Wirkung der Zapfen, und es treten nur der ohne solche Hülfsapparate zersetzliche Sehpurpur und spurweise das schwer zersetzliche Sehgelb in Function.

Hr. van Genderen Stort [1] hat beobachtet, dafs die Zapfen sich unter dem Einflusse des Lichtes verkürzen: es hat sich dann ihr Brennpunkt verschoben und sie können ihre lichtconcentrirende Wirkung nicht mehr in normaler Weise ausführen, worin wir vielleicht die physiologische Grundlage der »Ermüdung« für Roth und Grün zu suchen haben, während sie für Blau in der Erschöpfung an unzersetztem Sehpurpur bez. Sehgelb gesehen werden mufs.

Ich verhehle mir nicht, dafs diese Annahme völliger Verschiedenheit in den physiologischen Functionen morphologisch so nahe verwandter Elemente, wie es die Stäbchen und Zapfen sind, auf grofse Bedenken stofsen wird. Doch glaube ich, dafs die Gesammtheit der vorliegenden Thatsachen uns die Berechtigung giebt, eine solche Hypothese zu machen, um von ihr geleitet neue Fragen zu stellen und deren Beantwortung durch das Experiment zu suchen.

---

[1] A. G. H. van Genderen Stort. *Onderzoek. physiol. lab. Utrecht*, III B., t. X, p. 188. — *Arch. néerl. des sciences ex. et nat.* 21, S. 316. 1887. — *Gräfe's Arch. f. Ophthalm.* 33, Abth. III, S. 229.

364

XXV.

Ein kurzes Wort zur Entgegnung und Berichtigung.

Aus: Pflüger's Arch. f. d. gesammte Physiol. 60, S. 230—232. 1895.

E. Hering zeigt in diesem Archiv (59, S. 403—414), daſs die von mir in den Sitzungsberichten der Berliner Akademie vom 21. Juni 1894 erwähnten, auf meine Fovea bezüglichen Farbengleichungen (zwischen 650 $\mu\mu$ und 475 $\mu\mu$ einerseits und den zwischenliegenden Wellenlängen andererseits) in Widerspruch stehen mit der spectralen Vertheilung der rothen und grünen Grundempfindung, welche ich früher selber in einer gemeinsam mit C. Dieterici ausgeführten Untersuchung für mein eigenes Auge gefunden habe. Die formelle Richtigkeit von Hering's Beweisführung unterliegt keinem Zweifel, doch ist eine der Voraussetzungen, von denen Hering ausgeht, nicht richtig und damit verliert seine Kritik ihre Bedeutung. Hering hat nämlich Folgendes übersehen. Bereits in der vorläufigen Mittheilung über jene letztgenannte Untersuchung (Sitzungsberichte der Berliner Akademie vom 29. Juli 1886, S. 826 — S. 22 des Separatabzuges —) weisen C. Dieterici und ich darauf hin, daſs die in der Gleichung

$$\Re = \frac{R - 0{,}15 \cdot G + 0{,}10 \cdot V}{0{,}95}$$

vorkommenden Zahlencoefficienten durch die Beobachtungsunsicherheit einigermaaſsen beeinfluſst werden. Diese Zahlencoefficienten bedingen aber das Verhältniſs des Rothwerthes zum Grünwerthe, sowohl für Licht von der Wellenlänge 475 $\mu\mu$ wie auch von gröſserer Wellenlänge bis in das Grün hinein. In der ausführlicheren Darstellung haben wir dann (*Zeitschr. f. Psychol. und Physiol. der Sinnesorgane* 4, S. 332—333 und 346—347) eingehend discutirt, bis zu welchem Grade der Coefficient 0,10 schon allein rechnungsmäfsig unsicher ist. Es ergiebt sich dabei, dafs er, ohne mit Beobachtungsthatsachen in Widerspruch zu kommen, für mein Farbensystem bis auf 0,0244 erniedrigt werden kann. Dazu kommt dann noch die Unsicherheit, welche durch die Beobachtungen selbst gegeben ist. Endlich habe ich auf S. 586 — S. 10 des Separatabzuges — der von E. HERING jetzt kritisirten Abhandlung ausdrücklich erwähnt, „dafs ich jetzt etwas niedrigere Werthe der rothen Grundempfindung am kurzwelligen Ende des Spectrums, als sie von uns (C. DIETERICI und mir), angegeben sind, für wahrscheinlich halte." Alles dieses mufs HERING übersehen haben, denn es wird ihm nicht entgangen sein können, dafs bereits bei einer Annahme von 0,07 (statt 0,10) keinerlei Widerspruch mehr besteht. Wie geringe Aenderungen man übrigens an den eigentlichen Beobachtungswerthen vorzunehmen braucht, um Alles in Einklang zu bringen, folgt schon daraus, dafs bei C. DIETERICI's Farbensystem, welches nur unbedeutend von dem meinigen abweicht, die mit dem Coefficienten 0,10 erhaltenen Werthe ohne Widerspruch mit solchen Farbengleichungen, wie ich sie für meine Fovea ausgeführt habe, vereinbar sind.

Ich gebe bereitwillig zu, dafs es besser gewesen wäre, in der von HERING kritisirten Abhandlung, obschon sie nur als vorläufige Mittheilung aufzufassen ist, genauer anzugeben, welche innerhalb der Beobachtungs- und Rechnungsunsicherheit liegenden Roth- und Grünwerthe zulässig sind und welche nicht; ich gebe dieses um so bereitwilliger zu, als ich jetzt sehe, dafs das Fehlen einer solchen Angabe selbst einen mit den vorliegenden Fragen so sehr Vertrauten, wie es HERING ist, zu einer falschen Annahme verleitet hat.

Ich bin auch gerne bereit, noch ein weiteres Zugeständnifs an HERING zu machen und mich dadurch gewissermaafsen zum Kritiker meiner eigenen Arbeit aufzuwerfen. In jener oben citirten (hier gesperrt gedruckten) Bemerkung über die Gröfse der Rothwerthe habe ich nur gesagt, dafs „ich kleinere Werthe jetzt für wahrscheinlich halte"; ich hätte später, wo von den Farbengleichungen in der Fovea die Rede ist, hervorheben sollen, dafs jene (durch viele seit der gemeinsam mit C. DIETERICI ausgeführten Untersuchung in den letzten Jahren gewonnene Erfahrungen begründete) „Wahrscheinlichkeit" sich durch diese neuen Foveagleichungen zur „Gewifsheit" erhebt. Das habe ich

unterlassen. Hätte HERING auf diesen Fehler hingewiesen, so
würde ich ihm dafür dankbar sein; nun mufs ich aber meine
Dankbarkeit darauf beschränken, dafs er mir hier schon Veranlassung gegeben hat, diesen Mangel in der durch äufsere Umstände etwas eiligen Ausarbeitung selbst hervorzuheben.

Die übrigen Punkte von HERING's Kritik werde ich bei
einer demnächst beabsichtigten ausführlicheren Darstellung insofern berücksichtigen, als ich das, was HERING jetzt noch un-
klar und unvollständig findet, dann besonders eingehend und,
soweit das vorliegende Material es schon zuläfst, vollständig besprechen werde. Ich bin dabei von der Ansicht geleitet, dafs
nach Vorlage aller erlangten Beobachtungsthatsachen und Mittheilung aller daraus gemachten Schlufsfolgerungen die Sachverständigen schon das Richtige finden werden, während ein
Hin- und Herstreiten um einzelne Punkte leicht persönliche
Momente in die Sache hineinträgt und das ruhige objective
Urtheil trübt.

XXVI.

Über die Anzahl der unterscheidbaren Spectralfarben und Helligkeitsstufen.

Aus der Zeitschr. f. Psychol. u. Physiol. d. Sinnesorgane Bd. 8,
S. 375—380. 1895.

Die Anzahl der im Spectrum unterscheidbaren Nuancen sowohl wie der unterscheidbaren Helligkeitsstufen hat man, soweit mir bekannt ist, noch niemals genau zu bestimmen versucht, obschon doch seit mehreren Jahren das Beobachtungsmaterial vorliegt, aus dem diese Zahlen durch eine leichte Rechnung abzuleiten sind.

I.

Die spectralen Farbentöne.

Bezeichnen λ und $\lambda + \delta\lambda$ die Wellenlängen zweier in dem Farbenton eben merklich von einander unterschiedener monochromatischer Lichter, so ist $\delta\lambda$ eine mit λ sich ändernde Größe, die wir daher als Function von λ auffassen können. Der reciproke Werth von $\delta\lambda$ giebt nun die Anzahl der Nuancen an, welche wir in einem Intervall des Spectrums unterscheiden können, in dem sich λ um die für dasselbe gewählte Einheit ändert, und die gesammte Anzahl der unterscheidbaren spectralen Nuancen ist daher gleich dem über das ganze sichtbare Spectrum ausgedehnten Integral

$$\int \frac{1}{\delta\lambda} \cdot d\lambda.$$

1. Für sein normales trichromatisches Farbensystem hat nun Hr. W. Uhthoff[1] die Werthe von $\delta\lambda$ experimentell

---

[1] W. Uhthoff, *Gräfe's Arch.* **34**, Abth. 4, S. 1. 1888.

bestimmt. Unter Berücksichtigung der Thatsache, daſs bei einem normalen Trichromaten, am langwelligen Ende von $\lambda = 655\ \mu\mu$ an und am kurzwelligen von $\lambda = 430\ \mu\mu$ an, keine Nuancenänderung mehr auftritt, wir hier also $\frac{1}{\delta\lambda} = 0$ setzen müssen, kann man die Integration graphisch ausführen, indem man die Curve aufzeichnet und die von ihr und der Abscissen-axe (als welche hier das Interferenz-Spectrum dienen muſs) umschlossene Fläche ausmiſst.

In dieser Weise ergiebt sich, daſs Hr. UHTHOFF im Spectrum 165 Nuancen unterscheiden kann. Nach mehreren nur theilweise durchgeführten Reihen anderer Beobachter gilt diese Zahl mit groſser Annäherung für alle normalen Trichromaten, welche einigermaſsen in optischen Versuchen geschult sind, und man kann daher sagen,. daſs normale Trichromaten ungefähr 160 Farbentöne im Spectrum unterscheiden können.

2. Bei anomalen trichromatischen Farbensystemen liegen keine derartigen Messungen von $\delta\lambda$ vor, und man muſs daher hier auf die Berechnung der unterscheidbaren Nuancen einstweilen noch verzichten.

3. Dieselbe Lücke besteht zwar auch bei dichromatischen Farbensystemen, aber man kann auf einem kleinen Umwege aus dem für sie vorhandenen anderweitigen Beobachtungsmaterial dieselbe Berechnung machen. Vergleicht man nämlich die Versuche von Hrn. UHTHOFF, welche sich auf eben merkliche Unterschiede beziehen, mit den Versuchen, welche ich vor längerer Zeit über den bei Einstellungen auf Gleichheit begangenen mittleren Fehler gemacht habe und die dann später Hr. E. BRODHUN [1] veröffentlicht hat, so ergiebt sich, daſs mit groſser Annäherung für jede beliebige Wellenlänge die zu einem eben merklichen Unterschied der Nuance erforderliche Aenderung der Wellenlänge doppelt so groſs ist, wie der mittlere Fehler bei Einstellung auf Gleichheit. Für Hrn. E. BRODHUN liegt nun eine das ganze Spectrum umfassende Beobachtungsreihe der letzteren Art vor; man braucht demnach diese mittleren Fehler nur mit 2 zu multipliciren, um für Hrn. BRODHUN's dichromatisches Farbensystem (grünblind) die Werthe von $\delta\lambda$ zu erhalten. Bei der Bildung des oben erwähnten Integrals ist

---

[1] E. BRODHUN, *Zeitschr. f. Psychol. u. Physiol. d. Sinnesorgane* **3**, S. 97. 1892.

zu beachten, dafs für Hrn. BRODHUN die Integrationsgrenzen ungefähr bei 550 $\mu\mu$ und 430 $\mu\mu$ liegen. Eine in der oben geschilderten Weise ausgeführte Integration ergiebt 140 verschiedene Farbennuancen im Spectrum. Dafs diese Zahl nur wenig kleiner als die für trichromatische Farbensysteme geltende ist, trotzdem das Integrationsintervall doch viel enger, erklärt sich daraus, dafs die Dichromaten in der zwischen den FRAUNHOFER'schen Linien b und F liegenden Spectralregion eine weit gröfsere Empfindlichkeit für Nuancenverschiedenheit besitzen, als die normalen Trichromaten. Genau und vollständig durchgeführte Beobachtungsreihen liegen zwar für die andere Gruppe der Dichromaten, die „Rothblinden", nicht vor; doch läfst sich aus vorläufigen Versuchen, welche ein „Rothblinder" auf meine Veranlassung angestellt hat, schliefsen, dafs die von ihnen im Spectrum unterscheidbare Anzahl von Farbennuancen jedenfalls annähernd so grofs ist, wie bei den „Grünblinden".

4. Der von mir neuerdings beschriebene „Pseudomonochromat"[1] kann nur zwei Nuancen unterscheiden.

5. Total-Farbenblinde sehen natürlich im ganzen Spectrum nur eine Nuance.

II.
Die Helligkeitsstufen.

Analog den im vorigen Abschnitt benutzten Bezeichungen nennen wir jetzt h und $h + \delta h$ die Intensitäten zweier eben merklich von einander unterscheidbarer Helligkeitsstufen; dann

giebt wieder das Integral $\int_{h_1}^{h_2} \frac{1}{\delta h} \cdot dh$ die Anzahl der zwischen

h_1 und h_2 unterscheidbaren Helligkeitsstufen an. Gewöhnlich wird nun aber nicht δh, sondern $\dfrac{\delta h}{h}$ experimentell bestimmt. Setzen wir nun

$$\frac{\delta h}{h} = \triangle_h,$$

---

[1] A. KÖNIG, *Zeitschr. f. Psychol. u. Physiol. d. Sinnesorgane* **7**, S. 161. 1894. [Vgl. Nr. XXII d. vorl. Samml.]

so verwandelt sich obiges Integral in

$$\int_{h_1}^{h_2} \frac{1}{\Delta_h} \cdot \frac{d h}{h} = \int_{\log \text{ nat } h_1}^{\log \text{ nat } h_2} \frac{1}{\Delta_h} \cdot d \text{ (log nat } h).$$

Für die Ausführung einer graphischen Integration ist es aber bequemer, die Brigg'schen Logarithmen zu benutzen. Dazu müssen wir das Integral weiter umformen in

$$\int_{\log h_1}^{\log h_2} \frac{1}{M \cdot \Delta_h} \cdot d \text{ (log } h) = \int_{\log h_1}^{\log h_2} \frac{1}{0{,}434 \cdot \Delta_h} \cdot d \text{ (log } h).$$

Die umfangreichsten Beobachtungsreihen, welche zur Zeit über die Werthe von Δ_h vorliegen, sind bei einer von Hrn. E. Brodhun und mir [1] über die psychophysische Fundamentalformel ausgeführten Untersuchung gemacht worden. Es ergab sich damals, daſs in Bezug hierauf zwischen uns beiden, obschon der eine Dichromat, der andere normaler Trichromat ist, kein principieller Unterschied besteht; alle Abweichungen lagen im Bereiche der Beobachtungsunsicherheit, und auch die verschiedenen Spectralfarben und weiſses Licht zeigten unter einander nur Abweichungen, die — wenigstens sehr wahrscheinlich — ebenfalls innerhalb jener Grenzen liegen. Alle diese Beobachtungsreihen fangen an der unteren Reizschwelle an und erstrecken sich nach oben bis zu der jedesmal unter den vorhandenen experimentellen Bedingungen erreichbaren gröſsten Helligkeit. Da diese obere Grenze nun bei Weiſs am höchsten liegt, so habe ich der nachfolgenden Berechnung die Mittel der von Hrn. E. Brodhun und mir für Weiſs erhaltenen Werthe zu Grunde gelegt.

Um die Integration graphisch auszuführen, haben wir für jede beobachtete Helligkeitsstufe den Werth $\dfrac{1}{0{,}434 \cdot \Delta_h}$ zu bilden und dann als Ordinate zur Abscisse log h einzuzeichnen. Die nebenstehende Figur ist in dieser Weise ausgeführt. Die

---

[1] A. König und E. Brodhun, *Sitzungsberichte der Berliner Akademie,* Sitzung vom 26. Juli 1888, S. 917, und Sitzung vom 27. Juni 1889, S. 641. [Vgl. Nr. XVII u. XVIII d. vorl. Samml.]

Intensitäten der Helligkeitsstufen sind an der Abscissenaxe als Potenzen von 10 eingetragen. Die Curve beginnt bei der unteren Reizschwelle sich von Null zu erheben, steigt bis zu einem ungefähr bei 6000 liegenden Maximum und fällt dann, soweit die vorliegenden Beobachtungen reichen, wieder ziemlich symmetrisch herab. Bis zu der höchsten erreichten Helligkeit,

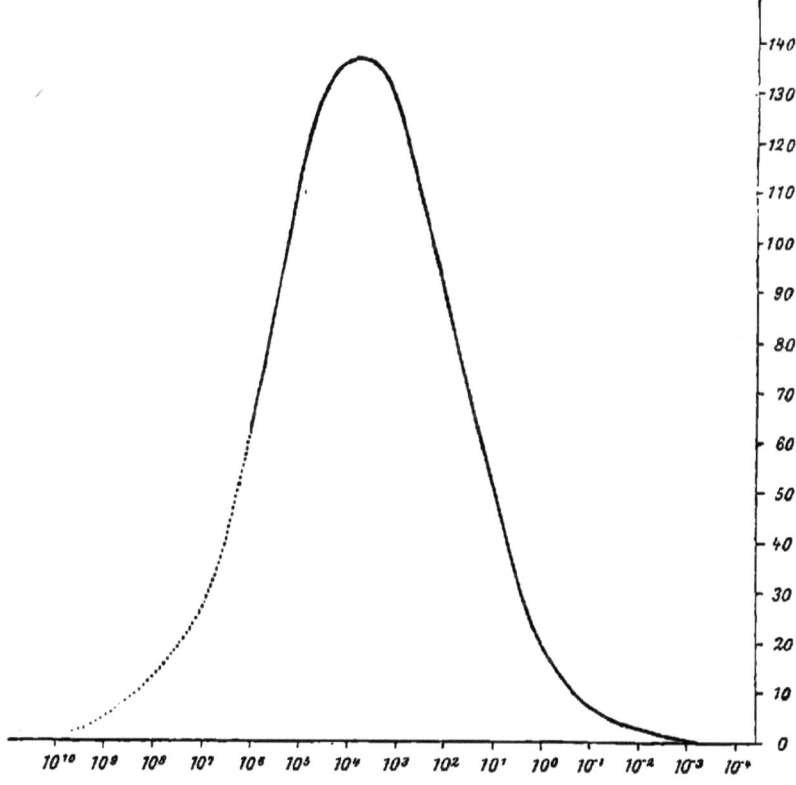

d. h. bis zu dem Ende der stark ausgezogenen Curve, ergiebt nun die graphische Integration 572 unterscheidbare Helligkeitsstufen. — Man ist nun wohl einigermaaßen berechtigt, da die Unterschiedsempfindlichkeit für noch höhere Intensitäten sicher stetig abnimmt, die Curve in der Weise fortzuführen, wie es in der Figur durch die punktirte Linie geschehen ist. Die Integration dieses Theiles ergiebt 88 unterscheidbare Helligkeitsstufen. Da der ergänzte Theil der Curve am Anfange sicherlich

24*

nur sehr wenig von der hier gewählten geradlinigen Führung abweichen wird und das dann folgende letzte Stück für die gesammte Integration kaum ins Gewicht fällt, so werden wir nicht weit von der Wahrheit abweichen, wenn wir die Gesammtzahl der überhaupt unterscheidbaren Helligkeitsstufen von der Reizschwelle bis zu derjenigen Intensität, wo unser Unterscheidungsvermögen wegen Blendung des Auges wieder aufhört, auf 660 annehmen.

XXVII.

Quantitative Bestimmungen an complementären Spectralfarben.

Aus den Sitzungsberichten der Akademie der Wissenschaften zu Berlin, 30. Juli 1896, S. 945—949.

(Vorgelegt von Hrn. E. du Bois-Reymond.)

Meine beiden letzten in den Sitzungsberichten dieser Akademie veröffentlichten Mittheilungen[1], von denen eine sich gröfstentheils auf Versuche des Hrn. J. Zumft stützte, haben neben einigen nicht weiter beachtenswerthen Entgegnungen auch mehrere mit Sachkenntnifs ausgerüstete Angriffe erfahren, die zu ihrer Prüfung bezw. Widerlegung neue, zeitraubende Versuche von mir erheischen. In theilweisem Anschlufs an die in einer jener beiden Mittheilungen über den Sehpurpur gemachten Angaben hat dann fernerhin Hr. J. von Kries[2] eine Ansicht über die Function der Stäbchen in der menschlichen Netzhaut entwickelt, welche von meiner Auffassung nicht unbeträchtlich abweicht.

Die umfangreichen experimentellen Arbeiten, in die ich durch die so entstandene neue Phase im Streite der verschiedenen

---

[1] Arthur König und Joh. Zumft, Ueber die lichtempfindliche Schicht in der Netzhaut des menschlichen Auges. *Sitzungsberichte der Berliner Akademie* vom 24. Mai 1894. [Vgl. Nr. XXIII d. vorl. Samml.] — Arthur König, Ueber den menschlichen Sehpurpur und seine Bedeutung für das Sehen. *Sitzungsberichte der Berliner Akademie* vom 21. Juni 1894. [Vgl. Nr. XXIV d. vorl. Samml.]

[2] J. von Kries, Ueber den Einflufs der Adaptation auf Licht- und Farbenempfindung und über die Function der Stäbchen. *Berichte der Freiburger Naturforsch. Gesellsch.* 9, S. 61—70. 1894. — J. von Kries, Ueber die Function der Netzhautstäbchen. *Zeitschr. f. Psychologie und Physiologie der Sinnesorgane* 9, S. 81—123. 1895.

gegenwärtig noch mit einander ringenden Farbentheorien ge-
drängt wurde, habe ich bisher nicht zum Abschlufs bringen
können, besonders weil meine Zeit durch anderweitige literarische
Arbeiten sehr in Anspruch genommen ist. Ich möchte es aber
doch nicht unterlassen, jetzt schon dasjenige aus dem bereits
erhaltenen Beobachtungsmaterial zu veröffentlichen, was —
gänzlich abgesehen von dem Zwecke, zu dem es ursprünglich
gewonnen wurde — auch aus allgemeinen Gesichtspunkten beachtenswerth erscheint.

Als erste dieser Veröffentlichungen erlaube ich mir eine
Mittheilung über quantitative Bestimmungen an complementären
Spectralfarben zu machen.

Nach der HERING'schen Farbentheorie wird in einem farblos,
also weifs erscheinenden Gemisch von spectralen Lichtern sowohl
für die Blaugelb- als auch für die Rothgrünsubstanz ein gleich-
starkes Dissimilirungs- wie Assimilirungsmoment gesetzt, wodurch
die Wirkung auf die Schwarzweifssubstanz rein hervortritt. Da
nun ferner nach Hrn. HERING die Weifsvalenz (d. h. also die
Wirkung auf die Schwarzweifssubstanz) eines aus zwei farbigen
Lichtern gemischten Lichtes gleich ist der Summe der Weifsvalenzen der gemischten Lichter, so mufs die Summe der Weifsvalenzen von zwei farbigen Lichtern stets gleich grofs sein, wenn
diese Lichter mit einander gemischt ein Weifs gleicher Helligkeit ergeben. In anderer Form läfst sich dieses folgender-
maafsen ausdrücken: Es mögen zwei spectrale Lichter von den
Wellenlängen λ_1 und λ_2 einander complementär (in Hrn.
HERING's Bezeichnungsweise antagonistisch) sein, ihnen mögen
in einem bestimmten Spectrum die Weifsvalenzen W_1 und W_2
zukommen und es möge ferner von dem Lichte λ_1 das Quantum
a, von dem Lichte λ_2 das Quantum b (beide Quanta bezogen
auf dasselbe Spectrum, auf welches sich W_1 und W_2 beziehen)
erforderlich sein, um mit einander gemischt ein Weifs bestimmter
Helligkeit zu geben, dann mufs stets, welches auch die zu-
sammengehörigen Wellenlängen λ_1 und λ_2 sind, die Summe
$a \cdot W_1 + b \cdot W_2$ denselben Werth besitzen.

Ich habe nun für ein in meinem rechten Auge ungefähr 3^0
unterhalb des Fixationspunktes gelegenes, rundes, im scheinbaren
Durchmesser ungefähr $1\frac{1}{3}^0$ haltendes Feld die Wellenlängen
von elf Paaren complementärer Spectralfarben bestimmt. Sie

sind in den mit λ_1 und λ_2 überschriebenen Spalten (1) und (2) der untenstehenden Tabelle enthalten. Vorher hatte ich in einem bestimmten Dispersionsspectrum den Verlauf der Hering-schen „Weifsvalenz" in demselben Theile des Gesichtsfeldes meines rechten Auges durch zahlreiche Messungsreihen in der von Hrn. Hering angegebenen Weise ermittelt. Die hieraus für die betreffenden Wellenlängen λ_1 und λ_2 sich ergebenden Werthe der Weifsvalenzen W_1 und W_2 sind in den folgenden Spalten (3) und (4) eingetragen. Die in den Spalten (5) und (6) ent-haltenen Coefficienten a und b (in der oben eingeführten Be-deutung) beziehen sich auf ein Weifsgemisch dieser complemen-tären Lichter, welches von ziemlich grofser Helligkeit war, jedoch bei Weitem nicht so hell, dafs es auch nur den geringsten Ein-druck des Blendenden erzeugte. Das unzerlegte Weifs, welches als constantes Vergleichslicht die Hälfte des oben erwähnten Feldes ausfüllte, wurde von einer Auer-Glühlampe geliefert, der eine passend concentrirte Lösung von Kupferoxydammoniak und Eosin vorgesetzt war. Bei jeder Messung wurde auf das Sorg-fältigste seine Helligkeit bestimmt und seine Nuance verglichen

(1)	(2)	(3)	(4)	(5)	(6)	(7)	(8)	(9)
λ_1	λ_2	W_1	W_2	a	b	$a \cdot W_1 + b \cdot W_2$	c	$c(a \cdot W_1 + b \cdot W_2)$
681,8	490,1	0,080	12,90	0,365	1,871	24,17	0,527	12,74
663,7	490,0	0,218	12,80	0,137	1,985	25,44	0,499	12,70
645,9	489,7	0,550	12,48	0,0750	1,955	24,44	0,497	12,13
629,7	489,2	1,40	12,20	0,0608	2,081	25,48	0,489	12,45
614,7	488,3	3,48	11,80	0,0415	1,753	20,82	0,617	12,85
601,2	486,9	7,04	10,96	0,0692	1,890	21,20	0,647	13,71
588,9	484,6	12,42	9,88	0,0828	2,192	22,69	0,595	13,50
578,4	478,2	19,80	7,20	0,106	1,711	14,42	0,889	12,82
570,8	462,5	27,12	3,00	0,153	2,350	11,19	1,084	12,13
568,2	436,8	29,80	0,418	0,164	4,817	6,895	1,843	12,71
567,9	422,2	30,00	0,096	0,171	1,883	6,932	1,920	13,31

mit Hülfe einer Fläche, die erleuchtet wurde von einer sehr constanten Gaslampe, deren Licht vorher durch ein geeignet ge-färbtes Glas gegangen war. Die Farbe dieses Vergleichsfeldes stimmte bei allen Intensitäten genau mit der Farbe des Sonnen-lichtes überein und zeigte mit diesem auch keine Spur des so-

genannten PURKINJE'schen Phänomens. Die Bestimmung der
Coefficienten a und b selbst geschah unter Berücksichtigung aller
nur denkbaren Fehlerquellen; insbesondere wurde die Reduction
auf das der Messung zu Grunde liegende Spectrum, auf welches
sich die Werthe W_1 und W_2 beziehen, stets mit dunkeladaptirtem
Auge und bei sehr niedriger Intensität ausgeführt. Die Herstellung dieser geringen Intensität geschah durch einen unmittelbar vor dem Auge in den Strahlengang eingeschalteten Episkotister.

Berechnet man nun aus diesen Zahlen die Summe $a \cdot W_1 + b \cdot W_2$,
so ergeben sich die in der Spalte (7) mitgetheilten Werthe. Ein
Blick auf sie lehrt, dafs hier von einer Constanz bei den verschiedenen Paaren der Complementärfarben keine Rede sein
kann. Die Ungleichheiten unter den ersten sieben Werthen
könnte man vielleicht noch auf Beobachtungsunsicherheit schieben,
da ja in jeden Werth von $a \cdot W_1 + b \cdot W_2$ eine ganze Menge
von Einzelbestimmungen eingeht: doch ist eine solche Erklärung
bei den fünf letzten Werthen der Gröfse und Regelmäfsigkeit
der Abweichungen halber völlig ausgeschlossen.

Um aber ganz sicher zu gehen und mögliche Einwendungen
abzuschneiden, noch ehe sie ausgesprochen sind, habe ich jede
dieser Gleichungen zwischen dem weifsen unzerlegten Licht und
dem zweicomponentigen Gemisch noch darauf hin untersucht,
wie sie sich bei dunkeladaptirtem Auge und bei so stark herabgesetzter Helligkeit verhielt, dafs nur noch die „Weifsvalenz"
(in Hrn. HERING's Sinn) zur Geltung kam. Es geschah dieses
ebenfalls durch Einschaltung des oben bereits erwähnten
Episkotisters. Wäre Hrn. HERING's Anschauung zutreffend und
die Ungleichheit der erhaltenen Werthe $a \cdot W_1 + b \cdot W_2$ nur
durch den Einflufs von Beobachtungsfehlern verursacht, so hätten
die Gleichungen auch jetzt noch bestehen bleiben müssen. Es
ergab sich aber, dafs dieses nicht der Fall war, sondern dafs
nach der gleichmäfsigen Verringerung der Intensität bei den
ersten acht Gleichungen das Feld mit dem zweicomponentigen
Gemisch zu hell, bei den letzten drei Gleichungen aber zu
dunkel wurde.

Die in Spalte (8) der Tabelle aufgeführten Coefficienten c
geben nun an, auf welchen c-fachen Betrag man dieses Licht-
gemisch in seiner objectiven Intensität erniedrigen bezw. erhöhen
mufs, um wieder Gleichheit mit dem unzerlegten Licht zu er-

zielen. Es war dann also die „Weifsvalenz" des Gemisches gleich $c \cdot (a \cdot W_1 + b \cdot W_2)$. Diese Werthe sind in Spalte (9) der Tabelle angegeben. Hier zeigt sich nun erst die nach Hrn. HERING schon für die Werthe $a \cdot W_1 + b \cdot W_2$ zu erwartende Gleichheit; denn die noch vorhandenen Abweichungen mufs man, da sie durchaus unregelmäfsig verlaufen, als Folge von Beobachtungsfehlern betrachten, und man kann sie zugleich als Maafs für die Unsicherheit der gesammten Bestimmung ansehen.[1]

Durch die vorstehend mitgetheilten Messungen erachte ich den Beweis für erbracht, dafs die Anschauung des Hrn. HERING über die Bedeutung der „Weifsvalenz" seiner Theorie mit genauen quantitativen Messungen an spectralen Complementärfarben unvereinbar ist, dafs die Theorie der Gegenfarben also an ihrem grundlegendsten Punkte mit den Erfahrungsthatsachen nicht im Einklang sich befindet.

Ferner ist durch die Uebereinstimmung der in Spalte (9) enthaltenen Werthe der meines Wissens noch fehlende experimentelle Nachweis geliefert, dafs die allgemeinen Regeln der additiven Verknüpfung auch bei ganz niederen Helligkeitsstufen für Lichtmischungen gültig sind; man darf nur nicht diejenige Grenze überschreiten, wo die Lichter beginnen ein farbiges Aussehen zu erhalten.

Zum Schlusse möchte ich noch dankend erwähnen, dafs die hier mitgetheilten Versuche und Messungen alle an einem Spectralapparat gemacht worden sind, zu dessen Herstellung die Gräfin BOSE-Stiftung mir die Mittel bewilligt hat.

----

[1] Meines Erachtens würde eine gröfsere Sicherheit zu erzielen sein, wenn man die mit einander verglichenen Felder vergröfserte und andererseits aber, um nicht zu nahe an die Fovea heranzukommen, ihren Mittelpunkt weiter vom Fixationspunkt entfernte. Ich beabsichtige solche Versuche später auszuführen.

378

XXVIII.

Die Abhängigkeit der Sehschärfe von der Beleuchtungsintensität.

Aus den Sitzungsberichten der Akademie der Wissenschaften zu Berlin,
13. Mai 1897, S. 559—575.

(Vorgelegt von Hrn. VON BEZOLD.)

———

Von der im Eingang meiner letzten Mittheilung in diesen Berichten[1] angekündigten Reihe von Veröffentlichungen lasse ich im Nachstehenden die zweite folgen. Ihr Gegenstand scheint auf den ersten Blick zwar farbentheoretischen Untersuchungen fernzuliegen, doch wird sich dem mit der Sache Vertrauten bald die nahe Beziehung zu denselben ergeben.

———

Aus dem bisherigen zur Bestimmung der Abhängigkeit der Sehschärfe von der Beleuchtungsintensität gewonnenen Material kann man noch nicht die Form dieser Abhängigkeit herleiten, insbesondere noch keine mathematische Formulirung gewinnen, weil entweder die Beleuchtungsintensität zu wenig verändert wurde oder weil bei den einzelnen Beobachtungsreihen die Anzahl der gemachten Beobachtungen im Vergleich zu den immerhin beträchtlichen wahrscheinlichen Fehlern, die bei Sehschärfenmessungen unvermeidlich sind, zu gering war.

Als Objecte für die in der vorliegenden Abhandlung mitgetheilten Sehschärfenbestimmungen dienten die bekannten dreizinkigen SNELLEN'schen Haken, welche bei den Prüfungen im weifsen Lichte in der Form benutzt wurden, wie sie im Handel vorkommen und von den Augenärzten gebraucht werden, also schwarze Haken auf weifsem Papier, während ich

———

[1] *Sitzungsberichte der Berliner Akademie* v. 30. Juli 1896. [Vgl. Nr. XXVII d. vorl. Samml.]

sie für die Prüfungen mit rothem, grünem und blauem Lichte sorgfältig (zum Theil unter der Loupe) ausgeschnitten und dann auf Papier dieser Farbe wieder aufgeklebt hatte. Damit alles andersfarbige Licht noch weiter ausgeschlossen wurde, liefs ich das zur Beleuchtung dieser Tafeln dienende Licht noch durch eine Glasplatte der entsprechenden Farbe gehen. Durch passende Auswahl sowohl der Papiere wie auch der Gläser gelang es, das zur Geltung kommende Licht sehr annähernd monochromatisch zu machen.

Als Einheit für die Sehschärfe wurde diejenige Sehschärfe festgesetzt, bei der man die Lage der offenen Seite eines unter einem Gesichtswinkel von 5 Bogenminuten erscheinenden Snellen'schen Hakens noch annähernd sicher angeben kann. Dieses Maafs weicht etwas ab von demjenigen, welches die Augenärzte gewöhnlich benutzen, da diese nicht annähernde, sondern vollständige Sicherheit in der Angabe fordern. Beide Maafse lassen sich mit der hier überhaupt erreichbaren Genauigkeit auf einander reduciren, indem man die von mir bestimmten Sehschärfenwerthe mit $^3/_4$ multiplicirt. Wenn man nicht Dutzende, sondern Hunderte von solchen Bestimmungen unmittelbar hinter einander machen mufs, so kann man sich, wie ich bald fand, vor allmählich eintretender Ermüdung und damit vor dem Unbrauchbarwerden der ganzen Beobachtungsreihe nur schützen, wenn man auf vollständige Sicherheit im Erkennen der Haken verzichtet. Man mufs nur Sorge tragen, dafs man in dem Begriff der „annähernden" Sicherheit im Laufe der Untersuchungen keine Aenderung eintreten läfst. Ich fand es leicht, wenn man denjenigen Moment wählt, wo man sich über die Lage bald des einen, bald des anderen Hakens derselben Zeile gewifs ist, ohne die letztere flott herunterlesen zu können. Es ist wegen der stets drohenden Ermüdung auch besser, in flotter Beobachtung eine grofse Reihe von Angaben zu gewinnen, unbekümmert um einzelne unterlaufende Fehler, als bei wenigen Punkten das höchste erreichbare Maafs der Genauigkeit zu erzielen; denn hierbei ist nach Verlauf einer Viertelstunde stets die Sehschärfe gesunken, während ich bei der von mir befolgten Methode nach einer Stunde, manchmal sogar nach mehreren Stunden ununterbrochener Beobachtung unveränderte Werthe erhielt.

Die Beleuchtung wurde verändert 1. durch Aenderung

des Abstandes der Lichtquelle von der Sehschärfentafel, 2. durch
Benutzung verschiedener Lichtquellen (Kerze, kleine und grofse
Petroleumlampe, Auerlicht, elektrisches Bogenlicht)[1], 3. bei den
ganz niedrigen Intensitäten, was aber nur bei weifsem Lichte
erforderlich war, durch Vorsetzen rauchgrauer Gläser. Dafs die
bei dem weifsen, d. h. unzerlegten Lichte vorhandenen Nuancen-
unterschiede der benutzten Lichtquellen ohne Belang sind,
wurde vorher durch besondere Versuche nachgewiesen; es folgt
auch aus dem Gesammtergebnifs der vorliegenden Arbeit.

Als Einheit für die Beleuchtungsintensität wurde
eine Hefner-Lampe in einem Meter Entfernung festgesetzt. Es
ist ersichtlich, dafs bei dieser Annahme die Helligkeit, unter der
die Sehschärfentafel bei der Beleuchtungseinheit für Weifs, Roth,
Grün und Blau erscheint, sehr verschieden sein mufs: bei Weifs
war sie gegeben durch den an weifsem Papier reflectirten Bruchtheil des gesammten von einer Hefner-Lampe aus einem Meter
Entfernung auffallenden Lichtes, bei Roth aber war es nur der
von dem rothen Papier reflectirte Bruchtheil dieses vorher noch
durch rothes Glas hindurchgegangenen Lichtes, und entsprechend
war es bei den übrigen Farben.

Die Methode der Bestimmungen war eine dreifache.
1. Es wurde für eine bestimmte Helligkeit die damit verbundene
Sehschärfe sowohl durch Entfernen wie durch Annähern des
Beobachters an die Hakentafel gesucht. 2. Sowohl durch Vergröfserung als auch durch Verminderung der Beleuchtung wurde
die für eine bestimmte Sehschärfe erforderliche Helligkeit gesucht. 3. Der Abstand des Beobachters wurde gleichzeitig mit
demjenigen der Lichtquelle von der Hakentafel so lange geändert, bis Beleuchtungsintensität und Sehschärfe einander ent-
sprachen. Die hiernach möglichen sechs verschiedenen Verfahren ergaben unter sich keine gröfseren Abweichungen, als sie
auch bei Wiederholungen nach demselben Verfahren auftraten.
Ich verzichtete daher bei gewissen Helligkeitsstufen, bei denen
für die Ausführung einzelner dieser Methoden Schwierigkeiten
in den äufseren Umständen vorlagen, auf die gleichzeitige Anwendung aller sechs Methoden. — Selbstverständlich wurde die

---

[1] Die Bestimmungen mit Benutzung des elektrischen Bogenlichtes
konnte ich durch das dankenswerthe Entgegenkommen des Hrn. E. WARBURG
im Physikalischen Institut ausführen. Das Physiologische Institut besitzt
keinen Anschlufs an die elektrische Centrale.

Myopie bezw. Hyperopie des Beobachters in den verschiedenen Entfernungen stets durch die geeigneten Linsen corrigirt. Es ergab sich dabei — freilich mit Ausnahme gewisser Bestimmungen mit blauem Lichte, worauf weiter unten noch näher eingegangen wird — völlige Unabhängigkeit von der Entfernung, d. h. beispielsweise wurde in doppelt so grofser Entfernung auch der doppelt so grofse Haken richtig beurtheilt. Die Reihenfolge der Beobachtungen war völlig regellos; doch wurde stets dafür Sorge getragen, dafs der Beobachter für die benutzte Helligkeitsstufe wenigstens sehr annähernd adaptirt war. — Den Augen wurde kein Diaphragma vorgesetzt — was bei ähnlichen Versuchen [1] geschehen ist, um dem einfallenden Lichtkegel stets denselben Querschnitt zu geben — sondern es wurde immer mit der durch die einfallende Lichtmenge bewirkten Pupillenweite beobachtet.

Die Bestimmungen wurden von zwei V e r s u c h s p e r s o n e n gemacht, erstens von mir selbst, der ich ein normales trichromatisches Farbensystem besitze, zweitens von dem Secundaner ALFRED HEYMANN, der die typische Form angeborener totaler Farbenblindheit besitzt und mir schon mehrfach mit grofser Bereitwilligkeit und vielem Eifer zur Sache bei meinen physiologisch-optischen Arbeiten als Versuchsperson gedient hat. Ich selbst beobachtete stets binocular mit meinen beiden in jeder Beziehung völlig gleichen Augen, während ALFRED HEYMANN nur sein rechtes Auge benutzen konnte, da sein linkes, wie ich das schon bei früherer Gelegenheit erwähnt habe [2], starke Hornhauttrübungen vor der Pupille besitzt. Der Unterschied zwischen monocular und binocular sich ergebender Sehschärfe kommt, wovon ich mich an mir selbst durch besondere Versuche überzeugte, nur bei Sehschärfen in Betracht, welche mindestens den Betrag 1,5 übersteigen.

Nunmehr gehe ich zu den gewonnenen Versuchsresultaten über.

---

[1] Z. B. in den Versuchen von Hrn. E. BRODHUN und mir über die psychophysische Fundamentalformel. *Sitzungsberichte der Berliner Akademie* vom 26. Juli 1888 und 27. Juli 1889. [Vgl. Nr. XVII u. XVIII d. vorl. Samml.]

[2] *Sitzungsberichte der Berliner Akademie*, 21. Juni 1894. [Vgl. Nr. XXIV d. vorl. Samml.] — Um alle Bedenken zu beseitigen, bemerke ich ausdrücklich, dafs das zu den vorliegenden Prüfungen benutzte rechte Auge von ALFR. HEYMANN bis auf eine Hyperopie von 4 Dioptrien in rein optischer Hinsicht völlig normal ist.

I. Versuchsergebnisse an meinen eigenen farbentüchtigen Augen.

Die untere Grenze der benutzten Beleuchtungsintensitäten war durch diejenige niedrigste Helligkeit gegeben, bei der die Formen der Aufsenwelt einigermaafsen wahrnehmbar werden. Die obere Grenze war leider stets bedingt durch die mit den vorhandenen Hülfsmitteln erzielbare höchste Beleuchtungsintensität. Näher als 20 cm konnte ich nicht mit der Sehschärfentafel an die zu maximaler Helligkeit gebrachte Bogenlichtlampe herangehen, ohne die Zuverlässigkeit der photometrischen Bestimmungen allzusehr in Frage zu stellen. Es wäre wünschenswerth gewesen, die Versuche auf das 1000 fache, ja bei farbigem Lichte sogar auf das 100 000 fache dieser Intensität auszudehnen.

In den Tabellen I bis IV sind meine Beobachtungsergebnisse aufgeführt. Die erste Columne enthält die Nummer der Beobachtung, geordnet nach der Beleuchtungsintensität und nicht nach der Zeitfolge ihrer Gewinnung, wobei noch zu bemerken ist, dafs bei einem grofsen Theile eine einzelne Nummer nicht einer Einzelbeobachtung, sondern dem Mittelwerth mehrerer Sehschärfenbestimmungen in verschiedenen Entfernungen bei derselben Beleuchtungsintensität entspricht; wie weiter unten noch eingehender besprochen werden wird, ist dieses ausnahmslos in Tabelle IV (für blaues Licht) von Nr. 60 an der Fall. Die zweite Columne enthält die Beleuchtungsintensität B, deren Bezeichnung der Index w, r, g oder b beigefügt ist, je nach der Farbe des benutzten Lichtes. Wie schon auseinandergesetzt ist, liegen, was stets zu beachten ist, den angegebenen Werthen von B_w, B_r, B_g oder B_b verschiedene Maafseinheiten zu Grunde. In der dritten Columne sind, aus weiter unten anzugebendem Grunde, die Brigg'schen Logarithmen der Beleuchtungsintensitäten eingetragen. Die vierte Columne endlich enthält die beobachteten Sehschärfen S.

Versucht man, um die gesetzmäfsige Abhängigkeit der Sehschärfe von der Beleuchtungsintensität zu finden, die Werthe B und S dieser Tabellen graphisch aufzuzeichnen, indem man B als Abscisse, S als Ordinate nimmt, so ergiebt sich sofort, dafs Uebersichtlichkeit dabei in keiner Weise zu gewinnen ist, denn wenn man die grofsen Werthe von B noch aufzeichnen will, so mufs man einen Maafsstab wählen, bei dem die kleineren Werthe von B fast in einem Punkte zusammenfallen. Wählt

Tabelle I.
KÖNIG. Weiſs.

Nr.	B_w	$\log B_w$	S	Nr.	B_w	$\log B_w$	S
1	0,00036	0,56 — 4	0,031	45	0,35	0,55 — 1	0,320
2	0,00037	0,57 — 4	0,046	46	0,36	0,56 — 1	0,338
3	0,00037	0,57 — 4	0,038	47	0,36	0,56 — 1	0,359
4	0,00038	0,58 — 4	0,038	48	0,41	0,61 — 1	0,461
5	0,00063	0,80 — 4	0,046	49	0,41	0,61 — 1	0,374
6	0,00087	0,94 — 4	0,055	50	0,44	0,64 — 1	0,410
7	0,0013	0,11 — 3	0,055	51	0,44	0,64 — 1	0,400
8	0,0022	0,35 — 3	0,077	52	0,50	0,70 — 1	0,462
9	0,0023	0,36 — 3	0,062	53	0,52	0,71 — 1	0,462
10	0,0034	0,53 — 3	0,092	54	0,67	0,83 — 1	0,423
11	0,0034	0,53 — 3	0,062	55	0,67	0,83 — 1	0,523
12	0,0043	0,63 — 3	0,062	56	0,88	0,94 — 1	0,558
13	0,0048	0,68 — 3	0,077	57	0,91	0,96 — 1	0,615
14	0,0080	0,90 — 3	0,088	58	0,95	0,98 — 1	0,538
15	0,0086	0,93 — 3	0,088	59	0,99	0,99 — 1	0,500
16	0,0091	0,96 — 3	0,096	60	1,00	0,00	0,596
17	0,0096	0,98 — 3	0,092	61	1,03	0,01	0,558
18	0,010	0,00 — 2	0,096	62	1,03	0,01	0,692
19	0,012	0,08 — 2	0,092	63	1,16	0,06	0,564
20	0,013	0,12 — 2	0,088	64	1,19	0,08	0,596
21	0,032	0,51 — 2	0,123	65	1,38	0,14	0,615
22	0,035	0,54 — 2	0,123	66	1,38	0,14	0,577
23	0,035	0,54 — 2	0,123	67	1,76	0,24	0,692
24	0,037	0,56 — 2	0,132	68	2,14	0,33	0,744
25	0,051	0,71 — 2	0,132	69	2,20	0,34	0,795
26	0,068	0,83 — 2	0,154	70	2,20	0,34	0,795
27	0,069	0,84 — 2	0,154	71	2,28	0,36	0,923
28	0,11	0,04 — 1	0,176	72	2,37	0,37	0,744
29	0,12	0,09 — 1	0,185	73	2,97	0,47	0,667
30	0,13	0,13 — 1	0,242	74	3,95	0,60	0,769
31	0,15	0,16 — 1	0,205	75	4,64	0,67	0,654
32	0,15	0,16 — 1	0,231	76	6,06	0,78	0,846
33	0,15	0,18 — 1	0,205	77	6,81	0,83	1,115
34	0,16	0,19 — 1	0,200	78	6,81	0,83	1,038
35	0,18	0,27 — 1	0,246	79	9,97	1,00	1,115
36	0,20	0,30 — 1	0,231	80	12,88	1,11	0,866
37	0,22	0,33 — 1	0,308	81	13,6	1,13	1,000
38	0,22	0,33 — 1	0,262	82	13,6	1,13	0,982
39	0,22	0,34 — 1	0,308	83	13,6	1,13	0,963
40	0,22	0,34 — 1	0,277	84	13,6	1,13	0,872
41	0,24	0,38 — 1	0,269	85	14,1	1,15	1,192
42	0,28	0,45 — 1	0,286	86	15,7	1,19	1,054
43	0,29	0,46 — 1	0,308	87	16,0	1,20	1,192
44	0,34	0,53 — 1	0,346	88	20,6	1,31	1,100

Nr.	B_w	$\log B_w$	S	Nr.	B_w	$\log B_w$	S
89	26,1	1,42	1,093	106	794,—	2,90	1,723
90	26,7	1,43	1,154	107	824,—	2,92	1,662
91	28,3	1,45	1,262	108	878,—	2,94	1,700
92	47,5	1,68	1,308	109	1 042,—	3,02	1,744
93	51,2	1,71	1,430	110	1 082,—	3,03	1,631
94	54,5	1,74	1,169	111	1 261,—	3,10	1,643
95	80,0	1,90	1,313	112	1 975,—	3,30	1,667
96	94,5	1,98	1,458	113	2 346,—	3,37	1,703
97	119,—	2,08	1,540	114	2 500,—	3,40	1,708
98	123,—	2,09	1,437	115	3 511,—	3,55	1,700
99	123,—	2,09	1,283	116	7 413,—	3,87	1,651
100	168,—	2,23	1,471	117	7 413,—	3,87	1,708
101	264,—	2,42	1,568	118	7 900,—	3,90	1,683
102	264,—	2,42	1,556	119	14 040,—	4,15	1,708
103	316,—	2,50	1,600	120	31 590,—	4,50	1,733
104	494,—	2,69	1,667	121	64 480,—	4,81	1,750
105	645,—	2,81	1,683				

Tabelle II.
König. Roth.

Nr.	B_r	$\log B_r$	S	Nr.	B_r	$\log B_r$	S
1	0,039	0,59 — 2	0,015	22	0,27	0,43 — 1	0,067
2	0,045	0,65 — 2	0,020	23	0,29	0,46 — 1	0,062
3	0,054	0,74 — 2	0,025	24	0,30	0,48 — 1	0,083
4	0,064	0,81 — 2	0,030	25	0,31	0,49 — 1	0,090
5	0,078	0,89 — 2	0,025	26	0,32	0,51 — 1	0,100
6	0,089	0,95 — 2	0,033	27	0,32	0,51 — 1	0,087
7	0,099	0,99 — 2	0,040	28	0,34	0,54 — 1	0,075
8	0,11	0,02 — 1	0,035	29	0,35	0,54 — 1	0,090
9	0,11	0,06 — 1	0,030	30	0,36	0,56 — 1	0,117
10	0,13	0,12 — 1	0,033	31	0,39	0,60 — 1	0,117
11	0,15	0,18 — 1	0,050	32	0,40	0,61 — 1	0,110
12	0,16	0,20 — 1	0,040	33	0,45	0,66 — 1	0,067
13	0,17	0,23 — 1	0,042	34	0,49	0,69 — 1	0,083
14	0,17	0,23 — 1	0,037	35	0,50	0,70 — 1	0,100
15	0,21	0,32 — 1	0,050	36	0,54	0,73 — 1	0,125
16	0,21	0,32 — 1	0,058	37	0,57	0,76 — 1	0,130
17	0,21	0,33 — 1	0,070	38	0,59	0,77 — 1	0,100
18	0,21	0,33 — 1	0,050	39	0,59	0,77 — 1	0,133
19	0,21	0,33 — 1	0,050	40	0,69	0,84 — 1	0,150
20	0,24	0,38 — 1	0,070	41	0,72	0,86 — 1	0,175
21	0,26	0,41 — 1	0,067	42	0,91	0,96 — 1	0,150

Nr.	B_r	$\log B_r$	S	Nr.	B_r	$\log B_r$	S
43	0,95	0,98 − 1	0,183	90	82,6	1,92	0,875
44	1,15	0,06	0,233	91	82,6	1,92	0,925
45	1,24	0,09	0,217	92	89,4	1,95	0,910
46	1,24	0,09	0,225	93	94,6	1,98	0,950
47	1,65	0,22	0,225	94	98,9	2,00	0,983
48	1,78	0,25	0,275	95	100,—	2,00	1,088
49	1,86	0,27	0,350	96	100,—	2,00	1,015
50	1,90	0,28	0,300	97	107,—	2,03	1,045
51	2,52	0,40	0,292	98	117,—	2,07	1,005
52	2,57	0,41	0,300	99	128,—	2,11	0,980
53	2,67	0,43	0,367	100	171,—	2,23	1,091
54	2,78	0,44	0,325	101	178,—	2,25	1,045
55	2,78	0,44	0,312	102	204,—	2,31	1,174
56	2,87	0,46	0,308	103	205,—	2,31	1,111
57	3,16	0,50	0,325	104	215,—	2,33	1,220
58	3,31	0,52	0,337	105	224,—	2,35	1,136
59	3,70	0,57	0,387	106	240,—	2,38	1,300
60	3,70	0,57	0,362	107	258,—	2,41	1,212
61	4,94	0,69	0,412	108	264,—	2,42	1,244
62	5,35	0,72	0,450	109	285,—	2,45	1,167
63	5,41	0,73	0,483	110	315,—	2,50	1,288
64	5,95	0,77	0,462	111	343,—	2,54	1,430
65	6,23	0,79	0,450	112	343,—	2,54	1,380
66	6,23	0,79	0,525	113	352,—	2,55	1,273
67	6,25	0,80	0,417	114	363,—	2,56	1,350
68	6,58	0,82	0,437	115	434,—	2,64	1,220
69	6,78	0,83	0,450	116	711,—	2,85	1,540
70	7,31	0,86	0,487	117	711,—	2,85	1,550
71	8,17	0,91	0,517	118	877,—	2,94	1,270
72	8,65	0,94	0,550	119	877,—	2,94	1,420
73	8,78	0,94	0,433	120	924,—	2,96	1,480
74	10,2	1,01	0,550	121	1 112,—	3,05	1,540
75	13,7	1,14	0,583	122	1 450,—	3,16	1,350
76	14,8	1,17	0,675	123	1 975,—	3,30	1,630
77	14,8	1,17	0,625	124	1 978,—	3,30	1,530
78	16,0	1,20	0,617	125	2 081,—	3,32	1,592
79	16,4	1,21	0,680	126	2 086,—	3,32	1,515
80	18,3	1,26	0,725	127	2 623,—	3,42	1,540
81	18,9	1,28	0,650	128	2 781,—	3,44	1,570
82	19,0	1,28	0,750	129	2 790,—	3,45	1,486
83	20,2	1,31	0,675	130	3 671,—	3,56	1,580
84	22,1	1,35	0,650	131	4 011,—	3,60	1,520
85	22,7	1,36	0,775	132	4 444,—	3,65	1,700
86	44,4	1,65	0,825	133	7 900,—	3,90	1,810
87	61,0	1,79	0,947	134	17 760,—	4,25	1,660
88	64,0	1,81	0,894	135	40 820,—	4,61	1,740
89	69,4	1,84	1,023				

Tabelle III.

KÖNIG.   Grün.

Nr.	B_g	$\log B_g$	S	Nr.	B_g	$\log B_g$	S
1	0,019	0,29 — 2	0,010	36	87,3	1,94	0,275
2	0,031	0,49 — 2	0,020	37	98,6	1,99	0,235
3	0,034	0,54 — 2	0,017	38	98,6	1,99	0,265
4	0,047	0,67 — 2	0,033	39	112,—	2,05	0,270
5	0,062	0,80 — 2	0,030	40	129,—	2,11	0,291
6	0,087	0,94 — 2	0,040	41	129,—	2,11	0,265
7	0,15	0,19 — 1	0,050	42	149,—	2,17	0,350
8	0,16	0,20 — 1	0,050	43	175,—	2,24	0,357
9	0,16	0,20 — 1	0,050	44	175,—	2,24	0,395
10	0,31	0,49 — 1	0,067	45	208,—	2,32	0,422
11	0,31	0,49 — 1	0,050	46	252,—	2,40	0,528
12	0,44	0,65 — 1	0,067	47	515,—	2,71	0,516
13	0,69	0,84 — 1	0,070	48	567,—	2,75	0,605
14	0,92	0,97 — 1	0,083	49	628,—	2,80	0,595
15	1,—	0,00	0,090	50	700,—	2,85	0,624
16	1,45	0,16	0,088	51	785,—	2,89	0,566
17	1,56	0,19	0,075	52	886,—	2,95	0,703
18	2,04	0,31	0,100	53	1 008,—	3,00	0,710
19	2,04	0,31	0,083	54	1 157,—	3,06	0,810
20	2,78	0,44	0,109	55	1 342,—	3,13	0,752
21	4,—	0,60	0,110	56	1 575,—	3,20	0,920
22	4,—	0,60	0,100	57	1 875,—	3,27	0,862
23	6,25	0,80	0,110	58	2 269,—	3,36	1,008
24	9,46	0,98	0,134	59	2 798, —	3,45	0,983
25	11,4	1,06	0,117	60	3 545,—	3,55	1,083
26	14,2	1,15	0,125	61	4 630,—	3,67	1,052
27	16,—	1,20	0,143	62	4 630,—	3,67	1,129
28	38,2	1,58	0,174	63	6 301,—	3,80	1,211
29	43,6	1,64	0,187	64	9 033,—	3,96	1,203
30	47,7	1,68	0,202	65	14 180,—	4,15	1,298
31	52,1	1,72	0,195	66	25 200,—	4,40	1,300
32	57,2	1,76	0,192	67	56 700,—	4,75	1,426
33	63,1	1,80	0,197	68	88 590,—	4,95	1,490
34	69,9	1,84	0,242	69	130 200,—	5,11	1,633
35	77,9	1,89	0,222				

Tabelle IV. König. Blau.

Nr.	B_b	$\log B_b$	S		Nr.	B_b	$\log B_b$	S
1	0,14	0,14 − 1	0,020		47	1 103,—	3,04	0,170
2	0,14	0,14 − 1	0,017		48	1 171,—	3,07	0,188
3	0,22	0,34 − 1	0,020		49	1 456,—	3,16	0,212
4	0,30	0,47 − 1	0,030		50	1 722,—	3,24	0,195
5	0,35	0,54 − 1	0,030		51	1 859,—	3,27	0,177
6	0,35	0,54 − 1	0,033		52	2 350,—	3,37	0,211
7	0,37	0,57 − 1	0,030		53	2 383,—	3,38	0,212
8	0,39	0,59 − 1	0,033		54	2 843,—	3,45	0,233
9	0,39	0,59 − 1	0,025		55	2 962,—	3,47	0,223
10	0,42	0,62 − 1	0,035		56	3 510,—	3,55	0,237
11	0,51	0,71 − 1	0,033		57	3 779,—	3,58	0,260
12	0,55	0,74 − 1	0,033		58	4 408,—	3,64	0,227
13	1,39	0,14	0,050		59	4 408,—	3,64	0,200
14	1,44	0,16	0,045		60	4 442,—	3,65	0,240
15	1,50	0,18	0,050		61	4 590,—	3,66	0,207
16	1,56	0,19	0,050		62	4 784,—	3,68	0,310
17	1,57	0,20	0,050		63	5 207,—	3,72	0,233
18	1,90	0,28	0,050		64	5 802,—	3,76	0,253
19	2,04	0,31	0,050		65	6 301,—	3,80	0,293
20	2,04	0,31	0,065		66	6 248,—	3,80	0,283
21	2,56	0,41	0,055		67	7 632,—	3,88	0,300
22	2,60	0,42	0,067		68	7 632,—	3,88	0,245
23	3,21	0,51	0,058		69	7 896,—	3,90	0,276
24	3,31	0,52	0,067		70	8 050,—	3,91	0,260
25	3,75	0,57	0,075		71	8 050,—	3,91	0,312
26	5,76	0,76	0,075		72	8 136,—	3,91	0,350
27	6,02	0,78	0,060		73	10 630,—	4,03	0,311
28	6,52	0,81	0,067		74	10 760,—	4,03	0,310
29	7,11	0,85	0,075		75	10 760,—	4,03	0,360
30	19,8	1,30	0,092		76	10 760,—	4,03	0,264
31	26,3	1,42	0,100		77	11 320,—	4,05	0,332
32	29,8	1,47	0,100		78	14 460,—	4,16	0,377
33	29,8	1,47	0,087		79	14 460,—	4,16	0,364
34	36,—	1,56	0,100		80	20 830,—	4,32	0,372
35	36,—	1,56	0,108		81	27 410,—	4,44	0,413
36	64,—	1,81	0,100		82	32 540,—	4,51	0,397
37	64,9	1,81	0,112		83	41 940,—	4,62	0,450
38	73,5	1,87	0,125		84	57 840,—	4,76	0,428
39	100,—	2,00	0,117		85	90 360,—	4,96	0,480
40	178,—	2,25	0,150		86	118 700,—	5,07	0,532
41	260,—	2,41	0,150		87	157 400,—	5,20	0,529
42	381,—	2,58	0,150		88	160 700,—	5,21	0,525
43	421,—	2,62	0,167		89	279 900,—	5,45	0,616
44	503,—	2,70	0,153		90	361 600,—	5,56	0,566
45	596,—	2,78	0,167		91	629 800,—	5,80	0,640
46	1059,—	3,03	0,180					

man aber nicht B, sondern $\log B$ als Abscisse, so wird nicht nur diesem Uebelstande abgeholfen, sondern es tritt auch sofort die gesuchte Abhängigkeit zwischen Beleuchtungsintensität und Sehschärfe in überraschend einfacher Weise hervor. Nehmen wir als Beispiel die Beobachtungen bei weifsem Lichte. Es liegen

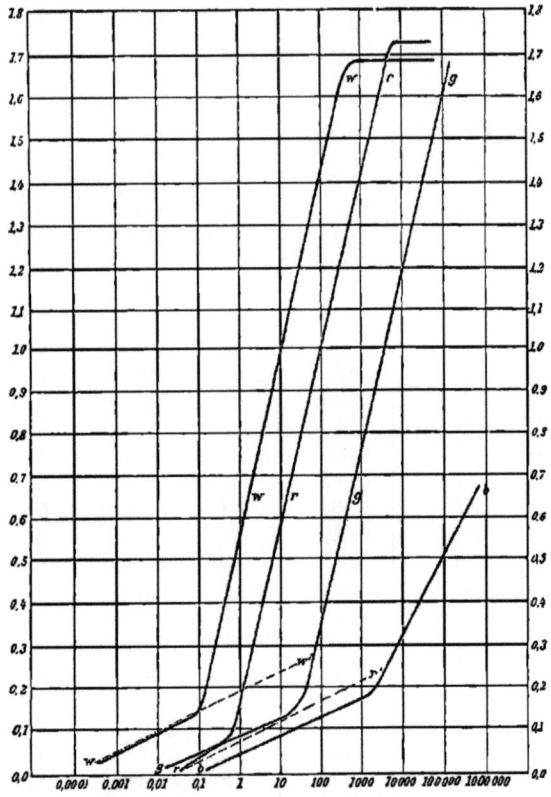

dann Nr. 1 bis 20 sehr annähernd auf einer mit wachsender Beleuchtungsintensität ansteigenden Geraden; Nr. 21 bis 29 bilden den gekrümmten Uebergang zu einer zweiten, Nr. 22 bis 103 umfassenden ebenfalls geradlinigen, aber viel steiler ansteigenden Strecke, an die sich dann endlich, Nr. 104 bis 121 enthaltend, eine horizontal verlaufende Gerade anschliefst. Dieser Verlauf ist in der beistehenden Figur durch die ausgezogene, mit *www* bezeichnete Linie dargestellt. Die einzelnen Punkte weichen von dieser Linie nicht mehr ab, als unter den oben dargelegten Umständen die Unsicherheit der Messung beträgt.

Ganz ähnlich verhält es sich bei den Beobachtungen mit grünem und blauem Lichte, die in analoger Weise durch die ebenfalls ausgezogenen Linien *rrr*, *ggg* und *bb* dargestellt sind. Bei r o t h e m Lichte ist die erste schwach ansteigende geradlinige Strecke sehr kurz, bei g r ü n e m und b l a u e m Lichte reicht leider die erzielbare höchste Beleuchtungsintensität nicht aus, um bis zu einer constant bleibenden Sehschärfe zu gelangen, d. h. um sicher das obere Ende des zweiten steiler ansteigenden geradlinigen Theiles zu erreichen.

Die genaue Lage und Richtung aller dieser geradlinigen Strecken sind aus den Beobachtungen nach der Methode der kleinsten Quadrate berechnet.

Bei B l a u trat die eigenthümliche, schon oben erwähnte Erscheinung auf, daſs die Sehschärfe oberhalb eines Betrages von etwa 0,25 um so gröſser gefunden wurde, je geringer meine Entfernung von der Sehschärfentafel war. Auch die sorgfältigste Correctur der im blauen Lichte besonders groſsen Myopie durch vorgesetzte Linsen vermochte hieran nichts zu ändern. Aus den Beobachtungen scheint hervorzugehen, daſs diese Abhängigkeit der Sehschärfe von der Entfernung mit der Gröſse der Sehschärfe selbst, d. h. also mit der Beleuchtungsintensität steigt. Als Grund dieser Erscheinung vermuthe ich sehr groſse sphärische Aberration des Auges für die kurzwelligen Strahlen; — die Natur hat eben keinen Grund gehabt, in dieser Beziehung irgend welche Vollkommenheit auszubilden, da bei normaler Benutzung des Auges die blauen Strahlen von den übrigen, viel helleren, völlig übertönt werden. Es kann jedoch nur eine besondere daraufhin angestellte Untersuchung hierüber Sicherheit ergeben. In der Tabelle IV sind stets mehrere unmittelbar nach einander in verschiedenem Abstand von der Sehschärfentafel gemachte Messungen zu einem Mittelwerthe vereinigt, wobei freilich zu beachten ist, daſs mir, je gröſser die Helligkeit war, um so mehr hinreichend kleine Sehzeichen fehlten, um auch in geringerer Entfernung beobachten zu können. Jedenfalls wird bei enger Pupillenöffnung und Beobachtung in stets gleicher Entfernung die zweite geradlinige Strecke der die Beobachtungen im Blau darstellenden Curve viel steiler ansteigen, als es jetzt der Fall ist. Da wir somit über die Richtung dieses Zweiges nichts Sicheres wissen,. wollen wir ihn bei der folgenden Besprechung aufser Acht lassen.

Die Tabelle V giebt nun die Constanten für die aus den Beobachtungen nach der Methode der kleinsten Quadrate berechnete Lage und Richtung aller eben erwähnten geradlinigen Strecken; aufserdem enthält sie die Angabe derjenigen Beobachtungen, die für die Berechnung benutzt wurden. Die Sehschärfenwerthe, deren Nummern in dieser Tabelle in keiner Abtheilung aufgeführt sind, fallen also in die gekrümmten Theile der Curven.

Tabelle V.

A. König.

Benutzte Lichtart	Schwach ansteigende Strecke	Stark ansteigende Strecke	Horizontal verlaufende Strecke
Weifs	Nr. 1—20 $S = a\,(\log B_w - \log C)$ $a = 0{,}0414$ $\log C = 0{,}74 - 5$	Nr. 30—103 $S = a\,(\log B_w - \log C)$ $a = 0{,}434$ $\log C = 0{,}71 - 2$	Nr. 104—121 $S = 1{,}690$
Roth	Nr. 1—14 $S = a\,(\log B_r - \log C)$ $a = 0{,}0499$ $\log C = 0{,}32 - 2$	Nr. 40—131 $S = a\,(\log B_r - \log C)$ $a = 0{,}430$ $\log C = 0{,}66 - 1$	Nr. 132—135 $S = 1{,}727$
Grün	Nr. 1—27 $S = a\,(\log B_g - \log C)$ $a = 0{,}0430$ $\log C = 0{,}09 - 2$	Nr. 28—69 $S = a\,(\log B_g - \log C)$ $a = 0{,}450$ $\log C = 1{,}36$	—
Blau	Nr. 1—48 $S = a\,(\log B_b - \log C)$ $a = 0{,}0424$ $\log C = 0{,}98 - 2$	Nr. 56—91 $S = a\,(\log B_b - \log C)$ $a = 0{,}197$ $\log C = 2{,}43$	—

Diese Tabelle V sowohl wie auch die ausgezogenen Curven unserer Figur ergeben zunächst, dafs die bei Weifs und Roth erreichten constanten Sehschärfen bei diesen beiden Lichtarten nur innerhalb der bestehenden Fehlergrenzen von einander abweichen, und dafs ferner die Neigung aller schwach ansteigenden Strecken die gleiche ist; denn die vorhandenen Unterschiede liegen ebenfalls innerhalb der Fehlergrenzen. Die gröfste Abweichung zeigt die Neigung bei den Beobachtungen in rothem Lichte, doch ist dabei zu berücksichtigen, dafs in Folge der geringen Länge dieser Strecke die wenn auch geringe Unsicherheit der einzelnen Punkte besonders stark für die Berechnung der Neigung ins Gewicht fällt.

Beinahe parallel zu einander verlaufen ebenfalls die stärker ansteigenden Strecken, sobald man, wie schon begründet, von den Beobachtungen in blauem Lichte absieht.

Eine Umrechnung der Beleuchtungsintensitäten für die farbigen Lichtarten von den diesen eigenthümlichen Einheiten auf die bei weifsem Licht benutzte Einheit, wie sie nach Maafsgabe der Helligkeitsvertheilung im Spectrum einerseits für sehr geringe und andererseits für mittelhohe Intensitäten und mit Hülfe der Reflexionscoefficienten der farbigen Papiere sowie der Durchlässigkeitscoefficienten der farbigen Gläser ausgeführt wurde, läfst einerseits die schwach ansteigenden und andererseits die stark ansteigenden Strecken unserer Curven innerhalb der Fehlergrenzen zusammenfallen. — Es ist dieses eine glänzende Bestätigung der von H. von HELM-HOLTZ vor sechs Jahren ausgesprochenen Vermuthung [1], dafs wir unabhängig von der Farbe „bei gleicher Helligkeit auch gleich viel sehend erkennen".

Durch dieses ganze Verhalten der Sehschärfe bei zunehmender Beleuchtungsintensität wird es wahrscheinlich gemacht, dafs bei der Sehschärfe zwei verschiedenartige Elemente der percipirenden Schicht in der Netzhaut betheiligt sind: die erste Art bei den niederen Intensitäten, die, noch ehe sie bei Steigerung der Beleuchtung an die obere Grenze ihrer Leistungsfähigkeit gelangt ist, von der zweiten Art abgelöst wird, die dann ebenfalls in ihrer Leistungsfähigkeit sich steigert, bis sie ein Maximum erreicht hat, das in den vorliegenden Versuchen freilich nur bei Weifs und Roth sicher gemessen werden konnte.

Genaue Selbstbeobachtung bei diesen Sehschärfenbestimmungen hatte mich, noch lange bevor der ganze Bereich der Resultate vorlag, darüber belehrt, dafs bei den Bestimmungen, die der schwächer ansteigenden Strecke angehören, bei denen also nach der eben geäufserten Vermuthung die erste Art der Netzhautelemente zum Sehen benutzt wird, die Fixation nicht mit der Fovea, sondern etwas excentrisch geschah. Im Fortschritt der Untersuchung gelang es mir dann bald, einen der kleinen Haken

---

[1] H. von HELMHOLTZ, *Zeitschrift für Psychologie und Physiologie der Sinnesorgane* 2, S. 21, und Handbuch der Physiologischen Optik. 2. Aufl., S. 443.

auf einem der benutzten Fixationsstelle unmittelbar benachbarten Bezirke völlig verschwinden zu lassen. Bei steigender Intensität, also bei Beobachtungen auf den stärker ansteigenden Strecken, tritt Fixation mit der Fovea ein.

Da in der Fovea nur Zapfen vorkommen, so werden wir diese als die zweite der erwähnten beiden Arten der Netzhautelemente ansprechen müssen, wodurch sich dann die Stäbchen als die erste Art ergeben.

Das oben beschriebene Verschwinden kleiner Objecte geschieht also dadurch, dafs ihr Bild auf die stäbchenfreie Fovea fällt — ein Analogon zu der von mir bei angeborener totaler Farbenblindheit gemachten Beobachtung.[1]

Das Gesammtergebnifs dieser im Vorstehenden enthaltenen, an mir selbst ausgeführten Bestimmungen der Sehschärfe nebst den aus ihnen gezogenen Schlüssen kann man in folgenden Sätzen zusammenfassen.[2]

Ebenso wie mit zunehmender Intensität des in das Auge einfallenden Lichtes die Empfindung zuerst durch die Reizung der Stäbchen und später erst durch die Reizung der Zapfen bewirkt wird, so geschieht auch die Wahrnehmung der Formen bei wachsender Beleuchtung zunächst durch die Stäbchen und später erst durch die Zapfen. Die Schärfe dieser Wahrnehmung S (Sehschärfe) ist für beide Elemente eine lineare Function des Logarithmus der Beleuchtungsintensität B des gesehenen Objectes. $S = a \, (\log B - \log C)$. Der Factor a ist von der Natur des benutzten Lichtes unabhängig, aber für die „Zapfen-Sehschärfe" ungefähr zehnmal so grofs wie für die „Stäbchen-Sehschärfe". Die Constante C ist umgekehrt proportional dem Helligkeitswerth des benutzten Lichtes, wobei zu beachten ist, dafs diese Helligkeitswerthe wesentlich verschieden sind, je nachdem Stäbchen oder Zapfen zur Aufnahme des Lichtreizes dienen.

---

[1] *Sitzungsberichte der Berliner Akademie*, 21. Juni 1894, S. 593. [Vgl. Nr. XXIV d. vorl. Samml.]

[2] Ich stelle mich in dieser Formulirung auf den Boden der von Hrn. J. von Kries und mir zur Zeit vertretenen Farbentheorie. Was uns in unseren Auffassungen noch von einander trennt, kommt hier nicht in Betracht.

II. Versuchsergebnisse bei einem Total-Farbenblinden.

Unsere bisherige Kenntnifs angeborener totaler Farbenblindheit machte es sehr wahrscheinlich, dafs bei niedriger Beleuchtungsintensität auch die Sehschärfe eines Total-Farbenblinden nur innerhalb der Grenzen gewöhnlicher individueller Schwankung von der eines Farbentüchtigen abweicht. Es ergab sich nun zunächst bei gleichzeitig an mir und Hrn. ALFRED HEYMANN angestellten Prüfungen, dafs wir stets die gleiche Sehschärfe hatten, so lange meine Werthe auf der schwach ansteigenden Strecke lagen, dafs aber bei höheren Beleuchtungsintensitäten meine Sehschärfe stets überwog; oder mit anderen Worten: meine Sehschärfe wurde der des Total-Farbenblinden überlegen, sobald meine Zapfen in Function traten. Hierin liegt wieder eine Bestätigung für die von mir früher aufgestellte Behauptung [1], dafs die angeborene totale Farbenblindheit durch Fortfall der Zapfenthätigkeit bedingt ist.

Für weifses und rothes Licht wurden nun neben diesen allgemein orientirenden Prüfungen der Sehschärfe noch gröfsere Versuchsreihen gemacht. Die Ergebnisse derselben sind in Tabelle VI enthalten, deren Anordnung mit derjenigen der Tabellen I—IV übereinstimmt, nur ist die Columne mit den laufenden Nummern fortgelassen, weil hier alle Werthe gleicher Farbe zu derselben Berechnung verwandt wurden, eine nähere Bezeichnung also nicht nöthig ist.

Die obere Grenze der benutzten Intensitäten war hier aber nicht durch die Leistungsfähigkeit der elektrischen Bogenlicht-Lampe gegeben, sondern bereits lange vorher durch die bei höherer Beleuchtungsintensität eintretende heftige Blendung, welche irgendwie zuverlässige Bestimmungen unmöglich machte. Bis zu dieser Grenze nun zeigte sich ein stetiges Wachsen der Sehschärfe als lineare Function der Intensität, also gewissermaafsen eine Verlängerung der bei mir gefundenen schwach ansteigenden Strecke über denjenigen Punkt hinaus, wo der stärkere Anstieg beginnt. Die Tabelle VII enthält in übereinstimmender Anordnung mit Tabelle V die ebenfalls wieder mit Hülfe der Methode der kleinsten Quadrate berechneten Constanten für Lage und Richtung der beiden geradlinigen

---

[1] *Sitzungsberichte der Berliner Akademie*, 21. Juni 1894, S. 593. [Vgl. Nr. XXIV d. vorl. Samml.]

Strecken, welche diese Beobachtungen darstellen und in unserer Figur als zwei gestrichelte Gerade ww' und rr' eingezeichnet sind.

Tabelle VI.

A. HEYMANN.

	Weifs			Roth	
B_w	$\log B_w$	S	B_r	$\log B_r$	S
0,00037	0,57 — 4	0,046	0,040	0,60 — 2	0,010
0,00054	0,74 — 4	0,038	0,055	0,74 — 2	0,021
0,00084	0,93 — 4	0,055	0,081	0,91 — 2	0,023
0,00090	0,95 — 4	0,055	0,11	0,04 — 1	0,032
0,0016	0,21 — 3	0,077	0,16	0,20 — 1	0,042
0,0021	0,33 — 3	0,077	0,22	0,34 — 1	0,048
0,0035	0,55 — 3	0,062	0,32	0,51 — 1	0,065
0,0057	0,76 — 3	0,096	0,52	0,72 — 1	0,062
0,0082	0,91 — 3	0,077	0,91	0,96 — 1	0,060
0,0090	0,95 — 3	0,088	1,35	0,13	0,074
0,015	0,18 — 2	0,096	1,82	0,26	0,078
0,016	0,20 — 2	0,105	2,63	0,42	0,101
0,016	0,21 — 2	0,092	3,63	0,56	0,113
0,023	0,36 — 2	0,096	5,37	0,73	0,106
0,023	0,36 — 2	0,116	8,71	0,94	0,121
0,033	0,52 — 2	0,129	13,2	1,12	0,133
0,045	0,66 — 2	0,130	20,9	1,32	0,144
0,051	0,71 — 2	0,128	38,0	1,58	0,158
0,060	0,78 — 2	0,123	63,1	1,80	0,159
0,066	0,82 — 2	0,146	257,—	2,41	0,163
0,091	0,96 — 2	0,143	589,—	2,77	0,201
0,10	0,01 — 1	0,143	1320,—	3,12	0,242
0,13	0,13 — 1	0,156			
0,17	0,23 — 1	0,123			
0,18	0,26 — 1	0,154			
0,26	0,42 — 1	0,163			
0,29	0,46 — 1	0,172			
0,29	0,46 — 1	0,161			
0,41	0,61 — 1	0,181			
0,61	0,79 — 1	0,154			
0,73	0,86 — 1	0,173			
1,47	0,17	0,167			
2,39	0,38	0,178			
4,52	0,65	0,196			
8,03	0,90	0,209			
18,1	1,26	0,226			
23,1	1,51	0,242			

Tabelle VII.

A. Heymann.

Weifs	$S = a \, (\log B_w - \log C)$ $a = 0{,}0417$ $\log C = 0{,}71 - 5$
Roth	$S = a \, (\log B_r - \log C)$ $a = 0{,}0479$ $\log C = 0{,}042 - 2$

Aus dieser Berechnung und Einzeichnung tritt noch viel deutlicher als aus den mitgetheilten Zahlenwerthen hervor, dafs der ganze Verlauf der in ihrer Abhängigkeit von der Beleuchtungsintensität bei angeborner totaler Farbenblindheit innerhalb der durch die Natur der Beobachtungen gegebenen Genauigkeit zusammenfällt mit dem Verlauf der schwach ansteigenden Strecke bei farbentüchtigen Augen. Nur wird hier dieser Verlauf nicht durch das Hinzutreten andersartiger Elemente, der Zapfen, unterbrochen, sondern setzt sich so lange fort, bis die Blendung beginnt.

Das Fehlen (oder die Functionsunfähigkeit) der Zapfen ist also bei angeborner totaler Farbenblindheit nicht nur die Ursache des mangelnden Farbenunterscheidungsvermögens, sondern es ist nach den vorliegenden Untersuchungen auch die Ursache für die schon lange bekannte, mit dieser Anomalie des Farbensystems stets verbundene geringe Sehschärfe, was ich übrigens schon vor drei Jahren als Folgerung meiner damals entwickelten Anschauung dargelegt habe; jetzt ist hierfür von einer anderen Seite ein neues Beweismoment beigebracht.

Zum Schlusse danke ich Hrn. E. Warburg dafür, dafs er mir durch Überlassung einer Bogenlicht-Lampe und eines zu ihrer Benutzung geeigneten Raumes im Physikalischen Institut die Möglichkeit gegeben hat, auch hohe Beleuchtungsintensitäten in den Kreis der vorliegenden Untersuchung zu ziehen. Vor Allem aber danke ich meinem jungen Freunde Alfred Heymann für die vielen Stunden angestrengter Aufmerksamkeit, die er auf meinen Wunsch der Ausführung der oben beschriebenen Versuche gewidmet hat.

XXIX.

Ueber „Blaublindheit".

Aus den Sitzungsberichten der Akademie der Wissenschaften in Berlin,
8. Juli 1897, S. 718—731.
(Vorgelegt von Hrn. v. BEZOLD.)

Während meine beiden ersten Abhandlungen aus der hiermit fortgesetzten Reihe physiologisch-optischer Mittheilungen sich
auf die Untersuchung angeborener Eigenthümlichkeiten des Gesichtssinnes — sei es normaler, sei es anomaler — bezogen,
will ich mich im Folgenden mit einer neu aufgefundenen pathologisch entstandenen Anomalie beschäftigen.

In einer vor drei Jahren gemachten auf den menschlichen
Sehpurpur bezüglichen Mittheilung [1] habe ich nachzuweisen versucht, daſs die Fovea blaublind sei, d. h. daſs in ihr im Sinne
der YOUNG-HELMHOLTZ'schen Farbentheorie keine Endorgane für
die Grundempfindung Blau vorkommen [2], was aber durchaus
nicht völlige Unempfindlichkeit für Licht kurzer Wellenlänge
in sich schlieſst. Es wurde damit wieder meine Aufmerksamkeit

---

[1] *Sitzungsber. d. Akad. d. Wiss. zu Berlin*, 21. Juni 1894. [Vgl. Nr. XXIV
d. vorl. Samml.]

[2] Ich will hier schon bemerken, daſs ich über die Qualität dieser
dritten Grundempfindung der YOUNG-HELMHOLTZ'schen Farbentheorie — ob
blau oder violett — noch kein sicheres Urtheil fällen möchte. Jedenfalls
aber bin ich jetzt geneigt, sie weit mehr dem Violett anzunähern als dieses
im Jahre 1886 der Fall war (vgl. *Sitzungsber. d. Akad. d. Wiss. zu Berlin*
vom 29. Juli 1886). [Vgl. Nr. XIV d. vorl. Samml.] Ich halte diese Frage
von nebensächlicher Bedeutung und lasse mich stets gern auf Grund neu-
gefundener Thatsachen darüber belehren und in meinen Ansichten be-
richtigen.

auf die Frage gelenkt, ob denn diese den beiden anderen wohl-
bekannten Formen der partiellen Farbenblindheit, der sogenannten „Rothblindheit" und sogenannten „Grünblindheit"
völlig analoge Anomalie nicht auch auf extrafovealem Gebiete
als angeborene oder erworbene Anomalie vorkomme. Denn
wenn auch bisher mehrmals durch Farbengleichungen, die am
Farbenkreisel hergestellt waren, oder durch das Aufsuchen von
einzelnen Verwechselungsfarben im Spectrum das Vorhandensein
einer solchen Anomalie wahrscheinlich, ja fast sicher gemacht
worden war, so fehlte doch noch eine völlige Analyse eines derartigen Farbensystems, wie sie an den häufiger vorkommenden
Formen durch die Untersuchungen von MAXWELL, Hrn. VAN DER
WEYDE, Hrn. C. DIETERICI und mir neuerdings von Hrn. J. VON
KRIES durch die Reduction der Gesammtheit der vorhandenen
Farbenempfindungen auf eine geringe Anzahl von Elementarempfindungen bez. Grundempfindungen ausgeführt worden ist.

Durch das grofse Interesse, welches der in meinem Laboratorium arbeitende hiesige Augenarzt Hr. Dr. RICHARD SIMON
dieser Frage widmete, gelang es aus dem diesem Herrn zur
Verfügung stehenden Krankenmaterial bei einer Anzahl von
Patienten mit Retinitis und Ablatio retinae Blaublindheit in dem
oben dargelegten Sinne als Begleiterscheinung der Erkrankung
nachzuweisen. Doch war, abgesehen von den Fällen mit Ablatio
retinae, wo immer ein gröfserer Bezirk betroffen war, die Blaublindheit mit Ausnahme eines einzigen Falles stets auf den centralen, nur wenige Grade im Durchmesser enthaltenden Theil
des Gesichtsfeldes beschränkt. Bisweilen fand sich die Blaublindheit auch auf einem in der Nähe der Fovea gelegenen,
aber diese nicht einschliefsenden Bezirke; in solchen Fällen war
jedoch eine genauere Analyse nicht ausführbar, weil es bei der
mangelhaften Schulung der betreffenden Personen im excentrischen Sehen nicht möglich war, auf diesem Gebiete auch nur
einigermaafsen sichere Farbengleichungen herzustellen. Auch
bei einem central gelegenen, die Fovea einschliefsenden blaublinden Bezirke gelangen zuverlässige Messungen nur dann,
wenn jener Bezirk nicht zu klein war. Eine allgemeine Angabe
über die zur Herstellung von brauchbaren Farbengleichungen
erforderliche Gröfse des afficirten Gebietes läfst sich nicht
machen, weil es natürlich auch von dem Bildungsgrad der betreffenden Personen abhängt. Bei gröfserer Intelligenz wird ein

Gebiet völlig ausreichen, welches bei ungebildeten Personen durchaus unzureichend ist.

Es ist aber wohl zu beachten, dafs bei den hier mit spectralen Farbengleichungen untersuchten Personen die erhaltenen Zahlenwerthe im Allgemeinen ungenauer sind als bei den früher von Hrn. C. Dieterici und mir untersuchten Personen. Zudem bilden bei Ablatio retinae die im Gesichtsfeld auftauchenden subjectiven Lichtempfindungen, welche sich über die zu vergleichenden Farbenfelder hinüberlagern, eine Quelle der Ungenauigkeit.

Trotz alledem wird sich aus dem Nachfolgenden ergeben, dafs bei Beschränkung auf die zuverlässigeren Personen die Ergebnisse der Beobachtungen, besonders die aus ihnen erhaltenen Mittelwerthe, doch sichere Schlufsfolgerungen zulassen.

Ueber die klinische Seite dieser hier besprochenen Anomalie mag noch bemerkt sein, dafs manchmal bei völlig ausgesprochener Blaublindheit auf dem betreffenden Bezirke der Netzhaut ophthalmoskopisch nur ganz geringfügige Veränderungen sichtbar sind.[1] In mehreren Fällen verschwand mit der Besserung der Retinitis auch die Blaublindheit. Einigemale wurde auch völlig normale Sehschärfe in dem betreffenden Bezirk gefunden.

Ehe ich die erhaltenen Ergebnisse darlege, will ich über die einzelnen Personen, bei welchen sich die Blaublindheit fand, noch Folgendes anführen.

Hr. Rich. Simon hat die hier beschriebene Form der Anomalie des Farbensinnes bisher bei 25 Individuen aufgefunden, davon waren 14 an Retinitis albuminurica, 3 an Retinitis syphilitica, 3 an Retinitis centralis aus unbekannter Ursache und 5 an Ablatio retinae erkrankt. Von diesen 25 Fällen eigneten sich nur 9 zur Untersuchung mit Spectralfarben[2], und von diesen waren wieder nur 5 zur Herstellung von spectralen Farbengleichungen geeignet.

---

[1] Recht interessant war ein Fall, bei dem die Blaublindheit bereits sicher constatirt war, ohne dafs ophthalmoskopische Veränderungen sich zeigten. Nach vier Wochen aber waren die ersten zweifelhaften, nach acht Wochen ganz sichere Zeichen der centralen Retinitis mit dem Augenspiegel nachweisbar. In einem zweiten Fall war überhaupt während der Beobachtungsdauer ophthalmoskopisch nichts Krankhaftes zu finden.

[2] Der gröfste Theil der Fälle von Retinitis albuminurica war so schwer allgemein erkrankt, dafs ein Besuch des Physiologischen Institutes unausführbar war.

Ueber jene 9 Personen ist im einzelnen Folgendes zu bemerken:

1. Hr. B. F. Retinitis albuminurica. Das blaublinde Gebiet liegt auf dem linken Auge und hat einen Durchmesser von 3—4⁰. Die Sehschärfe beträgt $^3/_4$.

2. Hr. R. M. Retinitis albuminurica. Blaublindes Skotom auf dem rechten Auge von $2^1/_2$—3⁰ Durchmesser.

3. Fr. C. M. Retinitis syphilitica. Der auf dem rechten Auge befindliche blaublinde Bezirk hat einen Durchmesser von 8⁰. Die Sehschärfe ist gleich 1.

4. Hr. C. H. Retinitis syphilitica. Der auf dem rechten Auge gelegene blaublinde Bezirk änderte während der Beobachtungszeit seine Gröfse, Im Jahre 1894 hatte er etwa 6⁰ Durchmesser; von 1895 an hatte er annähernd die Gestalt einer die Fovea als Mittelpunkt enthaltenden Ellipse mit einem horizontalen Durchmesser von 60⁰ und einem verticalen Durchmesser von 25⁰. Die Sehschärfe ist gleich $^1/_4$.

5. Hr. H. J. Der auf dem linken Auge liegende blaublinde Bezirk ist unregelmäfsig begrenzt, hat aber in der kleinsten Ausdehnung einen Durchmesser von 8⁰. Die Sehschärfe ist gleich $1^1/_2$. Der ophthalmoskopische Befund ist völlig normal, es besteht aber Accommodationsparese und auf beiden Augen Pupillenstarre. Da eine syphilitische Infection vorliegt, so ist auch hier eine objectiv nicht nachweisbare Retinitis syphilitica zu vermuthen.

6. Fr. M. H. Retinitis centralis. Das auf dem rechten Auge liegende Skotom hat einen Durchmesser von ungefähr 12⁰. Die Sehschärfe ist fast gleich 1. Nach längerer Zeit tritt bis auf ein kleines paracentral gelegenes Skotom völlige Heilung ein.

7. Hr. P. H. Ablatio retinae mit sehr geringer Sehschärfe.

8. Hr. M. W. Ablatio retinae auf dem linken Auge. Sehschärfe gleich $^1/_6$. Die blaublinden Bezirke werden wieder vollkommen farbentüchtig, wenn sich die betreffenden Netzhautstellen in Folge einer Punction anlegen, und bleiben es, solange diese Anlegung dauert.

9. Fr. A. M. Ablatio retinae auf dem linken Auge mit einer Sehschärfe von $^1/_{10}$.

1. Ergebnisse der spectralen Farbengleichungen.

Da sich an den Enden des Spectrums Strecken fanden,
welche ebenso wie bei den bisher untersuchten „Rothblinden"
und „Grünblinden" nur Intensitäts- und keine Nuancenunter-
schiede zeigten, und da sich ferner ergab, dafs alle Nuancen
der dazwischen liegenden Spectralregionen durch Mischung aus
den Endstrecken entnommener Lichter erzeugt werden konnten,
so war die Zurückführung der Gesammtheit der möglichen
Farbenempfindungen auf zwei Elementarempfindungen[1] möglich.
Sie geschah nach der ersten der beiden von Hrn. C. DIETERICI
und mir bei den bisher bekannten dichromatischen Farbensystemen benutzten Methoden.[2]

Curven für die spectrale Vertheilung der Elementarempfindungen konnten, wie oben schon erwähnt, mit einigermaafsen
zureichender Sicherheit bei fünf der untersuchten Personen gewonnen werden.

Da bei allen diesen Personen das zweite Auge gesund war,
so liefsen sich, worauf weiter unten noch näher eingegangen
werden soll, durch Vergleich mit demselben die Qualitäten der
beiden Elementarempfindungen auf der afficirten Stelle des erkrankten Auges bestimmen. Sie wurden stets als Roth und
Grün (oder Blaugrün) angegeben; wir wollen sie daher mit R
und G bezeichnen.

---

[1] In dem Folgenden benutze ich die Bezeichnungen, welche Herr
C. DIETERICI und ich zuerst in unserer Mittheilung in den *Sitzungsberichten
der königlich-preufsischen Akademie der Wissenschaften zu Berlin* vom
29. Juli 1886 gebraucht haben. Im Wesentlichen kommen hier die beiden
Ausdrücke „Elementarempfindung" und „Grundempfindung" in Betracht.
„Elementarempfindung" ist eine rein experimentelle, nur durch die Rücksicht auf Einfachheit der Darstellung und Rechnung gewählte Hülfsgröfse.
Im vorliegenden Falle werden z. B. als Elementarempfindungen die beiden
Empfindungen gewählt, welche von den Enden des Spectrums ausgelöst
werden. Unter „Grundempfindung" wird hingegen eine solche Empfindung
verstanden, der in der Peripherie des Sehnerven ein einfacher, d. h. durch
keine Art des Reizes weiter zerlegbarer Procefs entspricht. Das letzte Ziel
farbentheoretischer Untersuchungen besteht u. a. darin, die Grundempfindungen und ihre spectrale Vertheilung zu finden.

[2] A. KÖNIG und DIETERICI, in *Sitzungsber. d. Akad. d. Wiss. zu Berlin
1886*, S. 808, und *Zeitschr. f. Psychol. u. Physiol. d. Sinnesorg.* 4, 259—265. 1893.
[Vgl. Nr. XIV u. XXI der vorliegenden Sammlung.]

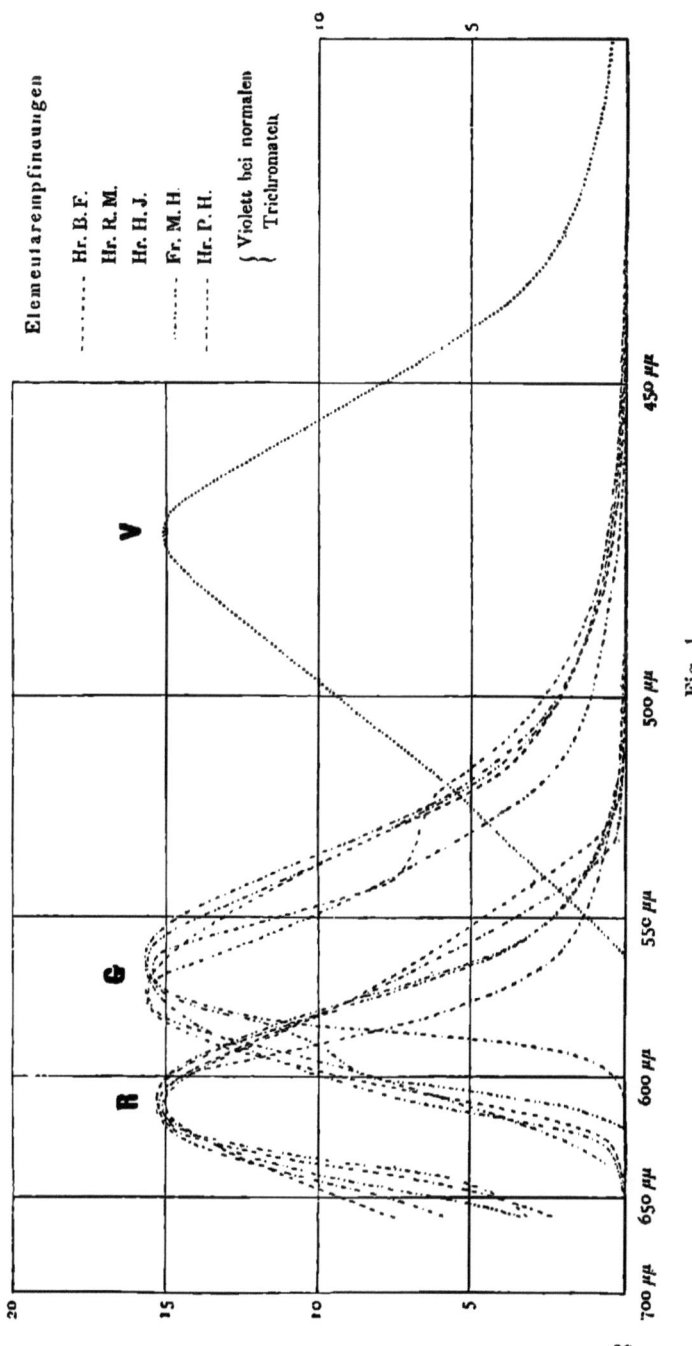

Fig. 1.

Tabelle I.

Wellenlänge μμ	Elementarempfindung R					Elementarempfindung G				
	Hr. B. F.	Hr. R. M.	Hr. H. J.	Fr. M. H.	Hr. P. H.	Hr. B. F.	Hr. R. M.	Hr. H. J.	Fr. M. H.	Hr. P. H.
660	(7,44)	(5,83)	3,09	3,30	(2,23)	(0,—)	(0,—)	0,—	0,—	(0,—)
650	9,24	7,74			4,32	0,—	0,—			0,—
640	(11,04)	(10,50)	5,84	9,96	(7,38)	(0,07)	(0,14)	0,—	0,—	(0,—)
630	12,90	13,14				0,26	0,40			
620	(14,38)	(14,83)	14,44	14,34	14,70	(1,33)	(2,10)	2,75	0,—	0,—
610	14,88	15,30				4,58	6,44			
600	(14,46)	(14,78)	14,20	14,88	14,34	(9,13)	(9,70)	8,08	8,33	0,37
590	12,72	13,20				12,78	12,18			
580	(10,38)	(10,39)	10,31	10,80	6,60	(15,—)	(14,07)	14,79	12,00	11,69
570	8,22	8,04				15,47	15,26			
560	(5,37)	(5,82)	4,18	4,20	2,16	(14,76)	(15,61)	13,14	15,47	15,07
550	4,68	3,66				13,07	14,56			
540	(3,76)	(1,62)	1,43	1,38	0,90	(10,93)	(11,83)	7,70	11,00	7,60
530	1,02	0,32				8,53	8,89			
520	(0,26)	(0,20)	0,36	0,18	0,30	(5,33)	(5,81)	3,25	5,67	6,20
510	0,17	0,13				3,27	3,78			
500	(0,12)	(0,084)	0,042	0,06	(0,14)	(2,13)	(2,24)	1,15	2,13	(3,67)
495	0,09	0,060				1,74	1,75			
480	0,—	0,—	0,—	0,—	0,—	(0,80)	(0,77)	0,44	0,74	(0,94)
475						0,67	0,56			
460						(0,24)		0,09		0,74
450						0,07		0,02		
440						(0,04)		0,01		
430						0,02				

Die Tabelle I enthält nun die gewonnenen Ordinaten für die beiden Curven, und zwar beziehen sich dieselben auf das bei der Beobachtung benutzte Dispersionsspectrum des Gaslichtes. Um den Vergleich zu erleichtern, ist der Maaßstab für jede der Curven so gewählt, daß ihre maximale Höhe ungefähr 15 beträgt. Außer den aus den Beobachtungen direct berechneten Werthen sind in den Columnen für die HH. B. F. und R. M. noch mit kleinerer Schrift und in Klammern die durch graphische Interpolation gewonnenen Werthe derjenigen zwischenliegenden Wellenlängen angegeben, welche für die weiter unten vorgenommene Bildung der Mittelwerthe erforderlich sind.

In Fig. 1 sind diese zehn Curven, zwei für jeden Untersuchten, eingetragen. Berücksichtigt man die Größe der Unsicherheit, welche jedem einzelnen der durch die hergestellten Farbengleichungen berechneten Punkte derselben zukommt, so muß man, abgesehen von den stets vorhandenen individuellen Abweichungen, die Gleichheit aller *R*-Curven einerseits und aller *G*-Curven andererseits für nachgewiesen erachten und sämmtliche hier analysirten Farbensysteme demselben Typus zuordnen.

Ein Blick auf die Curven sowohl, wie auch auf den Verlauf der in der Tabelle angegebenen Zahlen zeigt, daß die spectrale Vertheilung der beiden Elementarempfindungen *R* und *G* ziemlich übereinstimmt mit dem von Hrn. C. DIETERICI und mir bestimmten Verlauf der rothen und grünen Elementarempfindung bei normalen trichromatischen Farbensystemen.[1] Um zu zeigen, daß jedenfalls die violette Elementarempfindung hier fehlt, habe ich den spectralen Verlauf derselben durch die punctirte Linie eingetragen, die so stark abweicht, daß selbst bei hundertmal größeren Fehlern, als sie hier im äußersten Falle zuzugeben sind, ihr Vorhandensein noch immer mit den hier gemachten Messungen völlig unvereinbar wäre.

---

[1] Es ist dabei aber wohl zu beachten, daß die von Hrn. C. DIETERICI und mir (*Sitzungsber. d. Akad. d. Wiss. zu Berlin*, 29. Juli 1886, und *Zeitschr. f. Psychol. u. Physiol. d. Sinnesorg.* 4, S. 241, 1893) in Zeichnungen veröffentlichten Curven sich auf das Interferenzspectrum des Sonnenlichtes beziehen, während hier das Dispersionsspectrum des Gaslichtes zu Grunde liegt. Um den Vergleich auszuführen, muß man also auf die a. a. O. von Herrn C. DIETERICI und mir in den Tabellen angegebenen Zahlenwerthe zurückgehen.

Ich wende mich nun zu der Frage, ob aus der hier erhaltenen spectralen Vertheilung der beiden Elementarempfindungen
solche Grundempfindungen abzuleiten sind, welche mit den bei
normalen Trichromaten vorhandenen übereinstimmen.

Daſs dieses der Fall ist, ergab sich schon als theoretische
Folgerung aus der Thatsache, daſs innerhalb der Breite gewöhnlicher individueller Abweichungen alle Farbengleichungen,
welche für normale Trichromaten gültig sind, von den hier
untersuchten Personen anerkannt wurden. Es läſst sich aber
auch rechnerisch leicht eine solche Übereinstimmung nachweisen,
wozu man am besten die Mittelwerthe der erhaltenen *R*- und
G-Curven zu Grunde legt und dadurch die Beobachtungsfehler
der einzelnen Curven wenigstens zum Theil beseitigt.

Tabelle II.

Wellen-länge $\mu\mu$	Elementar-empfindungen		Grundempfindungen			
	R	G	$\mathfrak{R}$	$\mathfrak{G}$	$\mathfrak{R}'$	$\mathfrak{G}'$
660	4,30	0,—	3,84	0,55	3,07	0,86
640	8,76	0,04	6,99	1,68	6,27	1,78
620	14,22	1,01	10,36	3,57	10,44	3,65
600	14,25	5,79	11,39	7,87	11,84	7,48
580	9,49	10,98	9,51	10,85	9,91	10,68
560	4,47	12,04	6,43	10,34	6,64	10,53
540	1,59	7,98	3,54	6,82	3,41	6,70
520	0,26	4,27	1,63	3,97	1,41	3,46
500	0,09	1,67	0,43	1,24	0,55	1,35
480	0,—	0,60	0,11	0,34	0,17	0,48
460		0,14	0,02	0,04	0,040	0,11
440		0,012			0,0034	0,010

In der Tabelle II enthalten die beiden ersten Columnen die
genannten Mittelwerthe, doch sind wegen der sich anschlieſsenden
Rechnungen die Maaſsstäbe der Ordinaten verändert und zwar so, daſs
$$\int R \cdot ds = \int G \cdot ds$$
wird, wobei ds ein Längenelement des Dispersionsspectrums bezeichnet und die Integration über die ganze Länge des sichtbaren Spectrums auszudehnen ist. Der Werth dieser Integrale
ist nichts anderes als die Gröſse der von dem zur Abscissenaxe
genommenen Dispersionsspectrum und der Curve der betreffenden
Elementarempfindung umschlossenen Fläche.

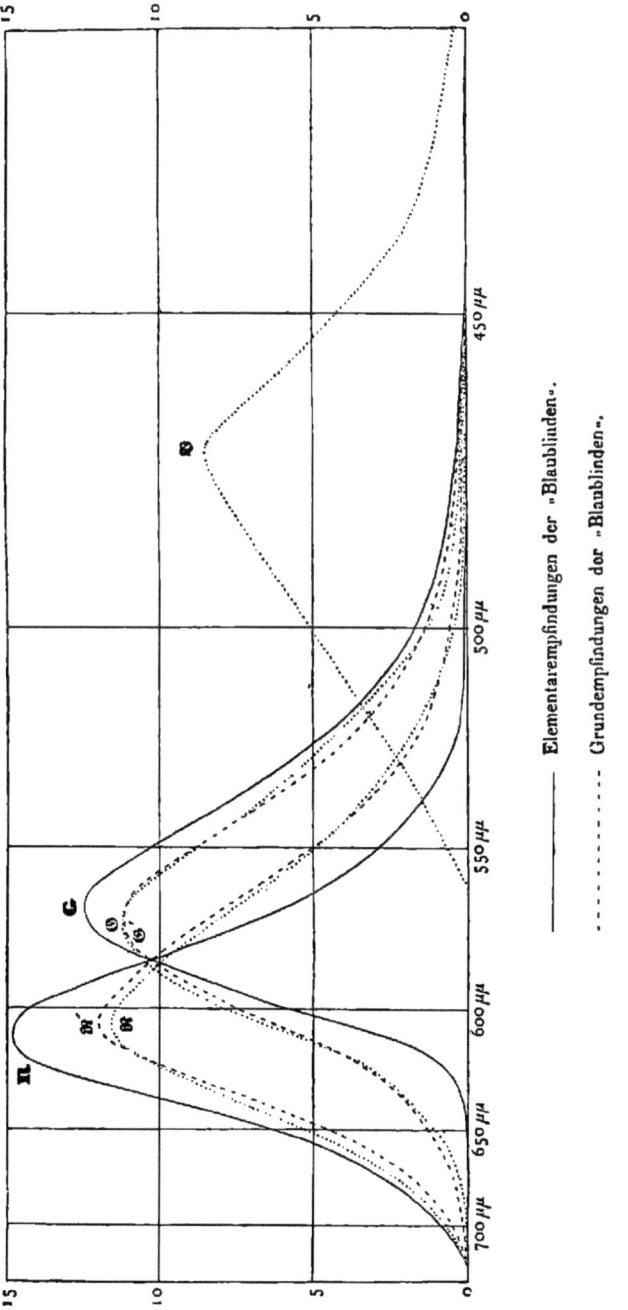

Elementarempfindungen der „Blaublinden".

Grundempfindungen der „Blaublinden".

Grundempfindungen normaler Trichromaten.

Fig. 2.

In der dritten und vierten Columne sind die für dasselbe Spectrum und nach den entsprechenden Maafsstäben berechneten Ordinaten der Curven für die spectrale Vertheilung der bei normalen Trichromaten vorhandenen rothen und grünen Grundempfindungen $\Re$ und $\mathfrak{G}$ eingetragen[1].

Die fünfte und sechste Columne enthalten die nach den Formeln

$$\Re' = \frac{R + 0{,}4 \cdot G}{1{,}4} \quad \text{und} \quad \mathfrak{G}' = \frac{0{,}25 \cdot R + G}{1{,}25}$$

berechneten Grundempfindungen für die hier untersuchten Personen, wobei die Coefficienten 0,4 und 0,25 so gewählt sind, dafs die für $\Re'$ und $\mathfrak{G}'$ erhaltenen Werthe am besten in ihrem Verlaufe mit den Werthen von $\Re$ und $\mathfrak{G}$ in der dritten und vierten Columne übereinstimmen.

Ein Vergleich der Zahlen zeigt schon die gute Übereinstimmung, noch besser aber lehrt dieses ein Blick auf Fig. 2, wo die gestrichelten Curven die beiden berechneten Grundempfindungscurven $\Re'$ und $\mathfrak{G}'$ darstellen, während in punctirten Linien die drei bei normalen Trichromaten bestehenden Grundempfindungscurven $\Re$, $\mathfrak{G}$ und $\mathfrak{B}$ eingetragen sind. Die Übereinstimmung zwischen den beiden Curven $\Re$ und $\Re'$ einerseits und den beiden Curven $\mathfrak{G}$ und $\mathfrak{G}'$ andererseits ist so grofs, wie sie nach der vorhandenen Unsicherheit der Messungen nur erwartet werden kann.

Des Vergleichs halber sind auch die beiden Mittelwerthscurven für die Elementarempfindungen R und G der hier untersuchten Farbenblinden eingetragen. Es ist unmittelbar augenfällig, dafs durch keinerlei Superposition von R und G eine Curve zu bilden ist, welche auch nur die mindeste Überein-

---

[1] Ich mache darauf aufmerksam, dafs diese Werthe vielleicht einiger kleiner, für unsere Betrachtung aber durchaus belangloser Correcturen bedürfen und auch nicht genau mit den s. Z. von Hrn. Dieterici und mir angegebenen übereinstimmen. Die Abweichungen sind veranlafst 1. durch eine etwas verschiedene Helligkeitsvertheilung in dem jetzt benutzten Spectrum und 2. dadurch, dafs inzwischen anderweitige von mir angestellte Versuche bei der Curve $\Re$ am kurzwelligen Ende des Spectrums kleinere Ordinaten als die damals angegebenen wahrscheinlich machen. Damit hängt es auch zusammen, dafs ich jetzt, wie oben schon erwähnt, wieder geneigt bin, Violett — und nicht Blau — als die dritte Grundempfindung bei normalen trichromatischen Farbensystemen anzunehmen. Da diese Frage z. Z. ohne Belang ist, so habe ich in dieser Abhandlung noch stets von Blau als der dritten normalen Grundempfindung geredet.

stimmung mit der Curve für die normale Vertheilung der blauen Grundempfindung 𝔅 besitzt.

Wir können also das Ergebnifs dieser Untersuchung in folgendem Satze zusammenfassen. Bei Netzhautablösung und bei einzelnen Fällen von Netzhautentzündung tritt — bei letzterer Affection meistens nur auf den centralen Bezirk beschränkt — eine Anomalie des Farbensinnes auf, die hinsichtlich der spectralen Vertheilung der Grundempfindungen durch das Fehlen der Blau-empfindung charakterisirt ist, während die beiden anderen Grund-empfindungen sich vollkommen normal verhalten. Hiermit ist — freilich nur als pathologisch entstandene Anomalie — das dritte der drei möglichen, als Ausfallserscheinung aus den normalen trichromatischen Farbensystemen abzuleitenden di-chromatischen Systeme gefunden. Die beiden anderen sind die häufiger vorkommenden zwei Gruppen der angeborenen partiellen Farbenblindheit. Der „Rothblindheit" und „Grünblindheit" ge-sellt sich also nunmehr die „Blaublindheit" zu.

II. Das Aussehen der verschiedenen Spectralregionen.

Der oben schon erwähnte Umstand, dafs durch Vergleich mit dem anderen, gesund gebliebenen Auge die Qualität der Empfindungen auf der erkrankten Stelle einigermaafsen genau bestimmt werden konnte, ermöglichte es, hier tiefer in die Natur der Anomalie einzudringen, als es sonst bei angeborenen und auf beide Augen sich erstreckenden Anomalien des Farbensehens der Fall ist.

Bei Hrn. B. F. war die Qualität der Empfindung auf der langwelligen Endstrecke für beide Augen die gleiche, während die kurzwellige Endstrecke auf dem erkrankten Gebiete den Ein-druck machte wie Licht von 485—487 $\mu\mu$ auf dem gesunden Auge.

Bei den HH. R. M. und H. J. war auf der langwelligen Endstrecke die Empfindung ebenfalls unverändert geblieben, während die kurzwellige Endstrecke beim ersteren den Eindruck von 485—495 $\mu\mu$, beim zweiten den von etwa 495 $\mu\mu$ machte.

Bei den übrigen Personen liefsen sich aus verschiedenen Gründen solche Vergleiche nicht mit dieser Genauigkeit durch-führen. Es wurde bei ihnen daher nur nach dem Eindruck gefragt, den die verschiedenen Spectralregionen auf der er-krankten Netzhautstelle hervorriefen.

Die folgende Tabelle III enthält die Ergebnisse dieser Fragen.

Tabelle III.

Wellen-länge $\mu\mu$	Fr. C. M. (November 1894)	Fr. C. M. (Mai 1896)	Hr. C. H.	Hr. H. J.	Hr. P. H.	Hr. M. W.	Fr. A. M.
640		Roth	Roth	Roth	Roth	Roth	Roth
610		Weißlich-roth	Weißliches Roth				
600		Weißlich-roth	Weißliches Roth / Weiß mit rothem Schimmer	Weißes Roth			
580		Ganz Weiß	Hell, farblos / Weißgrau / Hellgrau	Weiß mit zartem rosa Schein	Gelb	Weiß, leuchtende Farbe / Mattes helles Gelb, viel Weiß enthaltend	Rosa
560	Lichtfarbe		Grünlichweiß / Weißgrau mit etwas Grün	Ganz hell, beinah Weiß	Weißgrün	Weißgrün	Blasses Blaugrün / Helles Bläulichgrün
550		Blaßblau					Blaugrün

Wellenlänge	I	II	III	IV	V	VI	VII
540	Blau mit Schattirung in's Grün		Grün / Bläulichgrün / Weißliches Blaugrün / Weißliches Grün mit Spur blauer Beimischung		Grün	Weißgrün, mehr Weiß als Grün	Grün, mehr Blaugrün
530		Blaugrün, mehr Blau	Weißliches Grün	Mattblau, bleibt auch so bei Vergrößerung der Intensität			
520		Dunkelblau, etwas grünlich	Wäßriges weißliches Grün	Mattblau, bei Aufhellung tritt ein grünlicher Schein hinzu	Grün (dunkler als 540 μμ)	Leuchtendes weißliches Grün	
510		Grün	Grünlich (mehr Farbe als 540 μμ)				Reines Grün
500		Grün	Grün	Blau, bei Vergrößerung der Intensität tritt grünlicher Schein auf		Wassergrün / Gesättigtes kräftiges Grün	Grün
490		Dunkles Grün				Dunkler und etwas gesättigter (als 500 μμ)	
480		Schönes Grün	Reines Grün / Dunkelgrün	Grün / Bläulichgrün		Gesättigtes Grün / Kräftiges Grün	Grün

Blau, wird dann grünlich ——→

Wird immer dunkler grün ——→

Wellenlänge (μμ)	Fr. C. M. November 1894	Fr. C. M. Mai 1896	Hr. C. H.	Hr. H. J.	Hr. P. H.	Hr. M. W.	Fr. A. M.
470		Dunkles Grün					Grün
460		Sehr dunkles Grün / Grün	Dunkelgrün, bei größerer Helligkeit tritt bläuliche Beimischung auf / Grünlichblau mit wenig Blau / Bläuliches Grün	Mattgrün, blauer Schimmer tritt auf, wenn es heller gemacht wird	⟶ Wird immer dunkler grün ⟶	Ganz Dunkelgrün / Kräftiges Grün	⟶ Wird immer dunkler ⟶
450		Dunkelgrün	Dunkelgrün mit bläulichem Schimmer / Bläuliches Grün				
440		⟶ Wird immer dunkler ⟶	Bläuliches Grün	Mattblaugrün, bei Verdunklung tritt das Blau, bei Aufhellung das Grün mehr hervor		Weißliches Grün, aber schwach / Dunkelgrün	
420				Mattes Himmelblau, wird aber bei größerer Helligkeit Grünlichblau, bei sehr großer Intensität „Grünlich"		Grün, dunkel	
415						Ganz dunkles, sehr schwaches Grün	

In der Tabelle ist jedesmal der Wortlaut der Antwort eingetragen. Von einander abweichende, bei Wiederholung der Frage
ertheilte Antworten sind sämmtlich aufgeführt, z. B. bei Hrn. C.
H. für die Wellenlänge 600 $\mu\mu$. Stets wurde sorgfältig darauf
geachtet, dafs man keine Antwort in die Leute hineinexaminirte.
Lieber begnügte ich mich bei einem spontan gebrauchten, etwas
unklaren Ausdruck, als dafs das Urtheil durch viele Fragen
vielleicht beeinflufst oder verwirrt wurde. Bei Fr. C. M. geschahen, wie auch die Anordnung der Tabelle zeigt, diese
Prüfungen in zwei Terminen, welche mehr als ein Jahr (November
1894 bis März 1896) aus einander lagen und zwischen welchen
keinerlei weitere Untersuchungen vorgenommen wurden. Trotzdem ergab sich übereinstimmend die auch von anderen der
untersuchten Personen gemachte merkwürdige Bezeichnung der
Spectralregion von 550—520 $\mu\mu$ als Blau.

Nach den Angaben aller untersuchten Personen schien die
Qualität der Empfindung bei der Einwirkung weifsen, d. h. unzerlegten Sonnenlichtes unverändert geblieben zu sein.

Bei sechs Personen habe ich auf dem erkrankten Gebiete
eine wenigstens sehr annähernd richtige Farbengleichung von
spectralem, monochromatischem Lichte mit unzerlegtem weifsen
Sonnenlicht herstellen können. Da von letzterem, wie eben
erwähnt, keine Veränderung des normalen Eindrucks angegeben
wurde, so ergaben jene Farbengleichungen also die Wellenlänge
der weifsen, sogenannten neutralen Zone im Spectrum. Die
erhaltenen Wellenlängen waren

bei Hrn. B. F.	etwa	566 $\mu\mu$	bei Hrn. H. J.	etwa	569 $\mu\mu$
„ R. M.	„	562 „	„ Fr. M. H.	„	570 „
Fr. C. M.		570 „	„ Hrn. M. W.	„	570 „

Da ich die Unsicherheit dieser Bestimmungen nicht gröfser
als 2 $\mu\mu$, höchstens 3 $\mu\mu$ erachte, so ist der Rest der Verschiedenheit als individuelle Abweichung anzusehen.

Ebenso wie die gelbe Region des Spectrums eine Farbenänderung erlitt, war dieses auch bei allen gelben Pigmenten der
Fall. Die zu ophthalmologischen Prüfungen gewöhnlich benutzten Objecte aus gelbem, MARX'schem Tuche wurden als
„weifslich“ angegeben, manchmal mit röthlicher Nuance („Rosa“).
Es lag diese Abweichung von reinem Weifs ohne Zweifel daran,
dafs die auch von der Beleuchtung etwas abhängige Nuance

des Tuches nicht genau mit der in dem betreffenden Falle als farblos erscheinenden Region des Spectrums übereinstimmte.

Es sei an dieser Stelle noch besonders darauf hingewiesen, dafs bei der hier untersuchten Anomalie des Farbensinnes eine Aenderung der von gelben Objecten erzeugten Empfindung ohne jede Affection des Sehnerven auftritt.[1]

III. Allgemeine Bemerkungen.

1. Es ist ersichtlich, von welch grofser, ja für die Frage, ob Hrn. von KRIES' oder meine Farbentheorie richtig ist, möglicherweise entscheidender Bedeutung Beobachtungen über das sogenannte PURKINJE'sche Phänomen und überhaupt Farbengleichungen bei sehr niedriger Intensität auf den hier untersuchten blaublinden Netzhautgebieten sein würden. Ist meine Theorie zutreffend, so darf, ohne dafs man besondere Annahmen macht, kein PURKINJE'sches Phänomen auftreten und alle Farbengleichungen müssen bei gleichmäfsiger Herabsetzung der objectiven Lichtintensität bis zum Verschwinden bestehen bleiben, während nach Hrn. von KRIES' Farbentheorie der „Dunkelapparat" durch das Fehlen der Blauempfindung gar nicht berührt zu werden braucht, und daher auch hier die normale Abhängigkeit der Farbengleichungen von der absoluten Intensität zu erwarten ist. Leider liefs sich nun in dieser Frage keine Entscheidung gewinnen, weil die schon für geschulte Beobachter manchmal vorliegende Schwierigkeit, bei starker Herabsetzung der Helligkeit noch sicher mit der Fovea zu fixiren und sich darüber auch gewifs zu sein, hier zu einem unübersteiglichen Hindernifs wurde. Bei keiner einzigen der für quantitative Untersuchung mit spectralen Lichtern geeigneten Personen war die Gewifsheit zu gewinnen, dafs die Fixation bei niedriger Helligkeit mit dem erkrankten Gebiete geschah.

2. Mit der HERING'schen Farbentheorie sind die hier mitgetheilten Resultate unvereinbar. Die beiden Grundempfindungen $\mathfrak{R}'$ und $\mathfrak{G}'$ stimmen in ihrer spectralen Vertheilung überein mit der Gelbempfindung bei den zwei Typen der HERING'schen „Rothgrünblinden". Hr. HERING fafst den zwischen diesen beiden

---

[1] Dieses steht in Widerspruch mit der von Hrn. L. WOLFFBERG *(Deutschmann's Beitr. z. Augenheilk.* 2, S. 613, 1895) geäufserten Anschauung.

Typen bestehenden Unterschied als individuelle Abweichungen auf und führt ihn wenigstens zu einem grofsen Theil auf stärkere oder schwächere Färbung der Augenmedien und der Macula lutea zurück. Wie will er nun aber diese beiden verschiedenen Formen erklären, wenn sie in demselben Auge vorkommen?

3. Von Bedeutung ist ferner die Thatsache, dafs die bei den hier untersuchten Personen von den Enden des Spectrums ausgelösten Empfindungen einem für ein farbentüchtiges Auge gültigen Paare von Complementärfarben entsprechen, was natürlich im engsten Zusammenhang mit einer normalen Weifsempfindung steht. Es legt dieses im Verein mit den übrigen oben berichteten Thatsachen den Gedanken nahe, dafs, wie Hr. J. von Kries schon mehrfach dargelegt hat[1], die von der Young - Helmholtz'schen Farbentheorie aufgestellte Gliederung des Apparates für die Lichtempfindung nur die peripheren Organe betrifft und dafs wir uns weiter centralwärts eine andersartige Gliederung zu denken haben, über die gegenwärtig freilich nur sehr wenig gesagt werden kann, von der aber angenommen werden müfste, dafs an dieser Stelle die Ankunft einer von unzerlegtem Sonnenlicht in der Peripherie ausgelösten Reizwelle stets, d. h. für alle Netzhautstellen und bei allen Personen, dieselbe farblose Empfindung veranlafst, was dann zur nothwendigen Folge hat, dafs bei einem in der Peripherie des Sehnerven zweicomponentigen Farbensystem die beiden Componenten (Grundempfindungen, Elementarempfindungen) die Qualität normaler Complementärfarben haben und dafs bei jedem eincomponentigen Farbensystem diese eine Componente das Weifs des normalen Auges ist.[2]

Ich verweise hier auf einen schon vor beinahe sechs Jahren von mir beschriebenen Fall[3], bei dem sich angeborene Farben-

---

[1] J. von Kries, Die Gesichtsempfindungen und ihre Analyse, Leipzig 1882 (auch Supplement zu du Bois' Arch., Jahrg. 1882), S. 163—171. J. von Kries, Zeitschr. f. Psychol. u. Physiol. d. Sinnesorg. 13, S. 311 ff.

[2] Auch durch eine solche Annahme würde freilich der merkwürdige Befund unaufgeklärt bleiben, dafs bei unseren Blaublinden die Spectralregion von 550—520 μμ einen bläulicheren Ton hat als die Regionen kleinerer Wellenlänge. Aufschlufs wird sich hierüber vielleicht erst gewinnen lassen, wenn darauf bezügliche Angaben von Personen vorliegen, die in Beobachtung und Beschreibung ihrer Sinnesempfindungen geschult sind.

[3] A. König, Ueber den Helligkeitswerth der Spectralfarben, Hamburg 1891, L. Voss, S. 79—83. Auch enthalten in: Beitr. z. Psychol. u. Physiol. d.

blindheit mit pathologisch entstandener vereinigte. Ein in
physikalischer Beobachtung geschulter und daher in Bezug auf
die gemachten Beobachtungen zuverlässiger Herr, der auf beiden
Augen angeborene partielle Farbenblindheit („Rothblindheit")
besafs, erlitt auf seinem linken Auge eine Netzhautablösung.
Dadurch wurde auf dem ganzen abgelösten Bezirk das bis dahin
dichromatische Farbensystem in ein monochromatisches verwandelt, und zwar hatte die e i n e hier nunmehr nur noch vorhandene Empfindung genau die Farbe der neutralen Spectralregion des anderen unverändert gebliebenen Auges, d. h. sie war
farblos. Hingegen stimmte die spectrale Vertheilung dieser
e i n e n allein übrig gebliebenen Empfindung mit derjenigen der
bisherigen Gelbempfindung überein, d. h. sie hatte, als Curve
dargestellt, die Form der in Abschnitt I besprochenen Curven
⑤ oder ⑤'. Durch die Ablösung der Netzhaut war damals also,
gerade wie wir es bei den in der vorliegenden Mittheilung beschriebenen Fällen gefunden haben, die periphere Blaucomponente
zerstört. Dieser Fall bildet also eine werthvolle Ergänzung zu
dem hier Mitgetheilten.[1]

Es ist hier nicht der Ort, auf eine weitere Durchführung
der Hypothese über das Vorhandensein einer zweiten centralwärts gelegenen Gliederung des Farbensystems einzugehen. Ich
möchte nur hervorheben, dafs sich mit ihrer Annahme manche
noch jetzt bestehende Schwierigkeiten für die Erklärung des
Farbensehens auf den excentrischen und peripheren Theilen der
Netzhaut, für die von mir behauptete Blaublindheit der Fovea,
für die scheinbare Farblosigkeit der Empfindungen bei niedrigster
Helligkeitsstufe u. s. w. heben würden. Durch Annahme
pathologischer Vorgänge in diesem weiter centralwärts gelegenen
Farbenapparat könnte man ferner manche Fälle von Erythropsie,

---

Sinnesorg. (Helmholtz-Festschrift), Hamburg 1891, L. Voss, S. 383—387.
[Vgl. Nr. XX d. vorl. Samml.]

[1] Einen anderen ohne Zweifel ebenfalls hierher gehörigen Fall habe
ich vor noch längerer Zeit veröffentlicht (*Verhandl. der Physikal. Gesellsch.
zu Berlin* vom 6. November 1885). [Vgl. Nr. X der vorl. Samml.] Bei demselben war das von einer Netzhautentzündung betroffene Gebiet ziemlich
grofs. Die neutrale Zone entsprach ungefähr der Wellenlänge 560 $\mu\mu$.
Ein Unterschied gegenüber den jetzt beschriebenen Fällen bestand darin,
dafs damals weifse Objekte als „gelblich" bezeichnet wurden. Die Farbe
der beiden Spectrumenden war roth und grün.

Chloropie u. s. w. und endlich vielleicht Farbensinnstörungen in
Folge von Hysterie u. s. w. erklären.

Um Mifsverständnisse zu verhüten, bemerke ich ausdrücklich, dafs ich diese Hypothese nur als das auffasse, was eine
Hypothese sein soll, nämlich ein Wegweiser für neue Frage-
stellungen, durch deren Beantwortung geleitet, wir erst weiter
in das Verständnifs des Thatsächlichen eindringen. Als be-
wiesen erachte ich sie für ebensowenig, wie ich das seiner Zeit
mit der von Hrn. C. DIETERICI und mir[1] über die Ableitung der
beiden Typen angeborener dichromatischer Farbensysteme aus
normalen trichromatischen Farbensystemen geäufserten Vermuthung gethan habe und noch thue. Ob eine von beiden
Hypothesen richtig ist und welche, mufs erst die Zukunft
lehren. —

Ich schliefse diese Abhandlung mit aufrichtigem Danke an
Hrn. RICH. SIMON, dafs er nach sorgfältigen und scharfsinnigen
an seinem Krankenmaterial angestellten Vorprüfungen mir die
in der vorliegenden Abhandlung erwähnten Farbenblinden zugeführt und mich bei den Prüfungen selbst in jeder Hinsicht
unterstützt hat.

Sämmtliche hier besprochenen Untersuchungen wurden mit
einem grofsen Spectralapparate gemacht, zu dem mir die Gräfin
BOSE-Stiftung die Mittel in dankenswerther Weise bewilligt hat
und bei dessen Construction ich durch den bewährten Rath und
die grofse Erfahrung des inzwischen verstorbenen Hrn. HERMANN
HAENSCH geleitet worden bin.

---

[1] *Sitzungsber. d. Akad. d. Wiss. zu Berlin 1886,* S. 827 u. 828 und *Zeitschrift f. Psychol. u. Physiol. d. Sinnesorg.* 4, S. 344—346. [Vgl. Nr. XIV und
XXI der vorl. Samml.]

XXX.

Die Abhängigkeit der Farben- und Helligkeitsgleichungen von der absoluten Intensität.

Aus den Sitzungsberichten der Akademie der Wissenschaften zu Berlin, 29. Juli 1897, S. 871—882.

(Vorgelegt von Hrn. v. Bezold.)

In der hiermit fortgesetzten Reihe physiologisch-optischer Mittheilungen [1] wende ich mich nunmehr einer Frage zu, welche weit enger als die bisher behandelten mit theoretischen Auffassungen zusammenhängt.

Ich beschränke mich aber dennoch hier auf die Angabe neu gewonnener Thatsachen und gehe auf theoretische Erörterungen nur in so weit ein, als ich von den gemachten Beobachtungen nachzuweisen versuche, dafs sie der von mir vertretenen Farbentheorie nicht widersprechen und auch mit anderen bereits länger bekannten oder wenigstens leicht zu bestätigenden Thatsachen in Einklang stehen.

Alle im Nachstehenden erwähnten Farben- und Helligkeitsgleichungen wurden auf einem kreisrunden Felde von etwa 4° scheinbarer Gröfse gemacht. [2] Die Grenze zwischen den beiden

---

[1] *Sitzungsber. d. Akad. d. Wiss. zu Berlin* vom 30. Juli 1896, 13. Mai und 8. Juli 1897. [Vgl. Nr. XXVII—XXIX der vorl. Samml.]

[2] Diese Gröfse des Feldes rührt davon her, dafs ein grofser Theil der nachstehend erwähnten Beobachtungen bereits gemacht war, ehe die neueren Fortschritte in unseren farbentheoretischen Erkenntnissen die Benutzung kleinerer Felder wünschenswerther machten. Uebrigens hat die Gröfse des Feldes auch nur Einflufs auf die Deutlichkeit und nicht auf Vorhandensein oder Nichtvorhandensein der hier beschriebenen Erscheinungen; es sei denn, man gehe zu so kleinen Feldern über, dafs nur die eigentliche Fovea zur Benutzung kommt, wobei aber auch wieder eine besonders gut eingeübte Fixation vorausgesetzt werden mufs.

mit einander verglichenen Hälften dieses Kreises bildete ein vertical stehender Durchmesser. Die Construction des Apparates brachte es mit sich, dafs die Beobachtungsfelder in schwarzer Umgebung sich befanden. Doch wurde bei der Herstellung und Beurtheilung der Hellgleichungen stets dafür Sorge getragen, dafs das Auge, soweit es die jedesmaligen Umstände ermöglichten, für helles Licht adaptirt war; während bei den Dunkelgleichungen für Dunkeladaptation gesorgt war.[1] Ich möchte hierbei jedoch nicht verschweigen, dafs es bei gröfserm Zeitaufwand manchmal möglich gewesen wäre, in dieser Richtung noch weiter zu gehen und dadurch wohl die Ergebnisse noch etwas zu vervollkommnen; ich werde darauf an den einzelnen Stellen zurückkommen. Ich rede im folgenden nur von mittlerer und geringer, niemals von grofser Intensität, um anzudeuten, dafs solche Helligkeiten, bei denen auch die kleinste wirkliche Blendung eintritt, streng ausgeschlossen waren.[2]

Bei den Versuchen der Abschnitte 1 bis 3 wurden die Beobachtungen von dem „grünblinden" Hrn. Eugen Brodhun ausgeführt, welchem ich für seine ausgedehnte Beihülfe meinen aufrichtigsten Dank auszusprechen habe; die in Abschnitt 4 besprochenen Helligkeitsgleichungen wurden sowohl von ihm als auch von mir, der ich farbentüchtig bin, gemacht. Zu allen Beobachtungen diente wieder der früher erwähnte aus Mitteln der Gräfin Bose-Stiftung erbaute Farbenmischapparat.

1.

Bei einem „Grünblinden" (einem Deuteranopen, nach Hrn. J. von Kries' neuerer Bezeichnung) bleiben Gleichungen, die bei mittlerer Intensität zwischen einer Mischung von Licht der Wellenlänge 640 $\mu\mu$ mit Licht der Wellenlänge 440 $\mu\mu$ einerseits und einem zwischen diesen beiden Componenten liegenden monochromatischen Lichte von der Wellenlänge λ andererseits hergestellt sind, nach Verdunkelung nur bestehen, wenn λ ungefähr gleich 481 $\mu\mu$. Ist λ gleich oder gröfser als 483 $\mu\mu$, so erhält bei Verdunkelung das gemischte Feld einen gelblichern

---

[1] Ich mache diese Angaben, weil auch die Umgebung der Felder, sowie der Adaptationszustand des Beobachters bei den hier behandelten Erscheinungen von sehr grofsem Einflufs sind.

[2] Bei der Benutzung solch grofser Intensität werden sich vermuthlich noch neue interessante Aufschlüsse für die Farbentheorie ergeben.

König, Gesammelte Abhandlungen. 27

Ton im Vergleich zu der Mischung, d. h. es müfste, um wieder Gleichheit zu erzeugen, auf dem monochromatischen Felde eine gröfsere Wellenlänge eingestellt werden. Ist λ gleich oder kleiner als 479 $\mu\mu$, so tritt bei Verdunkelung Ungleichheit in der anderen Richtung auf, d. h. es müfste, um wieder Gleichheit zu erzeugen, auf dem monochromatischen Felde eine kleinere Wellenlänge eingestellt werden.

Die Wellenlänge der sich bei diesen Versuchen als indifferent ergebenden, gewissermaafsen einen Wendepunkt bildenden Spectralregion, die also etwa 481 $\mu\mu$ beträgt, ist abhängig von den Wellenlängen der jeweiligen Mischungscomponenten. Diese Abhängigkeit in systematischer Weise auf directem experimentellen Wege genau zu bestimmen, würde den Gegenstand einer besonderen und wahrscheinlich sehr umfangreichen und zeitraubenden Untersuchung zu bilden haben. Jetzt kommt es mir nur darauf an, erstens das Vorhandensein solcher Wendepunkte für Farbenmischungen bei „Grünblinden" durch den directen Versuch constatirt zu haben, und zweitens zu zeigen, dafs man aus bisher schon bekannten, zu anderen Zwecken ausgeführten Bestimmungen das Bestehen solcher Wendepunkte rechnerisch nachweisen kann.

Vor einigen Jahren hat Hr. E. Tonn[1] die spectrale Vertheilung der Elementarempfindungen für Dichromaten bei verschiedener absoluter Intensität bestimmt. Von den damals von ihm untersuchten Intensitäten will ich nur die beiden extremsten, welche sich wie 1 : 240 zu einander verhalten, zu meiner nachfolgenden Rechnung benutzen, weil bei dieser Auswahl die zufälligen Beobachtungsfehler gegenüber den grofsen durch den Einflufs der Intensitätsverschiedenheiten bedingten Abweichungen am meisten verschwinden, und seine Intensität 240 jedenfalls sehr nahe derjenigen lag, die hier als mittlere Intensität bezeichnet ist; übrigens braucht diese Uebereinstimmung auch gar nicht vorhanden zu sein, denn sobald man einmal eine gewisse Helligkeit überschritten hat, ist in einem sehr weiten Bereich die spectrale Vertheilung der Elementarempfindung unabhängig von der Intensität.

Wir wollen die beiden Elementarempfindungen bei der mittleren Helligkeit mit *Ge* und *Bl*, bei der geringen mit *ge* und

---

[1] E. Tonn, *Zeitschr. f. Psychol. u. Physiol. d. Sinnesorg.* 7, S. 279. 1894.

bl bezeichnen. Aus der von Hrn. TONN [1] mitgetheilten Tabelle ergeben sich dann für seinen „grünblinden" Beobachter Hrn. HENZE die in der nachfolgenden Tabelle enthaltenen Werthe der Elementarempfindungen. [2]

$\mu\mu$	Ge	ge	Bl	bl	
640	6,87*	6,73*	0,—	0,—	* Diese Werthe
510	1,24	2,53	3,40	6,28	sind durch
490	0,308	1,10	5,98	4,08	Interpolation
470	0,066	0,317	8,24	2,12	gefunden.
460	0,015	0,166*	7,50	1,31*	
440	0,—	0,—	4,44*	0,53*	

Die Wellenlänge wollen wir den Bezeichnungen der Elementarempfindungen und auch den benutzten Constanten jedesmal als Index beifügen, so dafs z. B. ge_{470} den Werth der langwelligeren Elementarempfindung bei der Wellenlänge 470 $\mu\mu$ für die geringe Helligkeit bezeichnet.

Wenn bei mittlerer Intensität von den am Eingang dieses Abschnittes erwähnten Farbengleichungen z. B. diejenige hergestellt ist, bei der sich Licht der Wellenlänge 510 $\mu\mu$ auf dem monochromatischen Felde befindet, so mufs sein

$$Ge_{510} = \alpha_{510} \cdot Ge_{640}$$
und
$$Bl_{510} = \beta_{510} \cdot Bl_{440}$$
I.

Daraus folgt mit Benutzung der obigen Zahlenwerthe:

$$\alpha_{510} = \frac{Ge_{510}}{Ge_{640}} = \frac{1{,}24}{6{,}87} = 0{,}180$$

$$\beta_{510} = \frac{Bl_{510}}{Bl_{440}} = \frac{3{,}40}{4{,}44} = 0{,}766$$
II.

Bei der Verdunkelung ändern sich nun nicht die Werthe von α und β, wohl aber sind die Werthe von Ge und Bl durch die entsprechenden von ge und bl zu ersetzen; wir haben daher jetzt:

$$\alpha_{510} \cdot ge_{640} = 0{,}180 \cdot 6{,}73 = 1{,}21$$
und
$$\beta_{510} \cdot bl_{440} = 0{,}766 \cdot 0{,}53 = 0{,}406$$
III.

[1] S. 291 und 292 seiner oben citirten Abhandlung.

[2] Den von uns hier gewählten Bezeichnungen *Ge* und *Bl* bez. *ge* und *bl* entsprechen bei Hrn. TONN die Bezeichnungen W_1 und K.

Nach der Verdunkelung ist also auf dem gemischten Felde das Verhältnifs der beiden Elementarempfindungen

$$\left(\frac{ge}{bl}\right)_{510} = \frac{1,21}{0,406} = 2,98 \qquad\qquad \text{IV.}$$

Auf dem monochromatischen Felde ist nach der Verdunkelung

$$\frac{ge_{510}}{bl_{510}} = \frac{2,53}{6,28} = 0,403 \qquad\qquad \text{V.}$$

Es ergiebt sich also aus dieser Rechnung übereinstimmend mit der oben angeführten Beobachtung, dafs nach der Verdunkelung das gemischte Feld gelber als das monochromatische erscheint.

Für die Wellenlängen 490 $\mu\mu$, 470 $\mu\mu$ und 460 $\mu\mu$ führe ich im folgenden nur die entsprechenden Gleichungen I bis V an, da die verbindenden Schlufsfolgerungen immer die gleichen sind, wie wir sie soeben gemacht haben.

Für 490 $\mu\mu$:

$$\left. \begin{array}{l} Ge_{490} = \alpha_{490} \cdot Ge_{640} \\ Bl_{490} = \beta_{490} \cdot Bl_{440} \end{array} \right\} \qquad \text{I.}$$

$$\left. \begin{array}{l} \alpha_{490} = \dfrac{Ge_{490}}{Ge_{640}} = \dfrac{0,308}{6,87} = 0,0448 \\[2mm] \beta_{490} = \dfrac{Bl_{490}}{Bl_{440}} = \dfrac{5,98}{4,44} = 1,35 \end{array} \right\} \qquad \text{II.}$$

$$\left. \begin{array}{l} \alpha_{490} \cdot ge_{640} = 0,0448 \cdot 6,73 = 0,302 \\ \beta_{490} \cdot bl_{440} = 1,35 \quad\ \cdot 0,53 = 0,715 \end{array} \right\} \qquad \text{III.}$$

$$\left(\frac{ge}{bl}\right)_{490} = \frac{0,302}{0,715} = 0,422 \quad \Big\} \qquad \text{IV.}$$

$$\frac{ge_{490}}{bl_{490}} = \frac{1,10}{4,08} = 0,270 \quad \Big\} \qquad \text{V.}$$

Für 470 $\mu\mu$:

$$\left. \begin{array}{l} Ge_{470} = \alpha_{470} \cdot Ge_{640} \\ Bl_{470} = \beta_{470} \cdot Bl_{440} \end{array} \right\} \qquad \text{I.}$$

$$\left. \begin{array}{l} \alpha_{470} = \dfrac{Ge_{470}}{Ge_{640}} = \dfrac{0,066}{6,87} = 0,0096 \\[2mm] \beta_{470} = \dfrac{Bl_{470}}{Bl_{440}} = \dfrac{8,24}{4,44} = 1,86 \end{array} \right\} \qquad \text{II.}$$

$$\left.\begin{array}{l} \alpha_{470} \cdot ge_{640} = 0{,}0096 \cdot 6{,}73 = 0{,}0646 \\ \beta_{470} \cdot bl_{440} = 1{,}86 \quad\cdot 0{,}53 = 0{,}986 \end{array}\right\} \qquad \text{III.}$$

$$\left(\frac{ge}{bl}\right)_{470} = \frac{0{,}0646}{0{,}986} = 0{,}0655 \qquad \text{IV.}$$

$$\frac{ge_{470}}{bl_{470}} = \frac{0{,}317}{2{,}12} = 0{,}150 \qquad \text{V.}$$

Für 460 $\mu\mu$:

$$\left.\begin{array}{l} Ge_{460} = \alpha_{460} \cdot Ge_{640} \\ Bl_{460} = \beta_{460} \cdot Bl_{440} \end{array}\right\} \qquad \text{I.}$$

$$\left.\begin{array}{l} \alpha_{460} = \dfrac{Ge_{460}}{Ge_{640}} = \dfrac{0{,}015}{6{,}87} = 0{,}00218 \\[2ex] \beta_{460} = \dfrac{Bl_{460}}{Bl_{440}} = \dfrac{7{,}50}{4{,}44} = 1{,}69 \end{array}\right\} \qquad \text{II.}$$

$$\left.\begin{array}{l} \alpha_{460} \cdot ge_{640} = 0{,}00218 \cdot 6{,}73 = 0{,}0147 \\ \beta_{460} \cdot bl_{440} = 1{,}69 \quad\cdot 0{,}53 = 0{,}896 \end{array}\right\} \qquad \text{III.}$$

$$\left(\frac{ge}{bl}\right)_{460} = \frac{0{,}0147}{0{,}896} = 0{,}0164 \qquad \text{IV.}$$

$$\frac{ge_{460}}{bl_{460}} = \frac{0{,}166}{1{,}31} = 0{,}127 \qquad \text{V.}$$

Die Ergebnisse der sämmtlichen Gleichungen IV und V sind in der folgenden Tabelle zusammengestellt.

Wellenlänge des monochromatischen Feldes $\mu\mu$	$\frac{ge}{bl}$ auf dem gemischten Feld	$\frac{ge}{bl}$ auf dem monochromatischen Feld
510	2,98	0,403
490	0,422	0,270
470	0,0655	0,150
460	0,0164	0,127

Zeichnet man die Werthe der beiden letzten Columnen als Ordinaten zu den Wellenlängen als Abscissen auf, so kann man durch graphische Interpolation mit ziemlicher Sicherheit finden, daſs bei der Wellenlänge 480 $\mu\mu$ bis 481 $\mu\mu$ der Werth für $\frac{ge}{bl}$

im gemischten Felde gleich demjenigen im monochromatischen Felde ist. Diese Gleichheit zeigt aber an, dafs trotz der Verdunkelung die betreffende Farbengleichung bestehen bleibt, was mit unserer am Eingang dieses Abschnittes gefundenen Thatsache so genau übereinstimmt, wie wir es nur erwarten können. Die hier beschriebenen Versuche und die Messungen des Herrn Tonn stehen also (wenigstens soweit sie in die eben ausgeführte Rechnung eingehen) in vollem Einklang mit einander, und es bilden beide eine gegenseitige Bestätigung ihrer Richtigkeit.

Aus den von Hrn. E. Tonn für seinen „rothblinden" Beobachter Hrn. Ritter angegebenen Zahlen ergiebt sich nach einer von mir ganz analog durchgeführten Rechnung die Lage dieser indifferenten Region bei ungefähr 476 $\mu\mu$; doch ist zu erwähnen, dafs bei dieser Rechnung die niedere Intensität die doppelte von der früheren war, die beiden benutzten Helligkeitsstufen sich also wie 1 : 120 verhielten. Es mufste dieses geschehen, weil für die noch niedrigere Intensität $ge_{470} = 0$ von Hrn. E. Tonn angegeben ist. Diese Abweichung ist aber belanglos, weil es doch nur darauf ankommt, dafs die Helligkeit überhaupt beträchtlich und nicht in einem bestimmten Verhältnifs herabgesetzt ist.

2.

Stellt ein „Grünblinder" bei mittlerer Intensität zwischen unzerlegtem Gaslicht einerseits und einer Mischung von zwei Lichtern der Wellenlänge 640 $\mu\mu$ und λ andererseits, wo $\lambda < 510$ $\mu\mu$ ist, Farbengleichungen her, so wird bei Verdunkelung die zweicomponentige Mischung blauer als das Gaslicht, wenn $\lambda \lessgtr 495$ $\mu\mu$ ist; sie wird gelber, wenn $\lambda \gtrless 500$ $\mu\mu$ ist. Wird λ dem zwischenliegenden Intervall, dessen Mitte also die Wellenlänge von 497,5 $\mu\mu$ hat, entnommen, so tritt bei Verdunkelung kein Nuancenunterschied auf.

Vielleicht würde es möglich sein, durch bessere Adaptationen, als sie hier aus äufseren Gründen vorgenommen wurden, die Breite des indifferenten Intervalles, 500 $\mu\mu$ bis 495 $\mu\mu$, etwas mehr einzuengen.

Ebenso wie bei den im vorigen Abschnitt dargelegten Versuchen kann man auch hier nicht nur die Übereinstimmung, sondern sogar die Möglichkeit der Vorhersage der angeführten Thatsachen aus den früheren Bestimmungen des Hrn. E. Tonn durch folgende Rechnungen nachweisen.

Die Einheiten für die von Hrn. E. Tonn in seinen Tabellen angegebenen Werthe der Elementarempfindungen, von denen in der Tabelle S. 419 die hier benutzten bereits aufgeführt sind, wurden stets so gewählt, daſs bei der Einwirkung des unzerlegten Lichtes, hier also des Gaslichtes, die Stärke der beiden Elementarempfindungen die gleiche ist. In Folge dessen besteht bei mittlerer Intensität eine Farbengleichung zwischen der Mischung von 640 $\mu\mu$ und 510 $\mu\mu$ einerseits und dem unzerlegten Gaslichte andererseits, wenn auf dem Mischungsfelde

$$Ge_{640} + a_{510} \cdot Ge_{510} = a_{510} \cdot Bl_{510} \qquad \text{I.}$$

ist, woraus sich ergiebt

$$a_{510} = \frac{Ge_{640}}{Bl_{510} - Ge_{510}} = \frac{6{,}87}{3{,}40 - 1{,}24} = 3{,}18 \qquad \text{II.}$$

Bei der Verdunkelung bleibt nun a_{510} unverändert; es sind aber Ge und Bl durch ge und bl zu ersetzen, so daſs also dann die in der Mischung enthaltenen beiden Elementarempfindungen, die wir einmal mit ge_m und bl_m bezeichnen wollen,

$$ge_m = ge_{640} + a_{510} \cdot ge_{510} = 6{,}73 + 3{,}18 \cdot 2{,}53 = 14{,}78$$
und
$$bl_m = a_{510} \cdot bl_{510} \qquad\qquad = 3{,}18 \cdot 6{,}28 \qquad\quad = 19{,}97 \qquad \text{III.}$$

sind. Das Verhältniſs beider ist demnach

$$\frac{ge_m}{bl_m} = \frac{14{,}78}{19{,}97} = 0{,}740 \qquad \text{IV.}$$

Ganz analog bestehen für die Mischungen von 640 $\mu\mu$ mit 490 $\mu\mu$ und 470 $\mu\mu$ die folgenden Gleichungen:

für 640 $\mu\mu$ + 490 $\mu\mu$:

$$Ge_{640} + a_{490} \cdot Ge_{490} = a_{490} \cdot Bl_{490} \qquad \text{I.}$$

$$a_{490} = \frac{Ge_{640}}{Bl_{490} - Ge_{490}} = \frac{6{,}87}{5{,}98 - 0{,}308} = 1{,}21 \qquad \text{II.}$$

$$ge_m = ge_{640} + a_{490} \cdot ge_{490} = 6{,}73 + 1{,}21 \cdot 1{,}10 = 8{,}06$$
$$bl_m = a_{490} \cdot bl_{490} \qquad\qquad = 1{,}21 \cdot 4{,}08 \qquad\quad = 4{,}94 \qquad \text{III.}$$

$$\frac{ge_m}{bl_m} = \frac{8{,}06}{4{,}94} = 1{,}63 \qquad \text{IV.}$$

für 640 $\mu\mu$ + 470 $\mu\mu$:

$$Ge_{640} + a_{470} \cdot Ge_{470} = a_{470} \cdot Bl_{470} \qquad \text{I.}$$

$$a_{470} = \frac{Ge_{640}}{Bl_{470} - Ge_{470}} = \frac{6{,}87}{8{,}24 - 0{,}066} = 0{,}841 \qquad \text{II.}$$

$$ge_m = ge_{640} + a_{470} \cdot ge_{470} = 6,73 + 0,841 \cdot 0,317 = 7,00 \;\Big\}$$
$$bl_m = a_{470} \cdot bl_{470} \qquad\quad = 0,841 \cdot 2,12 \qquad\;\; = 1,78 \;\Big\} \quad \text{III.}$$

$$\frac{ge_m}{bl_m} = \frac{7,00}{1,78} = 3,93 \qquad\qquad \text{IV.}$$

Aus den in folgender Tabelle zusammengestellten Ergebnissen der

Mischungs- componenten	$\dfrac{ge_m}{bl_m}$
640 $\mu\mu$ + 510 $\mu\mu$	0,740
640 $\mu\mu$ + 490 $\mu\mu$	1,63
640 $\mu\mu$ + 470 $\mu\mu$	3,93

drei Gleichungen V folgt bereits, daß der Werth 1 für den Quotient $\dfrac{ge_m}{bl_m}$, der einem Gültigbleiben der Farbengleichung bei Verdunkelung entspricht, einer Mischung von 640 $\mu\mu$ mit einer Wellenlänge zwischen 510 $\mu\mu$ und 490 $\mu\mu$ zukommen muß. Zeichnet man die drei Quotienten als Ordinaten zu den Abscissen 510 $\mu\mu$, 490 $\mu\mu$ und 470 $\mu\mu$ auf, so ergiebt eine graphische Interpolation 501 $\mu\mu$ als wahrscheinlichsten Werth jener Wellenlänge.

Die oben angegebenen directen Versuche zeigten, daß diese Wellenlänge in dem Intervall von 500 $\mu\mu$ und 495 $\mu\mu$, also wahrscheinlich nahe bei 497,5 $\mu\mu$ lag. Die Abweichung von 3,5 $\mu\mu$ kann man vielleicht als Folge individueller Verschiedenheit der beiden Farbensysteme (BRODHUN und HENZE) ansehen. Jedenfalls aber ist sie mit Rücksicht auf die vielen Factoren, welche in die betreffenden Rechnungen eingehen, so gering, daß auch hier wieder, ebenso wie in Abschnitt 1, eine Uebereinstimmung und gegenseitige Bestätigung zwischen den hier mitgetheilten und den früher von Hrn. E. TONN ausgeführten Versuchen und Bestimmungen erwiesen ist.

Aus den von Hrn. E. TONN für seinen „rothblinden" Beobachter gefundenen Werthen folgt auf Grund einer ganz analogen Berechnung, daß die Lage dieser indifferenten Spectralregion bei ungefähr 496 $\mu\mu$ liegt. Wie weit dieses mit der unmittelbaren Beobachtung stimmt, muß erst die Zukunft lehren.

3.

Nimmt man bei den im Eingang des vorigen Abschnittes erwähnten Farbengleichungen unzerlegtes Sonnenlicht statt des

Gaslichtes, so liegen die Werthe von λ, bei denen die Gleichungen für einen „Grünblinden" ohne Auftreten von Nuancenunterschieden sich verdunkeln lassen, zwischen 480 $\mu\mu$ und 472 $\mu\mu$; die Mitte dieses indifferenten Intervalles entspricht also einer Wellenlänge von etwa 476 $\mu\mu$.

Eine unmittelbare Bestätigung dieser Versuche aus den Bestimmungen des Hrn. E. TONN, wie dieses im vorigen Abschnitt möglich war, ist hier nicht ausführbar, weil Hrn. TONN's Angaben über die spectrale Vertheilung der Elementarempfindungen sich nur auf das Gaslicht und nicht auf das Sonnenlicht beziehen. Hrn. TONN's Curven auf das Sonnenlicht unter Benutzung bekannter spectralphotometrischer Vergleichungen umzurechnen, ist wohl für die mittlere, nicht aber für die geringe Intensität zulässig, weil eine solche Umrechnung die Gültigkeit des NEWTON-schen Farbenmischungsgesetzes voraussetzt, und sich gerade aus den hier besprochenen Thatsachen ergiebt, daſs dieses Gesetz für die geringere Intensität nicht gilt.

4.

Unter dem PURKINJE'schen Phänomen wird neuerdings allgemein die Erscheinung verstanden, daſs verschiedenfarbige Felder, die bei mittlerer Erleuchtung den Eindruck gleicher Helligkeit machen, bei gleichmäſsiger Herabsetzung der objectiven Intensität nicht gleich hell bleiben, sondern in der Art ungleich werden, daſs das Feld, dessen Farbe der kürzeren Wellenlänge entspricht, den helleren Eindruck macht.

Die in dieser Formulirung enthaltene Regel ist nun aber, wie aus den nachfolgenden Versuchen hervorgeht, nicht allgemein gültig, sondern bei einzelnen Farbencombinationen tritt sowohl bei farbentüchtigen wie auch bei „grünblinden" Personen das Phänomen nicht auf und kehrt sich bei anderen Farbencombinationen sogar in das Gegentheil um, indem bei Verdunkelung die langwelligere Farbe die hellere wird.

Ich habe auf der kurzwelligeren Hälfte des Spectrums von 560 $\mu\mu$ an bis 420 $\mu\mu$ in Intervallen von 10 $\mu\mu$ alle möglichen Vergleichungen gemacht, als 560 $\mu\mu$ mit 550 $\mu\mu$, 540 $\mu\mu$ u. s. w. bis 420 $\mu\mu$, dann 550 $\mu\mu$ mit 540 $\mu\mu$, 530 $\mu\mu$ u. s. w. bis 420 $\mu\mu$ u. s. w. verglichen, so daſs im Ganzen 105 Paare von Spectralfarben untersucht wurden. Das Ergebniſs dieser Prüfung ist in der folgenden Tabelle übersichtlich dargestellt. An den Enden der

horizontalen und verticalen Columnen sind die Wellenlängen an-
geschrieben. Wo sich zwei Columnen schneiden, ist durch ein
Zeichen angegeben, was bei der Vergleichung der betreffenden
Wellenlängen hinsichtlich des PURKINJE'schen Phänomens gefunden wurde, und zwar bezeichnet

= Identität der Vergleichsfelder,
o Unmerklichkeit eines event. Unterschiedes,
+ starkes PURKINJE'sches Phänomen,
+ schwaches   „   „
− starkes umgekehrtes PURKINJE'sches Phänomen,
− schwaches   „   „   „

μμ	560 μμ	550 μμ	540 μμ	530 μμ	520 μμ	510 μμ	500 μμ	490 μμ	480 μμ	470 μμ	460 μμ	450 μμ	440 μμ	430 μμ	420 μμ
560	=	o	+	+	+	+	+	+	+	+	+	+	+	+	+
550	o	=	o	+	+	+	+	+	+	+	+	+	+	+	o
540	+	o	=	+	+	+	+	+	+	+	+	+	+	+	o
530	+	+	+	=	+	+	+	+	+	+	+	+	+	+	o
520	+	+	+	+	=	+	+	+	+	+	+	+	+	o	o
510	+	+	+	+	+	=	+	+	+	+	+	+	o	o	o
500	+	+	+	+	+	+	=	+	+	+	+	+	o	o	−
490	+	+	+	+	+	+	+	=	+	+	+	o	o	−	−
480	+	+	+	+	+	+	+	+	=	o	o	o	o	−	−
470	+	+	+	+	+	+	+	+	o	=	o	o	o	−	−
460	+	+	+	+	+	+	+	+	o	o	=	o	o	−	−
450	+	+	+	+	+	+	+	o	o	o	o	=	o	−	−
440	+	+	+	+	+	o	o	o	o	o	o	o	=	o	−
430	+	+	+	+	o	o	o	−	−	−	−	−	o	=	o
420	+	o	o	o	o	o	−	−	−	−	−	−	−	o	=

Aus der Anordnung der Tabelle geht hervor, daſs alle Zeichen
symmetrisch zu der von oben links nach unten rechts gehenden
Diagonale vertheilt sind, da jedes Paar verglichener Farben zweimal in der Tabelle aufgeführt ist.

Aufserdem aber zeigt sich eine annähernd symmetrische Anordnung der + + und − − Zeichen zu den Columnen 470 μμ.
Daraus folgt, daſs in dem Spectrum bei etwa 470 μμ eine Umkehrung des Verhältnisses der relativen spectralen Helligkeitsvertheilung bei mittlerer Intensität zu derjenigen bei geringer
Intensität stattfindet.

Es mufs dieses natürlich auch ersichtlich werden, wenn man die spectralen Helligkeitsvertheilungen bei diesen beiden Intensitätsstufen unmittelbar mit einander vergleicht. Bezeichnet man mit H_λ die Helligkeitsvertheilung eines bestimmten Spectrums bei mittlerer Intensität als Function der Wellenlänge λ, und mit h_λ dieselbe Function bei demselben Spectrum aber bei niedriger Intensität und setzt man $\lambda_1 > \lambda_2$, so besteht zwischen λ_1 und λ_2

das PURKINJE'sche Phänomen, wenn $\dfrac{h_{\lambda_1}}{H_{\lambda_1}} < \dfrac{h_{\lambda_2}}{H_{\lambda_2}}$ ist; es mufs

aber das umgekehrte Phänomen auftreten, wenn $\dfrac{h_{\lambda_1}}{H_{\lambda_1}} > \dfrac{h_{\lambda_2}}{H_{\lambda_2}}$

ist. Aus den Angaben der obigen Tabelle kann man demnach folgern, dafs die Curve $\dfrac{h_\lambda}{H_\lambda}$ bei $\lambda = $ cca. 470 $\mu\mu$ ein Maximum

haben mufs. Es ist klar, dafs die Lage dieses Maximums unabhängig ist von Art und Herkunft des zur Untersuchung bebenutzten Spectrums.

Ich habe neuerdings zu ganz anderen Zwecken bei mir den Verlauf der Functionen H_λ und h_λ für dasselbe Dispersionsspectrum des Gaslichtes bestimmt, und es zeigt sich nun, dafs die Quotienten $\dfrac{h_\lambda}{H_\lambda}$ thatsächlich bei ungefähr 470 $\mu\mu$ die gröfsten

Werthe erreichen. Die Figur auf S. 428 stellt aus Gründen, die weiter unten erst ersichtlich werden, zwar nicht $\dfrac{h_\lambda}{H_\lambda}$, jedoch

die BRIGG'schen Logarithmen von $\dfrac{h_\lambda}{H_\lambda}$ als Function der Wellen-

länge dar, was natürlich die Lage des Maximums nicht beeinflufst. Um die Zuverlässigkeit des gesammten Curvenverlaufs einigermaafsen zu kennzeichnen, will ich noch angeben, dafs aus unmittelbaren Beobachtungen die Ordinaten für die Wellenlängen 680 $\mu\mu$, 660 $\mu\mu$ u. s. w. berechnet sind. Die graphische Interpolation des Maximums auf ungefähr 470 $\mu\mu$ ist daher ziemlich sicher. Aus dem Curvenverlauf geht ferner hervor, dafs auf der von mir nicht direct auf das PURKINJE'sche Phänomen untersuchten langwelligen Spectrumhälfte ($\lambda > 560$ $\mu\mu$) überall dieses Phänomen und niemals seine Umkehrung auftritt.

Ob zwischen Lichtern der Wellenlänge λ_1 und λ_2 das Purkinje'sche Phänomen selbst oder auch seine Umkehrung beobachtet werden kann, hängt nicht von der Größe der Differenz zwischen $\dfrac{h_{\lambda_1}}{H_{\lambda_1}}$ und $\dfrac{h_{\lambda_2}}{H_{\lambda_2}}$ ab, sondern davon, wie weit das Verhältniß $\dfrac{h_{\lambda_1}}{H_{\lambda_1}} : \dfrac{h_{\lambda_2}}{H_{\lambda_2}}$ von 1 abweicht oder mit anderen Worten von der Differenz zwischen $\log \dfrac{h_{\lambda_1}}{H_{\lambda_1}}$ und $\log \dfrac{h_{\lambda_2}}{H_{\lambda_2}}$. Ueberschreitet diese eine gewisse Größe, so wird bei einer gewissen Güte der

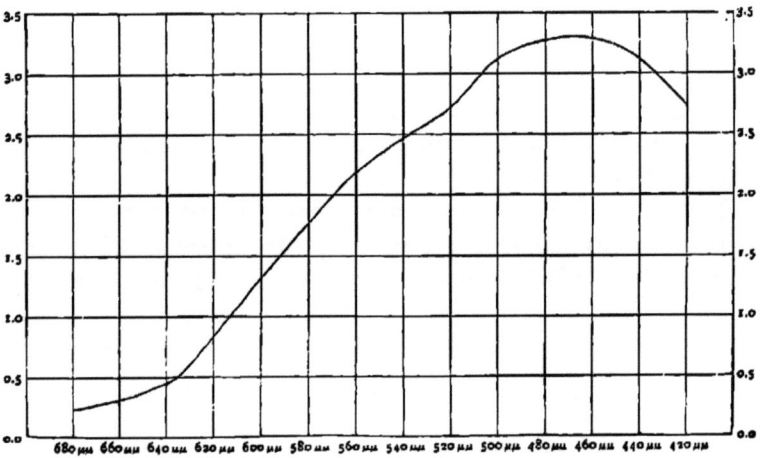

vorausgegangenen Adaptationen die Beobachtung möglich sein. Vergleicht man nun die Angaben der Tabelle mit dem Verlauf unserer Curve, so findet man auch, daß im Allgemeinen das Zeichen o der kleinsten Differenz der Logarithmen für die beiden Wellenlängen entspricht und daß bei den Zeichen − und + kleinere Differenzen der Logarithmen vorhanden sind als bei den Zeichen − und +. Ausnahmen von dieser Regel rühren wahrscheinlich von den nicht stets gleichmäßigen Adaptationen her.

Der „grünblinde" Hr. E. Brodhun hatte die Güte, ebenfalls Versuche über das Purkinje'sche Phänomen in derselben Art vorzunehmen, wie ich es gethan. Die Resultate sind in ganz analoger Weise in der folgenden Tabelle eingetragen.

μμ	540 μμ	530 μμ	520 μμ	510 μμ	500 μμ	490 μμ	480 μμ	470 μμ	460 μμ	450 μμ	440 μμ	430 μμ	420 μμ
540	=	o	o	o	o	+	+	+	+	o	o	o	o
530	o	=	o	o	o	o	o	o	c	o	o	o	o
520	o	o	=	o	o	o	o	o	o	o	o	o	o
510	o	o	o	=	o	o	o	o	o	o	o	o	o
500	o	o	o	o	=	o	o	o	o	o	o	o	—
490	+	o	o	o	o	=	o	o	o	o	o	—	—
480	+	o	o	o	o	o	=	o	o	o	o	—	—
470	+	o	o	o	o	o	o	=	o	o	o	—	—
460	+	o	o	o	o	o	o	o	=	o	o	—	—
450	o	o	o	o	o	o	o	o	o	=	o	—	—
440	o	o	o	o	o	o	o	o	o	o	=	o	—
430	o	o	o	o	o	—	—	—	—	—	o	=	o
420	o	o	o	o	—	—	—	—	—	—	—	o	=

Hrn. BRODHUN's Beobachtungsreihe ist nicht ganz so umfangreich wie bei mir und es ist auch bei weitem nicht so gut für die Adaptationen gesorgt worden; daher zeigen seine Beobachtungen eine geringere Empfindlichkeit für die Wahrnehmung des Bestehens des PURKINJE'schen Phänomens und seiner Umkehrung. Trotzdem aber ergiebt sich auch hier annähernde Symmetrie um die Vertical- und Horizontalcolumne 470 μμ. Leider verfüge ich zur Zeit noch nicht über vollständige an demselben Spectrum von Hrn. E. BRODHUN gewonnene Bestimmungen der Werthe H_λ und h_λ und kann daher die oben bei mir ausgeführte Controle hier nicht vornehmen.[1]

---

[1] Verbinde ich jedoch ältere und neuere Messungen zu einer freilich nicht einwandfreien Berechnung, so erhalte ich für Hrn. BRODHUN die Lage des Curvenmaximums ebenfalls bei 470 μμ. Wenn ich älteres Material (A. KÖNIG, Ueber den Helligkeitswerth der Spectralfarben bei verschiedener absoluter Intensität. Hamburg 1892 — Sep.-Abdr. aus der HELMHOLTZ-Festschrift) zur Berechnung der Curve für ein „rothblindes" System benutze, so ergiebt sich, dafs das Maximum bei einer Wellenlänge liegen mufs, die kleiner als 450 μμ ist. Doch möchte ich auf dieses Ergebnifs, so lange es nicht anderweitig bestätigt wird, kein Gewicht legen.

XXXI.

Bemerkungen über angeborene totale Farbenblindheit.

Aus der Zeitschrift für Psychol. und Physiol. d. Sinnesorgane
Bd. 20, S. 425—434. 1899.

Wer die zahlreichen auf angeborene totale Farbenblindheit
bezüglichen Abhandlungen der letzten fünf Jahre verfolgt hat,
wird es erklärlich finden, dafs ich darunter die vor Kurzem er-
schienene Veröffentlichung von Hrn. W. Uhthoff [1] mit besonderer
Genugthuung begrüfse; bestätigt sie doch — ganz unabhängig
von meinen eigenen Versuchen — in weitestem Umfange die
von mir über diese Anomalie des Farbensinnes gemachten Beobachtungen und daraus gezogenen Schlufsfolgerungen.

Die nachstehenden Bemerkungen sollen nur zum näheren
Nachweis dieser Uebereinstimmung dienen und dabei zugleich
noch vor der längst von mir beabsichtigten gröfseren Arbeit über
die vorliegenden und andere nahverwandte Fragen, — in der ich
auch die ganze ziemlich umfangreiche einschlägige Literatur zu
berücksichtigen gedenke —, schon jetzt einige Punkte klarstellen,
die, wie die Erfahrung mich inzwischen gelehrt hat, in meinen
früheren Darlegungen nicht deutlich genug hervortreten.

1.

Alle auf angeborene totale Farbenblindheit bezügliche Abhandlungen der letzten Jahre — soweit sie wenigstens über den
Rahmen blos beschreibender Mittheilungen hinausgehen —
nehmen Stellung zu der von mir [2] über das Wesen jener Ano-

---

[1] W. Uhthoff. *Zeitschr. f. Psychol. u. Physiol. d. Sinnesorg.* 20, S. 326.

[2] A. König. Ueber den menschlichen Sehpurpur und seine Bedeutung
für das Sehen. *Sitzungsber. d. Berliner Akademie d. Wissenschaften,* 21. Juni
1894. [Vgl. Nr. XXIV d. vorl. Samml.]

malie im Jahre 1894 aufgestellten Erklärung, der dann bald darauf auch Hr. J. von Kries[1] beigetreten ist. Ich zeigte damals, dafs die Reizvalenzen, welche die verschiedenen monochromatischen Lichter des Spectrums für Total-Farbenblinde besitzen, den Absorptionscoefficienten derselben Lichter für den ausschliefslich in den Stäbchen vorkommenden Sehpurpur genau proportional verlaufen. Ich schlofs daraus, dafs bei totaler angeborener Farbenblindheit die Zersetzung des Sehpurpurs der die Lichtempfindung ausschliefslich bedingende periphere Procefs sei und dafs demgemäfs die Zapfen hier entweder fehlen oder wenigstens sich in einem functionsunfähigen Zustande befinden. Da nun nach a l l e n bisherigen Untersuchungen in der Fovea centralis niemals Stäbchen, sondern nur Zapfen gefunden worden sind, so mufsten nach meiner Auffassung die Total-Farbenblinden in der Fovea überhaupt keine lichtempfinden-den Organe besitzen, und es konnte daher eine Probe auf die Richtigkeit meiner Ansicht durch eine nähere Prüfung des Sehens in der Fovea bei Total-Farbenblinden gemacht werden. War meine Anschauung richtig, so mufste sich ergeben, dafs die Fovea hier blind sei, oder mit anderen Worten, dafs bei totaler Farbenblindheit ein centrales Skotom bestehe. Diese selben Schlufsfolgerungen habe ich an dem genannten Orte, wenn auch mit etwas knapperen Worten und durch andere Betrachtungen unterbrochen, ausgeführt, und ich war damals schon in der Lage dieselben sofort bei einem sehr intelligenten Total-Farbenblinden prüfen zu können. Zu diesem Zwecke legte ich auf schwarzen Sammet-Carton in ziemlich nahen Abständen und stets wechselnder Anordnung zwei bis vier kleine, höchstens $1/_{10}$ Quadratmillimeter in der Fläche enthaltende, also beinahe punktförmige Schnitzel aus weifsem Papier, die ich mit einer berufsten langen Nadel auf der Unterlage hin und her schieben konnte. Wenn ich nun den Total-Farbenblinden ersuchte, mit seinem einen functionsfähigen Auge (das andere war in Folge von Hornhauttrübungen für alle Versuche unbrauchbar) auf die Stelle hinzublicken, wo jene weifsen Schnitzelchen lagen, so gelang es fast regelmäfsig, eines derselben mit der Nadel so zu verschieben, dafs er dasselbe für einige Augenblicke nicht sah,

---

[1] J. von Kries. Ueber den Einflufs der Adaptation auf Licht- und Farbenempfindung und über die Function der Stäbchen. *Berichte der Naturforsch. Gesellsch. zu Freiburg i. B.* 9, S. 61—70.

wohl aber die dicht dabei liegenden anderen Schnitzelchen. Da
der Patient zuerst gar nicht wußte, worum es sich handelte und
worauf ich hinaus wollte, so konnte von einer Beeinflussung
keine Rede sein. Später gelang es ihm auch seinen Blick so
über den Carton schweifen zu lassen, daß er, wie auch die
Schnitzel nahe bei einander gruppirt waren, eine Blickrichtung
fand, wo (mindestens) eins derselben für ihn unsichtbar war.
Das Bild des betreffenden Schnitzelchens war dann eben auf
die Stelle der Fovea gefallen und dadurch verschwunden. Ich
muß noch bemerken, daß diese Prüfung bei allen Intensitäten
gelang: von einer so geringen Intensität an, daß ich selbst die
Punkte erst nach einiger Adaptation wahrnehmen konnte, bis zur
Beleuchtung in vollem Sonnenschein. In letzterem Falle mußte
nur darauf geachtet werden, daß im Gesichtsfeld des Total-
Farbenblinden außer den Schnitzelchen nur der genannte als
Unterlage dienende schwarze Carton vom directen Sonnenlichte
getroffen wurde. Waren noch andere hellbeleuchtete Gegenstände
sichtbar, so trat solche Blendung ein, daß jede genauere Beobachtung unmöglich war.

Das Resultat dieser Beobachtung, den Nachweis eines centralen Skotoms, habe ich damals schon veröffentlicht und hole
in dem Vorstehenden nur die genauere Beschreibung der von
mir benutzten Methode nach.

In meiner erwähnten Veröffentlichung habe ich aber auch
schon die Erklärung für die stets mit totaler Farbenblindheit
verbundene auffallend geringe Sehschärfe mit folgenden Worten
gegeben: „Indem die Fovea hier völlig blind ist, fällt die
Stelle der sonstigen höchsten Sehschärfe fort und diese erreicht bereits am Rande der Fovea ihr Maximum, welches
sich nicht sehr von dem hier unter normalen Verhältnissen bestehenden Grade der Sehschärfe unterscheidet.“ In meinen seit
dem Erscheinen jener Mittheilung (1894) gehaltenen Universitäts-
Vorlesungen habe ich, so oft die angeborene totale Farbenblindheit behandelt wurde, auch diese Erklärung der geringen Sehschärfe vorgetragen und durch Anzeichnen der umstehenden
schematischen Figur zu veranschaulichen gesucht. Die in
der Mitte, in der Fovea, zu einem Maximum hoch empor-
schnellende Curve stellt die normale Vertheilung der Sehschärfe
auf einem Netzhautmeridian dar. Wenn nun bei totaler Farbenblindheit die Fovea völlig blind ist, fällt gerade die Spitze fort, die

Curve sinkt in ihrem mittleren Bereich auf Null und es ergiebt sich die gestrichelte Curve für die Vertheilung der Sehschärfe auf dem mittleren Theile eines Netzhautmeridians; während auf den peripheren Theilen desselben die Sehschärfe nicht von der normalen abweicht. Ein Blick auf Fig. 1 von Hrn. W. Uhthoff zeigt die überraschende Uebereinstimmung meiner schematischen Figur mit der von ihm experimentell gefundenen.

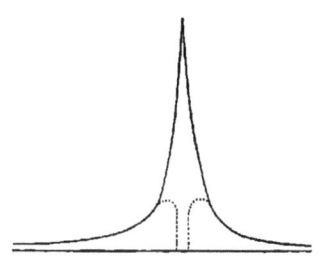

Jetzt hat Hr. W. Uhthoff dieses centrale Skotom auf ganz anderem Wege gefunden. Seine Benutzung eines ringförmigen Fixationszeichens zum Nachweis desselben ist ein ungemein glücklicher Griff, der nicht nur weitere Anwendung in analogen pathologischen Fällen verdient, sondern dessen erfolgreiche Verwendung in dem vorliegenden Falle totaler Farbenblindheit auch ein Beweis für die Richtigkeit meiner gesammten Auffassung ist.

Weshalb andere Beobachter das centrale Skotom nicht bei ihren Total-Farbenblinden gefunden haben, ist schwer zu sagen. Wahrscheinlich ist, dafs der vorhandene Nystagmus den Nachweis verhinderte, nicht völlig ausgeschlossen aber auch, dafs auf dem Foveagebiete an Stelle verkümmerter, nicht functionsfähiger Zapfen bei einem Theil der Total-Farbenblinden Stäbchen vorhanden sind. So unwahrscheinlich mir die letztere Annahme auch erscheint, so dürfte sie doch eine der möglichen Erklärungen dafür liefern, dafs das von Hrn. W. Uhthoff gefundene Skotom kein absolutes war. Es wäre bei dem von ihm untersuchten Total-Farbenblinden dann nur anzunehmen, dafs sein Foveagebiet nur sehr dünn mit Stäbchen besetzt ist,[1] während man z. B. bei dem von Hrn. J. von Kries untersuchten Fall eine dichtere Besetzung vorauszusetzen hätte. — Doch das sind alles nur Vermuthungen, über die erst die mikroskopische Untersuchung der Netzhäute von Total-Farbenblinden Aufschlufs

---

[1] Das Vorhandensein von etwa 50 Stäbchen auf dem ganzen 1½ Grad Gesichtswinkel im Durchmesser umfassenden Foveagebiet würde genügen, um die dort gefundene Sehschärfe zu erklären.

geben kann. Hier genügt es auf die Vereinbarkeit meiner Anschauungen mit den Ergebnissen der Uhthoff'schen Beobachtung
hinzuweisen.

2.

In meiner oben erwähnten Abhandlung gab ich ferner
eine Erklärung für den bei Total-Farbenblinden fast stets vorhandenen Nystagmus. Indem nämlich bei ihnen nach meiner
damaligen Ansicht die Fovea völlig blind ist — jetzt will ich
nicht bestreiten, daſs auch Fälle vorkommen, wo nur sehr
geringe Sehschärfe der Fovea besteht —, haben sie keinen
Punkt des deutlichsten Sehens, sondern eine kreisförmige
Linie, den Rand der Fovea, auf der gleichmäſsig die relativ
beste Sehschärfe vorhanden ist. Es wird bald dieser, bald jener
Punkt dieses Randes zum Fixiren benutzt und das Auge macht
daher stets kleine Bewegungen. Ich erinnerte daran, daſs auch
Ablt die Entstehungsursache des Nystagmus ganz allgemein
darin sah, daſs im Interesse bessern Sehens nach einander verschiedene Stellen des schwachsichtigen Auges dem Objecte gegen-
übergestellt werden.[1]

Hr. W. Uhthoff schildert nun den Nystagmus seines Total-
Farbenblinden mit folgenden Worten: „Es macht den Eindruck,
als habe Patient keine ganz bestimmte circumscripte centrale
Netzhautpartie, die durch eine so gute Sehschärfe vor den an-
grenzenden Netzhautpartien sich auszeichne, wie unter normalen Verhältnissen die Fovea centralis von den benachbarten
Theilen der Macula lutea. Der Untersuchte scheint beim Fixiren
bald die eine bald die andere Stelle seiner Macula lutea einzustellen, gleichsam suchend und auswählend zwischen benachbarten centralen Netzhautpartien, die die ungefähr gleiche Sehschärfe haben." Hr. Uhthoff fügt dann ausdrücklich hinzu,
daſs die Schwankungen der Gesichtslinie bei den Nystagmus-
Bewegungen des Auges annähernd dem Durchmesser des relativen
Skotoms gleich waren. Damit ist meines Erachtens der Nachweis
dafür gegeben, daſs der Total-Farbenblinde abwechselnd mit den
verschiedenen Randpartien seines relativen (oder totalen) Skotoms

---

[1] An dem angeführten Orte füge ich dann noch hinzu: „Sollte nicht
wenigstens der Nystagmus der Kohlenbergarbeiter in ähnlicher Weise entstehen? Sie arbeiten stets in solcher Dunkelheit, daſs ihre Fovea blind
sein wird und ihre gröſste Sehschärfe in den Rand derselben fällt."

fixirt, dafs also meine Erklärung für das Zustandekommen des Nystagmus die richtige war. Auch die von Hrn. UHTHOFF gefundene und oben schon erwähnte Brauchbarkeit eines ringförmigen Fixationszeichens spricht dafür.

Ferner ist noch im Sinne meiner Erklärung die Bemerkung von Hrn. W. UHTHOFF beachtenswerth, dafs der Nystagmus „bei ruhigem Blick gerade aus ohne bestimmtes Fixiren eines Objectes so gut wie ganz verschwinden kann". Es kommen beim Hinstarren ins Leere nach meiner Ansicht die verschiedenen gleichguten Stellen der kreisförmigen Linie des relativ schärfsten Sehens untereinander nicht in Wettstreit und die Veranlassung zu den kleinen Augenbewegungen fällt fort. Dafs diese Bewegungen unter den genannten Umständen nicht immer, sondern nur manchmal verschwinden, liegt darin, dafs sie zu einer Gewohnheit geworden sind, die nur schwer und selten völlig abgelegt werden kann.

3.

Vor einigen Jahren habe ich[1] zur Prüfung der von Hrn. E. HERING aufgestellten Ansichten von der Weifsvalenz der verschiedenen monochromatischen Lichter quantitative Bestimmungen an complementären Spectralfarben vorgenommen. Bei den hierbei ausgeführten Versuchen wurde jedesmal dasselbe Weifs aus möglichst verschiedenen Paaren spectraler Complementärfarben gemischt. Die bei hoher Intensität mit helladaptirtem Auge erhaltenen Farbengleichungen wurden dann bei möglichst niedriger Intensität mit dunkeladaptirtem Auge geprüft und da sie sich nicht mehr als richtig erwiesen, wurde bestimmt, um welchen Betrag sie unrichtig geworden waren. Wegen der Einzelheiten des befolgten Verfahrens verweise ich auf meine damaligen Mittheilungen. Bei ihrer Durchsicht wird dem Leser sofort klar sein, dafs aus den dort angegebenen Zahlen auch das Resultat ganz analoger Versuche abgeleitet werden kann, wo auf der einen Seite der Farbengleichung sich nicht unzerlegtes Weifs und auf der anderen Seite ein zweicomponentiges Gemisch befindet, sondern wo beide Seiten aus solchen zweicomponentigen Weifs-Gemischen bestehen. Da nun, was uns zuerst Hr.

---

[1] A. KÖNIG. Quantitative Bestimmungen an complementären Spectralfarben. *Sitzungsberichte der Berliner Akad. der Wissensch. vom 30. Juli 1896.* [Vgl. Nr. XXVII d. vorl. Samml.]

E. Hering gezeigt hat, die Reizvalenzen des Lichtes bei totaler Farbenblindheit mit denjenigen für völlig dunkeladaptirte normale Augen übereinstimmen, so hätte ich bei jenen Versuchen auch ein total farbenblindes Auge an Stelle meines dunkeladaptirten Auges treten lassen können. Hr. W. Uhthoff hat nun[1] gemeinsam mit Hrn. H. Ebbinghaus von den vielen eben erwähnten implicite in jenen meinen Beobachtungen enthaltenen und in ihren Resultaten aus den letzteren abzuleitenden Versuchen einen thatsächlich ausgeführt, indem er zwei Weißmischungen, die eine aus Roth und Blaugrün, die andere aus Blau und Gelb herstellte, für das normale Auge auf gleiche Helligkeit brachte und diese Gleichung dann von dem Total-Farbenblinden betrachten ließ. Es war für ihn das erstere Feld viel zu hell und zwar mußte seine Intensität auf ungefähr $^1/_5$ verringert werden, um völlige Gleichheit mit dem anderen Felde zu erzielen. Rechnet man nun aus meinen Zahlen diesen Reductionscoefficient aus[2], so ergiebt sich derselbe ungefähr gleich $^1/_4$. In Rücksicht darauf, daß hier Beobachtungen verschiedener Beobachter an verschiedenen Apparaten mit einander in Beziehung gesetzt werden, ist diese Uebereinstimmung als eine vortreffliche zu bezeichnen — um so mehr als bei dem Uhthoff-Ebbinghaus'schen Versuch die Wellenlängen der benützten Lichter nicht angegeben werden, ich also bei der Berechnung meines Factors $^1/_4$ auf ungefähre Schätzung der benutzten Wellenlängen angewiesen bin.

Man kann also nicht bestreiten, daß auch dieser Uhthoff-Ebbinghaus'sche Versuch sich in meine damaligen Resultate einordnen läßt und daß er somit auch seinerseits meine damalige Beweisführung gegen die Richtigkeit der Hering'schen Theorie der Weißvalenz kräftig unterstützt.

4.

Meine vor zwei Jahren angestellten vergleichenden Untersuchungen[3] der Sehschärfe an normalen und total farbenblinden

---

[1] l. c. S. 338.

[2] Man braucht zu diesem Zwecke nur einen der drei ersten Werthe (oder ihren Mittelwerth) von c aus Spalte 8 der in meiner Abhandlung enthaltenen Tabelle durch den letzten Werth von c zu dividiren.

[3] A. König. Die Abhängigkeit der Sehschärfe von der Beleuchtungsintensität. *Sitzungsberichte der Berliner Akademie der Wissenschaften vom 30. Mai 1897.* [Vgl. Nr. XXVIII d. vorl. Samml.]

Augen hat Hr. W. Uhthoff wiederholt, sich dabei aber auf weißes Licht beschränkt. Ein Blick auf unsere beiderseitigen graphischen Darstellungen zeigt eine überraschende Uebereinstimmung unserer Ergebnisse. Neben diesem allgemeinen Hinweis möchte ich hier noch ein paar einzelne Punkte hervorheben.

In den Curven und der Tabelle (S. 335) von Hrn. Uhthoff besteht für denjenigen Intensitätsbereich, wo die Sehschärfe des Normalen und des Total-Farbenblinden übereinstimmen, eine absolute Coincidenz, indem der Betrag der Sehschärfe für sämmtliche benutzten Helligkeiten bis auf alle (drei) angegebenen Decimalstellen derselbe ist. Das kann für Jeden der mit der Art solcher Bestimmungen vertraut ist, nur dadurch erklärt werden, daß Hr. Uhthoff selbst mit seinem normalen Auge die bei dem Total-Farbenblinden gefundene Sehschärfe nachgeprüft, richtig befunden und dann denselben Werth in beide Spalten der Tabelle eingetragen hat. Dieses ist nun zwar theoretisch kein ganz einwandfreies Verfahren, das aber bei einem so zuverlässigen Beobachter wie Hrn. Uhthoff zu keinen unrichtigen Ergebnissen führen kann. Besser wäre es immerhin gewesen, wie ich das auch gethan habe, gesonderte Beobachtungsreihen für jedes Auge, das normale und das total farbenblinde, zu machen und dann erst die gewonnenen Zahlen zu vergleichen. Hätte Hr. Uhthoff außerdem, wie ich, die benutzten Intensitäten noch näher zusammenliegend gewählt und auch die Bestimmungen bei einzelnen Intensitäten wiederholt, so würde unter Benutzung der Logarithmen der Beleuchtungswerthe als Abscissenaxe der geradlinige Anstieg der Sehschärfencurve deutlich hervortreten; wie das der Fall ist, wenn man mit meinen, die Uhthoff'schen Bestimmungen der Anzahl nach um das zwei- bis dreifache überschreitenden, Werthen eine solche Einzeichnung vornimmt. Man erhält dann einen in seiner Breite der Beobachtungsunsicherheit entsprechenden, im Allgemeinen gerade verlaufenden Streifen, in dem die eingetragenen Punkte unregelmäßig, wie die Sterne in der Milchstraße, vertheilt sind.

Auch der Ort, wo die Sehschärfencurve des Normalsichtigen und des Total-Farbenblinden auseinander gehen, ist bei Hrn. Uhthoff und mir der gleiche, sofern man nur an die Genauigkeit dieser Uebereinstimmung keine höhere Anforderung stellt, als bei derartigen Bestimmungen berechtigt ist. Aus der meiner damaligen

Abhandlung beigegebenen Figur [1] ist zu entnehmen, dafs die Sehschärfen des Normalsichtigen und des Total-Farbenblinden bis
zu dem Betrage von etwa 0,13 übereinstimmen. Da nun meine
damals für die Sehschärfe benutzte Einheit gleich $\frac{4}{3}$ der
SNELLEN'schen Einheit ist, so ergiebt sich aus meinen Versuchen
für den genannten Punkt der Sehschärfencurve in dem SNELLEN-
schen Maafse $S = 0,13 \cdot \frac{3}{4} = 0,097$. Bei Hrn. UHTHOFF, dessen
Sehschärfeneinheit nur unbeträchtlich von der SNELLEN'schen
abweicht, ist in Tabelle B (S. 335) als gröfster der zwischen
Normalsichtigen und Total-Farbenblinden gleichen Werthe
$S = 0,092$ angegeben. Diese Abweichung ist so gering, dafs
eine bessere Uebereinstimmung nicht erwartet werden kann. —
Ob gleiche Werthe der zu dieser Sehschärfe erforderlichen Beleuchtungsintensität in Hrn. UHTHOFF's und meinen Versuchsreihen nöthig waren, läfst sich nicht sicher entscheiden, da wir
verschiedene, schwer auf einander reducirbare Lichteinheiten benutzten und hier aufserdem noch die Weifsheit des Papiers der
Sehschärfentafel, sowie die mehr oder minder gute Schwärzung
der Wände des Dunkelzimmers und noch andere Umstände mit
in die Rechnung eingehen.

Noch mehr erfreut als über diese Uebereinstimmung des
zahlenmäfsigen Ergebnisses unserer beiderseitigen vergleichenden
Sehschärfenbestimmungen, bin ich über eine Bemerkung, die
Hr. UHTHOFF zur Charakterisirung der Helligkeitsstufe macht, bei
der das Auseinandergehen der Curven der Sehschärfen für das
normale und für das total farbenblinde Auge stattfindet. Nach
meiner über die Abhängigkeit der Sehschärfe von der Beleuchtungsintensität entwickelten Ansicht tritt die stärkere Steigung
der die Sehschärfe des normalen Auges darstellenden Curve,
also die Abzweigung von der Sehschärfencurve des Total-Farbenblinden da ein, wo die im total farbenblinden Auge nicht vorhandenen oder wenigstens nicht functionsfähigen Zapfen in
Thätigkeit treten. Nach der von mir aufgestellten Farbentheorie
beginnt aber im normalen Auge eine differenzirte Farben-

---

[1] Wegen des geringen mir an dem damaligen Publicationsort zur Verfügung stehenden Raumes habe ich dort nur eine schematische Figur geben
können.

empfindung erst da, wo die Zapfen zu functioniren beginnen; es muſs also die Abzweigung der Sehschärfencurve des normalen Auges von derjenigen des total farbenblinden auch da vor sich gehen, wo die Farbendifferenzirung beginnt. Hr. Uhthoff sagt nun (S. 347): „Das Auseinandergehen der Curven findet ungefähr bei der Beleuchtung statt, wo das normale Auge beginnt, Pigment-farben als farbig wahrzunehmen, wie uns in dieser Hinsicht vor-genommene vergleichende Bestimmungen an unserem eigenen normalen Auge zeigten.“ Eine bessere Uebereinstimmung mit meinen Ansichten, als sie in dieser Beobachtung vorliegt, ist nicht möglich. Ich will nicht unterlassen ausdrücklich hinzuzu-fügen, daſs aber auch Hr. J. v. Kries diese Uhthoff'sche Angabe als Bestätigung der von ihm in Modification meiner Theorie aufgestellten Anschauung anzusehen berechtigt ist, so daſs also zwischen unseren beiderseitigen Farbentheorien dadurch keine Entscheidung herbeigeführt ist.

XXXII.

H. Blümner. **Die Farbenbezeichnungen bei den römischen Dichtern.** *Berliner Studien für klassische Philologie und Archäologie* 13 (3). Berlin 1892. 231 S. Referat in *Zeitschrift für Psychologie und Physiologie der Sinnesorgane* 5, 350—351. 1893.[¹]

Gladstone und Lazarus Geiger haben vor mehr als 30 Jahren, der erstere, indem er auf die Sprache Homer's, der andere, indem er auf die Sprache der alten Inder und Juden sich stützte, den Nachweis zu führen versucht, dafs das menschliche Farbenunterscheidungsvermögen noch innerhalb historischer Zeiten eine tiefgreifende Entwickelung durchgemacht habe. Auf den lebhaften Streit, der sich hieran anknüpfte, näher einzugehen, liegt jetzt keine Veranlassung mehr vor; die Frage ist dahin entschieden, dafs wohl der Reichthum der Farbenbezeichnungen nicht aber der Farbenempfindungen früher ärmer gewesen sei als heutzutage, ebenso wie der Ungebildete und der sogenannte Wilde auch für ihm völlig bekannte Dinge einen geringeren Wortschatz hat als der Gebildete.

Vor mehreren Jahren hatte ich mit einem Indianer aus dem äufsersten Westen von Kanada folgendes Erlebnifs, welches in der angedeuteten Beziehung sehr interessant war und daher hier erzählt sein mag. Ich hatte seine Sehschärfe geprüft und liefs mir dann mit Hülfe eines Dolmetschers die Bezeichnung für die verschiedenen an den von seinen Stammesgenossen angefertigten Holzschnitzereien vorkommenden Farben angeben. Alle Antworten erfolgten ganz glatt und sicher; da bemerkte ich, dafs unter den vielen Pigmenten kein gesättigtes Blau vorkam. Ich zog einen so gefärbten Carton aus der Tasche und fragte nach der Bezeichnung dieser Farbe. Der Indianer stutzte, sah mich einen Augenblick rathlos an, als wenn er gar nicht verstehen könne, wie ich zu einer solchen Frage käme. Als ich diese dann wiederholte, ging er schweigend in einen Nebenraum, wo sich eine Ausstellung der in seiner Heimat vorkommenden Vögel befand; nach wenigen Augenblicken kehrte er wieder zurück mit einem Vogelbalge in der Hand und breitete dessen Flügelfedern über meinen Carton aus: Die Farbe war genau dieselbe. Ein Wort für die Farbe hatte er nicht, vermuthlich weil es kein so gefärbtes Pigment oder keinen so gefärbten

[¹ Der Abdruck dieses Referates erfolgt wegen der darin enthaltenen, bisher sonst noch nicht veröffentlichten Beobachtung über den Farbensinn bei Naturvölkern.]

im alltäglichen Leben seiner Stammesgenossen verwendeten Stoff gab; wohl aber konnte er die Farbe sicher von allen anderen unterscheiden, denn er suchte unter vielen ähnlichen (wovon ich mich nachher überzeugte), die gleiche heraus.

Wenn nun auch die Streitfrage über die historische Entwickelung des Farbensinnes längst entschieden ist, so bleibt die anregende Wirkung, welche sie auf die sprachliche Forschung ausübte, doch noch immer bestehen. Als fleifsige Frucht einer solchen Untersuchung liegt ein Buch Blümner's vor uns, welches die Farbenbezeichnungen bei den römischen Dichtern eingehend behandelt. Das Einzelne darin hat zu ausschliefslich philologisches Interesse, als dafs wir es hier erwähnen und besprechen könnten, doch mag darauf hingewiesen werden, dafs nach den gegebenen Belegstellen auch bei den römischen Dichtern noch die Bezeichnungen für Blau die schwankendsten gewesen sind und manchmal für solche Nüancen angewendet werden, die wir kaum noch dem Blau zurechnen würden, ebenso wie dieses nach Gladstone bei Homer, nach Geiger bei den Indern der Fall ist.   Arthur König.

Anhang.

Titelverzeichniss
der Abhandlungen rein physikalischen Inhalts
von Arthur König.

1. Ueber das Leukoskop. *Verhandl. d. Physik. Ges. zu Berlin,* Jahrg. 1882, (2), 1—5.
2. Ueber galvanometrische Messungen. *Verhandl. d. Physik. Ges. zu Berlin,* Jahrg. 1882, (3), 1—3.
3. Ueber die Ersetzung der Salpetersäure in galvanischen Elementen durch Wasserstoffsuperoxyd. *Wiedem. Ann.* 17, 347—349. 1882.
4. Ueber die Beziehungen zwischen der galvanischen Polarisation und der Oberflächenspannung des Quecksilbers. *Wiedem. Ann.* 16, 1—38. 1882. (In gleicher Fassung als Doctordissertation der Berliner Universität erschienen im Jahre 1882.) Ueber die Resultate hat HELMHOLTZ in der Akad. d. Wissensch. berichtet: H. HELMHOLTZ, Berliner Monatsber. vom 3. Nov. 1881, 945—958, und Wissensch. Abhandl., Bd. 1, 925. 1882.
5. Neue Beobachtungen mit dem Leukoskop. *Verhandl. d. Physik. Ges. zu Berlin,* Jahrg. 1882, (12), 1—5.
6. Das Leukoskop und einige mit demselben gemachte Beobachtungen. *Wiedem. Ann.* 17, 990—1007. 1882.
7. Das Leukoskop und seine Theorie. *Zeitschr. f. Instrumentenkunde,* Jahrg. 1883, 20—26.
8. Das Ophthalmometer, seine Construction und seine Theorie. *Zeitschr. f. Instrumentenkunde,* Jahrg. 3, 153—158. 1883.
9. Ueber den Luftdruck im Innern von Flüssigkeitsblasen. *Verhandl. d. Physik. Ges. zu Berlin,* Jahrg. 1883, (11), 52—55.
10. mit FRANZ RICHARZ. Eine neue Methode zur Bestimmung der Gravitationsconstante. *Sitzungsber. d. Akad. d. Wissensch. zu Berlin* vom 18. Dec. 1884, 1203—1205.
11. mit FRANZ RICHARZ. Eine neue Methode zur Bestimmung der Gravitationsconstante. *Wiedem. Ann.* 24, 664—668. 1885 und ferner in etwas abweichender Form enthalten in: *Verhandl. d. Physik. Ges. zu Berlin,* Jahrg. 1884, 62—65, und in *Exner's Repert. d. Physik.* 1884. Eine denselben Gegenstand betreffende Mittheilung findet sich unter dem Titel: On the mean density of the earth in: *Nature* 31, 484. 1885.

12. Eine neue Methode zur Bestimmung des Elasticitätsmoduls. *Verhandl. d. Physik. Ges. zu Berlin*, Jahrg. 1885, und in: *Wiedem. Ann.* 28, 108 –110. 1885.

13. Ueber einige neue Photometer. *Verhandl. d. Physik. Ges. zu Berlin*, Jahrg. 1886, 9–13.

14. Ueber die Bestimmung der Hörschärfe vermittels ausklingender Stimmgabeln. *Verhandl. d. Physiol. Ges. zu Berlin*, Jahrg. 1886/1887, (11 u. 12).

15. Ein neues Spectralphotometer. *Wiedem. Ann.* 53, 785—792. 1894. Vorläufige Mittheilungen über diesen Gegenstand finden sich unter dem gleichen Titel in: *Verhandl. d. Physik. Ges. zu Berlin*, Jahrg. 1885, 50—53, ferner *ebendort*, Jahrg. 1886, 49, und Jahrg. 11, 53. 1892.

Fig. 1.

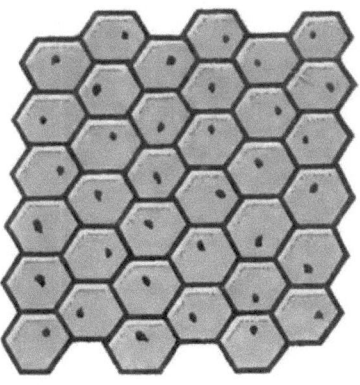

Fig. 2.

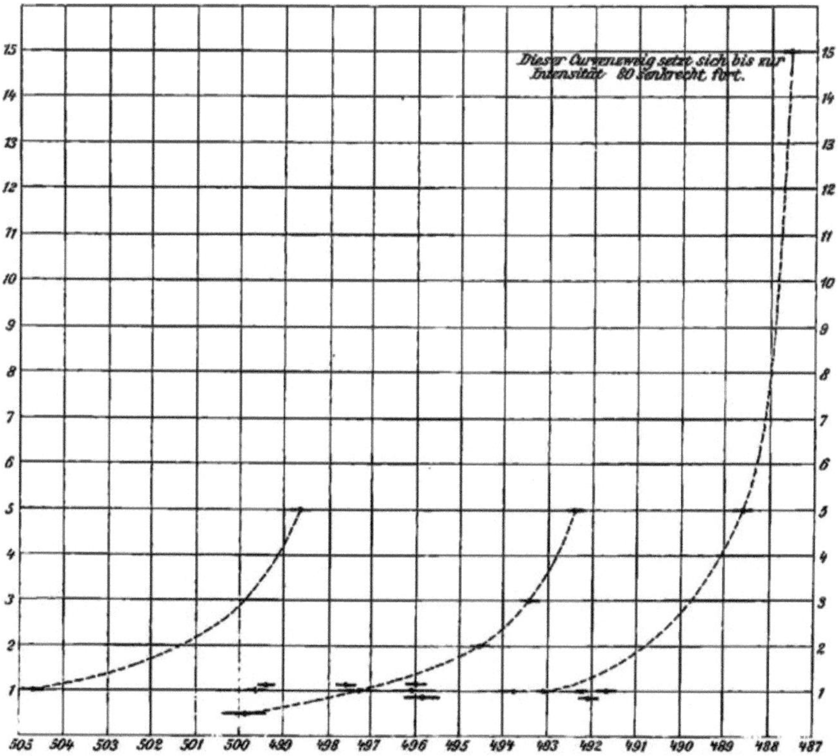

Dieser Curvenzweig setzt sich bis zur Intensität 80 senkrecht fort.
15
14
13
12
11
10
9
8
7
6
5
4
3
2
1
505 504 503 502 501 500 499 498 497 496 495 494 493 492 491 490 489 488 487